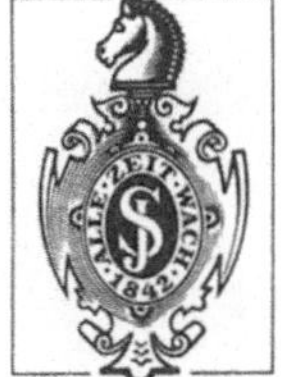

E. O. Krasemann, U. Laaser, E. Schach (Hrsg.)

Sozialmedizin

Schwerpunkte:
Rheuma und Krebs

Mit 92 Abbildungen und 103 Tabellen

Springer-Verlag
Berlin Heidelberg New York
London Paris Tokyo

Wissenschaftliche Jahrestagung 1985
der Deutschen Gesellschaft für Sozialmedizin
25.–27. September 1985 in Hamburg/Bad Bramstedt

Prof. Dr. med. Ernst Otto Krasemann
Lehrbeauftragter für Sozialmedizin an der Universität Hamburg
Eichkamp 14
D-2000 Wedel

Priv.-Doz. Dr. med. Ulrich Laaser
Institut für Dokumentation und Information
über Sozialmedizin und Öffentliches Gesundheitswesen (IDIS)
Westerfeldstr. 35
D-4800 Bielefeld

Dipl.-Volksw. Elisabeth Schach, M. Sc.
Leiterin des Bereichs Anwendungssysteme
Hochschulrechenzentrum Universität Dortmund
Postfach 500 500
D-4600 Dortmund 50

ISBN-13: 978-3-540-17139-3   e-ISBN-13: 978-3-642-47559-7
DOI: 10.1007/978-3-642-47559-7

CIP-Kurztitelaufnahme der Deutschen Bibliothek:

Sozialmedizin : Schwerpunkte: Rheuma u, Krebs ;
[25. – 27. September 1985 in Hamburg/Bad Bramstedt] /
hrsg. von E. O. Krasemann . . . –
Berlin ; Heidelberg ; New York ; Tokyo : Springer, 1986. –
(Wissenschaftliche Jahrestagung . . . der Deutschen Gesellschaft für Sozialmedizin ; 1985)

NE: Krasemann, Ernst O. [Hrsg.]; Deutsche Gesellschaft für Sozialmedizin:
Wissenschaftliche Jahrestagung . . .

Gesamtherstellung: Druckerei Triltsch, Würzburg
2119/3321-543210

Vorwort

Der Jahreskongreß der Deutschen Gesellschaft für Sozialmedizin 1985 befaßt sich schwerpunktmäßig mit der großen Gruppe der „Rheumakranken" Rheuma ist ein Sammelbegriff für sehr viele verschiedene Leiden, die gekennzeichnet sind durch Schmerzen, Bewegungsbehinderungen und damit Beeinträchtigung des Wohlbefindens und der persönlichen sowie beruflichen Entfaltungsmöglichkeiten. Der Verlauf ist überwiegend chronisch und selten im Sinne der Heilung, sondern nur im Sinne der Linderung zu beeinflussen.

Diese Krankheiten spiegeln sich nicht wie andere große Krankheitsgruppen in der Todesursachenstatistik wider. Es handelt sich hier mehr um ein humanitäres Problem der chronisch Kranken, das in die sozialen Belange des einzelnen und seiner Familie eingreift. Für die Gesellschaft besteht auch ein ökonomisches Problem. Wegen ihrer Häufigkeit bezeichnet man die rheumatischen Erkrankungen seit den 20er Jahren dieses Jahrhunderts mit Recht als eine Volkskrankheit.

Die Referate der Tagung befaßten sich mit epidemiologischen Fragen des Vorkommens, der Kosten und der sozialen Hintergründe sowie der sozialen Versorgung dieser Krankheitsgruppe. Medikamentöse Behandlung, deren Probleme, auch Selbstbehandlung, physikalische sowie operative Therapie wurden abgehandelt, auch Außenseitermethoden.

Ein Teilgebiet des Kongresses war die Krebsepidemiologie. Wir hielten es für wichtig, bei zunehmendem Interesse der Ärzte und der Gesundheitspolitiker an diesen Fragen, das Gebiet abzuhandeln. Hierzu gehört auch das vorgetragene Memorandum der Gesellschaft zur Verbesserung des Zugangs zu Sterbeunterlagen und Mortalitätsdaten in der Bundesrepublik Deutschland. Einige freie Vorträge zu sozialmedizinischen Fragen rundeten das Programm ab.

Neu am Jahreskongreß 1985 war die enge Zusammenarbeit mit Klinikern, die bereit waren, sozialmedizinische Probleme ihres Gebietes darzulegen. Das angeschlossene Arzt-Patienten-Seminar in Zusammenarbeit mit der Rheuma-Liga Schleswig-Holstein und Hamburg demonstriert unsere Absicht, mehr Verständnis für die Gruppe der chronisch Rheumakranken und deren Sorgen aufzubringen. Diese Veranstaltung, von über 600 Patienten besucht, geleitet von der Präsidentin der Rheumaliga, Frau Dr. Hanna Neumeister, MdB, spielte sich im spontanen Frage-Antwort-Rahmen ab. Überwiegend waren es Fragen aus der Thematik des Kongresses, weshalb eine Dokumentation hier nicht erfolgt. Es war zu erkennen, daß der auch für den sozialen Bereich kompetente Arzt auf der einen Seite und der aufgeklärte Patient auf der anderen Seite in Verbindung mit der kurativen Therapie den optimalen Behandlungserfolg garantiert.

Das Anliegen „Sozialmedizin als angewandte medizinische Disziplin mit klinischen und nichtklinischen Methoden sowie unter versorgungsrelevanten sozialen Gesichtspunkten" wurde auf dieser Jahrestagung für „Rheumakranke" verwirklicht. Hilfreich war dabei der genius loci der Rheumaklinik Bad Bramstedt, deren Einrichtungen wir dankenswerterweise benutzen durften.

Hamburg
im September 1986   *E. O. Krasemann*

Inhaltsverzeichnis

Fragen zur Krebsdokumentation

Mitarbeiterverzeichnis

Ballstaedt, C., Dipl.-Psych., Maximilianstraße 13, 7800 Freiburg i. Br.
Berger, J., Prof. Dr., Institut für Mathematik und Datenverarbeitung in der Medizin,
  Universitäts-Krankenhaus Eppendorf, Martinistraße 52, 2000 Hamburg 20
Binzus, G., Rheumaklinik Bad Bramstedt, 2357 Bad Bramstedt
Brecht, J. G., Dipl.-Math., Dornier System GmbH, Postfach 13 60, 7990 Friedrichshafen 1
Bremer-Schulte, M., Dr., Rijksuniversiteit Limburg, Fakulteit der geneeskunde
  Ziektebegeleiding, Postbuch 6 16, NL-6200 MD Maastricht
Frenzel-Beyme, R., Dr. med., Deutsches Krebsforschungszentrum, Im Neuenheimer Feld,
  6900 Heidelberg 1
Großpietzsch, R., Dr. med., Vertrauensärztliche Dienststelle der LVA Hannover,
  Unterbezirk Aurich, Ubbo-Emmius-Straße 3, 2960 Aurich
Härtel, U., Dr. rer. soc., GSF-MEDIS-Institut, Arbeitsgruppe Epidemiologie,
  Ingolstädter Landstraße 1, 8042 Neuherberg b. München
Josenhans, G., Dr. med., Rheumaklinik Bad Bramstedt, 2357 Bad Bramstedt
Karhausen, R. R., Dipl.-Volksw., Arbeitsgemeinschaft Sozialmedizin
  – Projekt wohnortnahe Versorgung –, Reifenstuelstraße 2, 8200 Rosenheim
Karmaus, W., Dr. med., Medizinische Soziologie, Universitätskrankenhaus Eppendorf,
  Martinistraße 52, 2000 Hamburg 20
Kaufmann, F. W., Dr. med., Verband Deutscher Rentenversicherungsträger,
  Eysseneckstraße 55, 6000 Frankfurt 1
Kaupen-Haas, H., Prof. Dr., Medizinische Soziologie, Universitätskrankenhaus
  Eppendorf, Martinistraße 52, 2000 Hamburg 20
Keil, U., Dr. med., Ph. D., GSF-MEDIS-Institut, Ingolstädter Landstraße 1,
  8042 Neuherberg b. München
Koch, U., Prof. Dr. Dr., Albert-Ludwigs-Universität, Psychologisches Institut,
  Belfortstraße 16, 7800 Freiburg i. Br.
Kollmeier, H., Prof. Dr. med., Bundesanstalt für Arbeitsschutz, Vogelpothsweg 50–52,
  4600 Dortmund 1
Krasemann, E. O., Prof. Dr. med., Lehrbeauftragter für Sozialmedizin an der Universität
  Hamburg, Eichkamp 14, 2000 Wedel
Krieg, V., Dr. med., Institut für Pathologie, Universität Münster, Domagstraße,
  4400 Münster
Laaser, U., Priv.-Doz., Dr. med., Institut für Dokumentation und Information über
  Sozialmedizin und Öffentliches Gesundheitswesen, Westerfeldstr. 35, 4800 Bielefeld
Lynge, E., Dr., Institute of Cancer Epidemiology, Danish Cancer Registry,
  Landskronagade 66, DK-2100 Kopenhagen Ø, Dänemark
Mielck, A., Dr. med., Medizinische Soziologie, Universitätskrankenhaus Eppendorf,
  Martinistraße 52, 2000 Hamburg 20
Mucha, C., Prof. Dr. med., Medizinische Hochschule Hannover, Abt. Physikalische
  Medizin und Rehabilitation, Postfach 61 01 80, 3000 Hannover 61
Neumeister, H., Dr., MdB, Präsidentin der Deutschen Rheuma-Liga, Bundesverband e.V.,
  Am Bühel 51 c, 5300 Bonn 2

Rainer, F., Dr. med., Rannach 94, A-8064 Graz

Raspe, H.-H., Priv.-Doz. Dr. Dr. med., Medizinische Hochschule Hannover, Abteilung Krankheiten der Bewegungsorgane und des Stoffwechsels, Postfach 61 01 80, 3000 Hannover 61

Ritz, B., Dr. med., Medizinische Soziologie, Universitätskrankenhaus Eppendorf, Martinistraße 52, 2000 Hamburg 20

Robra, B.-P., Dr. med., Medizinische Hochschule Hannover, Abteilung Epidemiologie und Sozialmedizin, Postfach 61 01 80, 3000 Hannover 61

Rothe, J., Prof. Dr. sc. med., Institut für Sozialhygiene der Wilhelm-Pieck-Universität, Leninallee 70, DDR-2500 Rostock

Sauer, H.-D., Priv.-Doz. Dr. med., Landesversicherungsanstalt, Freie und Hansestadt Hamburg, Jungestraße 10, 2000 Hamburg 26

Senn, E., Prof. Dr. med., Klinik für Physikalische Medizin, Klinikum Großhadern, Marchioninistraße 15, 8000 München 70

Siegrist, J., Prof. Dr., Medizinische Soziologie, Fachbereich Humanmedizin der Universität Marburg, Bunsenstraße 2, 3550 Marburg/Lahn

Schach, E., Dipl.-Volksw., Universität Dortmund, Postfach 50 05 00, 4600 Dortmund 50

Schäfer, T., Dr., Dornier System GmbH, Postfach 13 60, 7990 Friedrichshafen 1

Schmidt-Ohlemann, M., Dr. med., Orthopädische Universitätsklinik und Poliklinik Friedrichsheim, Frankfurt a. M., Marienburgstraße 2, 6000 Frankfurt a. M.-Niederrad 71

Schönhöfer, P., Prof. Dr., Senatsdirektor beim Senator für Gesundheit und Sport, Birkenstr. 34, 2800 Bremen 1

Schwartz, F. W., Prof. Dr. med., Medizinische Hochschule Hannover, Institut für Sozialmedizin und Epidemiologie, Postfach 61 01 80, 3000 Hannover 61

Tillmann, K., Prof. Dr. med., Rheumaklinik Bad Bramstedt, 2357 Bad Bramstedt

Tolk, J., Dr. med., Diesterwegstraße 15, 2300 Kiel 1

Viefhues, H., Prof. Dr. med., Deutsche Gesellschaft für Sozialmedizin e.V., Stiepeler Straße 129, 4630 Bochum-Querenburg

Wasmus, A., Dr. med., Medizinische Hochschule Hannover, Abteilung Krankheiten der Bewegungsorgane und des Stoffwechsels, Postfach 61 01 80, 3000 Hannover 61

Weber-Falkensammer, H., Prof. Dr. med., Arbeitsgemeinschaft für sozialmedizinische Forschung und Beratung e.V., Prälatenstraße 26, 8174 Benediktbeuern

Wenzel, H., Dipl.-Verwaltungswissensch., Arbeitsgemeinschaft Sozialmedizin – Projekt wohnortnahe Versorgung –, Reifenstuelstraße 2, 8200 Rosenheim

Witting, C., Prof. Dr. med., Institut für Pathologie, Clemens-Hospital, 4400 Münster

Witting, U., Prof. Dr. med. Institut für Staubforschung und Arbeitsmedizin, Universität Münster, Domagstraße, 4400 Münster

Zink, A., Dr. rer. pol., Freie Universität Berlin, Fachbereich Philosophie und Sozialwissenschaften I, Institut für Soziologie (WE 2), Babelsberger Straße 14–16, 1000 Berlin 31

Festvortrag

Was heißt und zu welchem Ende studiert man Sozialmedizin?

H. Viefhues

In der Überschrift paraphrasieren wir den Titel der Antrittsvorlesung, die unser ärztlicher und akademischer Kollege Schiller im Jahre 1789 als Professor in Jena gehalten hat: „Was heißt und zu welchem Ende studiert man Universalgeschichte?" Der Rückgriff auf Schiller erfolgt bewußt. So zwar, daß wir zeigen wollen, welche Positionen, die der Klassiker Schiller als Gelehrter einnahm, heute in einer nachklassischen Epoche, geprägt von der Industrialisierung und Verwissenschaftlichung des Lebens, nicht mehr eingenommen werden können. Wir stellen damit implizit fest, daß Sozialmedizin eine *Wissenschaft* ist und daher Erfordernissen heutiger Wissenschaften entsprechen muß.

Schiller kennt noch die kosmologische Einheit und Wahrheit, welche die Wissenschaft entdecken und zur Anschauung bringen soll: Die „Beglaubigung durch die Gesetze der Natur und des menschlichen Gemütes", jenen Makrokosmos, der sich im Mikrokosmos des Menschen widerspiegelt, geregelt durch auffindbare Naturgesetze, jenes Lesen im Buche der Natur, das auf die Abbildhaftigkeit von Wirklichkeit wissenschaftlicher Aussagen abhebt und am Ende in dieser Wirklichkeit Wesen und Wahrheit erklärend zur Anschauung bringt.

Seit der Revolution der Denkart durch Kant und der Revolution der Naturwissenschaften in den ersten Jahrzehnten dieses Jahrhunderts veränderte sich gerade auch naturwissenschaftliches Denken grundsätzlich und umfassend. Statt der Naturgesetze haben wir Basisgesetze über die Wahrscheinlichkeiten des Eintretens von Ereignissen. Reduktion und Abstraktion bringen immer nur Teile der Welt ins Gesichtsfeld der Betrachtung, während andere ebenso wichtige Teile notwendigerweise ausgeschlossen werden müssen, so daß das Ganze kein Gegenstand der Wissenschaft mehr sein kann. Die Addition von Aspekten – und alle Wissenschaft ist aspektistisch – gibt somit auch das Ganze nicht mehr wieder. Die Aspekte stehen so zueinander, daß man nur noch ihre Ergebnisse handelnd vereinigen, nicht aber einen Aspekt etwa durch den anderen erklären kann, da die anorganischen, organischen und noetischen „Welten" völlig unvorhergesehen, emergentiell entstanden gedacht werden müssen. Im Rahmen von solchem Unvorhersehbaren stellen wir *wahrscheinliche* und *möglicherweise wahrscheinlichere* Vermutungen an, Hypothesen in einem unbeendbaren Wissenschaftsprozeß. Wissenschaftliche Hypothesen aber sind *Konstrukte, Gedankendinge* und keine Abbilder von irgendwelcher Wirklichkeit mehr. Ihre ständige Neuformung ist Aufgabe von Wissenschaft. Statt nach dem „Was" zu suchen, haben wir die Frage nach dem „Wie" ins Zentrum der Wissenschaft gerückt, haben die Frage nach dem Wesen zugunsten der Prognostizierbarkeit, die nach der Wahrheit zugunsten der Brauchbarkeit und auch die nach der Ganzheit zugunsten größerer Wahrscheinlichkeit der Aspekte aufgegeben. Die Wirklichkeit haben wir nur in der unmittelbaren Alltagserfahrung. Die Wissenschaft zeigt uns *reduzierte* und *abstrahierte* Weltstücke. Es bleibt ein unerkennbarer, aber wichtiger und namhafter Rest.

Schiller, und gewißlich noch mehr Hegel und Marx als klassische Denker, hielten es zweitens mit der Geschichtsphilosophie, der Entwicklung – nach Schillers Vorlesungsworten – „vom ungeselligen Höhlenbewohner zum gebildeten Weltmann" des 18. Jahrhunderts als gesetzmäßig determinierter Fortschritt. Angesichts der schon beschriebenen Erkenntnissituation von Wissenschaften bedarf die Geschichte immer erneut der „Sinngebung des Sinnlosen" und ist immer neuer Interpretation offen. Ebenso offen ist aber auch die Zukunft, von der wir sagen können, daß Prognosen möglich sind, aber auch alles gänzlich anders kommen kann.

Zum dritten beruft sich der Klassiker Schiller auf eine Ethik, da ebenso wie das „Wahre" auch das „Gute" vorgegeben und durch die nachdenkende Vernunft als erkannte Wahrheit anschaulich wird. Nach Schillers Worten ist es die Aufgabe der Wissenschaft, „die Wahrheit über und die Sittlichkeit in der bürgerlichen Gesellschaft zu fördern". In einer modernen, pluralistischen, offenen, profanen Gesellschaft, die nach dem Axiom der Freiheit ihr Leben gestaltet, wird von der Transzendenz abgesehen und ist die innerweltliche Ethik ein Konsens, ähnlich wie der „contrat social" eine normierende Übereinkunft ohne Absolutheitsanspruch.

Wir heben uns deshalb so nachdrücklich von der klassischen Welt, deren Grundannahmen bis in die Antike zurückreichen, als *bewußte Nachklassiker* ab, weil wir mit vielen anderen glauben, daß diese geistige Wendung zu moderner Wissenschaft und moderner Industriekultur eine solche Veränderung bedeutet wie die von der Kultur der Jäger und Sammler zur Seßhaftigkeit des Menschen. Nichtsdestoweniger, oder gerade weil sie so tiefgreifend ist, wird von manchen in der Sozialmedizin noch so getan, als ob nach klassischer Weise das Präformierte, „Wahre" und „Gute" in der Sozialmedizin als Anweisung zur Eubiosis, zum guten Leben aus der „Natur" herauszuheben sei. Herrschte doch überhaupt vor 20 Jahren zur Gründungszeit dieser Gesellschaft allenthalben eine Aufbruchstimmung, die glaubte mit Blick auf das Soziale eine neue Medizin und nicht nur eine neue Dimension der Medizin vorstellen zu müssen ... Gerade hier hat die Gesellschaft unter Hans Schaefer und Maria Blohmke, immer am Faden der medizinischen und gesellschaftlichen Wirklichkeit entlang vorwärts führend, das *Mögliche* vom *Utopischen* zu sondern gewußt.

Wir stellen also als nachklassische Wissenschaftler erneut die Frage nach dem *Gegenstand der Sozialmedizin*. Wir haben zunächst einen *pragmatischen Ansatz*: Sozialmedizin ist das, was unter der Bezeichnung „Sozialmedizin" gemacht wird. Im Ausland könnte man das Wort auch in „community medicine" übersetzen, wobei „community" ein unübersetzbares Wort für „Gemeinwesen" ist. „Public health" fällt nicht ohne weiteres unter diesen Begriff. Wir haben da einerseits die Lehrenden der Sozialmedizin, seit unser Fach ein normales Prüfungsfach geworden ist. Was sie lehren ist eindeutig für Deutschland im *Lehrzielkatalog* festgelegt: die Bezüge zwischen sozialer Umwelt und Krankheit, die Probleme von Prävention und Resozialisation/Rehabilitation, die Probleme medizinischer Versorgung und der Struktur des Gesundheitswesens einschließlich diesbezüglicher Rechtsfragen sozialer Sicherung. Letztlich kommt hinzu die Gesundheitsökonomie. An *Methoden* hat sich für einen großen Teil dieser Fragestellungen die *Statistik* und die *epidemiologische Methodik* als nützlich erwiesen. Wenn neben diesem Pflichtfach für Mediziner in ihrer Ausbildung seit dem 78. Deutschen Ärztetag eine Zusatzbezeichnung „Sozialmedizin" in den Weiterbildungskatalog aufgenommen wurde, so ist dies nur folgerichtig. Sie beschreibt Weiterbildungsmöglichkeiten, die für Ärzte in solchen Praxisfeldern geschaffen werden, die sich in besonderem Maße im Zusammenhang mit ihrer ärztlichen Tätigkeit den genannten Problemkreisen widmen. Da es sich um ein – wie Schaefer formuliert hat – „Querschnittsfach" handelt, also um eine besondere Betrachtungsweise von medizinischem Handeln, sollte diesen Kenntnisse eine möglichst weite Verbreitung beschieden sein, im Gegensatz auch hier zu solchen Kenntnissen, die zur Tätigkeit und Leitung von Gesundheitsämtern vonnöten sind. Mißverständnisse auf diesem Feld sollten möglichst bald zur Erreichung dieses Ziels ausgeräumt werden. Sozialmedizin hat also einen Aus- und Weiterbildungsauftrag und damit ein *Praxisfeld*. In der Berufswissenschaft Medizin ist selbstverständlich auch ein *Forschungsgebiet* umrissen, das die treibende Kraft des Fachs wie dieser Gesellschaft seit ihrer Gründung gewesen ist.

Hier haben wir einen gravierenden Mangel: Trotz des 20jährigen Bestehens unserer wissenschaftlichen Gesellschaft ist die Infrastruktur lückenhaft und unausgebaut. Den *4 Lehrstühlen* für Sozialmedizin stehen eine Reihe von Lehrstühlen für „Arbeits- und Sozialmedizin" gegenüber. Die Verkoppelung unseres Faches mit anderen auch nahestehenden Fächern, die *„Bindestrichinstitute"*, haben nur selten gleichgewichtige Schwerpunkte für die Sozialmedizin und das mit ihr zusammen vertretene Fach entwickelt: Man denke nur an die „Institute für gerichtliche und soziale Medizin" unserer ärztlichen Jugend und kann daher den meisten Instituten für „Arbeits- und Sozialmedizin" unseres ärztlichen Alters kaum eine gute sozialmedizinische Prognose stellen. Die Institute schwächster Infrastruktur, die fast ausschließlich Drittmittelforschung betreiben müssen, haben bewirkt, daß notwendige *Großforschung* außerhalb der Universitäten an *freien Großprojektträgern* oder *kommerziellen Einrichtungen* betrieben wird. Was wir auch immer forschen, lehren oder in der Praxis handeln, gemeinsam ist uns die Fragestellung: *Wie verhält sich eine bestimmte Sozialstruktur unter einem medizinischen Aspekt?* Hierbei muß erkannt werden, daß die Sozialstruktur selbst nicht unabhängig ist von unserer Fragestellung, ja sozusagen unter unserer Fragestellung erst entsteht.

Die 1. Frage ist also die Frage nach der Problemdefinition, es folgen die problemlösenden Feststellungen, die dann zu einer Bewertung dieser Feststellung übergehen. Die 1. Frage lautet: „Wie sieht ein bestimmter Teil des sozialen Feldes medizinisch betrachtet aus?" Dieser ersten Frage folgt als zweite: „Was müßte man ändern, um mehr ‚Gesundheit' zu erreichen?" Ziel ist aber nicht eine gesamtgesellschaftliche Betrachtungsweise, sondern geleistet wird nur die Inbezugsetzung des medizinischen Problems mit seinem gesellschaftlichen Zusammenhang. Unter „Gesundheit" verstehen wir die überprüfbare, leibliche – nicht nur körperliche – Unversehrtheit und Unbeschwertheit des Menschen. Wenn Medizin die Gesamtheit ärztlichen Handelns ist, so ist Sozialmedizin ärztliches Handeln auf sozialem Felde. Das Wort „sozial" benutzen wir absichtlich in dieser Unschärfe,

weil jede Präzision bisher die Verständigung nur erschwert hat. „Sozial" gehört der Wissenschaftsumgangssprache an, nicht der Alltagsumgangssprache und auch nicht der präzisen Wissenschaftssprache. Es besagt nur, daß bestimmte Methoden oder Aspekte angewandt werden und andere Methoden und Aspekte sich ausschließen lassen.

Der gesellschaftliche Umgang, das Miteinander von einzelnen Handelnden, die mit anderen Einzelnen handeln, ist bei uns institutionalisiert, d. h. nach Regeln geordnet und somit ein Handlungsgefüge. Auch der präventive, rehabilitative und kurative Umgang weist bestimmte Regeln und Probleme auf, die aber sozialmedizinische Probleme sind. So sind wir einerseits auf wissenschaftliche Einsicht aus, auf Prognosen, andererseits aber auch darauf, diese Prognosen im ärztlichen Sinne in Praxis umzusetzen: Indem wir Empfehlungen aussprechen, bestimmte gesundheitsfördernde, krankheitsverhütende, resozialisierende und therapierende Handlungsänderungen vorzunehmen. Sozialmedizin ist somit *Odysseus* (listenreich, immer auf Neues aus) und *Kassandra* (tauben Ohren Warnendes zurufend) in einem.

Damit aus den sozialmedizinischen Erkenntnisergebnissen Handlungsanweisungen entstehen, ist eine Transformation dieser Kenntnisse notwendig. Dieser Transformationsprozeß ist bisher wenig beachtet und die Frage: „Wie beziehe ich wissenschaftliche Ergebnisse auf den Verständnishorizont *derer, die handeln"*, für die Sozialmedizin noch schlecht beantwortet. Als erstes ist festzuhalten, daß die Sozialmedizin als Institution nicht Einzelnen, sondern anderen Institutionen Empfehlungen, Vorschläge und Ratschläge macht. Diese Empfehlungen sind nicht selbst wissenschaftlich, sondern *transformierte Ergebnisse von Wissenschaft*, die beispielsweise dem System der Ärzteschaft, dem Sozialsystem, dem Wirtschaftssystem oder dem übergeordneten politischen System Übersetzungen in die je spezifische Sprache liefern muß. Diese Übersetzungsaufgabe ist mit großen Problemen und Antinomien behaftet. Die Übersetzung darf selbst nicht für Wissenschaft gehalten werden, muß aber wissenschaftlich fundiert sein. Sie darf nicht simplifizieren, muß aber verstehbar sein. Sie darf nicht Politik betreiben, muß aber für Gesundheits-, Sozial- und Wirtschaftspolitik relevant sein. Sie muß das in der BRD noch fast völlig fehlende Interesse für Sozialmedizin wecken, darf aber keine Werbung sein. Ich betone noch einmal, daß die *Transformation und Translation von institutionalisiertem sozialmedizischem Wissen* eines unserer wichtigsten Probleme ist, denn nur auf solche Weise kann ein gesellschaftlicher Konsens über die Notwendigkeit sozialmedizinischer Forschung, Ausbildung und Praxis hergestellt werden, wie er in anderen Ländern zur alltäglichen medizinischen Landschaft gehört.

Die Umsetzung unserer Wissenschaftsergebnisse in die Praxis hat ihre deutliche Grenze bei der für unsere pluralistische Gesellschaft dem Einzelnen obliegenden Sinngebung seines Lebens. Wir können als Wissenschaftler wohl vorgefundenen Sinn bearbeiten und als Ärzte einen solchen in unsere Therapie oder Prävention und Rehabilitation einbeziehen. Wir stiften aber selbst keinen Sinn. Hier sehen wir auch die Grenze aller sozialmedizinischen Intervention. Man tut dem Urvater der deutschen Sozialmedizin, Rudolf Virchow, häufig unrecht, indem man ihn als mechanistischen Materialisten apostrophiert. Gewiß war Virchow Kind seiner Zeit und glaubte dar-

an, es würden sich eines Tages mit einer Einheitsmethode genauso Gesetze für das menschliche Zusammenleben aus Beobachtungen ableiten lassen, wie er Gesetzmäßigkeiten über das Leben in Systemen von Zellen gewonnen habe. Der alte Virchow aber sah sich gezwungen zuzugeben, daß mit dem von ihm verwandten Verfahren jenes Phänomen, das wir „Bewußtsein" nennen, nicht zu erfassen ist. „Daher", so sagte er, „habe ich immer behauptet, daß es Unrecht sei, wenn man diese Tatsache des Bewußtseins, welche unser ganzes höheres Leben dominiert, nicht anerkennen wolle in ihrer Besonderheit und wenn man nicht zugestehen wolle, das persönliche Bedürfnis des Einzelnen, diese Tatsache des Bewußtseins in Zusammenhang zu bringen mit einer selbständigen Seele, einer unabhängigen geistigen Kraft, und wenn es ihm nicht gestattet sein sollte, auf diesem Grund sein religiöses Bekenntnis zu formulieren, wie er es seinem Gewissen und Gefühle nach wünscht. Das ist glaube ich der Punkt, wo die Naturforschung ihren Kompromiß schließt mit den herrschenden Kirchen, indem sie anerkennt, daß hier ein Gebiet ist, welches dem freien Ermessen des Einzelnen zusteht, welches anderen heilig sein muß."

Rheumatische Erkrankungen

Zur Epidemiologie und Prävention rheumatischer Erkrankungen *

H.-H. Raspe

Epidemiologie, Sozialmedizin und Rheumatologie

Epidemiologie, Sozialmedizin und Rheumatologie – diese 3 Disziplinen sind bisher nur selten zusammengekommen. Rheumatische Erkrankungen waren – jedenfalls seit 1967 – nie ein Hauptthema der Deutschen Gesellschaft für Sozialmedizin; und auch ihre Schwester, die Deutsche Gesellschaft für Rheumatologie, hat es nicht viel weiter gebracht. Nur vereinzelt finden sich in ihren Verhandlungsberichten seit 1969 sozialmedizinische oder epidemiologische Beiträge. Oft stammten diese aus der Feder von Frau Prof. Behrend. Sie ist in der BRD – soweit ich sehe – die einzige, die international anerkannte Studien durchgeführt und veröffentlicht hat (Behrend u. Lawrence 1977).

So hat sich bisher keine rheumaepidemiologische Tradition herausgebildet. Es fehlt uns heute eigentlich an allem: an wegweisenden, neuen *Ideen,* an langfristig engagierten jüngeren *Forschern,* an einer interdisziplinären und vor allem internationalen *Zusammenarbeit,* an kumulativ (und nicht nur gelegentlich) erarbeiteten *Daten,* an einer sicheren *institutionellen Basis* und schließlich an *Ausbildungsplätzen* (womit der Circulus vitiosus geschlossen wird).

Neidvoll blickt die Rheumatologie auf ein Institut für seelische Gesundheit, auf ein Deutsches Krebsforschungszentrum oder auf ein Deutsches Institut zur Bekämpfung des hohen Blutdruckes mit ihren epidemiologischen Abteilungen.

Häufigkeit rheumatischer Erkrankungen in der BRD

Daß die Lage im nationalen wie internationalen Vergleich so desolat ist, liegt sicherlich *nicht* daran, daß rheumatische Beschwerden und Erkrankungen bei uns vernachlässigenswert selten wären.

Das Gegenteil will ich in 3 Schritten belegen:

1) Zu *rheumatischen Beschwerden* in einer städtischen Bevölkerung (vgl. Kellgren et al. 1953; Wood 1971; Kramer et al. 1983; Roberts 1984) zeigt Tabelle 1 die Ergebnisse einer Studie bei Einwohnern von Hannover.

Die Daten wurden von unserer Arbeitsgruppe (vgl. Wasmus, in diesem Band, S. 35) gewonnen. Gut die Hälfte der Befragten bemerkte zum Befragungszeitpunkt wenigstens eines der Symptome. Am häu-

Tabelle 1. Prävalenz rheumatischer Beschwerden unter deutschen Einwohnern Hannovers im Alter von 25–74 Jahren (n = 996)

Schmerzen in einem oder mehreren Gelenken zur Zeit	36%
Rückenschmerzen zur Zeit	34%
Gefühl von Steifigkeit in den Gelenken zur Zeit	19%
Gelenkschwellung(en) zur Zeit	15%
Wenigstens eine dieser Beschwerden	53%
2 Beschwerden	33%
3 Beschwerden	18%
4 Beschwerden	8%

* Mit Unterstützung des BMFT (0706802 7) und der DFG (TP HO des SFB 54).

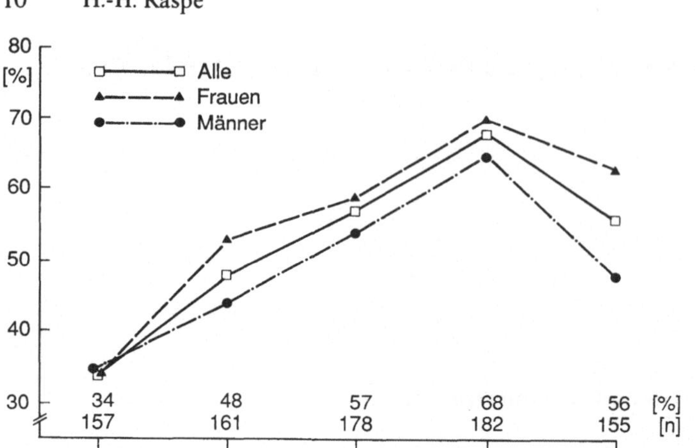

Abb. 1. Rheumatische Beschwerden (in Hannover) nach Alter und Geschlecht (n = 996)

Tabelle 2. Mikrozensus 1982

	(Tausend)	[%]	(n auf 10000 Einwohner)
Kranke Personen	9536		1520
Krankheiten der Atmungsorgane	1980		321
Krankheiten des Kreislaufsystems	1962		318
Krankheiten des Skeletts, der Muskeln und des Bindegewebes	1810	100	293
– nicht in Behandlung	181	10	
– in ambulanter Behandlung	1537	85	
– in stationärer Behandlung	91	5	
– akut erkrankt	209	12	
– chronisch krank	1602	88	
– männlich	760	41	
– weiblich	1050	59	

figsten wurde über Schmerzen in einem oder mehreren Gelenken berichtet. Eine Aufschlüsselung nach Alter und Geschlecht zeigt, daß Frauen stärker als Männer belastet sind und daß die Beschwerdenprävalenz einen erklärungsbedürftigen Gipfel in der Gruppe der 55- bis 64jährigen erreicht und danach wieder zurückgeht (Abb. 1).

2) Von den Beschwerden nun zum *Kranksein:* Im letzten Mikrozensus (April 1982) wurden auch wieder Fragen nach dem Gesundheitszustand der Bevölkerung gestellt (vgl. Bjelle u. Allander 1981).

Nach der Krankheitsdefinition dieses Mikrozensus[1] wurden (hochgerechnet) insgesamt 9,6 Mio. Einwohner (das sind 15,2% der Wohnbevölkerung) als „krank" identi-

fiziert, davon 66% als langfristig oder chronisch krank, d. h. die „Krankheit" bestand länger als 6 Wochen und dauerte am Befragungstag noch an (*Fragen zur Gesundheit 1982*).

Tabelle 2 zeigt, daß die Krankheiten des Skeletts, der Muskeln und des Bindegewe-

---

[1] „Im Sinne der Befragung galt ... eine Person dann als krank, wenn sie sich am Stichtag der Befragung oder in dem vierwöchigen Zeitraum davor in ihrem Gesundheitszustand so beeinträchtigt fühlte, daß sie ihre übliche Beschäftigung (wie Berufstätigkeit, Hausarbeit, Schulbesuch) nicht voll ausüben konnte. Die Inanspruchnahme eines Arztes war keine Voraussetzung für die Erfassung" (*Wirtschaft und Statistik 4/1984*).

Tabelle 3. Arbeitsunfähigkeit unter Pflichtmitgliedern der AOK 1983
ICD XIII: Krankheiten des Skeletts, der Muskeln und des Bindegewebes (710–739)

	(n/10000)	(% aller)
A U-Fälle		
– m.	2045	19
– w.	1647	15
– m.+w.	1909	18
– 1975–1983	+44%	
A U-Tage		
– m.	39328	22
– w.	34258	20
– m.+w.	37589	22
– 1975–1983	+29%	

(größte relative Häufigkeit der Fälle und Tage jeweils unter den 55- bis 65jährigen)

Tabelle 4. Rheumatologische Beschwerdegruppen in der allgemeinärztlichen Praxis. (Schweden, Bjelle u. Mägi 1981)

	m. [%]	w. [%]
Rückenprobleme	37–66	35–52
Weichteilrheumatische Erkrankungen	15–32	13–34
Entzündlich-rheumatische Erkrankungen	4–16	8–14
Osteoarthrosen	6–12	8–20
Andere	1–20	0–18

bes den 3. Platz einnehmen (293 Kranke/10000 Einwohner in einem 4wöchigen „Berichtszeitraum").

Die entsprechenden Personen sind überwiegend weiblich (59%), sie sind ganz überwiegend chronisch krank (88%) und ebenso häufig ausschließlich in ambulanter Behandlung (85%). Die Prävalenz rheumatischer Erkrankungen nimmt mit steigendem Alter zu und erreicht in der Gruppe der über 65jährigen für beide Geschlechter ihr Maximum (570 bzw. 782 Kranke/10000 männliche bzw. weibliche Einwohner).

3) Eine erhebliche Bedeutung hat diese Krankheitsgruppe auch für den sozialrechtlich relevanten Tatbestand der *Arbeitsunfähigkeit* (AU). Tabelle 3 zeigt die Arbeitsunfähigkeit unter Pflichtmitgliedern der AOK

1983 (BRD) wegen Krankheiten des Skeletts, der Muskeln und des Bindegewebes.

Auf sie entfallen 18% der AU-Fälle und 22% der AU-Tage. Es überwiegt jeweils das männliche Geschlecht, und es zeigt sich ein Gipfel der beiden Raten in der Gruppe der 55- bis 65jährigen Pflichtmitglieder, deren Anteil am Gesamt 9,5% ausmacht.

Damit ist die epidemiologische und sozialmedizinische Bedeutung rheumatischer Beschwerden/Erkrankungen wenigstens angedeutet.

Ein besonderes Problem besteht bis heute in der ganz ungeklärten Validität der Daten aus dem Mikrozensus und aus dem Bereich der Krankenkassen (vgl. Allebeck et al. 1985; Mägi et al. 1984).

Es sei noch darauf hingewiesen, daß rheumatische Beschwerden in Schweden 10–15% der primärärztlichen Konsultationen veranlassen (2. bzw. 3. Rang nach Atemwegs- und Herz-Kreislauf-Beschwerden; vgl. Bjelle u. Mägi 1981, 1983). Tabelle 4 zeigt die Verteilung der Fälle auf die wichtigsten Diagnosegruppen.

Zum Stand der epidemiologischen Forschung

Es mag sein, und wir hoffen es alle, daß die diesjährige Tagung der Deutschen Gesellschaft für Sozialmedizin endlich die Krise unseres rheumaepidemiologischen Komas bezeichnet; sie möge die schwachen und vereinzelten Lebenszeichen stärken und kultivieren, die in der Bundesrepublik hier und da, z. B. in Hamburg und in Hannover, zu bemerken sind.

Dies wird Zeit brauchen. Soweit ich sehe, sind unter den Referenten des ersten Tages keine „gelernten" Epidemiologen. Auch ich selbst kann es als internistisch-rheumatologisch und medizinsoziologisch Ausgebildeter höchstens noch zu einem epidemiologischen *Rheumatologen,* aber nicht mehr zu einem rheumatologischen *Epidemiologen* bringen (vgl. Shephard 1985).

So haben meine Überlegungen zur Epidemiologie rheumatischer Erkrankungen im Zusammenhang mit den nachfolgend behandelten Präventionsmöglichkeiten eine sozusagen unepidemiologische Färbung. Für diese Diskussion gibt es einen Anlaß: Aus der neueren epidemiologischen Literatur ergibt sich für mich der Eindruck nahezu einer Identifizierung von Epidemiologie und Primärprävention (vgl. Gordis 1976; Keil 1981): Epidemiologie sei *ätiologisch* zu orientieren; die Erkenntnisse der Ursachenforschung seien dann in Strategien der Primärprävention umzusetzen, deren Erfolge schließlich wieder mit epidemiologischen Methoden evaluiert werden könnten (so auch Frentzel-Beyme 1985). Emotional hochgestimmt spricht Wynder (1985) in einem Kommentar über „Angewandte Epidemiologie" vom „schließlichen Triumph ('final triumph') der Epidemiologie", der darin bestünde, „den Rückgang von Risikofaktoren und schließlich den Rückgang von Krankheit zu berichten und zu erklären".

Wir wollen sehen, wie weit diese Orientierung für die Rheumaepidemiologie trägt und ob wir unsere emotionale Befriedigung nicht aus anderen Quellen schöpfen müssen.

Nosologie der chronischen Polyarthritis und des primären Fibromyalgiesyndroms

Im folgenden Teil dieser Untersuchung sollen Präventionsmöglichkeiten für rheumatische Erkrankungen dargestellt werden. In erster Linie soll es dabei um die chronische Polyarthritis (cP), in zweiter Linie um die primäre Fibromyalgie (vgl. Leistner u. Wessel 1981; Allander 1982) gehen. Zunächst ist jedoch ein knapper Exkurs in die Nosologie der beiden genannten Krankheiten notwendig: ohne nosologische Abgrenzungen und operationale Definitionen der zu untersuchenden Krankheitsbilder sind epidemiologische Untersuchungen – gleich welchen Anspruchs – überhaupt nicht möglich.

Die *chronische Polyarthritis* ist mit einer Prävalenz von 1–2% der klassischen, sicheren und wahrscheinlichen Fälle die häufigste entzündlich-rheumatische Erkrankung (Allander u. Bjelle 1981; Hochberg 1981).

An neueren Spekulationen über einen Rückgang ihrer Inzidenz (Linos et al. 1980) und ihrer Schwere (Silman et al. 1983) wollen wir uns nicht beteiligen.

In ihrer seltenen klassischen Form gestattet die cP eine Blickdiagnose. Mit zunehmender Entfernung vom klassischen Typus und mit abnehmender Diagnosesicherheit wachsen die Ansprüche an die Beachtung der Ausschlußdiagnosen und an das klinische Urteilsvermögen des epidemiologischen Untersuchers. Es ergeben sich gerade in einer Punktprävalenzstudie fließende Übergänge zu anderen Erkrankungen (v. a. der Arthrose peripherer Gelenke) und zum Normalen, bei deren Beurteilung die klinische Einschätzung wichtiger wird als die Addition von Formalkriterien (Wood 1971).

Dennoch: Das Krankheitsbild der cP besitzt einen festen und zuverlässigen Kern. Er ist umgeben von einem weiten Hof weniger prägnanter bis atypischer Manifestationsformen. Deren Zugehörigkeit zum Zentrum kann und sollte im einzelnen diskutiert werden.

Ein viel ungesicherterer nosologischer Status kennzeichnet das sog. primäre Fibromyalgiesyndrom (FMA), über das bisher keine epidemiologischen Daten vorliegen.

Ein in der BRD häufiger gebrauchter synonymer Begriff ist der der „generalisierten Tendomyopathie" (Müller u. Schilling 1982; 237 ff.). Die Bezeichnung „Fibrositis" ist obsolet und ganz unzutreffend (vgl. Reynolds 1982, 1983).

Während die cP-Kriterien der ARA auf das Jahr 1956 zurückgehen und mehrfach überarbeitet wurden, stammen Kriterienvorschläge für die FMA aus dem Jahre 1972 (Symthe u. Moldofsky 1977/78 bzw. 1981; Yunus et al. 1981). Sie werden in der folgenden Übersicht dargestellt.

Die Autoren unterscheiden obligatorisch Haupt- und Nebenkriterien, und sie geben an, wann die Diagnose zu stellen ist. Beides wird bei Rheumatologen und klinimetrisch Interessierten (vgl. Feinstein 1983) Bedenken hervorrufen. Die Liste enthält u. a. einige nicht klar definierte Kriterien; andererseits ist sie in ihrer Ausführlichkeit eine wertvolle Grundlage weiterer und v. a. auch epidemiologischer Forschung. Denn

Kriterienvorschlag für das primäre Fibromyalgiesyndrom (Yunus et al. (1981) *Seminars Arthritis Rheumatism* 11:151–171)

---

1. Obligatorische Kriterien

   a) Generalisierte dumpfe/stechende Schmerzen oder besondere („prominent") Steifigkeits-
gefühle an 3 oder mehr anatomischen Regionen seit wenigstens 3 Monaten;
   b) Abwesenheit einer organischen Ursache (v.a. Traumen; andere rheumatologische oder
infektiöse, endokrinologische oder maligne Erkrankungen);
   c) unauffällige Laboruntersuchungen (BB, BSG, RF, ANF, Muskelenzyme);
   d) unauffällige Röntgenaufnahmen.

2. Hauptkriterien

   a) $\geq$ 5 typische Schmerzpunkte („tender points");
   b) 3 oder 4 typische Schmerzpunkte

3. Nebenkriterien

   a) Beeinflussung der Symptome durch physische Aktivität oder
   b) durch Witterungseinflüsse;
   c) Verstärkung durch Angst oder Beanspruchung („stress");
   d) Schlafstörung („nonrestorative sleep");
   e) allgemeine Müdigkeit und Abgeschlagenheit
   f) Ängstlichkeit;
   g) anhaltende Kopfschmerzen, oft Migräne;
   h) Colon irritabile;
   i) Schwellungsgefühle;
   j) Parästhesien („numbness").

Diagnose: 1 a–d + 2 a + 3 Nebenkriterien
            1 a–d + 2 b + 5 Nebenkriterien

Generalisierte Fibromyalgie/Tendomyopathie/Fibrositis. Nosologische Zuordnungen 1971–1983

---

1. Klassifikation der Erkrankungen des Bewegungsapparates 1971/77 (DRG)

3	Erkrankungen der Weichteile des Bewegungs- und Stützapparates,
31	Erkrankungen der Muskulatur,
313	Reaktive Myosen und Myalgien,
3131	Bei tonischer und kinetischer Überbeanspruchung aus äußeren Gründen,
(3134)	Psychogen (psychosomatisch) 829,
324	Mechanisch und degenerativ bedingte Erkrankungen der Sehnen, Sehnenscheiden und Faszien,
829	Psychisch bedingte Störungen mit somatischen Manifestationen am Bewegungsapparat.

2. ICD 9. Revision 1979 (WHO)

729	Sonstige Affektionen der Weichteile
729.0	Rheumatismus ohne nähere Angaben und Fibrositis

3. Nomenclature and Classification of Arthritis and Rheumatism 1983 (ARA)

IX	Extraarticular Disorders
D	Miscellaneous Pain Disorders
1.	Generalized (i.e. Fibrositis, Fibromyalgia)
2.	Psychogenic Rheumatism
3.	Regional Pain Syndroms

---

die operationale Bestimmung bisher vage definierter Items kann nachgeholt werden.

Mit einem präziseren Kriterienkatalog sollten dann untersucht werden:

1. Die Häufigkeit, Beständigkeit und diagnostische Wertigkeit der klinischen Symptome,
2. die Konstanz und Konsistenz des Syndroms,
3. sein natürlicher Verlauf,
4. seine psychosozialen Voraussetzungen, Begleiterscheinungen und Folgen.

Parallel zur Klärung dieser Fragen können dann Risikosituationen und Risikopersonen identifiziert werden.

Ich möchte ausdrücklich davor warnen, die primäre FMA ätiologisch alternativ auf „Verschleiß" oder auf „psychische Störungen" zu reduzieren (vgl. Payne et al. 1982; Perini et al. 1982; Wolfe et al. 1984 vs. Ahles et al. 1984; Clark et al. 1985).

Die in der folgenden Übersicht wiedergegebene neuere „Nomenklatur und Klassifikation" der ARA aus dem Jahre 1983 (Decker 1983) ordnet sie wie ihre Vorgänger und Konkurrenten (Mathies et al. 1979; Bundesminister für Jugend, Familie und Gesundheit 1979) den extraartikulären bzw. weichteilrheumatischen Störungen zu. Dort findet man sie – ganz unverbindlich – unter der Rubrik „Verschiedene Schmerzsyndrome". Hier wird sie abgegrenzt einmal gegen den „psychogenen Rheumatismus" und zum anderen gegen „regionale Schmerzsyndrome".

Dies dürfte dem augenblicklichen Stand des Nichtwissens am besten entsprechen.

Primäre Prävention

Es stellt sich nun die Frage, ob eine *primäre Prävention* bei cP oder der primären FMA nach unserem heutigen Wissen möglich ist.

Kann die Entstehung dieser Erkrankungen bei Gesunden gezielt verhindert werden?

Für die primäre FMA lautet die Antwort: Wir wissen es nicht. Die Frage kann erst dann weiter bearbeitet werden, wenn die geforderten nosographischen Informationen vorliegen. Solange solche Daten nicht zur Hand sind, wären Vorschläge zu einer spezifisch-gezielten primären Prävention der FMA vorschnell und zu leichtgewichtig.

Gibt es Anhaltspunkte für die Möglichkeit einer primären Prävention der cP?

Hier liegt der begrenzende Faktor nicht so sehr in nosologischen Unsicherheiten, sondern in unserem Unwissen über die Ätiologie und Pathogenese dieser Erkrankung.

Dennoch sind 2 Spuren verfolgenswert:

1) Immer wieder wird eine virale oder mikrobielle Ätiologie der cP erwogen. Solche Vermutungen erhalten vielerlei Auftriebe, u. a. aus Arthritismodellen am Tier. Im letzten Jahr gelang es zudem, die mikrobielle Ätiologie der Lyme-Erkrankung aufzuklären. Sie ist bei uns in Europa als Erythema-migrans-Krankheit seit der Jahrhundertwende bekannt (vgl. Steigleder 1984; Steer u. Malawista 1984). Auch wenn die Lyme-Arthritis klinisch von der klassischen cP abgegrenzt werden kann, so konnte doch an ihr erstmals die mikrobielle Genese einer in 10% der Fälle chronisch-erosiv verlaufenden Oligoarthritis mehr als wahrscheinlich gemacht werden.

In jüngster Zeit sind für Polyarthritiden Parvoviren in der Diskussion (Simpson et al. 1984; Luzzi et al. 1985; Reid et al. 1985; White et al. 1985). Um das Epstein-Barr-Virus und das Rubella-Virus ist es dagegen ruhiger geworden. Immerhin konnte letzteres bei einzelnen, z. T. auch seropositiven Fällen einer chronisch (aber nicht erosiv) verlaufenden Polyarthritis aus der Synovia bzw. aus Synovialislymphozyten isoliert werden (Grahame et al. 1981; Chantler et al. 1985). Zur Parvovirusarthropathie gibt es bisher fast nur klinisch-deskriptive Untersuchungen; Fallkontrollstudien sind mir bis auf eine Ausnahme (Lefrère et al. 1985) nicht bekannt. Diese Details seien nur erwähnt, weil sie einen Ansatzpunkt klassischer infektionsepidemiologischer Forschung in der Rheumatologie bezeichnen.

2) Eine weitere Spur ergab sich überraschenderweise in einer prospektiven Kohortenstudie, nämlich der britischen

„Royal College of General Practitioners Oral Contraception Study". Hier fand sich eine nicht erwartete Halbierung der cP-Inzidenz bei *den* Frauen, die orale Kontrazeptiva benutzten (Wingrave 1978). Inzwischen sind die Ergebnisse zweier bestätigender europäischer Fallkontrollstudien, einer aus Holland (Vandenbroucke et al. 1982) und einer aus Schweden (Allebeck 1984), veröffentlicht worden. Dagegen kam eine nordamerikanische Untersuchung bei negativem Resultat zu der Schlußfolgerung, „daß der mutmaßliche protektive Effekt oraler Kontrazeptiva ... noch nicht gesichert werden konnte" (Linos et al. 1983).

So spannend beide Spuren für *Forscher* sein mögen – praktisch präventive Bedeutung haben sie (bisher) nicht. Selbst wenn sich ein protektiver Einfluß von Östrogenen (oder weniger wahrscheinlich von Gestagenen) bestätigen sollte, so würde durch die „Pille" nur etwa eine von 3000 Frauen pro Jahr von einer cP bewahrt werden können (Wingrave 1978, S. 571).

Sekundäre Prävention

Die Möglichkeiten einer *sekundären Prävention* können hier nur gestreift werden. Solche Möglichkeiten wären dann gegeben, wenn wir Personen mit ausgeprägten Risikofaktoren oder mit präklinischen Frühformen der cP bzw. der FMA aufspüren und so effektiv beeinflussen könnten, daß sich das Vollbild der Krankheit nicht ausbildet.

Bei beiden Krankheitsbildern gibt es für ein effektives Screening von Risikofaktoren oder subklinischen Stadien bisher *keine* Ansatzpunkte.

Vielleicht kann für die FMA in der Zukunft das Phänomen der „latenten Schmerz- und Triggerpunkte" (Travell u. Simons 1983) bedeutsam werden; vielleicht schafft auch die von Engel tiefenpsychologisch herausgearbeitete „pain-proneness", die Schmerzgeneigtheit (vgl. Blumer u. Heilbronn 1982), einen Zugang. Aber dies ist ganz spekulativ. Eine gerade veröffentlichte Studie hat es im Gegenteil wahrscheinlich gemacht, daß bei der primären Fibromyalgie gerade keine allgemein erniedrigte Schmerzschwelle vorliegt (Clark et al. 1985).

Für die sekundäre Prävention der cP hätten genetische, d. h. konstitutionelle Risikoindikatoren, wie das HLA-Allel DR4, oder erworbene dispositionelle Risikoindikatoren, wie der Rheumafaktor im Serum, wichtig sein können.

Jüngste epidemiologische Studien haben die an die Immungenetik geknüpften Hoffnungen wieder entkräftet. Besonders die EPOZ-Studie (vgl. de Jongh et al. 1984) legt die Vermutung nahe, daß diese genetischen Merkmale eher die Schwere der cP kodieren als die Empfänglichkeit für sie (cf. van Rood 1985).

In die gleiche Richtung weisen im übrigen HLA-Analysen in Familien mit mehreren cP-kranken Mitgliedern (vgl. Walker et al. 1985).

Zum Rheumafaktor: In der erwähnten EPOZ-Studie ließ sich bei 1,3% der untersuchten Population (n = 6584) ein positiver Rheumafaktor (ohne aktuelle Zeichen einer Polyarthritis) nachweisen. Vielleicht 5% von diesen Personen werden nach finnischen Schätzungen eine cP entwickeln (Aho et al. 1985).

Auch darauf läßt sich also keine sekundär-präventive Strategie gründen.

Tertiäre Prävention

Abschließend soll nun noch auf die *tertiäre Prävention* eingegangen werden. Hier muß man sich ganz auf die cP konzentrieren, da Daten zum natürlichen oder behandelten Verlauf der FMA bisher nicht vorliegen. Tertiäre Prävention zielt, global gesagt, auf die rechtzeitige Verhinderung ungünstiger Verläufe bei bereits manifest Erkrankten. Sie wäre am erfolgreichsten, wenn es zuverlässig gelänge, eine klinisch aktive cP in die Remission zu zwingen.

Wir wissen, daß dies nur in etwa 10–20% der Fälle möglich ist (vgl. Wolfe a. Hawley 1985). Ein Teil dieser Remissionen ereignet sich dabei sicher spontan, d. h. nicht wegen, sondern während unserer Therapie. Auf der anderen Seite beobachten wir bei 10–15% der Patienten unbeeinflußbar schwere, selten letale Verläufe (vgl. Raspe 1982).

Bei diesem Spektrum von Endpunkten und Verlaufstypen würde die tertiäre Prävention sehr von einer sicheren Prognostik profitieren. Diese könnte uns Risikogruppen zu identifizieren helfen, die z. B. von einer aggressiven Frühtherapie mehr Nutzen als Schaden hätten.

Leider haben wir bisher keine frühzeitig trennscharfen Prädiktoren eines günstigen oder ungünstigen Verlaufs gewinnen können. Auch das HLA DR 4 und/oder der Rheumafaktor im Serum trennen nicht hinreichend.

Das bedeutet praktisch: Wir versuchen, Behandlungen und Betreuung den uns noch „schicksalhaft" erscheinenden Wendungen des Krankheitsverlaufs anzupassen. Oft laufen wir diesem dann hinterher, und unsere Behandlungsziele werden bescheidener: Wir hoffen dann auf Besserung und Linderung, oder wenigstens auf eine Stabilisierung oder schließlich auf eine Verlangsamung der Progredienz.

In jeder dieser Lagen erleben wir, daß der nicht zur Ruhe zu bringende somatische Prozeß den Kranken zunehmend soziale Lasten und seelische Leiden aufbürdet (vgl. Raspe 1985).

Diese knüpfen sich an die 4 bedrängendsten Primärsymptome der cP: den Schmerz, die Schwäche, die Gestaltveränderung und besonders an die Behinderung.

Sie interferieren mit den seelischen und sozialen Gleichgewichten, die der Kranke bisher gefunden hat und die er im weiteren Lebenszyklus wird finden müssen. Eine cP begleitet den Kranken durchschnittlich 20–25 Jahre.

Unsere prognostischen Möglichkeiten sind auch auf diesem Feld der psychosozialen Probleme im Verlaufe einer cP eng begrenzt. Wir wissen zwar, daß es sich um eine *multifokale Krankheit* handelt, daß es also zugleich oder nacheinander an verschiedenen Stellen „brennen" kann; aber wir können bisher kaum voraussehen, wie diese Brände sich ausbreiten und was sie nächstens erfassen werden.

Gewiß ist nur, daß es keine gesetzmäßigen Zusammenhänge zwischen dem gibt, was die WHO (1980) „Disease – Impairment – Disability – Handicap" genannt hat. Ein besonders anschauliches, schon fast triviales Beispiel gibt dafür die Untersuchung von Yelin et al. 1980 (vgl. Meenan et al. 1981). Die Autoren zeigen, daß über das Verbleiben von cP-Kranken im Arbeitsleben ebenso sehr die Arbeitsbedingungen bei Ausbruch der Erkrankung wie Merkmale der Erkrankung selbst entscheiden. Eine unselbständige berufliche Stellung und eine geringe Autonomie am Arbeitsplatz waren eng mit einem Ausscheiden aus dem Arbeitsleben verbunden.

Auf die im Detail aus dieser uns noch unübersichtlichen Multifokalität abzuleitenden Forderungen nach einer wohnortnahen, krankheitsbegleitenden und komprehensiven Betreuung von chronischen Polyarthritikern kann hier nicht weiter eingegangen werden (vgl. Raspe 1985).

Sicher ist, daß tertiäre Prävention ihre Ziele nicht nur im somatischen Bereich, sondern vor allem auch auf dem Feld der psychosozialen Probleme suchen muß. Ihre Übergänge zur rheumatologischen Behandlung, zur komprehensiven Betreuung, zur Rehabilitation und zur Laien- und Selbsthilfe (vgl. Lorig et al. 1985; Shearn a. Fireman 1985) werden dabei fließend.

Was hat all dies noch mit Epidemiologie zu tun? Wenig, wenn wir sie für eine ätiologische Wissenschaft halten; sehr viel, wenn wir ihre Beiträge zur Versorgungsforschung (Densen 1976), zum „health service research in rheumatology" bedenken (Epstein 1981).

Ich will nur einige der drängendsten Fragen andeuten:
- Welches sind die Brennpunkte der körperlichen, sozialen und seelischen Probleme von Polyarthritikern und FMA-Kranken in der Gemeinde? Zunehmend wichtig dürfte der Zusammenhang von Behinderung und Pflegebedürftigkeit werden.
- Wem werden diese Probleme zuerst präsentiert? Wieviele Kranke erreichen *nicht* das medizinische System (unbehandelte Prävalenz)?
- Wieviele erreichen es und erfahren dann eine adäquate Betreuung? Welche kör-

perlichen, sozialen oder seelischen Probleme finden eine überschießende oder eine ungenügende therapeutische Aufmerksamkeit?
– Welche Wege gehen oder finden Inzidenzfälle, d. h. Menschen, die gerade krank geworden sind?
– Wen und mit welchem Zusatznutzen erreichen komprehensiv orientierte Modelleinrichtungen, wie sie der BMFT heute an 5 Stellen in der BRD und auch

als „Mobile Rheumahilfe" in Hannover fördert?
– Wie ist ihre Kosten-Nutzen-Relation zu beurteilen?

Diese Liste ließe sich fortsetzen. Die genannten Punkte dürften jedoch genügen, um die Bedeutung der Epidemiologie für die Zielsetzungen, die Organisation und die Beurteilung tertiär-präventiver Anstrengungen zu verdeutlichen.

Zusammenfassung

Anders als im Bereich z. B. der lebensbedrohlichen kardiovaskulären Erkrankungen bieten sich für 2 chronisch schmerzhafte, behindernde und (im Falle der cP) auch gestaltverändernde rheumatische Erkrankungen bisher *keine* primär- und sekundärpräventiven Möglichkeiten an.

Wir können uns daher auf die Aufgaben der tertiären Prävention mit ihren Übergängen zur Therapie, zur komprehensiven Betreuung, zur Rehabilitation und zur Selbst- bzw. Laienhilfe konzentrieren.

Unser „Triumph" soll es sein, die z. T. noch skandalöse Unterversorgung chronisch Rheumakranker aufzuheben und neue Behandlungs- und Betreuungskonzepte zu entwickeln, zu erproben und flächendeckend wirksam werden zu lassen.

Diese Konzepte werden exemplarische Bedeutung gewinnen. Wenn es den z. B. kardiologisch in Labor, Klinik oder Gemeinde forschenden Kollegen gelingen sollte, die Entstehung der sie beschäftigenden Krankheiten zu verhüten, so werden wir alle uns dann noch intensiver und sorgfältiger um die weiter steigende Zahl alter, belasteter und leidender Menschen sorgen müssen. Hierfür zu arbeiten, scheint mir eine gesundheits- und gesellschaftspolitisch wichtige und auch subjektiv befriedigende Arbeit. Sie erfordert in gleicher Weise klinische, epidemiologische und praktisch-sozialmedizinische Anstrengungen; wir nehmen sie auf uns in der Gewißheit, daß wir Krankheit und Leiden nicht werden abschaffen, aber immer werden lindern können.

Literatur

Ahles TA, Yunus MB, Riley SD, Bradley JM, Masi AT (1984) Psychological factors associated with primary fibromyalgia syndrome. Arthritis Rheum 27:1101–1106

Aho K, Palosuo T, Raunio V, Puska P, Aromaa A, Salonen JT (1985) When does rheumatoid disease start? Arthritis Rheum 28:485–489

Allander E (ed) (1982) Rheumatology in perspective. Scand J Rheumatol [Suppl] 46:1–49

Allander E, Bjelle A (1981) Developments in epidemiological studies on rheumatoid arthritis. Scand J Rheumatol 10:257–261

Allebeck P (1984) Epidemiological investigations on rheumatoid arthritis in Stockholm. Scand J Rheumatol [Suppl] 55:1–30

Allebeck P, Ljungström K, Allander E (1985) Rheumatoid arthritis in an medical information system: How valid is the diagnosis? Scand J Soc Med 11:27–32

Behrend T, Lawrence JS (1977) Epidemiologie der rheumatischen Erkrankungen. In: Blohmke M, Ferber CF, Kisker KP, Schäfer H (Hrsg) Handbuch der Sozialmedizin. Enke, Stuttgart, S 103–129

Bjelle A, Allander E (1981) Regional distribution of rheumatic complaints in Sweden. Scand J Rheumatol 10:9–15

Bjelle A, Mägi M (1981) Rheumatic disorders in primary care. Scand J Rheumatol 10:331–341

Bjelle A, Mägi M (1983) Total care for rheumatic disorders in an integrated health care system. Clin Rheumatol 2:207–216

18   H.-H. Raspe

Blumer D, Heilbronn M (1982) Chronic pain as a variant of depressive disease. The pain-prone disorder. J Nerv Ment Dis 170:381–406

Bundesminister für Jugend, Familie und Gesundheit (1979) Handbuch der internationalen Klassifikation der Krankheiten, Verletzungen und Todesursachen (ICD), 9. Revision 1979. Girardet, Wuppertal

Chantler JK, Da Roza DM, Bonnie ME, Reid GD, Ford DK (1985) Sequential studies on synovial lymphocyte stimulation by rubella antigen, a rubella virus isolation in an adult with persistent arthritis. Ann Rheum Dis 44:564–568

Clark S, Campbell SM, Forehand ME, Tindall EA, Bennet RM (1985) Clinical characteristics of fibrositis. Arthritis Rheum 28:132–137

Decker JL (1983) American rheumatism association nomenclature and classification of arthritis and rheumatism. Arthritis Rheum 26:1029–1032

De Jongh BM, van Romunde LKJ, Valkenburg HA, de Lange GG, van Rood JJ (1984) Epidemiological study of HLA and GM in rheumatoid arthritis and related symptoms in an open Dutch population. Ann Rheum Dis 43:613–619

Densen PM (1976) Epidemiologic contributions to health services research. Am J Epidemiol 104:478–488

Epstein WV (1981) Health services research in rheumatology. Bull Rheum Dis 31:15–19

Feinstein AR (1983) An additional basic science for clinical medicine: IV. The development of clinimetrics. Ann Intern Med 99:843–848

Frentzel-Beyme R (1985) Einführung in die Epidemiologie. Wissenschaftliche Buchgesellschaft, Darmstadt

Gordis L (1976) Discussion of: "Epidemiologic contribution to health services research". Am J Epidemiol 104:489–492

Grahame R, Simmons NA, Wilton JMA, Armstrong R, Mims CA, Laurent R (1981) Isolation of rubella virus from synovial fluid in five cases of seronegative arthritis. Lancet II:649–651

Hochberg MC (1981) Adult and juvenile rheumatoid arthritis: Current epidemiologic concepts. Epidemiol Rev 3:27–45

Keil U (1981) Was ist – was will Epidemiologie? Med Klin 76:408–415

Kellgren JH, Lawrence JS, Aitken-Swan J (1953) Rheumatic complaints in an urban population. Ann Rheum Dis 12:5–15

Kramer JS, Yelin EH, Epstein WV (1983) Social and economic impacts of four muskuloskeletal conditions. Arthritis Rheum 26:901–907

Krankheitsartenstatistik (1983) AOK Bundesverband, Bonn

Lefrère JJ, Meyer O, Menkes CJ, Beaulieu MJ, Couroucê AM (1985) Human parvovirus and rheumatoid arthritis. Lancet I:982

Leistner K, Wessel G (1981) Prävention und zukünftige epidemiologische Forschungsstrategie in der Rheumatologie. EULAR Bull 10:10–11

Linos A, Worthington JW, O'Fallon WM, Kurland LT (1980) The epidemiology of rheumatoid arthritis in Rochester, Minnesota: A study of incidence, prevalence, and mortality. Am J Epidemiol 111:87–98

Linos A, O'Fallon WM, Worthington JW, Kurland LT (1983) Case-control study of rheumatoid arthritis and prior use of oral contraceptives. Lancet I:1299–1300

Lorig E, Lubeck D, Krainess RG, Seleznick M, Holman HR (1985) Outcomes of self-help education for patients with arthritis. Arthritis Rheum 28:680–685

Luzzi GA, Kurtz JG, Chapel H (1985) Human parvovirus and rheumatoid factor. Lancet I:1218

Mägi M, Allander E, Bjelle A, Ragnarsson A (1984) Rheumatic disorders in a health survey: How valid and reliable are the reports? Scand J Soc Med 12:141–146

Mathies H, Otte P, Villiaumey J, Dixon AS (1979) Klassifikation der Erkrankungen des Bewegungsapparates. EULAR, Basel

Meenan RF, Yelin EH, Nevitt M, Epstein WV (1981) The impact of chronic disease. Arthritis Rheum 24:544–549

Müller W, Schilling F (1982) Differentialdiagnose rheumatischer Erkrankungen. Aesopus, Basel

Payne TC, Leavitt F, Garron DC, Katz RS, Goldens HE, Glickman PB, Vanderplate C (1982) Fibrositis and psychologic disturbance. Arthritis Rheum 25:213–217

Perini C, Müller BW, Labhardt F, Bühler FR (1982) Vergleichende testpsychologische Untersuchung bei verschiedenen rheumatischen Erkrankungen und der Hypertonie. Z Rheumatol 41:80–88

Raspe HH (1982) Psychosoziale Probleme im Verlauf einer chronischen Polyarthritis. Intern Welt 5:193–203

Raspe HH (1985) Chronische Polyarthritis: Komprehensive Versorgung. Therapiewoche 35:2232–2236

Raspe HH (im Druck) Chronische Polyarthritis. In: Uexküll T von (Hrsg) Lehrbuch der Psychosomatischen Medizin. Urban & Schwarzenberg, München

Reid DM, Brown T, Reid TMS, Rennie JAN, Eastmond CJ (1985) Human parvovirus-associated athritis: A clinical and laboratory description. Lancet I:422–425

Reynolds MD (1982) The definition of fibrositis. Arthritis Rheum 25:1506–1507

Reynolds MD (1983) The development of the concept of fibrositis. J Hist Med Allied Sci 38:5–35

Roberts J (1984) Information on arthritis and other musculoskeletal disorders from the interview and examination survey programs of the national center for health statistics. In: Lawrence RC, Shulman LE (eds) Epidemiology of the rheumatic disease. Gower, New York, pp 341–348

Rood JJ van (1984) HLA as regulator. Ann Rheum Dis 43:665–672

Shearn MA, Fireman BH (1985) Stress management and mutual support groups in rheumatoid arthritis. Am J Med 78:771–775

Shepard M (1985) Psychiatric epidemiology and epidemiological psychiatry. Am J Public Health 75:275–276

Silman A, Davies P, Currey HLF, Evans SJW (1983) Is rheumatoid arthritis becoming less severe? J Chronic Dis 36:891–897

Simpson RW, McGinty L, Simon L, Smith CA, Godzeski CW, Boyd R (1984) Association of parvovirus with rheumatoid arthritis of humans. Science 223:1425–1428

Smythe HA, Moldofsky H (1977/78) Two contributions to understanding of the "fibrositis"-syndrome. Bull Rheum Dis 28:928–931

Statistisches Bundesamt (Hrsg) (1984) Fragen zur Gesundheit 1982. Kohlhammer, Mainz

Steere AC, Malawista SE (1985) Lyme disease. In: Kelley WN, Harris ED, Ruddy S, Sledge CB (eds) Textbook of rheumatology. Saunders, Philadelphia, pp 1557–1563

Steigleder GK (1984) Ixodes-ricinus-Spirochäten: wahrscheinliche Ursache der Acrodermatitis chronica atrophicans Herxheimer. Dtsch Med Wochenschr 109:3–5

Travell JG, Simons DG (1983) Myofascial pain and dysfunction: The Trigger point manual. Williams & Wilkens, Baltimore

Vandenbrouke JP, Boersma JW, Festen JJM, Valkenburg HA, Cats A, Huber-Bruning O, Rasker JJ (1982) Oral contraceptives and rheumatoid arthritis: Further evidence for a preventive effect. Lancet II:839–842

Walker DJ, Griffiths M, Dewar P, Coates E, Dick WC, Thompson M, Griffits ID (1985) Association of MHC antigens with susceptibility to an severity of rheumatoid arthritis in multicase families. Ann Rheum Dis 44:519–525

White DG, Mortimer PP, Blake DR, Woolf AD, Cohen BJ, Vacon PA (1985) Human parvovirus arthropathy. Lancet I:419–421

Wingrave SJ (1978) Reduction in incidence of rheumatoid arthritis associated with oral contraceptives. Lancet I:569–571

Wolfe F, Hawley DJ (1985) Remission in rheumatoid arthritis. J Rheumatol 12/2:245–252

Wolfe F, Cathey MA, Kleinheksel SM, Amos SP, Hoffman RG, Young DY, Hawley DJ (1984) Psychological status in primary fibrositis and fibrositis associated with rheumatoid arthritis. J Rheumatol 11/4:500–506

Wood PHN (1971) Rheumatic complaints. Br Med Bull 27/1:82–88

World Health Organization (ed) (1980) International classification of impairments, disabilities, and handicaps. WHO, Genf

Wynder EL (1985) Review and commentary: Applied epidemiology. Am J Epidermiol 121:781–782

Yelin E, Meenan R, Nevitt M, Epstein W (1980) Work disability in rheumatoid arthritis: Effects of disease, social, and work factors. Ann Intern Med 93:551–556

Yunus M, Masi AT, Calabro JJ, Miller KA, Feigenbaum SL (1981) Primary fibromyalgia (fibrositis): Clinical study of 50 patients with matched normal controls. Semin Arthritis Rheum 11:151–171

Vorkommen und Kosten rheumatischer Erkrankungen

F. W. Schwartz, H. E. Kerek-Bodden, E. Schach, S. Schach, P. Wagner

Fragestellung

Nach Henke (1986) sind rheumatische Erkrankungen die viertteuerste Krankheitsgruppe in der BRD, wenn man lediglich die monetären Kosten der unmittelbar selbst betroffenen Personen berücksichtigt, also ungeachtet des Verlustes an Lebensqualität und anderer, nicht geldlicher Kosten. Diese Daten beruhen auf Schätzung, denn bis heute gibt es keine zuverlässigen Daten über das Vorkommen und die Verbreitung dieser Krankheitsgruppe in unserer Bevölkerung. Die Daten des Mikrozensus liefern Anhaltspunkte, sind aber keine verläßliche Grundlage (Brennecke et al. 1981). Epidemiologische Studien der jüngsten Zeit in der Bundesrepublik richten sich auf diagnostische Subgruppen oder auf umgrenzte Teilpopulationen (s. Beitrag von Raspe in diesem Band). Auch international sind bislang relativ wenige epidemiologische Studien durchgeführt worden (Kelsey 1982). Dies war Anlaß für uns, die Daten einer 1981/82 bundesweit repräsentativ durchgeführten Studie zur ambulanten ärztlichen Versorgung (EVaS-Studie) einer Sonderauswertung unter der Fragestellung „rheumatische Erkrankungen" zu unterwerfen.

„Rheumatische Erkrankungen" stellen eine sehr heterogene Gruppe von Krankheiten dar (Müller u. Schilling 1977). Darin liegt eine Hauptschwierigkeit reproduzierbarer epidemiologischer Studien (Kelsey 1982). Unsere EVaS-Studie ist eine versorgungsorientierte Studie, die die formulierten Anliegen der die niedergelassenen Ärzte aufsuchenden Patienten und die von den Ärzten dazu formulierten Diagnosen erhebt. Diese Studie erhebt also nicht standardisierte Beschwerden und Diagnosen, sondern sie erfaßt die von den Ärzten im Rahmen alltäglicher Versorgung gemachten Angaben. Unsere Auswertung liefert nicht bevölkerungsbezogene Daten, sondern Punktprävalenzen von Inanspruchnahmen (Kontakte) ambulanter Ärzte wegen unserer Zielkrankheiten. Sie liefert ein Bild ihres Vorkommens in der Teilbevölkerung, die deswegen oder aus anderer Ursache einen Arzt aufsucht.

Methodik

Die Methodik der EVaS-Studie ist andernorts ausführlich dargestellt worden (Schwartz et al. 1985).

Einzelheiten brauchen hier nicht wiederholt zu werden. Für den vorliegenden Verständniszusammenhang gilt es festzuhalten, daß unter Benutzung des modifizierten Methodeninventars des National Ambulatory Medical Care Survey – NAMCS – (Tenney et al. 1974) in einer nach Arztgruppen geschichteten Zufallsstichprobe niedergelassener Ärzte aller Fachgruppen[1] an jeweils 2 vorgegebenen nebeneinanderliegenden Wochentagen im Winter 1981/82 Arzt-Patienten-Kontakte erhoben wurden. Der Stichprobenplan war hinsichtlich Arzt-

---

[1] Ausgenommen Anästhesisten, Kinder- und Jugendpsychiater, Laborärzte, Lungenärzte, Mund- und Kieferchirurgen, Neurochirurgen, Pathologen und Nuklearmediziner.

Variablen des Kontaktdokumentationsbogens der EVaS-Studie

Datentyp	Variable
Patientendaten	
Demographische Charakteristik	Alter, Geschlecht, Nationalität, Versichertenstatus
Kontaktdaten	Tag, Form und Grund der Konsultation
Kontaktanlässe	Wichtigstes Anliegen, Erstkontakt, Schweregrad aus Patientensicht, weitere Anliegen
Arztdaten	
Aktivitäten	präventive, diagnostische, therapeutische Leistungen
Diagnosen	Hauptdiagnose, Schweregrad aus Arztsicht, chronische Erkrankung (Dauer, Zahl der Kontakte pro Quartal), akute Erkrankung (Dauer, Zahl der Kontakte seit Erkrankungsbeginn), andere Diagnosen
Behandlungsplan	Wiederholungsbesuche, Überweisung, Einweisung, andere Empfehlungen
Dauer des persönlichen Arzt-Patienten-Kontaktes	Zeit in Minuten

merkmalen und demographischen Merkmalen der Bezugsbevölkerung repräsentativ für das Bundesgebiet. Der kurze Erhebungszeitraum schließt, außer für eine Reihe akuter oder neuer Kontakte, eine Doppelerfassung weitgehend aus. Die Zahl der erfaßten Kontakte dürfte darum nur geringfügig höher liegen als die der Patienten; mit diesem Fehler lassen sich Kontakte und Patienten in unserer Erhebung gleichsetzen. Die erfaßten Merkmale ergeben sich aus der folgenden Übersicht. Sie wurden in die vorliegende Teilauswertung nicht alle einbezogen.

Wir haben aus diesem Material für diesen Kongreß eine Sonderauswertung durchgeführt, die sich auf Kontakte wegen „rheumatischer Erkrankungen" beschränkt. In der Definition und Einteilung folgen wir im wesentlichen Müller u. Schilling (1977). Wir beschränkten uns auf die Gruppierung nach „entzündlichem" und nach „degenerativem" Rheuma. Nach dem modifizierten RVC-Schlüssel der EVaS-Studie (Wagner et al., im Druck) haben wir darüber herangezogen:

D 9000-01 bis 04, -09, -10, -16, -19, -20, -28; 9050-37
(entzündliche Formen);
D 9000-05 bis 08, -11 bis -15, -18, -23, -24, -26, -29 bis -31, -36 bis -38; 9050-02, -04, -07, -08; 9100-01 bis -17, -20 bis -24, -26 bis -61, -64
(degenerative Formen).

Die diagnostischen Eintragungen der teilnehmenden Ärzte erfolgten nichtstandardisiert. Wir können ihnen darum lediglich eine Form von „face validity" in dem Sinne zusprechen, daß es sich um professionelle Feststellungen handelt, die vermutlich maßgeblich für die Versorgungsrealität zum Erhebungszeitpunkt waren. Es sollte unsere Erhebung folglich nicht verglichen werden mit Studien unter Anwendung externer diagnostischer Standards, wie sie z. B. zur Erhebung „wahrer" Prävalenzen in definierten Bevölkerungen Anwendung finden.

Ergebnisse

Die Punktprävalenz rheumatischer Erkrankungen unserer Definition betrug im gesamten Material als *Haupt*diagnose (wichtigste Diagnose, die Anlaß für den Kontakt war) 10,7% aller Kontakte, als *irgendeine* Diagnose eines Kontaktes 18,5% aller Kontakte.

Tabelle 1. Punktprävalenz (Kontakte) rheumatischer Erkrankungen – EVaS-Studie (n = 13 400 Kontakte)

	Alle Ärzte		Allgemeinärzte		Internisten	
	[%]	n	[%]	n	[%]	n
Als Hauptdiagnose	10,7[a]	1440	13,1	829	10,5	216
Nur entzündliche Formen	0,8	102	1,0	63	1,1	22
Nur degenerative Formen	9,9	1338	12,1	766	9,4	194
Als Haupt- oder Nebendiagnose	18,5	2501	24,4	1555	20,2	420
Nur entzündliche Formen	1,6	205	2,2	144	1,7	37
Nur degenerative Formen	16,9	2296	22,2	1411	18,5	383

[a] Kontaktanteil der jeweiligen Arztgruppe.

Tabelle 2. Alters- und Geschlechtsverteilung rheumatischer Erkrankungen (Punktprävalenzkontakte, nur Hauptdiagnosen) – EVaS-Studie (n = 13 400 Kontakte; Angaben in %)

Alter (Jahre)	Entzündliche Formen		Degenerative Formen	
	m.	w.	m.	w.
< 15	0,1[a] (4)[b]	0,0 (0)	1,0 (1)	1,3 (1)
15–39	0,2 (12)	0,2 (7)	8,8 (21)	6,3 (21)
40–64	0,5 (38)	1,6 (56)	16,9 (59)	12,5 (46)
> 64	1,0 (46)	1,2 (37)	9,3 (19)	10,6 (32)
	(100)	(100)	(100)	(100)

[a] Bezogen auf alle Kontakte je Geschlechts- und Altersgruppe.
[b] Bezogen auf alle Kontakte mit der gesuchten Erkrankung der Geschlechtsgruppe (Zahlen in Klammern).

Bezogen auf „entzündliches Rheuma" waren die Werte 0,8 und 1,6%, bezogen auf „degeneratives Rheuma" 9,9 und 16,9%. Tabelle 1 zeigt diese Werte auch für die Subgruppen der Allgemeinärzte und der Internisten. Tabelle 2 gibt die Alters- und Geschlechtsverteilung wieder. Wir sehen, daß die relativen Häufigkeiten der Geschlechter bei Kontakten der mittleren Altersgruppen (40–64 Jahre) wegen entzündlicher Formen im Verhältnis 1 : 3 (m./w.) stehen. Erwartungsgemäß ist dieser Geschlechtsunterschied nicht bei den degenerativen Formen zu beobachten. Bei einem Vergleich bei den über 65jährigen ist das höhere Durchschnittsalter der Frauen in dieser nach oben offenen Altersgruppe zu beachten.

Die Tabelle 3 setzt sich mit der Medikation bei Rheumakontakten auseinander. 8,6% aller Kontakte mit Rezeptausstellung entfallen auf solche wegen rheumatischer Erkrankungen, bei Allgemeinärzten sogar 11,2%, bei Internisten 9,5% (Tabelle 3,a). Der geringste Teil entfällt erwartungsgemäß auf Kontakte wegen entzündlicher Formen; diese aber erhalten deutlich häufiger ein Rezept anläßlich eines Kontakts als die degenerativen Formen. Kontakte alter Patienten weisen einen höheren Rezeptierungsgrad auf als jüngere Altersgruppen (Tabelle 3,b). Tabelle 4 zeigt anhand von Daten des GKV-Arzneimittelindex des Wissenschaftlichen Institutes der Ortskrankenkassen (1985), daß Antirheumatika und Analgetika mit einem Umsatzanteil von 8,5% an allen Verordnungen Rang 1 unter allen Verordnungsgruppen einnimmt. Natürlich sind darin auch Analgetika aus nichtrheumatischer Indikation enthalten. Der Wert 8,5% stellt also eine ‚Obergrenze' dar. Da wir aus den EVaS-Daten der Tabelle 3 den Anteil aller spezifisch rheumabezogenen Verordnungen schätzen können, läßt sich daraus und aus dem Durchschnittswert pro Verordnung dieser Indikationsgruppe (17,34 DM) eine „Untergrenze" von 6,1% Umsatzanteil schätzen. Eine Untergrenze ist dies deswegen, weil unsere Verordnungsanteile nur auf Hauptdiagnosen „Rheuma" bezogen sind, Verordnungen derselben Indikationsgruppe anläßlich anderer Kontakte sind darin also nicht erfaßt. Der „wahre" Wert kann also etwa bei 7% oder ca. 1 Mrd. DM (Preise 1984) vermutet werden. Stoffklassen wie Nebenrindenhormonderivate oder Immunsuppressi-

Tabelle 3. Medikation (Rezepte) bei Kontakten wegen rheumatischer Erkrankungen (Angaben in %)

a) nach Arztgruppen

	Alle Ärzte	Allgemeinärzte	Internisten
(*1*) entzündliche Formen	0,9[a] (63,7)[b]	1,5 (74,6)	1,4 (68,1)
(*2*) degenerative Formen	7,7 (41,8)	9,7 (49,2)	8,1 (44,8)
Beide [(*1*)+(*2*)]	8,6	11,2	9,5

b) nach Altersgruppen (alle Ärzte)

Alter			
< 15	(*1*)	0,0 [ ][c]
	(*2*)	0,9 (0,5)
15–39	(*1*)	0,2 [ ]
	(*2*)	5,5 (36,4)
40–65	(*1*)	1,1 (55,7)
	(*2*)	11,1 (41,3)
> 65	(*1*)	1,4 (72,5)
	(*2*)	7,8 (47,2)

[a] Kontaktanteil mit ... Rheuma als Hauptdiagnose und Rezept. Basis 100 = alle Kontakte mit Rezept.
[b] Idem; Basis 100 = alle Kontakte mit ... Rheuma als Hauptdiagnose mit oder ohne Rezept.
[c] [ ] = kleines n!

Tabelle 4. Verordnungsanteile von Antirheumatika

Umsatz	[%]	[DM]
Gesamtumsatz aller Verordnungen aller Indikationsgruppen[a]	100	(13,6 Mrd.)
Umsatzanteil Analgetika/Antirheumatika[b]		
= *Obergrenze* für Umsatzanteil „Antirheumatika" (s. Text)	8,5	(1,16 Mrd.)
= *Untergrenze* für „Antirheumatika"	6,1	(0,83 Mrd.)

[a] *GKV-Arzneimittelindex*, Wissenschaftliches Institut der Ortskrankenkassen (Hrsg.), 1985 (Daten 1984).
[b] EVaS-Daten (vgl. Tabelle 3).

Tabelle 5. Physikalische Therapie bei Kontakten wegen rheumatischer Erkrankungen nach Altersgruppen (alle Ärzte; Angaben in %)

Alter			
< 15	(*1*) entzündliche Formen	0,0[a]	[ ][c]
	(*2*) degenerative Formen	8,9	(35,2)[b]
15–39	(*1*)	1,0	[ ]
	(*2*)	32,7	(45,4)
40–65	(*1*)	1,1	(13,0)
	(*2*)	52,4	(46,9)
> 65	(*1*)	2,2	(15,0)
	(*2*)	46,7	(36,5)
Alle	(*1*)	1,2	(16,8)
	(*2*)	43,3	(44,2)

[a] Kontaktanteil mit ... Rheuma als Hauptdiagnose und physikalischer Therapie; Basis 100 = alle Kontakte mit physikalischer Therapie.
[b] Idem; Basis 100 = alle Kontakte mit ... Rheuma als Hauptdiagnose mit oder ohne physikalische Therapie.
[c] [ ] = kleines n!

va, die für einige rheumatische Verlaufsformen Anwendung finden, sind hier nicht erfaßt, fallen allerdings auch zahlenmäßig nicht ins Gewicht angesichts der geringen Prävalenz solcher entzündlicher Formen.

In Tabelle 5 ist eine andere wesentliche antirheumatische Therapieform dargestellt: Etwa 44% aller Kontakte mit physikalischer Therapie entfallen auf Kontakte mit „Rheuma" als Hauptdiagnose, davon allein 43% der Kontakte wegen degenerativem „Rheuma" (bei älteren Patienten gehäufter als bei jüngeren). Bei entzündlichen Formen ist die Indikationsstellung zurückhaltender (16,8%).

Tabelle 6 beschreibt den Anteil rheumabezogener Kontakte an der technischen

Tabelle 6. Technische Diagnostik bei Kontakten wegen rheumatischer Erkrankungen (alle Ärzte; Angaben in %)

Röntgen	(*1*) entzündliche Formen	0,6[a]	(2,9)[b]
	(*2*) degenerative Formen	20,0	(6,9)
Labor	(*1*)	1,2	(20,7)
	(*2*)	2,5	(3,2)

[a] Kontaktanteil mit „Rheuma" als Hauptdiagnose und Röntgen- bzw. Laboruntersuchung. Basis 100 = alle Kontakte mit Röntgen- bzw. Laboruntersuchung.
[b] Idem; Basis 100 = alle Kontakte mit „Rheuma" als Hauptdiagnose mit oder ohne Röntgen- bzw. Laboruntersuchung.

Diagnostik. Sowohl bei Röntgen (0,6%) als auch Labor (1,2%) ist der Anteil entzündlicher Formen gering. Bei 20% aller Kontakte mit der Hauptdiagnose „degeneratives Rheuma" wird geröntgt, nur in 2,5% dieser Kontakte wird Labor veranlaßt.

Tabelle 7 erfaßt den Zeitaufwand der Ärzte pro Kontakt (mittlere Dauer je Kontakt). Er liegt bei etwas über 9 min. Nur persönliche Arzt-Patienten-Kontakte wurden hier erfaßt. Der Zeitaufwand ist nicht höher als für den Durchschnitt der sonstigen Kontakte. Ein wesentlicher Unterschied zwischen Kontakten wegen entzündlicher oder wegen degenerativer Formen besteht nicht. Allerdings könnte die Zahl der Kontakte pro Zeiteinheit unterschiedlich sein (hier nicht erfaßt). Der Anteil am Gesamtzeitbudget der EVaS-Ärzte in der Erhebungsphase (nur persönliche Kontakte) betrug 0,75 bzw. 8,06%.

Tabelle 7. Zeitaufwand für persönliche Arzt-Patienten-Kontakte wegen rheumatischer Erkrankungen (alle Ärzte)

	Entzündliche Formen	Degenerative Formen	Alle Kontakte (mit oder ohne rheumatische Erkrankungen)
Mittlere Kontaktdauer [min]	9,87	9,44	10,11
Anteil am Zeitbudget der EVaS-Ärzte (110 163 min) [%]	0,75	8,06	100

Diskussion

Die EVaS-Studie ist eine Studie, die das Ziel hat, die Versorgungswirklichkeit abzubilden, ohne zunächst auf epidemiologische (Bevölkerungsbezug) oder diagnostische Probleme (Referenzstandards) einzugehen. Die Übernahme ärztlicher Eintragungen auf den Erhebungsbogen wird durch die Annahme gerechtfertigt, daß die Eintragungen des Arztes Grundlage seines diagnostischen und therapeutischen Handelns waren. Auf dieser Basis geschätzte Kontaktanteile rheumatischer Erkrankungen liefern versorgungsepidemiologische Einblicke. Die Einteilung in entzündliche und degenerative Formen ist sekundär aufgrund ärztlicher, weitgehend klartextlicher Diagnoseangaben (erweiterter RVC-Schlüssel; Wagner et al., im Druck) durch die Autoren vorgenommen worden. Sie entspricht weitgehend der Einteilung von Müller u. Schilling (1977) in Gruppe I und II („entzündliche Gelenk- und Wirbelsäulenerkrankungen" bzw. „degenerative rheumatische Erkrankungen"). Extraartikulärer Weichteilrheumatismus (Gruppe III) und pararheumatische Erkrankungen (Gruppe IV) wurden nicht einbezogen. Abgrenzungsschwierigkeiten ergaben sich bei den Gruppen IV g) 1. und h) 1.–4.[2], die im wesentlichen als „degenerativ" miterfaßt wurden. In der Gruppe I sind c) und d) 1.–3. und 5.–7.[3] möglicherweise untererfaßt; d) 4. (Arteriitiden und Vaskulitiden) wurde nicht erfaßt. Die Abweichungen in den Gruppen III und IV fallen quantitativ ins Gewicht, die anderen nicht. Vergleichen wir unter diesen Einschränkungen unsere Daten mit den Ergebnissen von Bjelle u. Mägi (1981), die gleichfalls auf der Basis von Kontakten („visits") beruhen, so zeigen sich folgende Anteile: 12% (Bezirk Vilhelmina) bzw. 11,9% (Bezirk Vännäs) für alle Kontakte mit rheumatischen Diagnosen. Diese Studie unterscheidet nicht zwischen Haupt- und Nebendiagnose, sie schließt Arthralgien aus, aber Weichteilrheumatismus (nach ICD 8. Revision) ein. Weichteilrheumatismus machte 17% (Vilhelmina) bzw. 34% (Vännäs) der Rheumakontakte aus, zu Arthralgien liegen keine Angaben vor. Andere Studien in Schweden weisen – bei im Detail nicht bekannten Definitionen – 8,2 bis 17,0% Anteilwerte aus (Bjelle u. Mägi 1981). Unterschiede können auf Definitionen wie auf Einzugsbevölkerungen beruhen.

Das Schwergewicht der von uns vorgelegten Daten liegt nicht auf solchen Vergleichen, die ein international standardisiertes Vorgehen verlangen, sondern auf der Beschreibung der relativen Gewichte nach Vorkommen und Kosten in unseren bundesdeutschen Praxen. Der Gebrauch des RVC-Schlüssels (Wagner et al., im Druck) zur Aufbereitung der ärztlichen

Diagnoseeintragungen erwies sich insofern als problematisch, als er in seinem klartextlich erweiterten Diagnoseteil sich zu sehr von der international anerkannten ICD-Gliederung (ICD 9. Revision) entfernt, was die Einordnung in die Literatur erschwert. Wir empfehlen daher für zukünftige Erhebungen die ICD, trotz ihrer bekannten Zuordnungsprobleme für frei formulierte Diagnosen ambulant tätiger Ärzte (Schwartz u. Schwefel 1978). Die sonstigen methodischen Aspekte unserer EVaS-Studie sind andernorts ausführlich diskutiert (Schwartz et al. 1985). Unsere Ergebnisse bestätigen den hohen Anteil rheumatischer Störungen in unserer ambulanten Versorgung. Entzündliche Formen machen weniger als $\frac{1}{10}$ dieser Krankheitslast aus, nach Vorkommen, nicht nach Schweregrad gewichtet. Mindestens jeder 10. ambulante Kontakt weist „Rheuma" als Hauptdiagnose aus. Unter Einbezug des Weichteilrheumatismus dürfte dieser Wert noch um 17–34% höher liegen (Bjelle u. Mägi 1981). Entzündliche wie degenerative Formen zeigen altersabhängige Häufungen (Tabelle 2). In unserem Material finden sich entzündliche Formen bei jungen Männern relativ stärker gehäuft als bei Frauen, deren stärkste Häufung sich im mittleren Alter darstellt. Der relative Anteilsrückgang degenerativer Formen als Hauptdiagnose in der höchsten Altersstufe dürfte sich durch Multimorbidität erklären: Andere Diagnosen werden wichtiger. Dies gilt offenbar mehr für Männer als für Frauen. Der Rückgang des Rezeptieranteils bei rheumatischen Kontakten (Hauptdiagnose) in der obersten Altersstufe (Tabelle 3, b) erklärt sich entsprechend. Ansonsten wächst die Verschreibungsbereitschaft der Ärzte bei Kontakten wegen „Rheuma" mit dem Alter; Allgemeinärzte und Internisten verschreiben mehr als der Durchschnitt der Ärzte (Tabelle 3, a), das Gesamtvolumen der Verschreibungen liegt bei etwa 1 Mrd. DM jährlich (1984; Tabelle 4). Die Probleme dieser Schätzung sind bereits bei der Ergebnisdarstellung erörtert worden. Nahezu die Hälfte der ambulanten physikalischen Therapie entfällt auf „Rheuma" (Tabelle 5). Unter Berücksichtigung von „Weichteilrheumatismus" wäre dieser Anteil höher.

---

[2] Osteoporose; traumatische Arthropathie; andere traumatische Veränderungen des Bewegungsapparates; Fehlformen und Fehlstellungen am Skelettsystem; weitere mechanisch bedingte Beschwerden im Bereich des Bewegungsapparates.

[3] Mikrobiell-metastatische Arthritiden und Spondylitiden; systemischer Lupus erythematodes; Polymyositis und Dermatomyositis; progressive Sklerodermie; Polymyalgia rheumatica; thrombotische thrombocytopenische Purpura; Amyloidose.

Technische Diagnostik spielt eine sehr unterschiedliche Rolle: Der Anteil an den Laborleistungen ist gering, der an Röntgenleistungen ist diskussionsbedürftig hoch (20%; Tabelle 6). Weitere Untersuchungen dazu erscheinen nötig. Daß der Zeitaufwand pro Kontakt wegen entzündlicher Rheumaformen (Tabelle 7) nicht nennenswert höher ist als wegen degenerativen, mag bei der durchschnittlich unterschiedlichen Schwere und Gefährlichkeit des Verlaufs überraschen. Daß wir nicht die Zahl der Kontakte pro Krankheitsepisode erfaßt haben, wurde bereits vermerkt. Dadurch mag sich die Bewertung etwas verschieben, nicht aber das Faktum gleicher Kontaktzeiten. Der Anteil am Gesamtzeitbudget der EVaS-Ärzte ist geringer, als es die relative Häufigkeit von Rheumakontakten erwarten läßt; das entspricht ihrer durchschnittlich etwas kürzeren Dauer gegenüber sonstigen Kontakten. Aus den Werten der Tabelle 7 läßt sich für „Rheuma" der relative Kostenanteil an der ärztlichen Gesamtvergütung schätzen. Bei 16 Mrd. DM Absatz für jährliche Gesamtvergütung der Kassenärzte lassen sich ca. 50% auf Praxiskosten zurechnen (Zentralinstitut 1984). Damit stehen für den sog. Unternehmerlohn der Ärzte vor Steuern ca. 8 Mrd. DM zur Verfügung, die der Abgeltung des Gesamtzeitbudgets der Ärzte zugerechnet werden können. Der Anteil „Rheuma" daran wird mit 9% angesetzt. Dem entsprechen ca. 0,72 Mrd. DM; 8 Mrd. DM entfallen auf alle Praxiskosten. Diese sollen über den Anteil „Rheuma" an allen Praxiskontakten (= 10,7%; vgl. Tabelle 1) aufgeteilt werden.

Dabei nehmen wir vereinfachend an, daß Rheumakontakte proportional zu ihrem Vorkommen Praxisressourcen beanspruchen (die Tabellen 5 und 6 zeigen, daß eine differenzierte Schätzung denkbar wäre; da aber „wahre" Preise für diese Leistungen nicht zur Verfügung stehen, wird darauf verzichtet). Der Anteil an den Praxiskosten schätzt sich somit auf ca. 0,86 Mrd. DM. Beide Anteilsschätzungen sind Untergrenzen, weil sie sich nur auf Kontakte mit „Rheuma" als Hauptdiagnose beziehen. Als minimale ambulante Kosten jährlich – ohne Verordnungsleistungen – ergeben sich damit ca. 1,6 Mrd. DM bzw. 10% an der jährlichen Gesamtvergütung. Mit Arzneimittelausgaben (Tabelle 4 und Text) summiert sich der Betrag auf ca. 2,6 Mrd. jährlich. Henke hat für 1980 die direkten stationären Kosten auf 1,54 Mrd. geschätzt, die stationäre Kurbehandlung auf 1,05 Mrd. und die indirekten Morbiditätskosten (Erwerbsfähigkeit) auf 7,78 Mrd. DM (Henke 1986). Bei Arzneimitteln (einschließlich Heil- und Hilfsmitteln) geht er von 1,266 Mrd. aus. Seine zugrundegelegte Krankheitsgruppe ist allerdings etwas weiter definiert als in unserem Material.[4] Größenordnungsmäßig summieren sich diese Beträge auf ca. 13 Mrd. DM jährlich. Da Kosten durch vorzeitige Sterblichkeit nicht ins Gewicht fallen, dürfte dieser Wert die volkswirtschaftlich wirksame Kostendimension dieser Krankheitsgruppen in etwa zutreffend umreißen. Negative Kosten, etwa durch Gewinne dadurch ausgelöster Versorgungsdienstleistungen, bleiben dabei außer Betracht.

Literatur

Bjelle A, Mägi M (1981) Rheumatic disorders in primary care. Scand J Rheumatol 10:331 –341

Brennecke R, Greiser E, Paul HA, Schach E (Hrsg) (1981) Datenquellen für Sozialmedizin und Epidemiologie. Springer, Berlin Heidelberg New York (Medizinische Informatik und Statistik, Bd 29)

Henke K-D (1986) Die direkten und indirekten Kosten von Krankheiten in der Bundesrepublik Deutschland im Jahre 1980. In: Henke K-D und Metze I (Hrsg) Finanzierung im Gesundheitswesen, S. 209–262. Bleicher, Gerlingen (Beiträge zur Gesundheitsökonomie, Bd 10)

Kelsey JL (1982) Epidemiology of musculoskeletal disorders. Oxford Univ. Press, New York (Monogr. in Epidemiology and Biostatistics, vol 3)

Müller W, Schilling F (1977) Differentialdiagnose rheumatischer Erkrankungen. Aesopus, München Lugano

---

[4] Krankheiten des Skeletts, der Muskeln und des Bindegewebes (ohne Unfälle).

Schwartz FW, Schwefel D (Hrsg) (1978) Diagnosen in der ambulanten Versorgung. Zentralinstitut für die kassenärztliche Versorgung in der Bundesrepublik Deutschland, Köln (Wissenschaftliche Schriftenreihe Band 9)

Schwartz FW, Kerek-Bodden HE, Schach E, Schach S, Wagner P (1985) Bilder häufiger Erkrankungen im Spiegel der EVaS-Studie. Allgemeinmedizin 14:101–110

Tenney JB, White KL, Williamson JW (1974) National ambulatory medical care survey: background and methodology. Data evaluation and methods research, series 2, no. 61. U.S. Department of Health, Education, and Welfare, U.S. Government Printing Office, Washington D.C. [DHEW publication no. (HRA) 74-1335]

Wagner P, Schwartz FW, Schach E (im Druck) A reason for visit classification for ambulatory care. Erweiterte deutsche Fassung. Zentralinstitut für die kassenärztliche Versorgung in der Bundesrepublik Deutschland, Köln

Wissenschaftliches Institut der Ortskrankenkassen (1985) GKV-Arzneimittelindex 1984. Bonn-Bad Godesberg

Zentralinstitut für die kassenärztliche Versorgung in der Bundesrepublik Deutschland (1984) Kostenstrukturanalyse. Köln

Sozialmedizinische Aspekte ambulanter, wohnortnaher Betreuung von chronisch Rheumakranken

J. Siegrist

Betrachtet man das gesundheitliche Sicherungssystem unter dem Aspekt, wie weit es soziale Ungleichheiten von Krankheitslasten und medizinischer Betreuung abzubauen im Stande ist, so kann man in äußerster Kürze folgende Bilanz ziehen: Durch Ausweitung der Teilhaberechte an den Leistungen von Kranken- und Rentenversicherung sowie durch bildungs- und gesellschaftspolitische Reformmaßnahmen dürfte es in der Bundesrepublik Deutschland gelungen sein, bei beherrschbaren akuten Krankheiten in allen sozialen Schichten eine vergleichbare therapeutische und präventive Betreuung zu erzielen. Gleiches gilt vermutlich für die akute stationäre Phase bei der Behandlung chronischer Krankheiten. Nach wie vor zeichnen sich jedoch in 2 für die Gesamtmortalität entscheidenden Phasen der Patientenkarriere schichtenspezifische Entwicklungen ab: zum einen bei Umfang und Qualität primär-präventiver Bemühungen um eine Bekämpfung chronisch degenerativer Erkrankungen, zum anderen bei der langfristigen Bewältigung einer eingetretenen chronisch degenerativen Erkrankung. Beide Bereiche ragen in das soziokulturelle Geflecht individueller Lebenslagen hinein und lassen sich durch administrative Maßnahmen nicht auf kurzem Wege beseitigen. Die Tragweite dieser Behauptung sei hier durch einige empirische Hinweise beleuchtet. Zunächst können wir allerdings eines feststellen: Die Anzahl der Arztbesuche variiert heute nicht mehr in signifikanter Weise zwischen den einzelnen sozialen Gruppierungen. Nach neuesten Untersuchungen finden wir selbst im amerikanischen Gesundheitssystem mit seinen finanziellen Restriktionen der Inanspruchnahme keine sozialen Differenzierungen bezüglich der Häufigkeit des Arztbesuches mehr (Cockerham et al 1986). Nach wie vor aber lassen sich deutliche Unterschiede feststellen, wenn wir den Zeitpunkt der Symptomaufmerksamkeit bei Anzeichen chronisch-degenerativer Erkrankungen oder aber den Umfang und die Persistenz präventiver Bemühungen analysieren. Symptomaufmerksamkeit und präventive Bemühungen sind an schichtenspezifisch vermittelte Erziehungstechniken und restriktive, belastende Alltagserfahrungen gebunden, die im Falle der unteren Schichten eine langfristig angelegte individuelle Zukunftsorientierung erschweren (Siegrist u. Bertram 1970/71). Für die USA hat der Epidemiologe Tyroler kürzlich eindrucksvoll gezeigt, daß in allen Stadien eines Interventionsprogramms zur Bekämpfung des hohen Blutdrucks milde Hypertoniker mit geringem Bildungsgrad trotz eines entsprechenden Betreuungsangebotes schlechter abschneiden. Obwohl sie durchschnittlich einen schwereren Erkrankungsgrad aufweisen, geben sie häufiger präventive Bemühungen nach Erstüberweisung auf; entsprechend zeigte sich nach 5 Jahren eine alterskorrigiert etwa 3fach erhöhte Mortalität gegenüber milden Hypertonikern mit einem dem Abitur vergleichbaren Schulabschluß (Tyroler 1985). Keil et al. haben im Rahmen der Münchener Blutdruckstudie kürzlich gezeigt, daß auch in der BRD der Behandlungsgrad bei männlichen Hypertonikern mit abnehmender Zahl von Ausbildungsjahren abnimmt (Härtel et al. 1984). Dies sind lediglich 2 Beispiele in einem gesundheitspolitisch allerdings sehr wichtigen Bereich präventiver Maßnahmen, die belegen, daß soziokulturell bestimmte Unterschiede in Gesundheits- und Krankheitsverhalten im Vorfeld manifester chronisch-degenerativer Erkrankungen auch in den Ländern fortbestehen, die besondere Anstrengungen unternommen haben, um soziale Ungleichheiten der medizinischen Betreuung auszuschalten.

Aber wenden wir uns dem 2. – und für die folgenden Ausführungen zentraleren – Aspekt meiner These zu: Wir sagten, daß soziale Ungleichheiten auch bei der langfristigen Bewältigung einer eingetretenen chronisch-degenerativen Erkrankung fortbestehen.

Inzwischen liegen wissenschaftliche Befunde vor, wonach Patienten mit niedrigem Bildungsgrad ein mehr als 5fach erhöhtes relatives Mortalitätsrisiko im Dreijahreszeitraum nach Herzinfarkt besitzen, und zwar nach Kontrolle des Einflusses der medizinisch bedeutsamen Prognosefaktoren. Eine genauere Exploration ergab allerdings, daß nicht geringere Bildung per se für diese erhöhte Mortalität verantwortlich war, sondern die in diesen sozioökonomischen Gruppen gehäuft auftretende Konstellation „schwere berufliche Belastungen bei gleichzeitig hoher sozialer Isolation" (Rubermann et al. 1984). Auch für Krebskrankheiten liegen neueste Befunde aus Großbritannien vor, die kürzere Überlebenszeiten bei Angehörigen unterer sozioökonomischer Schichten bei vergleichbarem Metastasierungsgrad der Krankheit zeigen. Obwohl der Einfluß unterschiedlicher ärztlicher Betreuungsqualität nicht auszuschließen ist, liegt es den Autoren der Studie zufolge nahe, die systematisch beobachteten Tendenzen mit einer verminderten Immunkompetenz und damit aller Wahrscheinlichkeit nach mit höheren erfahrenen sozialen Belastungen im Umgang mit der Krankheit in Verbindung zu bringen (Leon u. Wilkinson 1985).

Wenn soziostrukturell variierende Belastungskumulationen und Bewältigungsressourcen den Verlauf chronischer Krankheiten so einschneidend beeinflussen, dann liegen 2 Folgerungen nahe, eine wissenschaftliche und eine gesundheitspolitisch-praktische: Es sollten erstens diese Belastungskumulationen und Bewältigungsressourcen in ihrem Stellenwert bei einzelnen chronischen Krankheiten genauer identifiziert werden und es sollten zweitens praktische Folgerungen für diejenigen Institutionen und Personengruppen gezogen werden, die mit der Betreuung chronisch Kranker befaßt sind. Zu beiden Punkten möchte ich im folgenden Stellung nehmen.

Die sozialmedizinisch und medizinsoziologisch zu beschreibende Belastungssituation chronisch Rheumakranker wird m. E. erst im Kontext vergleichbarer chronischer Bedingungen und Leiden spezifisch faßbar. Ein solcher Vergleich verweist auf 3 soziale Belastungsfelder und damit auf 3 Angriffspunkte einer auch psychosozial fokussierten Betreuung:

1) Bedeutung innerfamiliärer Rollenflexibilität,
2) Bedeutung sozioemotionaler Unterstützung,
3) Bedeutung – wenigstens partieller – Berufstätigkeit des chronisch Kranken.

Innerfamiliäre Anpassung

Durch den Ausbruch einer chronischen Erkrankung sind basale Funktionen der Familie wie Produktions-, Sicherungs- und Versorgungsaufgaben bedroht. Zugleich aber vermag die Familie, besser oder schlechter, mit diesen Bedingungen umzugehen, indem sie kompensierende Energien freisetzt, welche die Gefahren der sozialen Deklassierung, der Verarmung und der sozialen Isolierung auffangen. Diese Energie bezieht die Familie aus den Besonderheiten des sozialen Systems, welches sie bildet: aus der engen, stabilen, emotional getönten Bindung zwischen ihren Mitgliedern, aus der arbeitsfunktionalen Flexibilität und aus dem gesellschaftlichen Schutzraum, in den sie rechtlich und ökologisch gestellt ist. Die Familie neigt dazu, wie Gerhardt u. Friedrich (1982) in einem lesenswerten Aufsatz über die Funktion der Familie im Rehabilitationsprozeß beschrieben haben, Krankheitsbewältigung „bis an den letztmöglichen Punkt fortzusetzen. Sie absorbiert dadurch viele Formen der sozialen Devianz und ist gewissermaßen eine gesellschaftliche Residualinstitution, die einen Puffer bildet zwischen Krankheit ... auf der einen Seite und der Öffentlichkeit, die diese Devianzform stigmatisiert, auf der anderen Seite".

Welches sind nun fördernde Bedingungen familiärer Krankheitsbewältigung?

In vergleichenden Untersuchungen bei Familien mit multiple Sklerose-, Diabetes- und Myokardinfarktpatienten hat die Göttinger medizinsoziologische Arbeitsgruppe 4 Muster des familiären Arrangements mit der Krankheit feststellen können:

- gemeinsame Aufgabenbewältigung,
- gemeinsame Verleugnung,
- konflikthafte Bewältigung,
- beziehungsgefährdende Bewältigung.

Diese 4 Arrangements sind bei allen untersuchten Krankheitsbildern anzutreffen, obwohl jeweils unterschiedliche inhaltliche Ausformungen zu finden sind. Die eher hemmenden Muster der Verleugnung und der konflikthaften Beziehungsgefährdung scheinen bei schwerem Krankheitsverlauf, so etwa bei multipler Sklerose, bei denjenigen vorzuherrschen, die rigide Geschlechtsrollen übernommen haben und deren soziales Wandlungspotential nach Krankheitsausbruch begrenzt ist. Nach den bisher vorliegenden Untersuchungen sind es vor allem Männer mit geringerem Bildungsgrad, denen es schwerfällt, durch den Eintritt einer chronischen Krankheit, stereotype Geschlechtsrollen aufzubrechen (Friedrich et al. 1980).

In einer in Großbritannien durchgeführten Längsschnittstudie zur Familienrehabilitation bei Männern mit chronischem Nierenversagen hat Gerhardt den Zusammenhang zwischen familiärer und beruflicher Rehabilitation thematisiert und dabei gezeigt, daß Paare, denen eine Neubestimmung innerfamiliärer Rollenfelder gelingt – in erster Linie durch temporäre oder dauerhafte Erwerbstätigkeit der Frau, in Ergänzung zu oder an Stelle derjenigen des Mannes – einen günstigeren Verlauf aufweisen (Gerhardt, 1985).

Chronische Krankheit kann auch zur Zerreißprobe der Ehe werden, nach bisherigen Ergebnissen offenbar insbesondere in patriarchalisch organisierten Beziehungen, dort also, wo die Geschlechtsrollenstereotypie für Korrektive kaum Spielraum läßt.

In verschiedenen Studien mit Patienten und Patientinnen mit chronischer Polyarthritis (cP) sind die Auswirkungen auf innerfamiliäre Beziehungen untersucht worden. So fand Fassbender (1981) beispielsweise, daß jüngere Frauen mit bereits fortgeschrittenem Erkrankungsstadium die höchsten innerfamiliären Belastungen erlebten: dies ist evident, bedenkt man, daß im mittleren Stadium des Familienzyklus, d. h. bei noch zu Hause zu betreuenden Kindern, Rollenkonflikte besonders ausgeprägt sind. Zugleich sind Ausweichmöglichkeiten zur Kompensation von Defiziten in sozioökonomisch schwächeren Gruppen begrenzt: Fassbender (1981) fand bei 79% der un- oder angelernten Frauen ausgeprägte Gefühle der Benachteiligung durch die Krankheit, jedoch nur bei ca. 40% der Frauen mit Berufsfach- oder Hochschulabschluß. Dieser Befund mag auch dadurch erklärt werden, daß es den Frauen mit höherem Schulabschluß besser gelingt, eine Neudefinition ihrer sozialen Identität und entsprechende Maßnahmen der Renormalisierung zu erreichen.

Die Bedeutung sozialer Isolation

Die psychischen Ressourcen der Krankheitsbewältigung werden zweifellos durch gute Sozialbeziehungen zu engen Vertrauten – Ehepartnern, Familienmitgliedern, Freunden und zum Bekanntenkreis – gestärkt. So konnte beispielsweise Bernhard Badura (im Druck) in einer groß angelegten Längsschnittstudie an nahezu 1000 Männern nach überstandenem Herzinfarkt zeigen, daß zufrieden verheiratete Patienten ganz deutlich weniger von negativen Selbsteinschätzungen, von Gefühlen der Machtlosigkeit und Ohnmacht befallen waren, als Patienten in Problemehen oder alleinstehende Patienten. Selbst nach 1 Jahr leisteten die Variablen „gutes Selbstwertgefühl" und „emotionale Nähe zum Partner" den höchsten Beitrag zur Erklärung des

Ausmaßes einer positiven Gesamtbefindlichkeit, wie sie anhand der Bradburn-Skala gemessen wurde.

Daß die Art der Krankheit einen Einfluß auf die Gestalt des sozialen Netzwerks ausübt, haben Raspe et al. (1983) in einer Verlaufsstudie an Patienten mit chronischer Polyarthritis im Vergleich zu Diabeteskranken dargestellt. Die mit der Krankheit häufig gegebene Bewegungseinschränkung führt nicht nur zu einer Ausdünnung des Netzwerks, sondern auch zum Verlust interaktiver Kompetenzen und zu verstärkten Einsamkeitsgefühlen. Der Anteil von cP-Patienten/Patientinnen mit ausgeprägter struktureller Isolation wurde in der Untersuchung von Raspe et al. mit 12 bis 26% angegeben, wobei allerdings nur schwache Zusammenhänge zwischen objektiver sozialer Isolation und subjektiven Einsamkeitsgefühlen nachgewiesen wurden. Ähnlich belastend wie die strukturelle Isolation dürften für den Prozeß der Krankheitsbewältigung jedoch Gefühle des Stigmatisiertseins und daraus resultierende Unsicherheit im Umgang mit anderen Menschen sein. Immerhin zwischen 38 und 53% der untersuchten cP-Patienten fühlten sich durch stärkere Stigmatisiertheitsgefühle belastet (Raspe et al. 1983).

Die Rolle der Arbeitsbedingungen im Rehabilitationsgeschehen

Mit der Praxis „Rehabiliation geht vor Rente" wird nachhaltig verdeutlicht, in welchem Umfang die Bewältigung chronischer Krankheit von der Möglichkeit der Wiederaufnahme einer Beschäftigung abhängig ist. Speziell für die männliche Geschlechtsrolle im mittleren und höheren Erwachsenenalter gilt noch immer, daß ein wesentlicher Teil sozialer Identitätsfindung chronisch Kranker über Art und Umfang wiederaufgenommener Beschäftigung läuft. Einer der wesentlichen Befunde der internationalen medizinsoziologischen Rehabilitationsforschung ist der Nachweis, daß der objektivierbare Schweregrad der Krankheit die Chancen zur Wiederaufnahme einer Beschäftigung nicht so nachhaltig bestimmt, wie gemeinhin angenommen wird, sondern daß sozioökonomische und psychosoziale Filter im Umfeld des Patienten hier wirksam werden. Auf die vielen hierzu vorliegenden Befunde bei Patienten mit Zustand nach akutem Myokardinfarkt, bei Bypasspatienten, bei Patienten nach peripheren gefäßchirurgischen Eingriffen etc. kann ich an dieser Stelle nicht eingehen.

Die Studien von Weber-Falkensammer u. Karhausen (1983), Zink et al. (1981), sowie Raspe et al. (1983) haben die Bedeutung eingeschränkter oder ganz fehlender Berufstätigkeit für das Gesamt der Lasten und Leiden von cP-Patienten dargestellt. Von den 318 Patienten und Patientinnen mit cP, die Weber-Falkensammer u. Karhausen befragten, waren fast ⅓ berentet; von den noch Erwerbstätigen fühlte sich beinahe jeder 2. in der Erwerbstätigkeit behindert. Sorgen und Ungewißheiten bezüglich beruflicher, finanzieller und gesundheitlicher Zukunft herrschten hier vor. Interessant ist in diesem Zusammenhang auch das Ergebnis von Raspe et al., daß in 2 nach Krankheitsdauer gut vergleichbaren cP-Kollektiven, von denen das eine berentet, das andere noch berufstätig war, keine signifikanten Unterschiede hinsichtlich der funktionellen Kapazität zu finden waren. „Es scheint", so Raspe, „noch andere Faktoren zu geben, die dazu führen, daß ein cP-Patient eine Erwerbsunfähigkeitsrente zugesprochen bekommt", so insbesondere „die Art der vorher ausgeübten Arbeit. Ehemalige Akkordarbeiter oder Patienten mit einer physisch stark beanspruchenden Tätigkeit berichten z. B. von ausgeprägteren beruflichen Nachteilen als solche Patienten, die sich ihre Arbeit selbst einteilen konnten". Vielleicht wird der psychosoziale Problemdruck verwehrter oder verunmöglichter Berufstätigkeit in den nachfolgenden Zitaten von Patienten der Studie von Raspe (1983) nachdrücklicher verdeutlicht als in – freilich repräsentativeren – Zahlenangaben:

Die seelische Belastung – das kommt dadurch, daß man den Arbeitsplatz verloren hat, daß man sich an die Seite gestellt vorkommt.
Ich möchte so gerne wieder arbeiten, und das geht ja doch nicht. Die Hände sind so steif, können nicht richtig zupacken.

Das Knie – ich kann nicht schon wieder krankmachen ... Das Problem ist mit der Arbeit, welche Firma kann sich das leisten, jemanden angestellt zu haben, der immer krank ist.

Ich hoffe, daß aus diesen Ausführungen deutlich geworden ist, daß in allen 3 Problembereichen chronischer Krankheit und Behinderung – dem Problem innerfamiliärer Rollenflexibilität, dem Problem sozialer Isolation und dem Problem beschränkter Erwerbsfähigkeit und seinen psychischen, sozialen und finanziellen Folgen – emotionale Spannungsquellen erzeugt werden, welche die ohnehin prekäre psychische und soziale Resistenz des chronisch Kranken weiter mindern und dadurch den Krankheitsprozeß direkt oder indirekt weiter beschleunigen können. Wenn auch für die chronische Polyarthritis die direkten gesundheitlichen Auswirkungen dieser chronifizierten Belastungen nicht so drastisch faßbar sind wie im Falle der erhöhten Mortalität nach Herzinfarkt und nach Ausbruch bestimmter Krebskrankheiten, so sind doch die Einbußen der Lebensqualität beträchtlich, zumal sie durch langandauernde körperliche Schmerzzustände noch potenziert werden. Die praktischen Folgerungen, die sich aus dieser Bestandsaufnahme im allgemeinen ergeben, erscheinen auch für die Patienten mit chronischer Polyarthritis naheliegend.

Abschließend möchte ich der Frage nachgehen, welche praktischen Konsequenzen aus diesen Ausführungen zu ziehen sind und inbesondere, in welcher Weise diese Forderungen bei den derzeit vom Bundesministerium für Forschung und Technologie geförderten Modellvorhaben einer komprehensiven wohnortnahen ambulanten Betreuung Rheumakranker umgesetzt werden (Verbundprojekt des BMFT 1984).

Diese Modelle – es handelt sich um die Mobile Rheumahilfe Hannover, das Modell Emmerich, das Modell Schleswig-Holstein und das Modell Rosenheim in Bayern – setzen sich, bei aller Diversität im einzelnen, zum Ziel:

– vorhandene medizinische und soziale Dienstleistungen für Rheumakranke besser zu koordinieren, deren Arbeit zu intensivieren und ggf. umzugestalten;

– neue Behandlungs- und Betreuungsangebote einzurichten, um der Zielsetzung einer rheumatisch kompetenten, problemorientierten, ambulanten und interdisziplinär arbeitenden Versorgung näher zu kommen;

– eine Verstärkung von Laienhilfe und Selbsthilfe zu erreichen.

Die praktischen Konsequenzen, die sich m. E. aus den bisherigen Ausführungen ergeben, liegen auf 3 Ebenen.

1) Die individuelle Ebene des einzelnen Patienten

Hier geht es darum, die optimalen somatopsychischen Voraussetzungen für eine Bewältigung chronischer Krankheit zu schaffen, durch kompetente ärztliche Betreuung, die nicht nur gesicherte Diagnostik, Symptomkontrolle und Verlaufsbeobachtung, sondern auch Kontrolle der Therapie und ihrer Nebenwirkungen einschließt; durch ergotherapeutische und physiotherapeutische Maßnahmen zur Erhaltung größtmöglicher Funktionsfähigkeit (Singer u. Schieler 1982); durch Ansätze der Schmerzkontrolle, wie sie z. B. von verhaltenstherapeutischer Seite vermittelt werden können.

2) Die interpersonelle Ebene des Patienten und seiner signifikanten Anderen

Hier geht es darum, die skizzierten Spannungen und Problemlagen seelischer und sozialer Belastungen durch die Krankheit durch Empathie, durch Kommunikation, emotionalen Austausch und hilfreiche Handlungen zu verringern; durch all jene Maßnahmen der Selbst- oder Fremdhilfe, die eine Erhöhung innerfamiliärer Rollenflexibilität ermöglichen; durch Abbau sozialer Isolation und durch eine Verhinderung der Ausdünnung des sozialen Netzwerks; durch Maßnahmen, welche der Redefinition sozialer Identität des Kranken und Behinderten helfen und welche seinen Stigmatisierungsängsten entgegenwirken. Mir scheint hier ein Befund der sozialmedizinischen Untersuchung zu ambulanten Versorgungsangeboten der Rheumaliga in Schleswig-Holstein von besonderem Interesse zu sein: Die Befragung von über 300 Rheumakranken ergab, daß 78% sich nie oder nur selten über ihre Krankheit mit anderen aussprechen konnten (Weber-Falkensammer u. Karhausen 1984). Interessanterweise galt das für Verheiratete ähnlich wie für Alleinstehende. Dies bedeutet, daß interpersonelle Hilfen zur psychischen Krankheitsbewältigung in der Regel nicht auf die Ehepartner und Familienangehörigen begrenzt bleiben dürfen, sondern daß es darüber hinaus entlastender, vielleicht auch schützender vertrauter Kommunikationsmöglichkeiten bedarf.

3) Die institutionelle Ebene der sozialen Situation chronisch Rheumakranker

Dies ist das Aktionsfeld der Rheumaliga sowie halbstaatlicher und staatlicher Interventionen, aber auch das Spannungsfeld, in welchem Sozialarbeit, Rehabilitationsberatung, werksärztlicher Dienst und engagierte, konsequente hausärztliche Tätigkeit sich abspielen. Es geht um Maßnahmen, chronisch Kranke vor sozialem Abstieg, sozialer Ausgrenzung zu bewahren, ihre Teilhabe an gesellschaftlichen Rechten und Pflichten im Rahmen des Möglichen zu sichern und ihnen Angebote sinnvollen Handelns zu unterbreiten. Umschulung, Arbeitsplatzgestaltung und umfassende sozialrechtliche Beratung gehören genauso hierzu wie lokale und überregionale gesundheitspolitische Initativen.

Diese praktischen Konsequenzen können – auch im Ansatz – nur realisiert werden, wenn eine kontinuierliche, patientennahe – d. h. wohnortnahe – Betreuung und eine interdisziplinäre Kompentenz gegeben sind. Beide Voraussetzungen sind in unserem gewachsenen Gesundheitssystem mit seiner institutionalisierten schroffen Trennung von stationärem und ambulantem Sektor und mit seiner Dominanz der einzelnen Arztpraxis im ambulanten Bereich nicht optimal gegeben. Die erwähnten Modelle wohnortnaher ambulanter Betreuung Rheumakranker setzen daher an diesen Punkten an. Die Interdisziplinarität der Betreuung versuchen sie durch teilweise neue Formen der Zusammenarbeit zwischen Arzt bzw. Ärzten unterschiedlicher Fachrichtungen, Krankengymnastinnen, Ergotherapeuten, Psychologen und Sozialarbeitern zu realisieren. Es scheint sich bereits ein Hauptproblem abzuzeichnen, das der Medizinsoziologe Freidson (1975) mit der Wendung „Dominanz der Experten" bezeichnet hat: die kooperativen, teilweise aber auch konkurrierenden Dienstleistungen, die sich in beträchtlichem Umfang auch in den halbprofessionellen und Selbsthilfesektor hineinentwickeln, rühren an den monopolartig verwalteten Sicherstellungsauftrag niedergelassener Ärzte.

Es bleibt zu hoffen, daß diese Schwierigkeiten sich im Dienste einer konsequent patientennahen, kompetenten und effektiven Betreuung verringern und daß wir längerfristig einem Gesundheitssystem entgegensehen können, das soziale Ungleichheiten im Umgang mit chronischen Leiden ähnlich wirkungsvoll beseitigt, wie ehemals die sozialen Ungleichheiten akuter Krankheitsepisoden und ihrer medizinischen Behandlung.

Literatur

Badura B, Bauer J, Kaufhold G, Lehmann H, Pfaff H, Scholt T, Waltz M (im Druck) Leben mit dem Herzinfarkt – eine sozialepidemiologische Studie. Springer, Berlin Heidelberg New York Tokyo

Cockerham WC, Lueschen G, Kunz G, Spaeth JL (1986) Social stratification and self-management of health. J Health Soc Behav 27:1–14

Fassbender R (1981) Auswirkungen chronischer Krankheit auf das soziale Umfeld von Patienten. Haag & Herchen, Frankfurt am Main

Freidson E (1975) Dominanz der Experten. Urban & Schwarzenberg, München Berlin Wien

Friedrich H, Kleinspehn T, Ziegeler G (1980) Verläufe von chronischen Krankheiten in Abhängigkeit von Folgeerscheinungen in der psychosozialen Umwelt – am Beispiel von Herzinfarkt und Diabetes. Forschungsbericht an die DFG, Göttingen

Gerhardt U (1985) Patientenkarrieren. Biographische Typenkonstruktion bei chronischer Niereninsuffizienz. Suhrkamp, Frankfurt am Main

Gerhardt U, Friedrich H (1982) Familie und chronische Krankheit – Versuch einer soziologischen Standortbestimmung. In: Angermeyer M, Freyberger H (Hrsg) Chronisch kranke Erwachsene in der Familie. Enke, Stuttgart, S 1–25

Härtel U, Keil U, Cairns V (1984) Arztbesuche und physisches Befinden von Hypertonikern. Ergebnisse der Münchner Blutdruckstudie. Fortschr Med 102:609–614

Leon D, Wilkinson RG (1985) Inequalities in prognosis: socioeconomic differences in cancer and heart disease survival. Unpublished report, London

Raspe HH, Mattussek S, Vorbeck A (1983) Lasten und Leiden von Patienten mit einer chronischen Polyarthritis. Forschungsbericht an die DFG. Unveröffentlichtes Manuskript, Hannover

Rubermann W, Weinblatt E, Goldberg JD, Chandhary BS (1984) Psychosocial influence in mortality after myocardial infarction. N Engl J Med 311:552–559

Siegrist J, Bertram H (1970/71) Schichtspezifische Variationen des Krankheitsverhaltens. Soz Welt 20/21:206–218

Singer, F, Schieler K (1982) Analyse und Wertigkeit von Rehabilitationsmaßnahmen anhand einer fünfjährigen Verlaufsbeobachtung am Beispiel der chronischen Polyarthritis des Erwachsenen. Rehabilitation 21:129–138

Tyroler HA (1985) Häufigkeit, Schweregrad und Prognose der Hypertonie in Abhängigkeit vom Sozialstatus: Erfahrungen mit der männlichen Kontrollgruppe des Hypertonie Früherkennungs- und Folgebehandlungs-Programmes (HDFP) In: Greten H, Strasser T, Zanchetti A (Hrsg) Epidemiologie, Prävention und medikamentöse Behandlung der essentiellen Hypertonie. Universimed, Frankfurt am Main, S 51–61

Verbundprojekt des BMFT (1984) Gemeindenahe, kooperative Versorgung von Rheuma-Patienten. Organisationshandbuch. Schleswig-Holstein, Hannover, Emmerich, Bad Aibling/Rosenheim, Marburg. Unveröffentlicht

Weber-Falkensammer H, Karhausen RR (1983) Soziale Folgen von rheumatischen Erkrankungen bei Patienten mit chronischer Polyarthritis, Spondylitis ankylosans und Arthrosen. Bundesgesundheitsblatt 26:1–8

Weber-Falkensammer H, Karhausen RR (1984) Mobiler Rheuma-Dienst: Sozialmedizinische Untersuchung zu ambulanten Versorgungsangeboten der Rheuma-Liga Schleswig-Holstein. Benediktbeuren (polykop. Ms.)

Zink A, Zink CH, Hoffmeister H (1981) Rheumastudie – empirische Erhebung über Umweltfaktoren, Lebensweisen und Krankheiten. Unveröffentlichter Abschlußbericht, Berlin

Epidemiologie und Versorgung der rheumatoiden Arthritis (rA) im Stadtgebiet von Hannover: erste Ergebnisse

A. Wasmus

Einleitung

Aus der rheumatologischen Ambulanz der Medizinischen Hochschule Hannover heraus entwickelte sich Anfang der 80er Jahre eine 2. Sprechstunde: die Mobile Rheumahilfe Hannover (MRH). Sie nahm 1982 ihre Arbeit auf. Seit Januar 1984 wird sie zusammen mit 4 anderen Modelleinrichtungen vom BMFT gefördert. Die MRH zielt auf eine ambulante, komprehensive, wohnortnahe und daher auf Hannover begrenzte krankheitsbegleitende Betreuung von Patienten mit einer entzündlich-rheumatischen Erkrankung, speziell einer rheumatoiden Arthritis.

Bereits zu Beginn unserer nunmehr fast 3jährigen Arbeit in der MRH sahen wir uns mit 4 Problembereichen konfrontiert, deren Klärung uns zur Fundierung und Absicherung unserer Bemühungen unverzichtbar erscheint. Diese Problembereiche lassen sich durch folgende Stichworte charakterisieren:

1) Ausmaß und Erreichbarkeit der unbehandelten Prävalenz

Ältere englische und jüngere holländische Studien haben gezeigt, daß sich ein nennenswerter Anteil symptomatischer rA-Kranker wegen dieser Erkrankung nicht in ärztlicher Behandlung befindet. Schätzungen reichen bis zu 30%. Diese unbehandelte Prävalenz ist in ihren Charakteristika bisher kaum bekannt. Sie stellt für Modelleinrichtungen wie die MRH eine besondere Herausforderung der – speziell dann, wenn sie also bisher völlig unversorgte Gruppen erreichen wollen.

2) Merkmale der hausärztlichen Versorgung von rA-Kranken

Die Gewinnung von Informationen hierzu ist erforderlich, um die Versorgungssituation beurteilen zu können und um Unter- und/oder Überversorgungen zu erkennen. Daraus könnten für die MRH Schwerpunkte für die Zusammenarbeit mit niedergelassenen Ärzten abgeleitet werden.

3) Selektionseffekte unserer Sprechstunde

Wir erreichen nur einen kleinen Teil von rA-Kranken in Hannover. Nach groben Schätzungen könnten dies etwa 20% der Prävalenz- und auch der Inzidenzfälle sein. Bis heute ist unklar, wie diese rA-Kranken im Vergleich zu den 80% von uns nicht Erreichten aussehen. Sind es die somatisch besonders schwer Kranken? Oder Personen mit größeren psychosozialen Problemen? Sind es eher die Zielstrebigen, Hartnäckigen oder eher die Depressiven, die den Weg zur MRH finden bzw. gewiesen bekommen?

4) Die patientenbezogene Evaluation unserer Arbeit

Eine weitere Unterstützung bzw. Verbreitung komprehensiv arbeitender Versorgungseinrichtungen wie der MRH ist nur zu rechtfertigen, wenn sie durch ihre Mitbehandlung zu einer meßbaren Verbesserung der individuellen Patientenversorgung führen. Daraus ergeben sich die Fragen: Wie ist der Krankheitszustand der von der MRH mitbehandelten rA-Patienten nach einer Verlaufsbeobachtung im Vergleich zu dem von Patienten zu beurteilen, die ausschließlich durch niedergelassene Ärzte betreut werden? Wie hat sich ihr rheumatologischer, wie ihr psychosozialer Status entwickelt? Haben sie von der Mitbehandlung durch die MRH profitiert?

Um Antworten auf die sich aus den skizzierten Problembereichen ergebenden Fragen geben zu können, müssen über eine Reihe von Arbeitsschritten die folgenden 4 Ziele nacheinander erreicht werden:

1) Die Gewinnung einer repräsentativen Stichprobe von etwa 200 rA-Kranken im Alter von 25–74 Jahren aus der deutschen Bevölkerung der Stadt Hannover zur möglichst verzerrungsfreien Feststellung der behandelten wie unbehandelten Zeitpunktsprävalenz an rA.

2) Die Erhebung eines rheumatologischen, eines psychosoziologischen und des Versorgungsstatus dieser 200 rA-Kranken zur Feststellung von rheumatologischen Versorgungslücken/Überversorgungen sowie deren Ursachen und Folgen.

3) Der Vergleich von körperlicher, seelischer und sozialer Verfassung der so identifizierten rA-Kranken mit den entsprechenden Merkmalen gleichzeitig betreuter rA-Patienten aus der MRH.

4) Das 3jährige Follow-up eines ausgewählten Teils dieser epidemiologisch gewonnenen rA-Kranken zur vergleichenden Beobachtung der Entwicklung ihrer psychosozialen Verfassung und ihres von der MRH (weitgehend) unbeeinflußten Krankheitsverlaufs.

Arbeitsschritte und Methoden

Um die genannten 4 Ziele nacheinander erreichen zu können, sind die in der folgenden Übersicht aufgeführten Arbeitsschritte erforderlich.

1) Ziehung einer repräsentativen Bevölkerungsstichprobe;
2) Befragung mittels eines postalisch zu versendenden Fragebogens;
3) Auswertung und Beurteilung der zurückgesandten Fragebögen (*1. rA-Screening*);
4) Einbestellung (möglichst) aller Personen, die aufgrund ihrer Angaben verdächtig sind, möglicherweise an einer rA erkrankt zu sein (Fragebogenpositive);
5) erste, orientierende ärztliche Untersuchung (möglichst) aller Fragebogenpositiven (*2. rA-Screening; 1. Studienziel*);
6) zweite, ausführliche ärztliche Untersuchung aller identifizierten rA-Kranken mit Erhebung des rheumatologischen, psychozoziologischen und Versorgungsstatus und deren Beurteilung (*2. Studienziel*);
7) vergleichende Gegenüberstellung der epidemiologisch gewonnenen rA-Kranken mit (den) Patienten der MRH (*3. Studienziel*);
8) 3jähriges Follow-up der epidemiologisch identifizierten rA-Kranken und eines parallelisierten Kollektivs der MRH;
9) dritte, ausführliche ärztliche Untersuchung aller rA-Kranken mit erneuter Erhebung des Rheumatologischen, Psychosoziologischen und Versorgungsstatus;
10) vergleichende Gegenüberstellung der repräsentativen rA-Kranken mit den parallelisierten rA-Kranken der MRH (*4. Studienziel*).

Die Stichprobenziehung für den Vortest erfolgte am 12. 11. 1984 aus der Einwohnermeldedatei des Ordnungsamtes Hannover. Es wurden 996 Personen der Geburtsjahrgänge 1909–1965 gezogen, sie hatten die deutsche Staatsangehörigkeit und ihren ersten Wohnsitz in Hannover (hierbei wurde versehentlich der Jahrgang 1909 mitgezogen, obwohl unsere obere Altersbegrenzung bei 74 Jahren lag. Da wir das Alter der einzelnen Personen nicht kannten, konnten wir die Stichprobe nicht um den Jahrgang 1909 reduzieren, aus diesem Grund entstehen Differenzen, z. B. wenn wir die absolute Zahl aller zurückgesandten Fragebögen nennen und an anderer Stelle die Fragebogenrücksender nach Altersgruppen getrennt aufführen und die 75jährigen weglassen).

Die Aussendung der Fragebögen erfolgte in Wellen von 300, 400 und 296 im Dezember 1984 und Januar 1985. Jeweils nach 2, 4 und 6 Wochen erhielten alle, die bis dahin nicht geantwortet hatten, ein Erinnerungsschreiben. Anhand der Angaben auf dem Fragebogen wurde in rA-verdächtige = Fragebogenpositive (Fb +) und Nicht-rA-verdächtige = Fragebogennegative (Fb–) getrennt. Die Fragebogenpositiven wurden erneut angeschrieben, es erfolgte eine telefonische Terminvereinbarung. Personen ohne Telefon schlugen wir schriftlich 3 Termine vor und baten um Rückruf. Bei der orientierenden ärztlichen Untersuchung durch einen Rheumatologen wurden zunächst die Regionen des Bewegungsapparates untersucht, für die Beschwerden angegeben wurden. Bestand auch nur der geringste Verdacht auf das Vorliegen einer entzündlich-rheumatischen Erkrankung, folgte eine komplette rheumatologische Untersuchung. Bei Erfüllung von 2 ARA-Kriterien für eine rheumatoide Arthritis bestimmten wir die Blutkörperchensenkungsgeschwindigkeit sowie den Rheumafaktor im Serum und fertigten Röntgenaufnahmen der Hände und/oder Füße an. Bei allen orientierend ärztlich Untersuchten erhoben wir sozialmedizinische Basisdaten und bestimmten die Funktionskapazität über den als Interviewleitfaden gehandhabten Funktionsfragebogen Hannover. Der Behinderungsgrad nach Steinbrocker wurde durch ärztliches Urteil am Ende der Untersuchung festgelegt. Unklare Fälle, bei denen anhand der orientierenden ärztlichen Untersuchung plus der laborchemisch/technischen Zusatzuntersuchungen die Diagnose einer rA weder gestellt noch ausgeschlossen werden konnte, wurden durch einen zweiten Rheumatologen mit Oberarztfunktion (Dr. Raspe) nachuntersucht und die Entscheidung rA oder Nicht-rA gefällt.

Ergebnisse

In der Zeit von November 1984 bis Mai 1985 haben wir einen Vortest zur Erprobung der ersten 7 Arbeitsschritte durchgeführt und erste Informationen im Hinblick auf die ersten 3 der 4 Studienziele gewonnen.

Informationsebene „Fragebogen"

Wir versandten an 996 Personen einer repräsentativen Stichprobe deutscher Einwohner Hannovers im Altervon 25–74 Jahren einen Fragebogen zur Erfassung rheumatischer Beschwerden. Von den 972 erreichbaren Zielpersonen sandten uns 859 (88%) einen auswertbaren Fragebogen zurück. Tabelle 1 zeigt eine Grundauszählung der Antworten.

Es fällt auf, daß die Fragen nach Beschwerden zur Zeit bzw. während der letzten 12 Monate jeweils sehr ähnlich häufig mit „ja" beantwortet werden. Es ergibt sich daraus die Frage, ob dies auch dieselben Personen sind, es sich also überwiegend um Antworter mit länger andauernden Beschwerden handelt. Daß dies der Fall ist, zeigt sich, wenn man die Antworter in 3 Gruppen aufteilt:

– „ja" auf beide Fragen eines Fragenpaares,
– „ja" nur auf die Frage nach Beschwerden zur Zeit,
– „ja" nur auf die Frage nach Beschwerden während der letzten 12 Monaten.

Tabelle 2 zeigt z. B., daß bei Frage 1 bzw. 2 27% der Antworter Beschwerden sowohl zur Zeit als auch während der letzten 12 Monate angegeben haben; 6% hatten nur Beschwerden zur Zeit, 11% nur während der letzten 12 Monate.

Wir baten auf unserem Fragebogen weiterhin darum, den Gesundheitszustand selbst einzuschätzen: 7% der Antworter gaben „sehr gut" an, 31% „gut", 41% „zufriedenstellend", 16% „weniger gut" und 3% „schlecht" (Abb. 1). Setzt man jede dieser 5 Gruppen gleich 100% und errechnet die Verteilung auf 5 Altersgruppen (25–34 Jahre, 35–44 Jahre usw.), so zeigt sich, daß bei den Urteilen „sehr gut" und „gut" die 3 jüngsten Altersgruppen dominieren, daß die Altersgruppe der 65- bis 74jährigen relativ gleichmäßig verteilt ist und bei dem Urteil „zufriedenstellend" führt. Am stärksten ins Auge springen die 55- bis 64jährigen, die bei „sehr gut" und „gut" die kleinste Gruppe bilden, bei „weniger gut" und „schlecht" jedoch vor allen anderen Altersgruppen weit vorn liegen (Abb. 2).

Unsere Zielgruppe waren Personen mit einer rheumatoiden Arthritis. Um sehr sensitiv zu arbeiten, äußerten wir bei der Fragebogenauswertung den Verdacht, ein Ant-

Tabelle 1. Fragebogen zur Erfassung rheumatischer Beschwerden (Grundauszählung: 859 zurückgesandte, auswertbare Fragebögen)

	Ja [%]	Nein [%]	Keine Antwort [%]
1. Haben Sie zur Zeit Rückenschmerzen?	34	65	1
2. Hatten Sie während der letzten 12 Monate für länger als 1 Woche Rückenschmerzen?	39	60	1
3. Haben Sie zur Zeit Schmerzen in einem einzelnen Gelenk?	32	65	3
4. Hatten Sie während der letzten 12 Monate für länger als 1 Woche Schmerzen in einem einzelnen Gelenk?	34	63	3
5. Haben Sie zur Zeit Schmerzen in 2 oder mehr Gelenken?	18	80	2
6. Hatten Sie während der letzten 12 Monate für länger als 1 Woche Schmerzen in 2 oder mehr Gelenken?	21	77	2
7. Sind bei Ihnen zur Zeit ein einzelnes oder mehrere Gelenke geschwollen, so daß diese dicker sind als normalerweise?	15	83	2
8. Waren bei Ihnen während der letzten 12 Monate ein einzelnes oder mehrere Gelenke geschwollen?	18	80	2
9. Wachen Sie zur Zeit morgens mit einem Gefühl von Steifigkeit in den Gelenken (z. B. der Hände) auf, so daß Sie diese erst nach einigen Minuten oder Stunden normal bewegen können?	19	79	2
10. Hatten Sie während der letzten 12 Monate für länger als 1 Woche morgens nach dem Aufwachen ein Gefühl von Steifigkeit in den Gelenken?	21	76	3

Tabelle 2. Auswertung des Fragebogens nach angegebenem Zeitraum der rheumatischen Beschwerden (n = 859)

	Nur zur Zeit [%]	Nur in den letzten 12 Monaten [%]	Zur Zeit und in den letzten 12 Monaten [%]
Rückenschmerzen	6	11	27
Schmerzen in einem einzelnen Gelenk	7	8	24
Schmerzen in 2 oder mehr Gelenken	2	5	15
Gelenkschwellungen	2	5	13
Morgensteifigkeit	3	5	15

worter könne möglicherweise an einer rA erkrankt sein, wenn er mindestens eine der Fragen 3–10 mit „ja" beantwortet hatte. Nach dieser weitgefaßten, experimentellen Definition waren 427 (50%) der auswertbaren Fragebögen „positiv". Dabei ist der Anteil positiver Fragebögen in den verschiedenen Altersgruppen unterschiedlich (Abb. 3). Es zeigt sich ein kontinuierlicher Anstieg bis zur Altersgruppe der 55- bis 64jährigen, bei den Älteren wiederum ein Abfall. Wie schon bei der Selbsteinschätzung des Gesundheitszustands fallen die 55–64jährigen besonders auf. Die Trennung nach Geschlecht zeigt, daß bei den beiden jüngsten Altersgruppen Männer

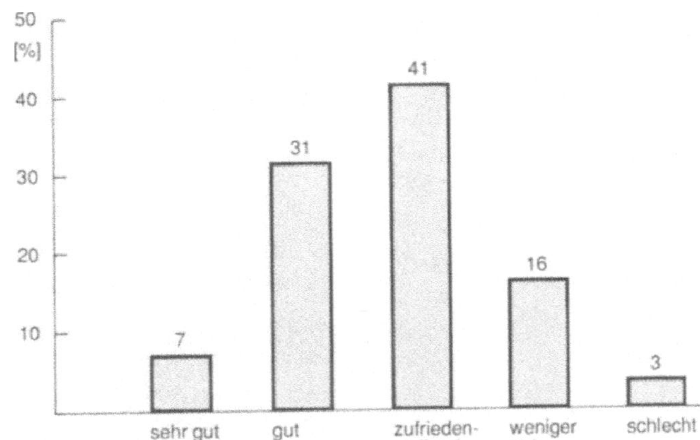

Abb. 1. Antworten auf die Frage nach einer Selbsteinschätzung des Gesundheitszustands (n = 859)

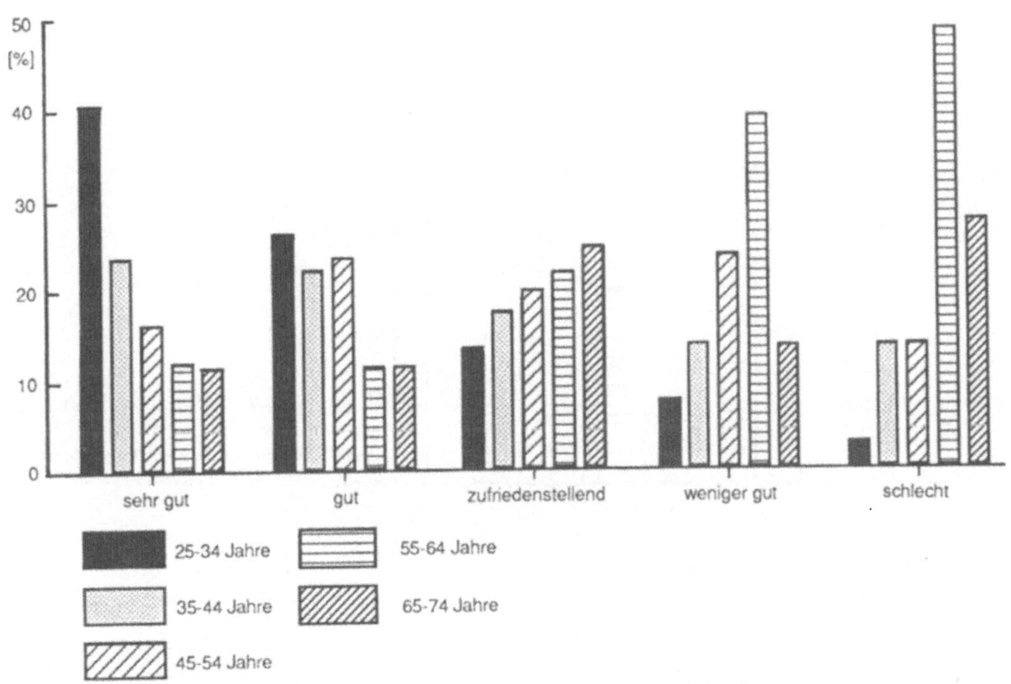

Abb. 2. Selbsteinschätzung des Gesundheitszustands nach Altersgruppen (n = 833)

häufiger positive Fragebögen liefern als Frauen; bei den 3 älteren Altersgruppen liegen die Frauen vorn.

Um zu sehen, ob Unterschiede bei der Selbsteinschätzung des Gesundheitszustands zwischen Personen mit Gelenkbeschwerden (Fb +) und ohne Gelenkbeschwerden (Fb–) bestanden, setzten wir wiederum jede der Gruppen mit dem Urteil „sehr gut", „gut" usw. gleich 100% und errechneten die jeweilige Verteilung auf Fb + und Fb–. 80% der Personen mit dem Urteil „weniger gut" und 93% mit dem Urteil „schlecht" sind Fb +, entsprechend sieht es bei „sehr gut" und „gut" für Fb– aus (Abb. 4). Es besteht somit ein enger Zusammenhang zwischen Gelenkbeschwerden und der Beurteilung des Gesundheitszustands.

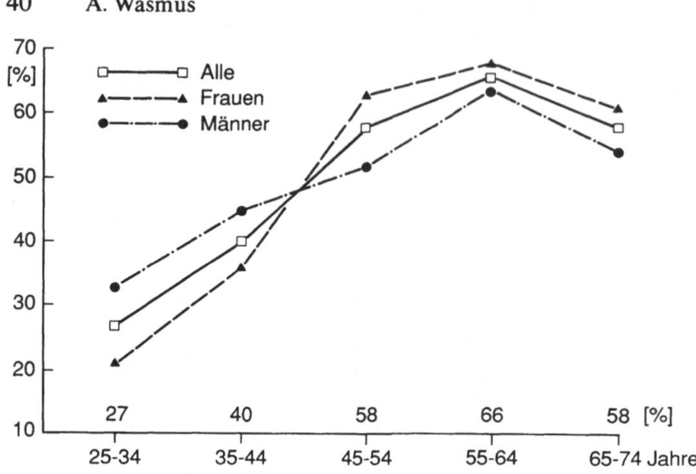

Abb. 3. Anteil „positiver" Fragebögen an allen auswertbaren Fragebögen, getrennt nach Altersgruppen und Geschlecht

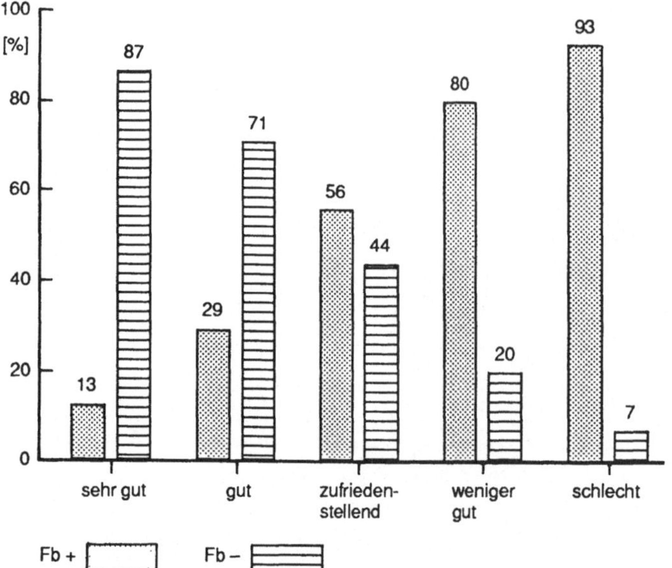

Abb. 4. Selbsteinschätzung des Gesundheitszustands bei Personen mit und ohne Gelenkbeschwerden (n = 859)

Wir waren bemüht, alle 427 fragebogenpositiven Personen zu untersuchen. Dies war uns schließlich bei 323 (76%) möglich. Um zu überprüfen, ob diese 323 Untersuchten repräsentativ für alle 427 Fragebogenpositiven waren, stellten wir Vergleiche auf der uns zur Verfügung stehenden Informationsebene „Fragebogen" an. Es zeigte sich, daß unter den Personen, die zur orientierenden ärztlichen Untersuchung kamen, solche mit mehr „ja"-Antworten, also mehr rheumatischen Beschwerden, und solche die ihren Gesundheitszustand schlechter einschätzten leicht überpräsentiert waren.

Dies war eine eher günstige Verzerrung im Sinne unserer Studie.

Informationsebene „orientierende ärztliche Untersuchung"

Bei den Untersuchungen identifizierten wir 18 Personen mit einer rheumatoiden Arthritis. Eine Übersicht ihrer rheumatologischen Charakteristika gibt Tabelle 3. Die 18 Personen sind anhand der ARA-Kriterien für eine rheumatoide Arthritis (Rom) geordnet, d. h. die Person, die die meisten der maximal 8 Rom-ARA-Kriterien erfüllt,

Tabelle 3. Merkmale der 18 identifizierten rA-Kranken, Ergebnisse der ersten, orientierenden Untersuchung. Reihenfolge der Personen nach Anzahl der ARA-Kriterien (Rom) für eine rheumatoide Arthritis

| Index-nummer | ARA-Kriterien | | | | | | | | | | | | Stein-brocker-Index | Remissions-index nach Pinals | Funktions-kapazität [%] |
| | Rom | | | | | | | | New York | | | | | | |
	1	2	3	4	5	6	7	8	1	2	3	4			
10111	+	+	+	+	+	−	+	+	+	+	+	+	III	3	50
10012	+	+	+	+	+	−	+	−	+	+	+	−	III	0	42
10728	+	+	+	+	+	−	+	−	+	−	−	−	I–II	1	88
10868	+	+	+	+	+	−	+	−	+	−	−	−	I–II	3	58
10073	+	+	+	+	+	−	+	○	+	+	−	○	I–II	2	83
10657	+	+	+	+	+	−	○	○	+	+	○	○	III	1	54
10306	+	+	+	+	−	−	−	−	+	+	−	−	I–II	2	96
10334	−	+	+	+	−	−	+	−	+	+	−	−	II	3	71
10396	−	+	+	+	−	−	+	−	+	−	−	−	I–II	3	79
10909	−	+	+	+	−	−	+	−	+	+	−	−	I	3	96
10957	−	+	+	+	+	−	−	−	+	−	−	−	I	1	92
10714	−	+	+	+	+	−	−	−	+	−	−	−	I–II	2	83
10343	−	+	+	+	+	−	○	−	+	+	○	−	I–II	2	83
10150	−	−	+	+	+	−	−	−	+	+	−	−	I	2	83
10339	+	+	−	−	−	−	+	−	+	−	+	−	I–II	3	96
10613	+	+	+	−	−	−	○	−	+	−	○	−	II	3	67
10797	+	+	−	−	−	−	−	−	−	−	−	−	I–II	3	83
10906	−	+	−	−	−	−	+	−	+	−	+	−	II	3	83

Tabelle 4. Vergleich der 18 identifizierten rA-Kranken mit 18 nach Alter und Geschlecht parallelisierten untersuchten Fragebogenpositiven ohne rA

	rA	Keine rA	
a) Informationsebene „Fragebogen"			
Durchschnittliche Zahl von „Ja"-Antworten, Frage 3–10	5,8	3,4	$p < 0{,}01$ (T-Test)
„Ja", Frage Nr. 7 Gelenkschwellungen zur Zeit	81%	29%	$p < 0{,}01$ (χ^2-Test)
„Ja", Frage Nr. 8 Gelenkschwellungen in den letzten 12 Monaten	81%	35%	$p < 0{,}05$ (χ^2-Test)
„Ja", Frage Nr. 9 Morgensteifigkeit zur Zeit	89%	23%	$p < 0{,}01$ (χ^2-Test)
Selbsteinschätzung des Gesundheitszustandes (sehr gut = 1, schlecht = 5)	3,4	3,0	n.s. (T-Test)
b) Informationsebene „orientierende ärztliche Untersuchung"			
Funktionskapazität (Funktionsfragebogen Hannover)	76,6%	92,1%	$p < 0{,}01$ (T-Test)
Steinbrocker (I–IV)	1,8	1,4	$p < 0{,}05$ (T-Test)

steht an der Spitze, die mit den wenigsten am Ende. Es sind weiterhin die New-York-Kriterien für eine rheumatoide Arthritis aufgeführt, der Steinbrocker-Index als ärztliches Urteil über den Grad der Behinderung, der Remissionsindex nach Pinals als Maß für die Krankheitsaktivität sowie die Funktionskapazität, ermittelt über den als Interviewleitfaden gehandhabten Funktionsfragebogen Hannover.

Wir haben eine Person mit einer klassischen, 5 mit einer sicheren, 10 mit einer wahrscheinlichen und 2 mit einer möglichen rA identifiziert.

Die beiden an der Spitze stehenden Probanden mit den meisten ARA-Kriterien, einer starken Behinderung und einer geringen Funktionskapazität werden bereits seit längerer Zeit durch die Mobile Rheumahilfe mitbetreut. 15 Personen befanden sich in hausärztlicher Behandlung, eine Person war während der letzten 12 Monate nicht beim Arzt.

Wir waren daran interessiert zu erfahren, ob bei der Beantwortung des Fragebogens, bei der Funktionskapazität oder bezüglich der Behinderung Unterschiede zwischen den identifizierten rA-Kranken und den untersuchten, fragebogenpositiven Personen ohne rA bestanden. Wir parallelisierten daher nach Alter und Geschlecht („matched pairs") und stellten entsprechende Vergleiche an (Tabelle 4a). Es wurde deutlich, daß die rA-Kranken auf dem Fragebogen mehr „ja"-Antworten gegeben hatten; insbesondere wurden die Fragen nach Gelenkschwellungen zur Zeit und im letzten Jahr sowie Morgensteifigkeit zur Zeit signifikant häufiger mit „ja" beantwortet. Die rA-Kranken haben eine geringere Funktionskapazität und sind stärker behindert (Tabelle 4b). Als nächstes galt es nachzuschauen, ob auch beim Erhalt bzw. der Inanspruchnahme sozialmedizinischer Leistungen zwischen diesen beiden Gruppen Unterschiede bestanden (Tabelle 5). Hier zeigten sich keine signifikanten Differenzen zwischen rA- und Nicht-rA-Kranken, obwohl, wie oben aufgeführt, die rA-Kranken mehr Beschwerden hatten, stärker behindert waren und eine geringere Funktionskapazität besaßen.

Im Hinblick auf das 3. Ziel unserer epidemiologischen Studie zogen wir eine Zufallsstichprobe von 32 rA-Patienten aus dem Kollektiv der Mobilen Rheumahilfe, die sich dort im ersten Halbjahr 1985 erstmals vorstellten. Bei der vergleichenden Gegenüberstellung zeigte sich, daß zwischen diesen beiden Gruppen bezüglich des durchschnittlichen Alters und des Geschlechtsverhältnisses kein Unterschied bestand. Die rA-Patienten der Mobilen Rheumahilfe erfüllten jedoch deutlich mehr ARA-Kriterien als die epidemiologisch gewonnenen (Tabelle 6). Die Patienten der MRH hatten somit mehr rA-typische Beschwerden bzw. Untersuchungsbefunde. Gleichzeitig war ihre Krankheitsaktivität mit einem Remissionsindex nach Pinals von 1,4 signifikant höher als bei den epidemiologisch gewonnenen Personen mit 2,2; entsprechendes gilt für die Behinderung nach Steinbrocker mit 2,2 versus 1,8. Die Funktionskapazität war bei den MRH-Patienten mit 72,8% zwar niedriger als bei der Bevölkerungsstichprobe mit 77,3%, jedoch ist dieser Unterschied nicht signifikant (Tabelle 7).

Wir haben bei diesem Vortest ausschließlich Fragebogenpositive untersucht. Bei 323 Untersuchungen haben wir 18 rA-Fälle identifiziert. Auf den ersten Blick wäre es sinnvoll, zur Kontrolle auch Fragebogennegative zu untersuchen. Wir können jedoch davon ausgehen, daß wir viele Hundert Fragebogennegative untersuchen müßten, um möglicherweise eine rA zu finden. Ein solches Vorgehen wäre im Hinblick auf die Ziele unserer Studie und aus ökonomischen Gründen nicht sinnvoll.

Zusammenfassung der Ergebnisse

Im Hinblick auf die anfangs genannten Studienziele lassen sich die nachfolgend zusammengefaßten Ergebnisse formulieren. Dabei muß jedoch ausdrücklich darauf hingewiesen werden, daß es sich hierbei um Ergebnisse eines Vortests handelt, der allerdings bereits Teil der Hauptstudie ist. Die geringen Fallzahlen lassen jedoch keine Verallgemeinerung zu.

1) Die minimale Gesamtprävalenz an rheumatoider Arthritis in Hannover beträgt 1,8%. Die Prävalenz der sicheren und klassischen rA liegt bei 0,6, die der

Tabelle 5. Behandlungs- und sozialmedizinische Basisdaten (Vergleich der 18 identifizierten rA-Kranken mit 18 nach Alter und Geschlecht parallelisierten untersuchten Fragebogenpositiven ohne rA)

	rA ["Ja" in %]	Keine rA ["Ja" in %]	χ^2-Test (0,05)	Alle Untersuchten ["Ja" in %]
Maßnahmen zur Zeit				
– Medikamente	17	0	n.s.	20
– Selbstbehandlung	33	28	n.s.	24
Maßnahmen in den letzten 12 Monaten				
– Arztbesuch	94	67	n.s.	77
– Physikalische Maßnahmen	50	39	n.s.	41
– Krankengymnastik	39	44	n.s.	24
– Bettage	17	0	n.s.	8
– Krankenhaus	11	0	n.s.	8
– AHB	0	0	n.s.	1
– Kur	11	6	n.s.	10
– Heilpraktiker	6	6	n.s.	4
Jemals ergriffene Maßnahmen				
– Krankenhaus	22	11	n.s.	12
– AHB	0	0	n.s.	2
– Kur	33	17	n.s.	28
– Schwerbehinderung	28	6	n.s.	15
– Berentung	17	0	n.s.	6

Tabelle 6. Gegenüberstellung der 18 epidemiologisch identifizierten rA-Kranken mit 32 im gleichen Zeitraum erstmals in der MRH untersuchten rA-Patienten

	rA-Epi (n = 18)	rA-MRH (n = 32)		
Alter	58 Jahre	61 Jahre	n.s.	(T-Test)
Geschlecht m./w.	12/6	27/5	n.s.	(χ^2)
Klassifizierung nach				
ARA-Kriterien				
– klassisch	1 (6%)	7 (22%)		
– sicher	5 (28%)	17 (53%)		
– wahrscheinlich	10 (56%)	7 (22%)		
– möglich	2 (11%)	1 (3%)		

Tabelle 7. Gegenüberstellung der 18 epidemiologisch identifizierten rA-Kranken mit 32 im gleichen Zeitraum erstmals in der MRH untersuchten rA-Patienten

	rA-Epi (n = 18)	rA-MRH (n = 32)	T-Test
Behinderung nach Steinbrocker (I–IV)	1,8	2,2	$p < 0,05$
Remissionsindex nach Pinals (0–6)	2,2	1,4	$p < 0,01$
Funktionsfragebogen Hannover (0–100%)	77,3	72,8%	n.s.

wahrscheinlichen bei 1,0 und die der möglichen bei 0,2%. Von allen 18 identifizierten rA-Kranken befinden sich 94% in mehr oder weniger intensiver hausärztlicher Betreuung, 11% werden durch die Mobile Rheumahilfe mitbetreut, 1 Peron = 6% war während der letzten 12 Monate nicht beim Arzt.

2) Die epidemiologisch identifizierten rA-Kranken haben mehr Beschwerden, sind stärker behindert und besitzen eine geringere Funktionskapazität als nach Alter und Geschlecht parallelisierte Personen mit rheumatischen Beschwerden, die nicht an einer rA erkrankt sind. Beide Gruppen erhalten bzw. nehmen die gleichen sozialmedizinischen Leistungen in Anspruch.

3) Die epidemiologisch identifizierten rA-Kranken unterscheiden sich im Durchschnittsalter und im Geschlechtsverhältnis nicht von den rA-Patienten der Mobilen Rheumahilfe. Diese haben jedoch mehr befallene Gelenke bzw. Regionen, haben eine höhere Krankheitsaktivität und sind stärker behindert. Die Funktionskapazität beider Gruppen unterscheidet sich nicht signifikant.

Diskussion

Es sieht also im Moment so aus, als erreiche die Mobile Rheumahilfe die somatisch Kränkeren. Dieses Ergebnis war eigentlich zu erwarten. Es veranschaulicht gleichzeitig das Problem der Vergleichbarkeit epidemiologisch identifizierter rA-Kranker und klinisch diagnostizierter Patienten.

Bei einer epidemiologischen Untersuchung unter Anwendung der Rom-ARA-Kriterien wird man neben milden Erkrankungen immer einige Personen finden, die mehrere Kriterien für eine chronische Polyarthritis erfüllen, bei denen auch keine Ausschlußkriterien bestehen, denen man als klinischer Rheumatologe aber dennoch nicht die Diagnose einer rA stellen möchte. Kämen die gleichen Personen in die MRH, so würde man am ehesten den Verdacht auf eine rA äußern und eine Verlaufsbeobachtung anstreben, nicht jedoch eine spezifische Therapie oder gar eine komprehensive Versorgung. Bei der weiteren Durchführung unserer Studie müssen wir daher neben den aus Gründen der Standardisierung erforderlichen ARA- und New-York-Kriterien dem klinisch-rheumatologischen Urteil ein stärkeres Gewicht verleihen und fragliche oder sehr milde Erkrankungsfälle nicht in die Studie aufnehmen. Dies ist zum Erreichen unserer Studienziele erforderlich; schließlich geht es uns weniger um eine präzise Prävalenzmessung, als vielmehr um Behandlung und Versorgung.

Es ist nicht sinnvoll, einen Versorgungsstatus zu erheben und zu beurteilen bei Personen, die keine Versorgung benötigen; ebensowenig können diese Probanden in einem Follow-up mit Patienten der Mobilen Rheumahilfe verglichen werden, da sie dort kaum repräsentiert sind bzw. keine komprehensive Betreuung brauchen. Im weiteren Verlauf der Studie müssen wir uns auf die Personen konzentrieren, die aufgrund der ARA-Kriterien und des klinisch-rheumatologischen Gesamteindrucks an einer chronischen Polyarthritis erkrankt sind und bei denen ein objektiver und/oder subjektiver Behandlungsbedarf besteht. Dieses werden die klassischen und sicheren Erkrankungen an rA sein und ein Teil der wahrscheinlichen.

Wir beabsichtigen, in den nächsten Jahren 20 000 Personen zu befragen und erwarten, schließlich ca. 200 behandlungsbedürftige rA-Kranke identifizieren zu können.

Selbstmedikation – auch ein ökonomisches Problem

A. Mielck, W. Karmaus

Die Selbstmedikation besitzt eine Vielzahl von ökonomischen Aspekten. Wir beschränken uns hier auf einen speziellen Problembereich:
Führt Selbstmedikation kurzfristig und langfristig zu einer finanziellen Entlastung der Krankenkassen?

Für die Beantwortung dieser Frage sind 3 Aspekte von Bedeutung: 1) das Ausmaß, 2) die Vorteile und 3) die Gefahren der Selbstmedikation.

Zunächst sei noch kurz der Begriff „Selbstmedikation" definiert. Die verschiedenen in der Literatur vorhandenen Definitionen (vgl. Holme-Hansen 1984, S. 27) lassen sich in ein 4-Felder-Schema einordnen, je nachdem, ob das Medikament rezeptpflichtig ist oder ob der Konsum durch einen Arzt verordnet wurde (siehe Schema).

Das Feld 1 umfaßt die Patienten, welche die verschriebenen Medikamente nach der ärztlichen Anweisung einnehmen. Die Konstellation in Feld 2 kann schon als Selbstmedikation bezeichnet werden: hier

	rezept- pflichtige Medikamente	rezeptfreie Medikamente
vom Arzt verordneter Konsum	1	3
nicht vom Arzt verordneter Konsum	2	4

sind z. B. die Patienten einzuordnen, die sich aus der Hausapotheke mit rezeptpflichtigen Medikamenten selbst bedienen. Unter Selbstmedikation wird auch manchmal allgemein der Konsum von rezeptfreien Medikamenten verstanden, so wie in den Feldern 3 und 4. Am häufigsten wird jedoch Selbstmedikation so wie in Feld 4 definiert, d. h. als Konsum von Medikamenten, die ohne Verordnung erworben wurden. Auch wir schließen uns hier dieser Definition entsprechend Feld 4 an.

Ausmaß der Selbstmedikation

Das exakte Volumen des Selbstmedikationsmarktes in der Bundesrepublik ist nur der pharmazeutischen Industrie bekannt. Diese Daten stehen der Öffentlichkeit z. B. für wissenschaftliche Auswertungen leider nicht zur Verfügung. In der Literatur sind daher nur Schätzungen zu finden (zu den Methoden der Schätzungen vgl. u. a. Cranz et al. 1982, S. 75 ff.). Allgemein wird davon ausgegangen, daß ca. 20% des Umsatzes im pharmazeutischen Markt durch den rezeptfreien Verkauf von Medikamenten, d. h. durch den Handverkauf erzielt werden. Eine relativ genaue Schätzung liefern Cranz et al. (1982, S. 81 ff.). Sie berechnen für 1980 den durch Handverkauf erzielten Umsatz am Gesamtumsatz nach Indikationsgruppen. Mit dieser Methode erhalten sie für 1980 ein Volumen der Selbstmedikation über Apotheken von ca. 2,8 Mrd. DM. In den verschiedenen Indikationsgruppen errechnen sie die folgenden Anteile des Handverkaufs am Gesamtumsatz (vgl. Tabelle 1).

Besonders hinweisen möchte ich auf die sehr hohen Anteile des Handverkaufs bei den Tonika und den rezeptfreien Analgetika von 92% bzw. 80%.

Tabelle 1. Anteile des Handverkaufs am Gesamtumsatz nach Indikationsgruppen (BRD 1980)

Indikations- bzw. Präparatgruppen	Umsatz (inkl. MWSt) [in Mio. DM]	Anteil des Handverkaufs am Gesamtumsatz [%]
Tonika	207	92
Analgetika (rezeptfrei)	345	80
Laxantia	190	61
Vitamine	295	56
Antacida	113	34
Hautmittel	269	32
Schlaf- und Beruhigungsmittel	160	30
Husten und Erkältung	387	29
Rheuma	111	25
Herz und Kreislauf	308	?
Sonstige	416	?
Gesamt	2801	

Tabelle 2. Häufigkeit des Medikamentenkonsums in den letzten 4 Wochen (1980). (Daten: Befragung der Bundeszentrale für Gesundheitliche Aufklärung, eigene Auswertung)

	Gesamtstichprobe (Personen über 14 Jahre) (n = 1996)	Personen mit häufigen Kopfschmerzen (n = 245)	Personen mit hartnäckigen Schlafstörungen (n = 164)	Personen mit Bandscheibenbeschwerden und „Rheumatismus" (n = 491)
Kein Medikament	41,9%	21,6%	18,9%	24,0%
Medikament auf Rezept oder direkt vom Arzt erhalten	49,2%	62,4%	67,0%	64,1%
Medikamente ohne Rezept gekauft	8,9%	16,0%	14,1%	11,9%

Wechseln wir den Bezugspunkt von den Umsatzzahlen zum Verbraucher und legen Bevölkerungsbefragungen zugrunde, so wir folgendes deutlich. Auf die Frage: „Haben Sie in den letzten 4 Wochen ein Medikament gekauft oder erhalten, und wenn ja auf welche Weise?" wurden 1980 folgende Antworten gegeben (vgl. Tabelle 2). Von der Gesamtstichprobe (n = 1996) haben in den letzten 4 Wochen ca. 42% kein Medikament erhalten, ca. 49% bekamen ein Rezept oder Arzneimittel direkt vom Arzt und ca. 9% haben sich Medikamente selbst gekauft. Die Tabelle zeigt weiter Untergruppen von Personen mit solchen Beschwerden, die in Zusammenhang stehen mit rheumatischen Beschwerden. Es zeigt sich, daß bei Personen mit häufigen Kopfschmerzen, hartnäck-

kigen Schlafstörungen oder Beschwerden im Stütz- und Bewegungsapparat die Selbstmedikation erheblich zunimmt.

Um das Ausmaß der Selbstmedikation besser einschätzen zu können, ist es auch erforderlich, das Ausmaß der Selbstmedikation pro Person zu kennen. Hierzu sind jedoch leider keine Daten vorhanden.

Aufgrund der mangelnden Verfügbarkeit von Umsatzdaten lassen sich auch die Umsatztrends nur grob skizzieren. Die ungleiche Entwicklung der Umsätze von verschriebenen Medikamenten und von Medikamenten im Handverkauf zwischen 1970 und 1980 wird in der folgenden Abbildung sehr deutlich (vgl. Abb. 1). Wenn der Umsatz im Jahre 1970 gleich 100 gesetzt wird, betragen 1980 die Arzneiaufwendungen der Gesetzlichen Krankenversicherungen (GKV) knapp 300 und die Aufwendungen durch Handverkauf nur ca. 130.

Diese Tendenz wurde Ende der 70er Jahre erfolgreich zu stoppen versucht in Richtung auf eine stärkere Betonung der Selbstbehandlung und Selbstmedikation. Vor allem die Kostenexplosion im Gesundheitswesen führte zu verstärkten Bemühungen, die Selbstmedikation zu fördern (vgl. u. a. Beske u. Cranz 1984, S. 182). Als Folge dieser Bemühungen und eines allgemein veränderten Konsumentenverhaltens nahm der Umsatz von rezeptfreien Medikamenten in den letzten Jahren z. T. erheblich zu. So erhöhte sich z. B. 1984 der Umsatz freiverkäuflicher Medikamente um 16% (vgl. Anonym 1984, 1985; *Jahrbuch* 1985).

Bei dem großen und noch zunehmenden Ausmaß der Selbstmedikation ist es besonders wichtig, auf die Vorteile und Gefahren dieser Entwicklung aufmerksam zu machen.

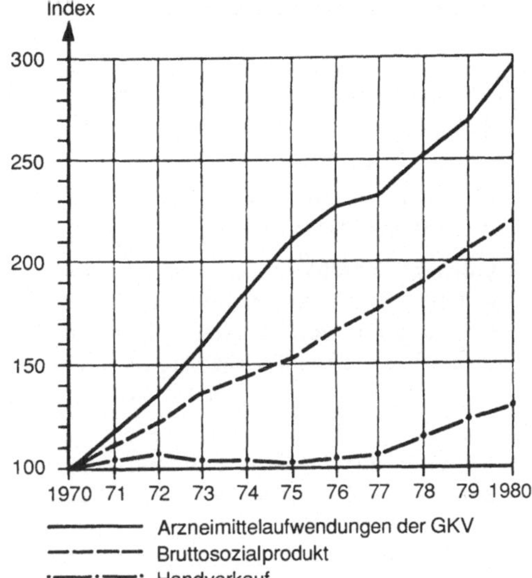

Abb. 1. Entwicklung der Arzneiaufwendungen der GKV und der Aufwendungen durch Handverkauf in der BRD (nach Cranz et al. 1982, S. 97)

Vorteile der Selbstmedikation

In fast allen Veröffentlichungen über das Thema „Selbstmedikation" wird betont, daß das bisherige Ausmaß der Selbstmedikation zu befürworten und auch eine vermehrte Selbstmedikation anzustreben sei. Danach sprechen vor allem die folgenden Gründe für die Selbstmedikation:

- Keine Gesellschaft kann es sich finanziell leisten, alle Störungen des Wohlbefindens und der Gesundheit durch einen Arzt behandeln und durch die Krankenkassen bezahlen zu lassen.
- Die Krankenkassen müssen bei der derzeitigen Kostenexplosion relativ schnell wirkende Einsparungsmöglichkeiten finden.
- Eine Förderung der Eigenverantwortlichkeit stärkt insgesamt das Gesundheitsbewußtsein und trägt somit auch längerfristig zu einer Verminderung der Ausgaben der Krankenkassen bei.

Neben diesen gesundheitsökonomischen Zielen ist auch für den Einzelnen die Selbstmedikation – trotz der damit verbundenen finanziellen Ausgaben offenbar attraktiv. Immerhin bei ca. 80% der Beschwerden wird kein Arzt aufgesucht, d. h. die Beschwerden bleiben unbehandelt oder werden selbstbehandelt (vgl. v. Troschke 1984, S. 39).

Bei den subjektiv empfundenen Vorteilen der Selbstmedikation stehen vermutlich 2 Argumente im Vordergrund:

- Man möchte die Zeit einsparen, die man für den Arztbesuch aufwenden müßte.
- Es kann peinlich sein, den Arzt mit einer „Lappalie" zu behelligen.

In der Selbstmedikation scheinen sich also gesundheitsökonomische und individuelle Ziele weitgehend zu decken. Eine derart positive Einschätzung läßt jedoch die Gefahren der Selbstmedikation außer acht.

Gefahren der Selbstmedikation

Von relativ wenigen Autoren wird betont, daß die Selbstmedikation mit erheblichen Gefahren verbunden sein kann (vgl. u. a. Beske u. Cranz 1984; Meyboom 1984). Dabei stehen vor allem die folgenden Argumente im Vordergrund:

– Geringe Beschwerden, die der Patient mit Selbstmedikation behandelt, können der Beginn von ernsten Beschwerden sein, die möglichst frühzeitig durch einen Arzt diagnostiziert werden müssen.

– Der Patient kann die möglichen Gefährdungen durch den Konsum von rezeptfreien Medikamenten kaum abschätzen; dies betrifft:
  • die Gefahren bei falscher Dosierung,
  • die Rückführung von Nebenwirkungen auf den Medikamentenkonsum,
  • die Gefahren von Wechselwirkungen mit anderen Medikamenten,
  • die Beachtung der Indikationen bzw. der Kontraindikationen.

– Die Apotheke als einzige noch angesprochene Institution informiert die Kunden nicht immer ausreichend über die Eigenschaften der rezeptfreien Medikamente (vgl. u. a. *Jahrbuch* 1985, S. 92).

– Auch für die rezeptfreien Medikamente gilt: Alle pharmakologisch wirksamen Substanzen können unerwünschte Nebenwirkungen hervorrufen und schädlich sein.

– Gerade bei rezeptfreien Medikamenten denken viele Menchen, daß diese Medikamente gefahrlos seien; dies kann zu Mißbrauch und Abhängigkeit führen.

– Der behandelnde Arzt weiß häufig nicht genau, welche Medikamente der Patient über Selbstmedikation einnimmt, so daß der Arzt mögliche Nebenwirkungen oder Wechselwirkungen schwer einschätzen kann.

– Die gesetzlichen Bestimmungen über die Verschreibungspflicht sind von Land zu Land unterschiedlich. Metamizolhaltige Präparate sind z. B. in den USA verboten und in der Bundesrepublik nicht einmal rezeptpflichtig. Man kann aber wohl kaum davon ausgehen, daß diese Präparate in der BRD weniger gefährlich sind.

– Der Konsum von rezeptfreien Medikamenten kann der Einstieg zu einer „Medikamentenkarriere" sein.
Hier lassen sich 2 mögliche Mechanismen unterscheiden:
1) Der Patient kann sich daran gewöhnen, Beschwerden und Probleme nur noch mit Medikamenten zu bekämpfen.
2) Der Patient kann sich an die spezifische Wirkung z. B. bei Beruhigungstabletten gewöhnen.

Eine empirische Überprüfung der Frage, ob und in welchem Umfang diese aufgelisteten Gefahren auch tatsächlich eintreten, ist bisher kaum durchgeführt worden. Bei allen Medikamenten ist die Aufdeckung von nichterwünschten Wirkungen sehr schwierig. Bei den rezeptfreien Medikamenten ist die Aufdeckung durch den relativ unkontrollierten Konsum jedoch noch erheblich schwieriger.

Die potentielle Gefährdung durch den Konsum von rezeptfreien Medikamenten kann daher im folgenden nur exemplarisch anhand der rezeptfreien einfachen Schmerzmittel aufgezeigt werden.

Die rezeptfreien Schmerzmittel sind von besonderer Bedeutung für Rheumakranke. Eine empirische Untersuchung von 280 weiblichen Büroangestellten in Hamburg aus dem Jahre 1981 hat u. a. ergeben, daß bei rheumatischen Beschwerden häufig rezeptpflichtige Rheumamittel zusammen mit rezeptfreien Schmerzmitteln eingenommen werden (Ellinger et al. 1982, S. 436 ff.). Es wurde dabei nicht gefragt, ob die rezeptfreien Schmerzmittel verschrieben oder im Handverkauf erworben wurden.

Wie oben schon ausgeführt, beträgt bei den rezeptfreien Schmerzmitteln der Anteil des Handverkaufs ca. 80%. Zu den umsatzstärksten Medikamenten in dieser Gruppe gehören die rezeptfreien Medikamente Neuralgin, Novalgin, Togal und Vivimed, welche u. a. die folgenden Substanzen enthalten:

– Acetylsalicylsäure,
– Phenacetin,
– Metamizol.

Eine Gefährdung geht vor allem von Metamizol und den anderen Pyrazolderivaten aus, da sie zu einer lebensgefährlichen Abnahme der weißen Blutzellen (Agranulozytose) führen können. Während in anderen Ländern, wie z. B. in den USA und in Schweden, der Verkauf von metamizolhaltigen Präparaten schon vor Jahren verboten wurde, ist beispielsweise Novalgin in der BRD nicht einmal rezeptpflichtig (vgl. u. a. Forth et al. 1983, S. 488). Metamizol ist auch in rezeptfreien Rheumamitteln enthalten, so z. B. in Malinert.

Die chronische Einnahme von Phenacetin kann zu schweren und irreparablen · Nierenschäden führen, bis hin zum völligen Nierenversagen. Auch die Entstehung eines Nierenbeckenkarzinoms wird durch die übermäßige Einnahme von Phenacetin vermutlich rapide erhöht. In England wurde der Verkauf von phenacetinhaltigen Präparaten weitgehend verboten, in der BRD ist dieses Präparat nicht einmal rezeptpflichtig (vgl. u. a. Langbein et al. 1983, S. 39).

Acetylsalicylsäure (ASS) kann ebenfalls zu schweren Schäden führen. ASS ist zweifellos ein bewährter Wirkstoff, er kann jedoch u. a. die Magenschleimhäute angreifen und Asthmaanfälle hervorrufen (vgl. u. a. Forth et al. 1983, S. 485 f.; Meyboom 1984, S. 175).

Die Gefährdung durch rezeptfreie Schmerzmittel wird noch dadurch erhöht, daß es sich fast ausschließlich um Kombinationspräparate handelt. Wie bei Neuralgin und Vivimed wird z. B. häufig eine stimulierende Substanz wie Koffein beigemengt, wodurch die Gefahr der Medikamentengewöhnung und Abhängigkeit wesentlich erhöht wird.

Bei den Patienten mit rheumatischen Beschwerden, die neben den verschriebenen Rheumamitteln noch rezeptfreie Schmerzmittel einnehmen, kommt eine weitere potentielle Gefährdung hinzu: Die Doppelmedikation mit ähnlichen Substanzen kann zu einer Übermedikation und zu durch den Arzt nicht kontrollierten Wechselwirkungen führen.

Diese exemplarischen Ausführungen über die rezeptfreien Schmerzmittel zeigen deutlich, daß der Konsum dieser Medikamente mit erheblichen und z. T. dramatischen gesundheitlichen Gefährdungen verbunden sein kann, auch und gerade bei Patienten mit rheumatischen Beschwerden. Der Hinweis darauf, daß bei Beachtung der Anwendungsbedingungen gesundheitliche Schäden extrem unwahrscheinlich sind, ist wenig hilfreich, da die Anwendungsbedingungen zumindest nicht immer exakt beachtet werden.

Nutzen und Kosten der Selbstmedikation

Auf den ersten Blick scheint eine vermehrte Selbstmedikation tatsächlich zu schnell eintretenden Kosteneinsparungen zu führen. Nach Einführung der Negativliste am 1. 4. 1983 mußten die Krankenkassen allein 1983 mindestens 140 Mio. DM weniger für die davon betroffenen Bagatellarzneimittel ausgeben (vgl. *Jahrbuch* 1985, S. 90). Aber auch der Umsatz dieser Bagatellarzneimittel ging – teilweise erheblich – zurück. Es fanden also keine direkte Verschiebung in dem Sinne statt, daß die gleichen Arzneien, die früher verschrieben wurden, nun per Selbstmedikation konsumiert wurden.

Es fand vielmehr eine Verlagerung anderer Art statt: Die Ärzte verordneten vermehrt andere, teurere Medikamente. Beispielsweise Hustenmittel wurden erheblich weniger verordnet, ungefähr die Hälfte der daraus resultierenden Einsparungen wurde jedoch dadurch wieder aufgezehrt, daß teurere – häufig antibiotikahaltige – Hustenmittel verordnet wurden. Insgesamt gesehen hat dieser Versuch, die Selbstmedikation zu erhöhen, nur ca. 60% der erhofften Einsparungen erbracht (vgl. Hartmann-Besche u. Reichelt 1984, S. 77; *Die Ortskrankenkasse* 4/1977, S. 168).

Neben diesen Nutzen müssen jedoch auch die Kosten berücksichtigt werden. Bei der derzeitigen Kostenentwicklung im Gesundheitswesen wird häufig eine Verstärkung der Selbstmedikation als sinnvoller Beitrag zur Kostendämpfung angesehen. Vermutlich tritt jedoch – zumindest bei einigen Medikamentengruppen, wie z. B. bei den rezeptfreien Schmerzmitteln – eher der umgekehrte Effekt auf.

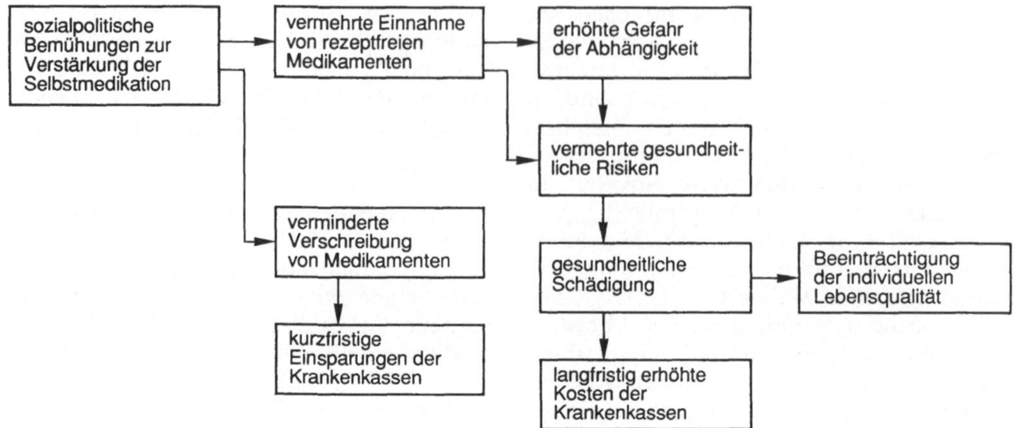

Abb. 2. Hypothesenmodell zur Wirkung einer verstärkten Selbstmedikation

Diese Vermutungen lassen sich in einem Modell veranschaulichen (vgl. Abb. 2). Ein derartiges Hypothesenmodell müßte in einer empirischen Untersuchung überprüft werden, bevor Anstrengungen zur Verstärkung der Selbstmedikation unternommen werden.

Schließlich sei noch vermerkt, daß andere Möglichkeiten der Kostenreduzierung bei den Ausgaben der Krankenkassen erheblich sinnvoller erscheinen. Nach den Berechnungen von Schönhöfer hätten z. B. 1981 mehr als 1,3 Mrd. DM eingespart werden können, wenn gleich wirksame, aber preiswertere Medikamente verordnet worden wären. Dies wäre bei den Ausgaben für Medikamente eine Einsparung von ca. 38% (vgl. *Die Ortskrankenkasse* 4/1985, S. 170).

Hauptziel muß es jedoch sein, Alternativen zum Medikamentenkonsum anzubieten. Zu häufig werden die eigentlichen Krankheitsursachen durch den Medikamentenkonsum nicht behoben, sondern lediglich zugedeckt. Eine Veränderung der Alltags- und Berufsbedingungen ist z. B. in vielen Fällen bestimmt sinnvoller als eine ausschließlich medikamentöse Behandlung. Durch die Medikalisierung von Problemen – sei es durch Selbstmedikation oder durch Verordnungen – werden die Probleme selbst nicht gelöst.

Literatur

Anonym (1984) Der Aufschwung für freiverkäufliche Medikamente kommt. Dtsch Ärztebl 81/16:1307

Anonym (1985) Weniger Arzneiverordnungen – mehr Selbstmedikation. Medikament und Meinung 18/8:8 (Jahrestagung der europäischen Pharmamarktforscher)

Beske F, Cranz H (1984) self-medication: new requirements for physicians and pharmacists. In: Fryklöf LE, Westermann R (eds) Self-medication. Proceedings from an International Symposium, Stockholm November 9–11, 1983. Swedish Pharmaceutical Press, Stockholm, pp 181–186

Brandt A (1984) The extent of non-prescribed drugs in different markets. In: Fryklöf LE, Westermann R (eds) Self-medication. Proceedings from an International Symposium, Stockholm November 9–11, 1983. Swedish Pharmaceutical Press, Stockholm, pp 181–186

Cranz H, Czech-Steinborn S, Frey H, Reese K-H (1982) Selbstmedikation. Eine Standortbestimmung. Institut für Gesundheits-System-Forschung, Kiel

Ellinger S, Karmans W, Kaupen-Haas H, Schäfer KH, Schienstock G, Sonn E (1982) Arbeitsbedingungen, Gesundheitsverhalten und rheumatische Erkrankungen. Ergebnisse einer Untersuchung von weiblichen Angestellten der öffentlichen Verwaltung in der Freien und Hansestadt Hamburg, Projektbericht (unveröffentlicht). Hamburg

Forth (Hrsg) (1983) Allgemeine und spezielle Pharmakologie und Toxikologie. Bibliographisches Institut, Mannheim Wien Zürich

Fryklöf LE, Westermann R (eds) (1984) Self-medication. Proceedings from an International Symposium, Stockholm November 9–11, 1983. Swedish Pharmaceutical Press, Stockholm

Hartmann-Besche W, Reichelt H (1984) ‚Bagatellarzneimittel'. Eine Analyse der Entwicklung solcher Arzneimittelgruppen, die unter § 182 f. RVO fallen. Ortskrankenkasse 18:675–681

Holme-Hansen E (1984) Self-medication in Scandinavia. A review of studies with special reference to methodological aspects. In: Fryklöf LE, Westermann R (eds) Self-medication. Proceedings from an International Symposium, Stockholm November 9–11, 1983. Swedish Pharmaceutical Press, Stockholm, pp 25–37

Jahrbuch (1985) Jahrbuch zur Frage der Suchtgefahren. Neuland, Hamburg

Langbein K, Martin HP, Sichrovsky P, Weiss H (1983) Bittere Pillen. Nutzen und Risiken der Arzneimittel. Kiepenheuter & Witsch, Köln

Meyboom R (1984) Side effects of self-medication drugs. In: Fryklöf LE, Westermann R (eds) Self-medication. Proceedings from an International Symposium, Stockholm November 9–11, 1983. Swedish Pharmaceutical Press, Stockholm, pp 173–180

Troschke J von (1984) Symptoms, commonly cured by self-medication remedies. In: Fryklöf LE, Westermann R (eds) Self-medication. Proceedings from an International Symposium, Stockholm November 9–11, 1983. Swedish Pharmaceutical Press, Stockholm, pp 38–45

Selbstpflege für Patienten mit chronischen Krankheiten. Die Rolle des Arztes

M. Bremer-Schulte

Vorbemerkung

In einer Zeit, in der die Förderung zur Eigenaktivität bezüglich Gesundheit und die Verantwortlichkeit des Menschen für seine eigene und die Gesundheit anderer wiederentdeckt wird, ist auch das Verständnis von Gesundheitsvorsorge und Hilfeleistung stark in Bewegung geraten. Eine der wesentlichen Veränderungen, die auf diesem Gebiet stattgefunden haben, ist eine neue Bewegung zur Zusammenarbeit von Menschen, die in der Gesundheitspflege Hilfe empfangen, und solchen, die diese geben. Ich möchte insbesondere auf einen Aspekt in der Zusammenarbeit zwischen Empfangenden und Gebenden in der Gesundheitspflege eingehen, nämlich auf den der begleitenden Versorgung von und durch chronisch Kranke und Behinderte. Die Arbeit stützt sich auf empirischen Daten sowohl qualitativer als auch quantitativer Art, und zwar auf der Grundlage von Daten aus einer Voruntersuchung sowie aus der jetzt laufenden Untersuchung einschließlich des Materials aus einer Meinungsumfrage in Patientenorganisationen. Diese empirischen Daten geben Aufschluß über die Form, in der Krankheitsbegleitung durch und für Patienten betrieben wird bei chronisch Kranken und Behinderten. Ein Modell wurde entwickelt, das sich besonders zum Ziel setzt, die Entwicklung der sozialmedizinischen Hilfen und Selbsthilfen zugunsten chronisch Kranker und Behinderter zu fördern.

Das Projekt „Krankheitsbegleitung und Patientenorganisation" wurde seit 1969 entwickelt und seit 1974 an der medizinischen Fakultät der Universität Limburg mit Erfolg erprobt. Die Resultate werden jetzt in verschiedenen Ländern umgesetzt.

„Krankheitsbegleitung und Patientenorganisation" hat folgende Ziele:

- Fertigkeiten zur Selbstpflege und Krankheitsbeobachtung beim Patienten und dessen Angehörigen zu trainieren (z. B. Blutdruckmessen und Reanimation; Streßmanagement usw.);
- durch die emotionale Begleitung des Patienten und seines Partners Isolation, Depressionen und Ängste gemeinsam aufzuarbeiten und das Familiensystem zu einem adäquaten Umgang mit dem Faktum chronischer Krankheit oder Behinderung zu befähigen.

Die Vermittlung dieser Fertig- und Fähigkeiten erfolgt in Erfahrungsgruppen, die sich über 10×2 h wöchentlich erstrecken und von dem Duo Mithelfer/Mitarbeiter angeleitet werden. Die Erfahrungsgruppen sollen sich durchschnittlich aus 6 Patienten und 6 Partnern (persönliche Bezugspersonen der Patienten) zusammensetzen. Die Vermittlung der Patienten und ihrer Partner in die Erfahrungsgruppen erfolgt durch das Selbsthilfezentrum, Selbsthilfegruppen, Kliniken usw. Die Erfahrungsgruppen haben primär das Ziel, Patienten und Partner im Umgang mit der Krankheit oder Behinderung zu helfen und zu qualifizieren. Dies soll jedoch nicht ausschließen, daß sie bedarfsweise als Selbsthilfegruppen oder Freundeskreise weiter bestehen und sich ergänzen.

Das Duo Mithelfer/Mitarbeiter wird durch ein Trainingsprogramm für die Anleitung von Erfahrungsgruppen methodisch vorbereitet. Das Trainingsprogramm erstreckt sich über 4mal 2 Tage wöchentlich und wird im Schnitt von 7 Mitarbeitern

(Ärzte) und 7 Mithelfern (Patienten) absolviert. Die Trainingsprogramme zielen darauf hin, das Rollenverständnis von Patienten und Ärzten durch den gegenseitigen Erfahrungsaustausch so zu modifizieren, daß in Zusammenarbeit von Patienteninitiativen und professioneller Hilfeleistung eine Krankheitsbegleitung im oben beschriebenen Sinne möglich wird.

Es wird davon ausgegangen, daß der Einsatz der Mitarbeiter (Ärzte) durch Dienstbefreiung oder gegen Bezahlung möglich ist, während die Mithelfer (Patienten) ihre Mitarbeit unentgeltlich zur Verfügung stellen, wobei sie Reisekosten ersetzt bekommen.

Problemstellung

Menschen, die Dienstleistungen in der Gesundheitspflege in Anspruch nehmen, wollen mehr als bisher ihrer Eigenverantwortung für ihre Gesundheit in praktischer Weise Gestalt geben. In ihrem Verhältnis zu professionellen Hilfeleistenden ergeben sich bei der Suche nach einer eigenen Identität sowohl Konflikte als auch Übereinstimmungen.

Beide Partner in der Gesundheitspflege bemühen sich um Veränderung der traditionellen Art von Zusammenarbeit, und beide sind auch auf aktive Weise damit beschäftigt, hier eine neue Form zu finden. Im Augenblick vollzieht sich die Suche nach einem ausgewogenen Verhältnis zwischen Patienten und Professionellen in einem Feld, das von oft widersprüchlichen Kräften bestimmt ist. Diesen Prozeß kann man als Pendelbewegung zwischen Akzeptieren und Verwerfen von professioneller Hilfe bezeichnen durch Menschen, die potentiell oder tatsächlich Hilfe in Anspruch nehmen.

Die Erkenntnisse, die dem neuen Modell „Krankheitsbegleitung" zugrundeliegen und die in der vorliegenden Arbeit dargestellt werden, sind auf folgender empirischer Grundlage gewonnen:

a) Äußerungen aufgrund erhobener Meinungsumfrage in Patientenorganisationen;

b) bisher gemachte Erfahrungen mit Krankheitsbegleitung in dem genannten Modell;

c) eigene Tätigkeit in einem Zeitraum von 15 Jahren in der Entwicklung einer präventiven Gesundheitspflege;

d) Zusammenarbeit mit freiwilligen und professionellen Hilfeleistenden als Mithelfer und Mitarbeiter.

Die Duoformel, Mithelfer – Mitarbeiter

Der Begriff „Mithelfer" kennzeichnet eine eigene Aufgabe innerhalb eines Systems der Hilfeleistung, und zwar für diejenigen, die aufgrund einer eigenen Erfahrung als hilfesuchendes Gruppenmitglied ausgebildet wurden, um selber Leidensgenossen in der Gruppe zu helfen.

Der Mithelfer unterstützt seinen Leidensgenossen bei dessen Selbsthilfe zur Gesundheit. Ferner arbeiten die Mithelfer mit bei der Verwirklichung des Systems der Hilfeleistung und fördern vor allem Elemente der Selbsthilfe darin. Dabei können sie, wenn notwendig, professionelle Mitarbeiter einschalten. Auf diese Weise wirken Mithelfer mit bei der Entstehung eines neuen Gleichgewichts zwischen Selbsthilfe und professioneller Hilfe. Der Mithelfer unterstützt Initiativen aus der Bevölkerung, die eigene Gesundheit und die Lebensqualität im Kreise der Betroffenen weiter zu fördern. Der Mithelfer rekrutiert sich aus dem Selbsthilfesystem, dessen Mitglied er ja ist; er ist als Leidensgenosse aufgrund eigener Erfahrungen in besonderer Weise auf den anderen bezogen. Daher rührt auch der Begriff des „betroffenen Mithelfenden". Der Mithelfer besitzt eine eigene Identität innerhalb des Systems von Hilfeleistung und fungiert nicht als Assistent des professionellen Mitarbeiters. Er wird also nicht als billige Arbeitskraft innerhalb der medizinischen Versorgung mißbraucht. Der Mithelfer unterstützt den Leidensgenossen in dessen Suche nach Selbstachtung, Eigenverantwortung und Selbsthilfe für seine Gesundheit.

Im Zusammenhang mit dem Begriff „Mithelfer" wird der Begriff „Mitarbeiter" verwendet, und zwar für Menschen, die im Anschluß an eine entsprechende Ausbildung professionell auf dem Gebiet der Versorgung und Hilfeleistung tätig sind. Der Mitarbeiter leistet ergänzende Hilfe, ergänzend hinsichtlich der Arbeit des Mithelfers, nämlich als Mittelsmann im System der Hilfeleistung (im Sinne des englischen Begriffs „facilitator"). Die professionelle Kraft in der Gesundheitspflege übernimmt hier eher die Funktion eines (befähigten) Förderers der Selbsthilfe und Eigenaktivität von Patienten. Der professionelle Mitarbeiter in dieser neuen Rolle ist nicht mehr derjenige, der Angelegenheiten regelt oder Rezepte ausschreibt, auch nicht mehr derjenige, der den Patienten eine eindeutige Lösung anbietet und dadurch oft eine nicht adäquate Antwort gibt; die herkömmliche Haltung von professionellen Hilfeleistenden rief bei den Hilfesuchenden immer wieder Widerstände hervor, so daß für die Betroffenen ihre eigenen Intentionen nicht oder nur verzerrt erkennbar waren. Hinzu kam die Gefahr, daß Abhängigkeiten verstärkt oder Eigenaktivitäten der Patienten eher gehemmt als gefördert wurden. Mithelfer und Mitarbeiter können in verschiedenen Situationen zusammenarbeiten, z. B.:

– in den Organisationen; d. h. dadurch, daß auch in das institutionelle Netzwerk der medizinischen, sozialmedizinischen und freiwilligen Versorgung chronisch Kranker und Behinderter deren Selbst-

hilfe und die eigenen Belange der Betroffenen eingebracht und berücksichtigt werden;

– im Angebot von nichtprofessionellen Hilfen durch Freiwillige, die selber von diesen Krankheiten oder Behinderungen betroffen sind, können die Aktivitäten den spezifischen Bedürfnissen beispielsweise von Rheuma-, MS- oder Psoriasispatienten in besonders guter Weise gerecht werden, wenn die auf die Krankheit bezogenen Erfahrungen eines betroffenen Mithelfers mit dem Fachwissen eines professionellen Mitarbeiters verknüpft werden;

– in Gruppen, die aus chronisch Kranken und Behinderten zusammengesetzt sind, wobei Gruppenarbeit systematisch zur Förderung von Problemlösungen, Gesundheitserziehung und zur Förderung von Eigenaktivität betreffs Gesundheit eingesetzt wird.

Ein zentraler Ausgangspunkt bei der Ausarbeitung des Modells „Krankheitsbegleitung" ist die Auffassung, daß die Aktivitäten von Anfang an und gleichzeitig auf 3 Niveaus stattfinden: auf milieunahem (mikrosozialem) und auf regionalen (mesosozialem) Niveau durch das „Clearinghouse Selbsthilfe/Selbstpflege" und auf makrosozialer Ebene. So haben diejenigen, die am 1. Teilprojekt teilgenommen haben, auch eine Aufgabe übernommen, um das Modell auf überregionaler Ebene bekannt zu machen.

Ferner wäre der Kontakt zu nennen, den sie mit der Krankenkasse und mit dem Ministerium für Volksgesundheit geknüpft haben, um dort die Ideen, die sie für die Belange chronisch Kranker und Behinderter entwickelt haben, vorzubringen.

Gruppenbehandlung nach der Duoformel

Chronisch Hautkranke

Menschen mit einem Handicap geben zu erkennen, daß sie zusammen mit ebenfalls betroffenen Menschen den Umgang mit ihrer gesundheitlichen Behinderung lernen möchten, wobei u. a. Selbsthilfegruppen diesen Zweck erfüllen. Seit jeher gibt es daneben die professionelle, meistens rein individuelle Patientenbetreuung. Beide Modelle stehen unabhängig voneinander zur Verfügung: ersteres als gegenseitige Hilfeleistung im persönlichen Bereich oder im Bereich einer Patientenorganisation, letzteres meist als institutionalisierte Gesundheitspflege. Im vorliegenden Projekt wurde das Zusammenwirken dieser beiden Hilfsquellen untersucht. Die Duoformelgruppenbehandlung erwies sich als eine neue Möglichkeit, chronisch Kranken adäquat bei der allgemeinen Problemlösung und beim Erlernen der täglichen Behandlung behilflich zu sein, Indem man den Patienten informiert und ihm Einsicht in das eigene Verhalten sowie in die Wechselbeziehung zur Umgebung gewährt, soll er zu verantwortlicher Selbstpflege gelangen können.

Die Duoformelgruppenbehandlung von chronisch Hautkranken erfolgt ambulant, wobei verschiedene Formen von Patiententraining und Rezidivprophylaxe berücksichtigt werden. Neben dem fachlichen Wissen und den Kenntnissen des medizinischen Sachverständigen erwies sich die persönliche Erfahrungseinsicht des Patienten als eine zu wenig genutzte Fähigkeit. Der Periode einer unbedingten Annahme der Abhängigkeit vom Arzt als Autorität folgte eine Periode des zunehmenden Selbstbewußtseins und der stärkeren Mündigkeit bei Patienten und ihren Organisationen.

Hieraus ergaben sich Ansprüche auf Mitsprache und ein Sichauflehnen gegen Fachleute und ihre Vorschriften. Der Schwerpunkt in der Betreuung von Menschen mit einer chronischen Krankheit verlagert sich nunmehr auf den Beteiligten selbst und auf denjenigen, der betroffenen Personen bei der Pflege der eigenen Gesundheit mithilft. Der Fachmann wird hier zum Vermittler, der den Patienten z. B. hilft, die Faktoren, die Effloreszenzen auslösen, unter Kontrolle zu bringen. Einem Teil der chronisch Hautkranken wird man mit dieser Duoformelgruppenbehandlung helfen können. Der ausgewogene Einsatz von Patient und Dermatologen – erfahrungsmäßige Einsicht neben professionellen Kenntnissen – kommt dem Effekt der Behandlung zugute. Durch die wachsende Zahl der Patientenorganisationen vergegenwärtigen sich die Patienten, wie sie die Erfahrungseinsicht ihrer Mitpatienten als eine notwendige Ergänzung zu professionellem Wissen nutzen können.

Die Gruppenbehandlung der Psoriasis und anderer chronischer Hautkrankheiten nach der Duoformel hat in dem – jetzt ab-

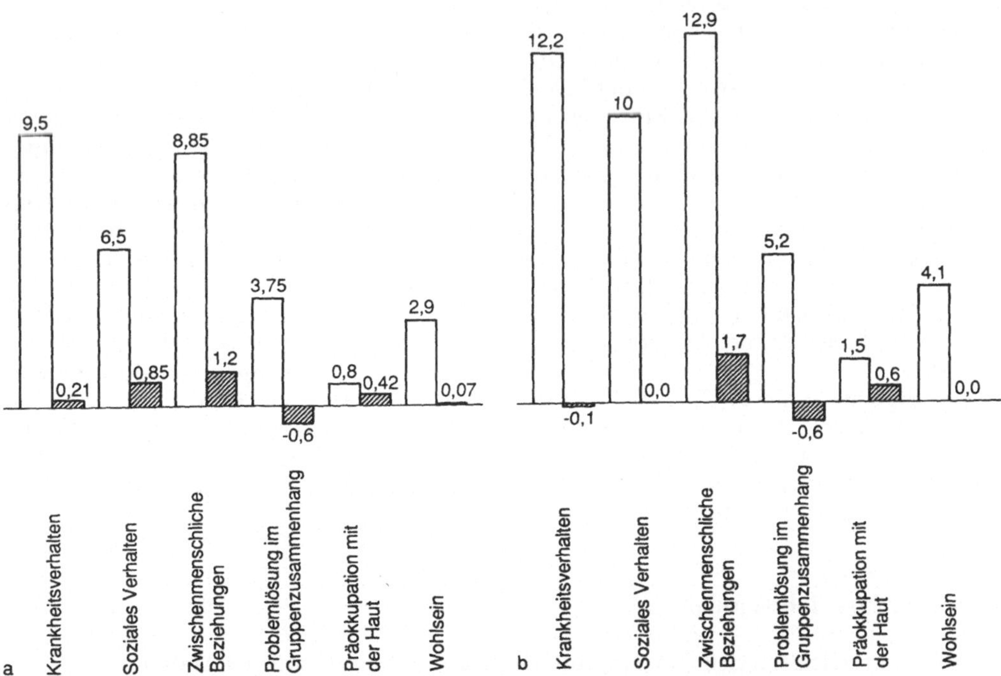

Tabelle 1. Unterschiede zwischen der 1. und 2. Messung (M_2-M_1) pro Cluster (**a**) bzw. der 1. und 3. Messung (M_3-M_1) pro Cluster (**b**) bei der Versuchs- und Kontrollpopulation

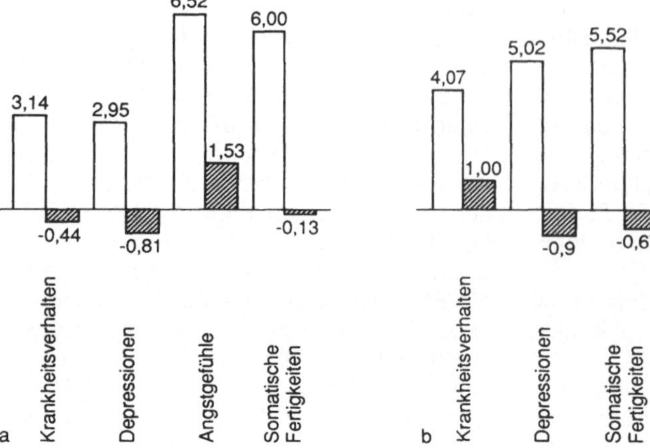

Tabelle 2. Unterschied in den Ergebnissen der Messungen vor und nach der Intervention bei den Versuchs- und Kontrollpatienten (**a**) bzw. Kontrollpartnern (**b**)

geschlossenen – Experiment die nachfolgenden Ergebnisse geliefert. Ausführliche Erklärung gibt Bremer-Schulte et al. (1985). In der Tabelle 1 werden pro Cluster die Unterschiede zwischen der 1. und 2. (M_2-M_1) und der 1. und 3. (M_3-M_1) Messung verzeichnet, und zwar jeweils für die Testpersonen und für die Kontrollgruppe. Diese Tabelle zeigt bei den geprüften Clustern einen signifikanten Unterschied zwischen Testpersonen und Kontrollgruppe, wobei eine Abweichung von kleiner als 0,05 als signifikant betrachtet wird. Dies gilt für die Differenzen zwischen der 2. und der 1. und der 3. und der 1. Messung. Bei M_2-M_1 und M_3-M_1 sind die effektiven Ergebnisse von 5 und 6 Clustern signifikant ($p < 0,001$).

An den Durchschnittswerten der Kontrollgruppen erkennt man, daß diese sich kaum verändert haben. Man darf deshalb annehmen, daß sich der festgestellte Effekt aus der Veränderung der Testgruppe ergeben hat.

Die Ergebnisse dieser Untersuchung bestätigen jene aus unserer Voruntersuchung und sind auch von der fortgesetzten Untersuchung inzwischen bestätigt worden. Eine Wiederholung in erweiterter Form läuft.

Das Gleichgewichtsmodell

Das Gleichgewichtsmodell hat eine erklärende Funktion. Es zeigt die Entwicklung des Konzepts der selbstpflegeunterstützenden Gesundheitspflege. Abbildung 1 zeigt 3 Positionen der Patientengruppe (oder der Patientenorganisation):

Trotz der Schwierigkeit, die Nutzeffekte dieser Methode in Zahlen zu fassen, kann man aufgrund der durchgführten Analyse feststellen, daß diese Gruppenbehandlung mit Duos für Psoriatiker eine effektive und sinnvolle Ergänzung zu den ihnen zur Verfügung stehenden Möglichkeiten darstellt.

Rheumapatienten

Die Duoformel wurde bei der Begleitung einer Anzahl von Rheumapatienten angewendet. Diese Gruppen kamen 12mal 2 h zusammen. In einer Atmosphäre von großer Offenheit kamen viele ernste Lebensprobleme in Zusammenhang mit Rheuma an die Oberfläche. Es scheint, als ob die konventionelle Gesundheitspflege bei diesen Problemen nicht an die Begleitung herankommt.

Durch einander zuhören, durch Offenheit und durch gegenseitiges Akzeptieren konnte in den Gruppen viel erreicht werden. Ein speziell auf Rheumapatienten zugeschnittener Fragebogen wurde aufgrund von Interviews mit Patienten und behandelnden Ärzten für weitere Untersuchungen erprobt.

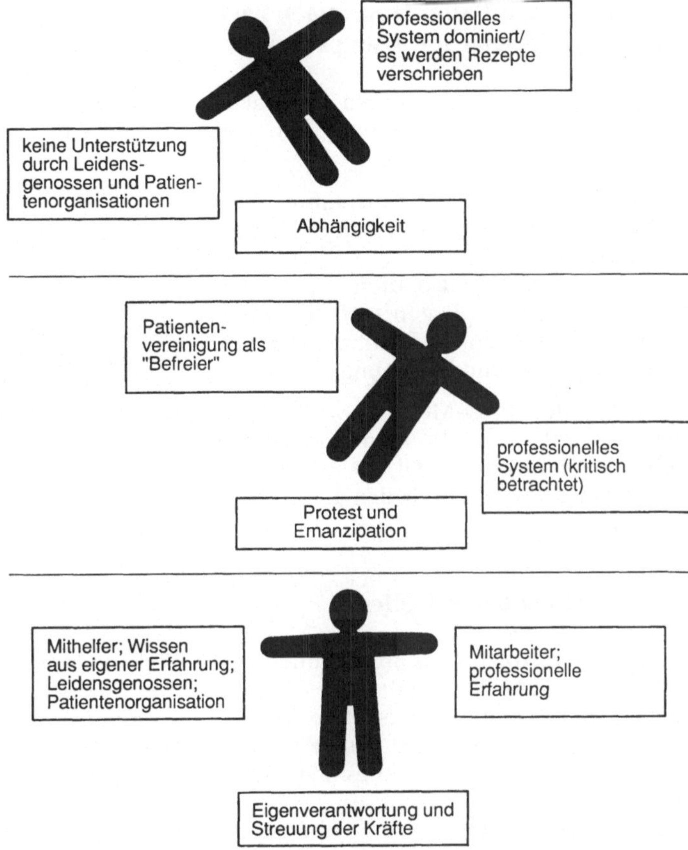

Abb. 1. Das Gleichgewichtsmodell in der Gesundheitspflege

1) Kennzeichen: Abhängigkeit von professioneller Hilfeleistung;
2) Kennzeichen: Aufstand gegen diese Abhängigkeit und darauf folgende Emanzipation;

3) Kennzeichen: Es entsteht ein Gleichgewicht zwischen Selbstpflege, Selbsthilfe bzw. gegenseitiger Hilfe und professioneller Hilfeleistung.

Die professionelle Hilfe fördert die Eigeninitiative des Patienten.

Entstehung des Gleichgewichtsmodells und der Duoformel

Die Ergebnisse der vorbereitenden Forschung haben signifikante Ergebnisse geliefert: die Duoformel ist dort optimal, wo Mithelfer und Mitarbeiter in ausgewogenem Maß für die Gruppenmitglieder zur Verfügung stehen. Im Duotraining eignen sich dafür die Mitarbeiter eine neue Rolle an, d. h. sie schreiben nicht mehr nur Rezepte aus und bestimmen Therapien, sondern fungieren als „facilitator" (Unterstützer) des Patienten, um mehr Selbstverantwortlichkeit für ihre Gesundheit zu erreichen. Die Mithelfer lernen, ihre Erfahrungen in Zusammenarbeit mit den Mitarbeitern den Leidensgenossen in den Gruppen zur Verfügung zu stellen. Mitarbeiter und Mithelfer leiten die Patientengruppe als gleichberechtigtes Duo.

Lernziele in den Patientengruppen nach dem Modell „Reintegration mit Duos" (RmD) am Beispiel von Herzpatienten

Die Gruppenmitglieder lernen eine neue Art von Gesundheitsversorgung mit dem Akzent auf Selbstpflege durch:

1) Entspannungs- und Atemtraining,
2) Verarbeiten von Ängsten und Depressionen,
3) Überwindung von Isolation,
4) somatische Fertigkeiten (z. B. im Herzprojekt: Puls fühlen, Blutdruck messen, Herzmassage und Beatmung).

Der Effekt der RmD-Methode wird besonders verstärkt durch die Kombination der Selbsthilfeübungen 2 und 4.

Folgendes wurde durch den Lernprozeß erreicht:

1) Verringerung von Streß, Angst und Depression,
2) deutlichere Zielsetzungen im Kontakt mit dem Helfenden,
3) Erlernen von Fertigkeiten (wirkt befreiend und bringt neues Vertrauen).

Die Ergebnisse der Gruppenbehandlung für und von Herzpatienten und Partnern nach dem RmD-Modell werden in den Tabellen 3 und 4 aufgezeigt. Ausführliche Erklärung geben Bremer-Schulte u. Berkhout (1982).

Jetzt läuft eine weitergehende und ausgedehntere Untersuchung auf diesem Gebiet.

Das Entstehen neuer Rollen

Das Bild vom Arzt als der allwissenden medizinischen Autorität gehört der Vergangenheit an. Heutzutage wünscht der Patient Informationen über seine Situation und über alternative Behandlungsmöglichkeiten.

Selbsthilfe, Selbstbehandlung und gegenseitige Unterstützung sind in unserer Gesellschaft zu einer zentralen Dimension geworden, die einen immer größer werdenden Einfluß auf das Angebot und die Nachfrage im Bereich der Gesundheitsversorgung gewinnt. Diese Entwicklung macht es für das Gesundheitswesen insgesamt sowie insbesondere für diejenigen, die für Gesundheitserziehung verantwortlich sind, erforderlich, ihre Aufgaben zu überdenken. Für chronische Erkrankungen, die mittlerweile 75% der Morbidität in den entwickelten Ländern ausmachen, gilt dies ganz besonders. Untersuchungen zeigen, daß die aktive Beteiligung des Patienten an seiner eigenen Behandlung unabdingbar ist für das Erreichen von – selbst eng umrissenen – klinischen Zielsetzungen. Ein tieferes Verständnis für die eigene Lage, eine angemessene Ernährung, die Verordnung von Medikamenten, Bewegungstraining, Ruhepausen und andere tägliche Aktivitäten erfordern vor allem eine effektive Zusammenarbeit zwischen Arzt und Patient. Von

Bedeutung ist auch das Verständnis und die Unterstützung von Personen aus der unmittelbaren Umgebung, die für den Patienten besonders wichtig sind, wie z. B. Eltern, Partner oder Geschwister.

Seit ihrer Einrichtung im Jahre 1974 hat die medizinische Fakultät an der Staatsuniversität von Limburg den Schwerpunkt ihrer Arbeit auf Forschung und Lehre in der primären Gesundheitsversorgung gelegt; besonders wichtig ist dabei ein problemorientierter Ansatz, ständige Evaluation und die Entwicklung von entsprechenden Einstellungen bei den Studenten sowie deren aktive Selbstbeteiligung. Nach einigen Jahren der Versuche, neue Möglichkeiten zu finden, den Erwartungen der Menschen im Hinblick auf die Kosten der Gesundheitsversorgung, der Zugang zu den professionellen Diensten sowie ihrer Qualität zu entsprechen, ist inzwischen ein Ansatz für die Zusammenarbeit zwischen Arzt und Patient entwickelt – die Duoformel – und in einige der medizinischen Ausbildungsprogramme integriert worden.

Die Untersuchungen, die von dem Projekt „Krankheitsbegleitung" durchgeführt wurden, haben Möglichkeiten der Zusammenarbeit zwischen Patienten und Professionellen aufgezeigt. Die Studien wurden einem Testverfahren mit Kontrollgruppen unterzogen. Die Datenanalyse ergab bei den Versuchsgruppen im Vergleich zu den Kontrollgruppen positive Ergebnisse im Hinblick auf die Reduzierung von Krankheitsverhalten, die Ausweitung von sozialen Verhaltensweisen, eine Zunahme von Problemlösungsfähigkeiten und eine größere Offenheit gegenüber anderen Sichtweisen.

Es kann kein Zweifel daran bestehen, daß wir nach neuen Wegen suchen müssen, die Lebensqualität von chronisch kranken Patienten dadurch zu steigern, daß wir Angst, Streß und Isolation vermindern und Fähigkeiten zur Selbstbehandlung fördern. Es scheint, daß die Duoformel solchen Interessen und Bedürfnissen entspricht.

Z. Zt. wird eine Sommerschule auf europäische Ebene in Zusammenarbeit mit der WHO vorbereitet.

Schlußbemerkung

Die Suche nach Strategien zur Veränderung der konventionellen Autoritätsverhältnisse zugunsten von Beziehungen, die die Abhängigkeit der Patienten vermindern, bleibt eine Herausforderung. Wir bekommen freilich immer mehr Erkenntnisse über die Möglichkeiten und Grenzen von Eigenaktivitäten hinsichtlich unserer Gesundheit. Dies sollte auch einen fühlbaren Einfluß auf die Funktionen von medizinischen Fakultäten haben und zur Entwicklung von Ausbildungsprogrammen beitragen, die die sich ergänzenden Qualifikationen herausstellen, die wir zur Förderung der Gesundheit benötigen: die Erfahrungen des Patienten und die medizinische Fachkenntnis der Professionellen im Gesundheitswesen.

Literatur

Bremer-Schulte MA, Berkhout J (1982) Nazorg hartinfarktpatiënten; samenwerking arts-patiënt. Ned Tijdscher Geneeskd 50:2277–2280

Bremer-Schulte MA, Cormane RH, Dijk E van, Wuitc J (1985) Gruppenbehandlung der Psoriasis nach der Duo-Formel. Hautarzt 36:617–621

Levin LS (1977) Forces and issues in the revival of interest in selfcare: Impetus for redirection in Health. Health Educ Monogr. 5:115–120

Linn LS, Lewis CE (1979) Attitudes toward selfcare among practicing physicians. Med Care 17:183–190

Robinson D (1980) The self-help component of primary health care. Soc Sci Med 14A:415–421

Rutten G, van Eijk J, Beck M (1985) Huisarts, huidarts of patiënt? Med Cont 40:325–326

Spronk V, Warmenhoven N (1982) Patiëntenvoorlichting in de huisartspraktijk. Eerste inventarisatie van meningen van huisartsen. NHI, Utrecht

Rehabilitationsmanagement bei rheumatischen Erkrankungen. Standortbestimmung für den vertrauensärztlichen Dienst

H.-D. Sauer, J. Münstermann, T. Röhrl

Die Gesamtausgaben der gesetzlichen Krankenversicherung (GKV) haben sich in den letzten 25 Jahren mehr als verzehnfacht. Während 1960 9 Mrd. DM für Leistungsausgaben aufgebracht wurden, betrugen 1984 die Gesamtausgaben mehr als 100 Mrd. DM (Abb. 1).

Die Gesamtausgaben der GKV sind damit 1984 mit 6% am Bruttosozialprodukt der BRD beteiligt. Gemessen allein am Sozialbudget der BRD entspricht das Ausgabenvolumen der GKV sogar 20%, wobei fast die Hälfte dieser Ausgaben von den Orstkrankenkassen erbracht wird (Tabelle 1). Den Ausgaben der GKV von über 100 Mrd. DM sind bei gesamtwirtschaftlicher Würdigung noch die Aufwendungen nach dem Lohnfortzahlungsgesetz für krankheitsbedingte Arbeitsunfähigkeiten hinzuzuzählen, die sich im Jahre 1983 z. B. auf 23,47 Mrd. DM beliefen.

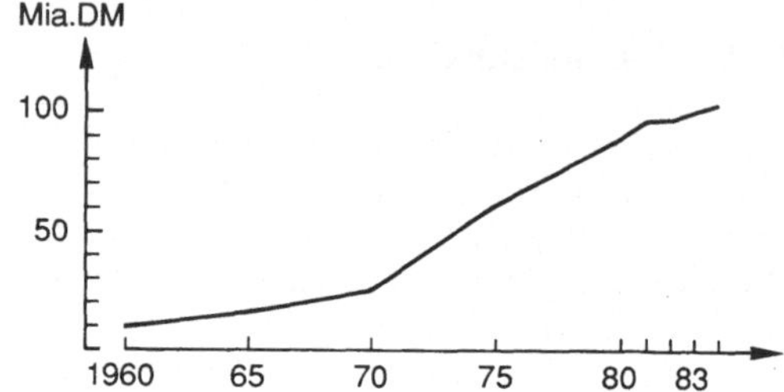

Abb. 1. Gesamtausgaben der gesetzlichen Krankenversicherung 1960–1984

Tabelle 1. Bruttosozialprodukt, Sozialbudget und Ausgaben der Krankenversicherung

Jahr	Brutto-sozialprodukt	Sozialbudget	Ausgaben GKV	Ausgaben AOK
Angaben [in Mio DM]				
1975	1 028 900	346 656	60 990	29 021
1980	1 485 700	476 784	89 834	41 630
1981	1 545 100	509 184	96 391	44 360
1982	1 599 900 P	525 043	97 224	44 593
1983	1 673 700 P	533 895	100 692	45 889
1984	1 750 000 P	550 000 S	108 431 P	49 275

Jahr	Am Bruttosozialprodukt			Am Sozialbudget	
	Sozialbudget	Ausgaben GKV	Ausgaben AOK	Ausgaben GKV	Ausgaben AOK
1975	33,7	5,9	2,8	17,6	8,4
1980	32,1	6,0	2,8	18,8	8,7
1981	33,0	6,2	2,9	18,9	8,7
1982	32,8	6,1	2,8	18,5	8,5
1983	31,9	6,0	2,7	18,7	8,5
1984	31,4	6,2	2,8	19,7	9,0

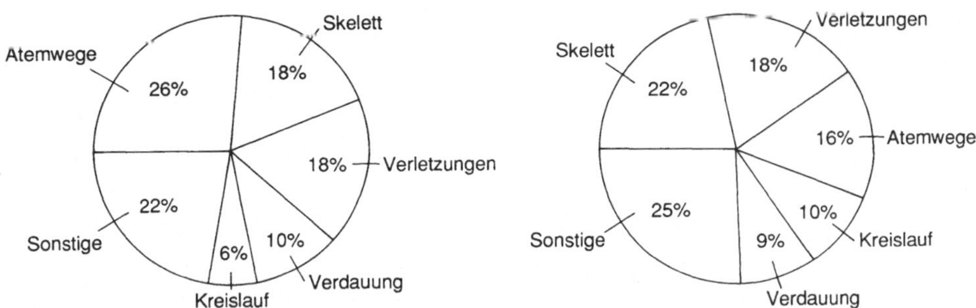

Abb. 2. Krankheitsartenstatistik der AOK 1983. AU-Fälle und AU-Tage (je 10 000 Pflichtmitglieder in % der Gesamtfälle und -tage)

Tabelle 2. Häufigste AU-Fälle und -Tage je Einzeldiagnosen, der Anteil an allen AU-Fällen sowie je 100 Mitglieder

	Diagnose nach ICD	AU Fälle absolut	AU Fälle je 100 M.	AU Tage absolut	AU Tage je 100 M.	Anteil d. Fälle in %
487	Grippe	270 093	12,92	2 390 253	114,36	11,07
724	Sonstige und nicht näher bezeichnete Affektionen des Rückens	214 739	10,27	3 841 546	183,79	8,80
490	Bronchitis, nicht als akut oder chronisch bezeichnet	93 727	4,46	1 096 486	52,56	3,84
465	Akute Infektionen der oberen Luftwege an mehreren oder nicht näher bezeichneten Stellen	82 807	3,96	690 605	33,04	3,39
535	Gastritis und Duodenitis	73 224	3,50	889 231	42,54	3,00
009	Mangelhaft bezeichnete Infektionen des Verdauungssystems	67 685	3,24	471 961	22,58	2,77
558	Sonstige nichtinfektiöse Gastroenteritis und Kolitis	60 675	2,90	437 296	20,92	2,49
799	Sonstige mangelhaft bezeichnete und unbekannte Ursachen von Krankheit und Tod	57 732	2,76	194 437	9,30	2,37
463	Akute Mandelentzündung (Tonsillitis)	51 745	2,48	451 492	21,60	2,12
466	Akute Bronchitis und Bronchiolitis	46 244	2,21	496 305	23,75	1,90
726	Periphere Enthesopathien und ähnliche Syndrome	45 624	2,18	874 752	41,85	1,87
723	Sonstige Affektionen im zervikalen (Halswirbelsäulen-) Bereich	42 212	2,02	739 362	35,37	1,73
924	Prellung der unteren Extremitäten sowie sonstigen und nicht näher bezeichneten Sitzes	34 977	1,67	426 314	20,40	1,43
401	Essentielle Hypertonie	29 796	1,43	652 708	31,23	1,22
845	Verstauchung und Zerrung des Fußgelenkes und des Fußes	25 224	1,21	417 758	19,99	1,03

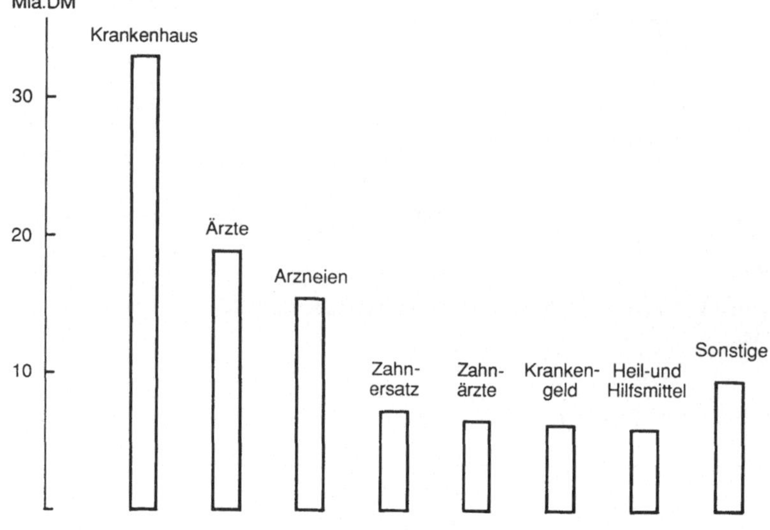

Abb. 3. Leistungsausgaben der gesetzlichen Krankenversicherung 1984

Verläßliches Zahlenmaterial darüber, welchen Anteil die rheumatischen Erkrankungen an den Ausgaben der GKV sowie den Aufwendungen für Lohnfortzahlung haben, sind nicht verfügbar. Daß den rheumatischen Erkrankungen an den Gesamtausgaben der GKV jedoch eine hervorragende Bedeutung zukommt, mögen folgende Zahlen belegen:

Die Krankheitsartenstatistik der AOK 1983 zeigt, daß die Erkrankungen des Haltungs- und Bewegungsapparates bezüglich der Arbeitsunfähigkeitsfälle mit 18% an 2. Stelle nach den Erkrankungen der Atmungsorgane und im Bezug auf die Arbeitsunfähigkeitstage mit 22% vor den Erkrankungen der Atmungsorgane liegen (Abb. 2). Tabelle 2 zeigt, daß nach der Krankheitsartenstatistik 1983 des Bundesverbandes der Betriebskrankenkassen die ICD 724 (sonstige und nicht näher bezeichnete Affektionen des Rückens) unter den 15 häufigsten Einzeldiagnosen an 2. Stelle nach der ICD 487 (Grippe) rangiert. Es ist daher anzunehmen, daß insbesondere bei den Leistungsausgaben der GKV für ärztliche Behandlung, Arzneien, Krankengeld, Heil- und Hilfsmittel und Sonstiges, die sich 1984 auf insgesamt 60 Mrd. DM beliefen, die rheumatischen Erkrankungen einen gewichtigen Ausgabenfaktor darstellen (Abb. 3).

Die überragende Bedeutung, die den rheumatischen Erkrankungen für das Leistungsgeschehen in der GKV zukommt, spiegelt sich auch in der Begutachtungstätigkeit des vertrauensärztlichen Dienstes wider. In Zusammenarbeit mit der Arbeitsgemeinschaft für Gemeinschaftsaufgaben der Krankenversicherung in Essen wurde die vertrauensärztliche Begutachtungstätigkeit zwischen 1982 und 1984 für die BRD – wie speziell für Hamburg – analysiert. Auf der Großrechenanlage des Bundesverbandes der Betriebskrankenkassen wurden dazu ca. 12 Mio. Daten erfaßt und für die Fragestellungen korreliert.

In der GKV sind ohne Rentner 25,3 Mio. Bundesbürger versichert. Das Gros der Versicherten entfällt mit 42% auf die Ortskrankenkassen und mit 36% auf die Ersatzkassen für Angestellte (Abb. 4). Von den

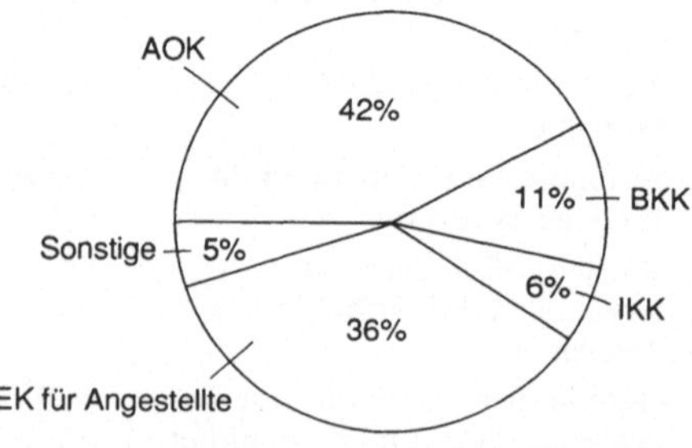

Abb. 4. Verteilung der Mitglieder (ohne Rentner) der gesetzlichen Krankenversicherung auf die verschiedenen Krankenkassen 1983 (n = 25 345 511; AOK 10 641 814, IKK 1 571 995, BKK 2 809 642, EK 9 059 838)

25,3 Mio. Versicherten werden pro Jahr in den vertrauensärztlichen Dienststellen der BRD zwischen 1,3 und 1,5 Mio. Patienten begutachtet.

Von den knapp 52 000 im Jahre 1984 in Hamburg begutachteten Patienten litten 42% an einer Erkrankung des Haltungs- und Bewegungsapparates (entsprechend den Diagnosen ICD 710–739). Die Verteilung des Patientengutes auf die übrigen Diagnosegruppen nach ICD ist Abb. 5 zu entnehmen, wobei ein weiterer Schwerpunkt für die Nervenkrankheiten hervorzuheben ist. Erwartungsgemäß liegt der Anteil der Erkrankungen des Haltungs- und Bewegungsapparates am vertrauensärztlichen Begutachtungsgut in dem wirtschaftlich-industriellen Ballungsraum Hamburg etwas über dem Durchschnitt der BRD, wo die Erkrankungen des Haltungs- und Bewegungsapparates durchschnittlich knapp 38% am Begutachtungsgut einnehmen.

Die sozialmedizinische wie auch ökonomische Bedeutung rheumatischer Erkrankungen wird weiterhin unterstrichen durch die Tatsache, daß sowohl die Bundesstatistik der AGKV als auch die Krankheitsartenstatistik der einzelnen Krankenkassen eine kontinuierliche Zunahme dieser Erkrankungen in den letzten Jahren festhalten. Der Anteil der Diagnosen ICD 710 –739 wuchs in der Zeit von 1982–1984 um über 4% von 33,5 auf 37,7% (Abb. 6). – Bemerkenswert ist in diesem Zusammenhang die Analyse der Jahresstatistiken des Bundesverbandes der Betriebskrankenkassen, die ein ungewöhnlich überproportionales Ansteigen der Krankheiten des Skeletts,

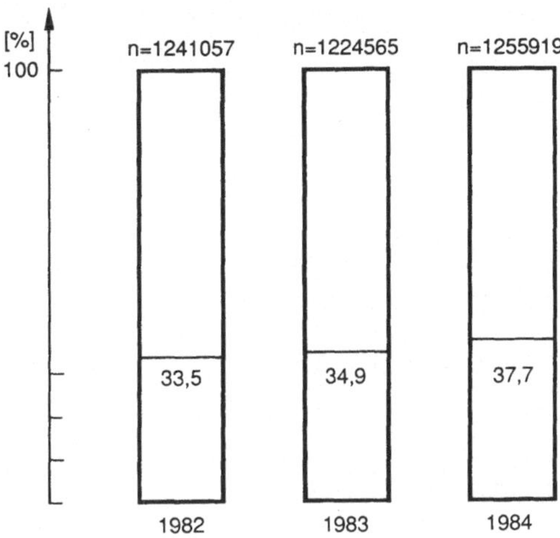

Abb. 6. Häufigkeit der Diagnosen ICD 710–739 in der Gesamtzahl der Untersuchungen des vertrauensärztlichen Dienstes BRD, 1982–1984 (1982: n = 1241051, 1983: n = 1224565, 1984: n = 1255919)

der Muskeln und des Bindegewebes in den Wirtschaftsgruppen der Verwaltungen und Verkehrsbetriebe aufdecken. Während in Metallverarbeitung, Baugewerbe, Hüttenwesen und anderen Wirtschaftsgruppen diese Erkrankungen prozentual zum Bundesdurchschnitt abnehmen, finden sich im Bereich der Verwaltungen Zuwüchse von 50% über dem Bundesdurchschnitt (Tabelle 3). Diese Daten beweisen, daß offensichtlich nicht allein die Schwere körperlicher Beanspruchung für die Manifestation rheumatischer Leiden verantwortlich ist, sondern auch körperliche und geistige Anspannung sowie Monotonie in Arbeitsabläufen und -haltung zu Beschwerden degenerativ-rheumatischen Charakters führen. Erstaunliches zeigt dabei die Aufschlüsselung auf die Einzeldiagnosen innerhalb ICD 710–739. Bei über 60% der Begutachteten stehen Schmerzsyndrome bzw. degenerative Veränderungen der WS im Vordergrund (Abb. 7). Nur in knapp 10% der Fälle war die führende Diagnose eine degenerative Arthropathie und nur in 8% der Fälle eine Enthesiopathie, wie die sog. Periarthritis humeroskapularis, Epikondylitiden und andere.

Die eigentlich entzündlich-rheumatischen Erkrankungen (Abb. 8), wie primärchronische Polyarthritis, Spondylitis ancy-

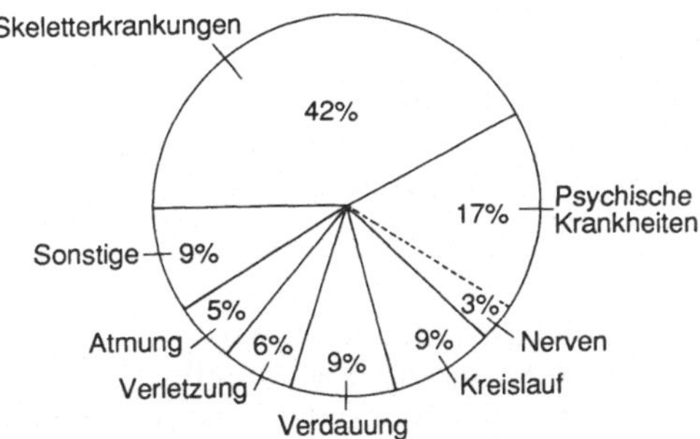

Abb. 5. Häufigkeit der wichtigsten Erkrankungen in der Statistik des vertrauensärztlichen Dienstes Hamburg, 1984 (n = 51 610)

Tabelle 3. Arbeitsunfähigkeitstage in Verbindung mit ausgewählten Krankheitsarten bezogen auf Wirtschaftsgruppen je 100 Pflichtmitglieder und Abweichungen zum Bundesergebnis

Wirtschaftsgruppe	AU-Tage	AU-Tage je Fall	AU-Tage bei ausgewählten Krankheitsarten		Abweichungen zum Bundesergebnis in %
Verwaltungen	2706	18	Kreislaufkrankheiten	319	+41,6
			Krankheiten der Verdauungsorgane	228	+10,4
			Skelett- und Muskelkrankheiten	781	+50,6
Verkehrsbetriebe	2193	18	Kreislaufkrankheiten	285	+26,4
			Krankheiten der Verdauungsorgane	224	+ 8,6
			Skelett- und Muskelkrankheiten	566	+ 9,2
Metall- verarbeitung	2003	15	Kreislaufkrankheiten	206	− 8,5
			Krankheiten der Verdauungsorgane	215	+ 4,0
			Skelett- und Muskelkrankheiten	499	− 3,9
Gewinnung und Verarbeitung von Steinen und Erden	1963	17	Kreislaufkrankheiten	251	+11,3
			Krankheiten der Verdauungsorgane	203	− 1,7
			Skelett- und Muskelkrankheiten	516	− 0,5
Leder-, Textil- und Bekleidungs- gewerbe	1966	16	Kreislaufkrankheiten	212	− 5,9
			Krankheiten der Verdauungsorgane	188	− 9,2
			Skelett- und Muskelkrankheiten	437	−15,8
Holz-, Papier- und Druck- gewerbe	1909	16	Kreislaufkrankheiten	213	− 5,6
			Krankheiten der Verdauungsorgane	190	− 8,3
			Skelett- und Muskelkrankheiten	450	−13,2
Chemische Industrie und Mineralöl- verarbeitung	1897	15	Kreislaufkrankheiten	197	−12,7
			Krankheiten der Verdauungsorgane	197	− 4,8
			Skelett- und Muskelkrankheiten	458	−11,6
Hüttenwesen	1847	17	Kreislaufkrankheiten	240	+ 6,5
			Krankheiten der Verdauungsorgane	218	+ 5,7
			Skelett- und Muskelkrankheiten	475	− 8,4
Nahrungs- und Genußmittel- gewerbe	1842	16	Kreislaufkrankheiten	177	−21,4
			Krankheiten der Verdauungsorgane	164	−20,5
			Skelett- und Muskelkrankheiten	455	−12,3
Baugewerbe	1780	18	Kreislaufkrankheiten	245	+ 9,2
			Krankheiten der Verdauungsorgane	202	− 2,5
			Skelett- und Muskelkrankheiten	463	−10,8
Handel-, Kredit- institute und Versicherungen	1704	16	Kreislaufkrankheiten	159	−29,3
			Krankheiten der Verdauungsorgane	146	−29,4
			Skelett- und Muskelkrankheiten	331	−36,3
Energie- und Wasserversorgung	1583	16	Kreislaufkrankheiten	210	− 6,7
			Krankheiten der Verdauungsorgane	141	−31,7
			Skelett- und Muskelkrankheiten	379	−26,9

losans und in gewissem Umfang Kollagenosen, haben am orthopädischen Begutachtungsgut des vertrauensärztlichen Dienstes nur einen kleinen und relativ konstanten Anteil von 3%. Dieser Anteil ist zwischen 1982 und 1984 sogar noch geringfügig zurückgegangen und liegt z. Z. bei 2,6% (Abb. 9). Sicher wäre es voreilig, hier auf einen Rückgang der entzündlich-rheumatischen Erkrankungen zu schließen. Vielmehr ist die Ursache dieses scheinbaren Rückgangs wohl darin begründet, daß die-

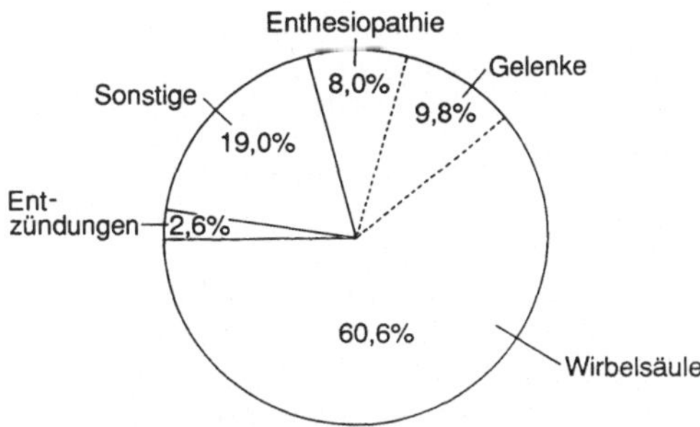

Abb. 7. Verteilung der Diagnosen ICD 710–739, BRD, 1984 (n = 473 710)

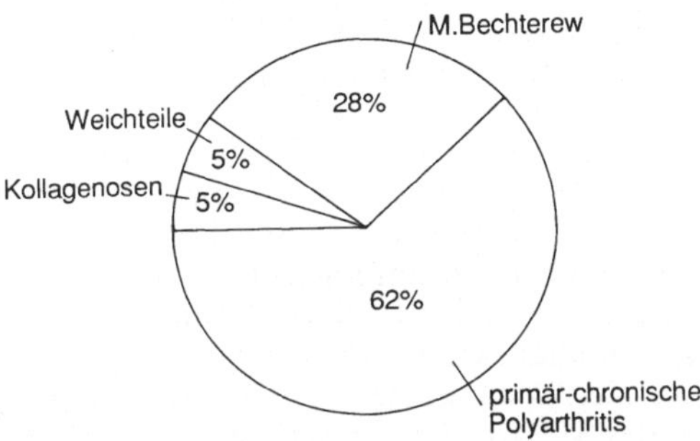

Abb. 8. Verteilung der Diagnosen bei den entzündlich-rheumatischen Erkrankungen BRD, 1984 (n = 12 506)

se Patienten heute therapeutisch effektiver und rehabilitativ frühzeitiger erfaßt werden, so daß diese Patientengruppe zunehmend am vertrauensärztlichen Dienst vorbeiläuft.

Entsprechend der vorrangigen Bedeutung degenerativ-rheumatischer Erkran-

kungen ist auch die altersmäßige Verteilung bei den begutachteten Patienten, die zwischen dem 40. und 50. sowie 50. und 60. Lebensjahr jeweils ein deutliches Maximum aufweist (Abb. 10). Die Tatsache, daß über ⅓ der begutachteten Patienten mit einem degenerativ-rheumatischen Leiden im 6. Lebensjahrzehnt steht, läßt Empfehlungen des vertrauensärztlichen Dienstes zur beruflichen Rehabilitation nur noch in erheblich begrenztem Umfange sinnvoll erscheinen. Dieser Gesichtspunkt leitet über zum Standort des vertrauensärztlichen Dienstes im Rehabilitationsgeschehen. Dazu einige Vorbemerkungen: Bis Ende der 60er Jahre diente der vertrauensärztliche Dienst (VäD) überwiegend der Kontrolle der Arbeitsunfähigkeit der berufstätigen Versicherten. So wurden zwischen 1962 und 1969 im vertrauensärztlichen Dienst der Landesversicherungsanstalt Freie und Hansestadt Hamburg durchschnittlich 20 000–40 000 Patienten pro Monat körperlich begutachtet. Das damalige Begutachtungsvolumen eines Monats entspricht heute dem fast eines Jahres.

Die entscheidende Zäsur in der Tätigkeit und auch im Selbstverständnis des vertrauensärztlichen Dienstes ist zurückzuführen auf zwei gesetzliche Änderungen, nämlich das Lohnfortzahlungsgesetz vom Juli 1969 sowie das Rehabilitationsangleichungsgesetz vom August 1974. Diese beiden Gesetzeswerke führten zur Neufassung des § 369 b Reichsversicherungsordnung, der wesentlichen rechtlichen Grundlage für die vertrauensärztliche Tätigkeit:

Abb. 9. Verteilung degenerativer und entzündlich-rheumatischer Erkrankungen ICD 710–739, BRD, 1982–1984 (1982: n = 416 157, 1983: n = 426 374, 1984: n = 473 710)

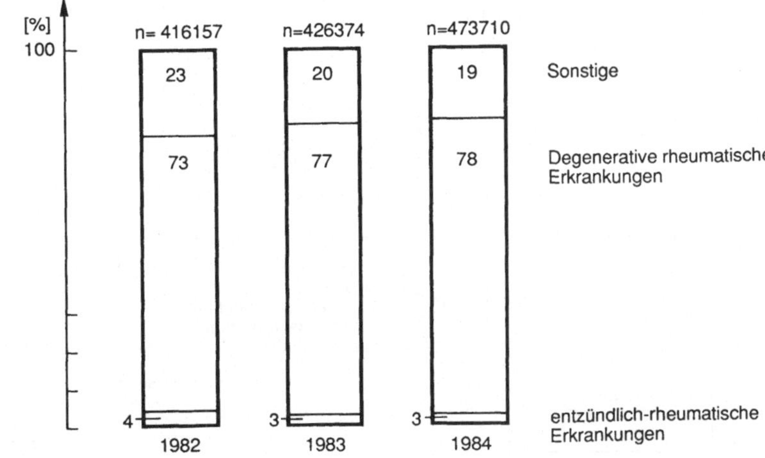

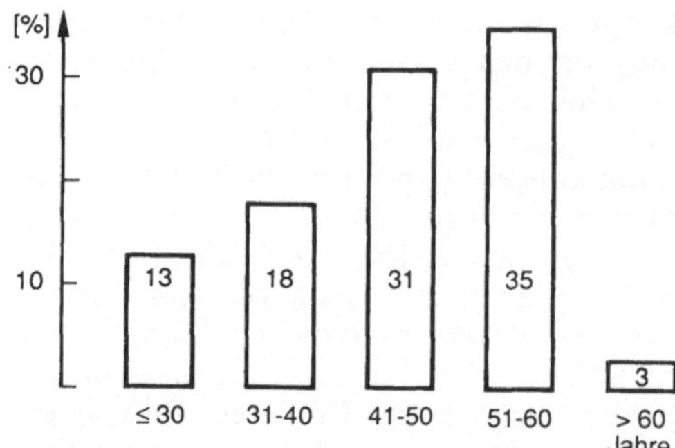

Abb. 10. Altersverteilung bei degenerativ-rheumatischen Erkrankungen ICD 710–739

§ 369 b RVO

(1) Die Kassen sind verpflichtet,

1. ...
2. eine Begutachtung der Arbeitsunfähigkeit durch einen Vertrauensarzt zu veranlassen, wenn es zur *Sicherung* des *Heilerfolges*, insbesondere zur *Einleitung* von *Maßnahmen* der Sozialleistungsträger für die Wiederherstellung der Arbeitsfähigkeit ... erforderlich erscheint ...
3. im Benehmen mit dem behandelnden Arzt eine Begutachtung durch den Vertrauensarzt zu veranlassen, wenn dies zur Einleitung von Maßnahmen zur *Rehabilitation,* insbesondere

zur Aufstellung eines *Gesamtplanes* nach § 5 Abs. 3 RehaAnglG vom 7. 8. 1974 (BGBl I S 1881), erforderlich erscheint.

Dem vertrauensärztlichen Dienst wuchs damit – jedenfalls von der Intention her – eine zentrale Stellung für die Anregung und Einleitung rehabilitativer Maßnahmen zu. Daß sich diese Bemühungen auf den Rheumakranken konzentrieren, ergibt sich zwangsläufig aus der sozialmedizinischen Bedeutung rheumatischer Erkrankungen wie aus der Zusammensetzung des Patientengutes im vertrauensärztlichen Dienst. Das Blockschema der Abb. 11 skizziert den Standort des vertrauensärztlichen Dienstes bei der Anregung und Einleitung von Rehabilitationsmaßnahmen.

In der Regel sind es gehäufte oder besonders langdauernde Arbeitsunfähigkeiten unter derselben Diagnose, die zunächst dem Kassenarzt auffallen dürften und den Gedanken an eine Rehabilitation nahelegen müßten. Offensichtlich ist es jedoch so, daß der Gedanke der Rehabilitation, der ja in der Medizin über lange Zeit ein gewisses Schattendasein führte, aus diesem in der täglichen Praxis noch nicht in wünschenswertem Maß herausgewachsen ist. In der Regel steht das aktuell-therapeutische Be-

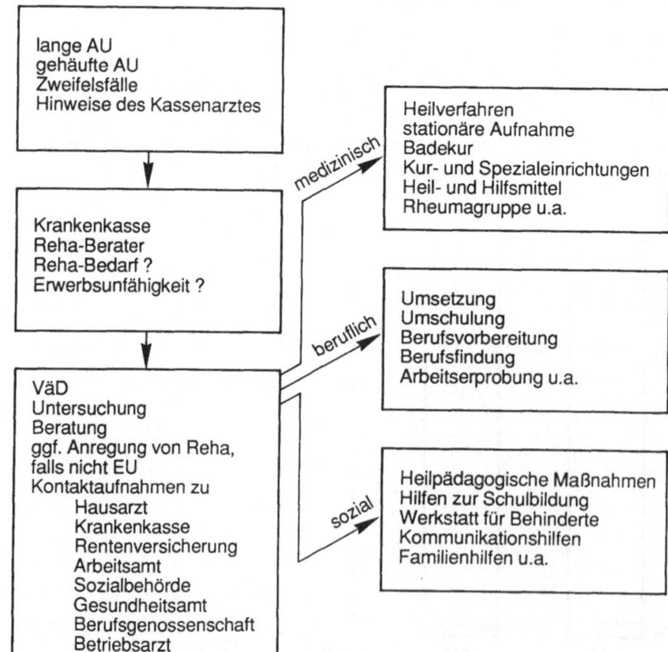

Abb. 11. Möglichkeiten der Rehabilitation

mühen ganz im Vordergrund; entsprechend selten werden von den Kassenärzten Mitteilungen nach § 368 s RVO an die Krankenkassen benutzt. Begünstigt wird dieser Umstand sicherlich auch dadurch, daß der überwiegend therapeutisch tätige Arzt über die vielfältigen Möglichkeiten der Rehabilitation in unserem gegliederten System der sozialen Sicherung und über die verschiedenen Zuständigkeiten und Trägerschaften vielleicht nicht ausreichend informiert ist. Es bleibt zu hoffen, daß durch die Vermittlung sozialmedizinischen Wissens in den ökologischen Kursen des Medizinstudiums wie durch die Aufnahme der Zusatzbezeichnung Sozialmedizin in den Weiterbildungskatalog sich diese Situation langfristig positiv verändert. In der Regel veranlassen erst die Krankenkassen kraft gesetzlicher Verpflichtung und in recht unterschiedlichen Umfang eine Vorstellung im vertrauensärztlichen Dienst. Hier können dann nach individueller Beratung und Abwägung weitergehende Empfehlungen zur Rehabilitation erfolgen. Dabei sind mit Rücksicht auf die Tatsache, daß die Einleitung einer Rehabilitation für den Rehabilitanden einschneidende finanzielle, soziale, psychische und andere Belastungen mit sich bringt, sorgfältige Abwägungen zwischen Gewünschtem und Machbarem notwendig. Auch werden die Möglichkeiten der Rehabilitation des Rheumakranken zunehmend durch gesamtwirtschaftliche wie auch gesellschafts- und sozialpolitische Vorgaben negativ beeinflußt und z. T. begrenzt. Stichworte seien in diesem Zusammenhang die Umschulung der älteren Rheumakranken zur Arbeitslosigkeit oder die bescheidenen Erfolgsaussichten der medizinischen Rehabilitation von über 55jährigen Patienten vor dem Hintergrund der Diskussion um den Vorruhestand.

Diese Gesichtspunkte müssen bei der Interpretation der Zahlen zur Aktivität des vertrauensärztlichen Dienstes im Rehabilitationsgeschehen sicher berücksichtigt werden, wenn bei den durchschnittlich 1,4 Mio. Begutachtungen pro Jahr nur in 12–13% der Fälle eine rehabilitative Maßnahme im weitesten Sinn empfohlen wird und in über 80% der Begutachtungen keine weitere Empfehlung folgte (Abb. 12). Neben den aufgeführten gesamtwirtschaftlichen

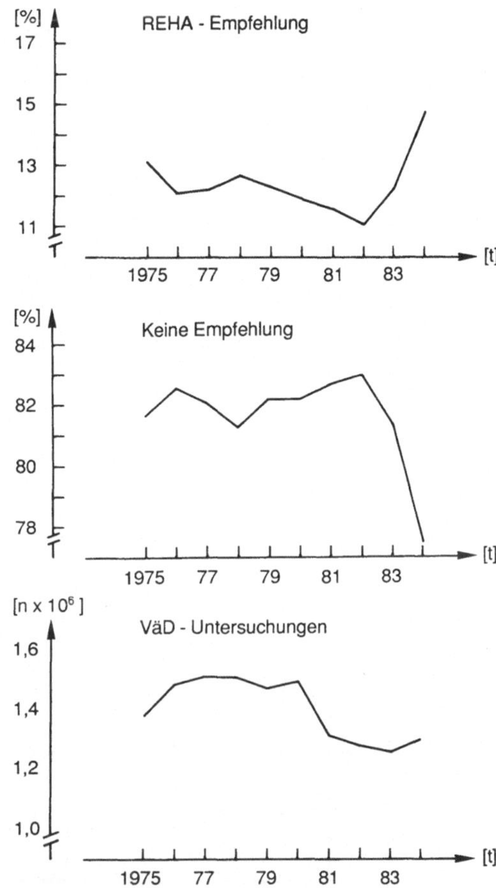

Abb. 12. Aktivität des vertrauensärztlichen Dienstes im Rehabilitationsgeschehen

wie gesellschafts- und sozialpolitischen Faktoren werden die Möglichkeiten eines effektiven REHA-Managements durch den vertrauensärztlichen Dienst aber auch durch krankenkassenpolitische Vorgaben eingeengt.

Wird von den Ortskrankenkassen noch jeder 13. arbeitsunfähig Kranke vorgeladen, so ist es bei den Ersatzkassen nur jeder 38. Arbeitsunfähige (s. folgende Übersicht)

Jeder wievielte AU-Fall wurde vom VäD begutachtet? (VÄD-Report 1978)

AOK	12,9
BKK	13,0
IKK	15,8
EK	37,8

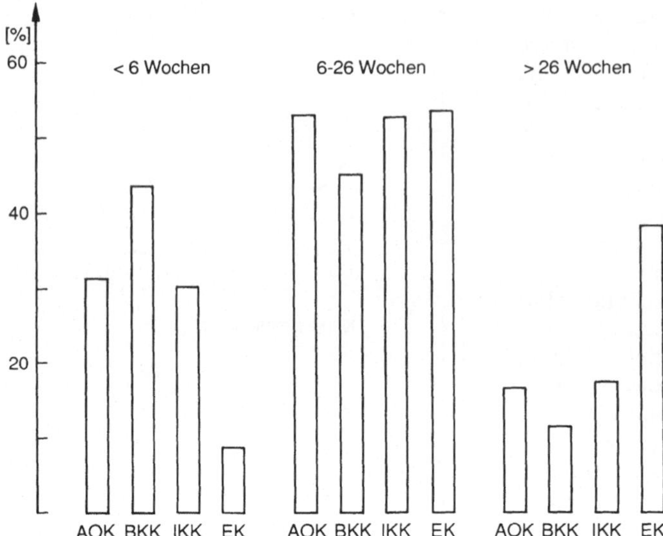

Abb. 13. AU-Dauer bis zur vertrauensärztlichen Begutachtung, 1982–1984

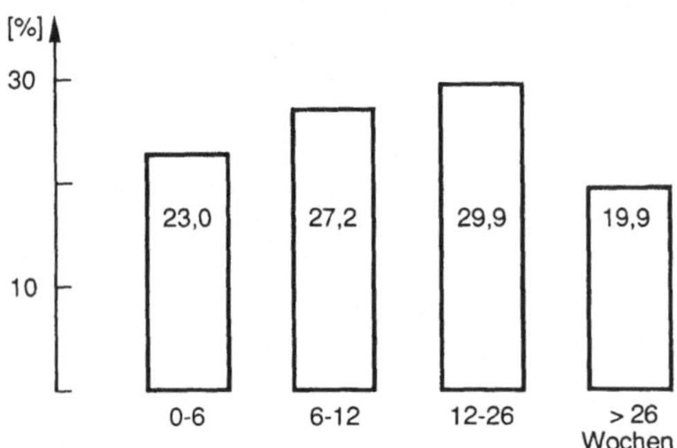

Abb. 14. AU-Dauer bis zur Rehabilitationsempfehlung, BRD, 1982–1984 (n = 100 811)

Bei knapp 40% der in einer Ersatzkasse versicherten Rheumakranken verstrichen über 26 Wochen bis zur ersten vertrauensärztlichen Begutachtung (Abb. 13). Dementsprechend waren knapp 20% der begutachteten Rheumatiker über ½ Jahr durchgehend arbeitsunfähig krank, bis eine Rehabilitationsmaßnahme empfohlen oder eingeleitet wurde (Abb. 14). In Anbetracht der bekannten negativen Auswirkungen der Langzeitarbeitsunfähigkeit mit psychosozialer wie beruflicher Desintegration, Krankheitsgewinn und Rentenbegehren scheint diese Tatsache unvertretbar und muß jeden sozialmedizinisch und in der Rehabilitation engagierten Arzt täglich aufs neue verbittern.

Zur ökonomischen Bedeutung rheumatischer Erkrankungen für die Rentenversicherung

F. W. Kaufmann

Die ökonomische Bedeutung der rheumatischen Erkrankungen für die Rentenversicherung spiegelt sich – aus der Sicht der Rentenversicherung – insbesondere in den für rheumakranke Versicherte erbrachten Rehabilitations- und Rentenleistungen wider. Diese sollen deshalb im folgenden dargestellt und erläutert werden. Dazu sind einige definitorische Vorbemerkungen erforderlich.

Die Leistungen der Rentenversicherung im gegliederten System der sozialen Sicherung dienen der Absicherung des Risikos des Verlustes oder der Minderung der Leistungsfähigkeit im Erwerbsleben, sei es infolge von Krankheit und Behinderung – was in diesem thematischen Zusammenhang interessiert – oder infolge von Alter oder Tod des Versicherten. Sie sind dabei an den Begriff der Erwerbsfähigkeit bzw. deren Minderung oder Aufhebung geknüpft und können nur bei Erfüllung bestimmter versicherungsrechtlicher und medizinischer Voraussetzungen gewährt werden. Es gilt der Grundsatz: Rehabilitation vor Rente.

Rehabilitationsleistungen durch die Rentenversicherung in Form von sog. stationären Heilbehandlungen in speziellen Rehabilitationseinrichtungen und/oder als berufsfördernde Maßnahmen kommen nur in Betracht, wenn im Indivdualfall mit hinreichender Erfolgsaussicht eine durch Krankheit oder Behinderung bedingte erhebliche Gefährdung der Erwerbsfähigkeit beseitigt oder eine bereits geminderte Erwerbsfähigkeit wesentlich gebessert oder wiederhergestellt bzw. Berufs- oder Erwerbsunfähigkeit abgewendet werden kann.

Rentenleistungen wegen Berufs- oder Erwerbsunfähigkeit (Invalidität) setzen voraus, daß durch Krankheit oder Behinderung die Erwerbsfähigkeit des Versicherten auf weniger als die Hälfte einer gesunden Vergleichsperson herabgesunken ist (Berufsunfähigkeit) oder auf nicht absehbare Zeit praktisch aufgehoben ist (Erwerbsunfähigkeit). Aufgrund der vom Bundessozialgericht geforderten „konkreten Betrachtungsweise" kann bei verschlossenem Teilzeitarbeitsmarkt eine Rentengewährung – zumindest auf Zeit – auch schon in Betracht kommen, wenn ein Versicherter aus gesundheitlichen Gründen zwar noch mehr als halbschichtig aber nicht mehr vollschichtig erwerbstätig sein kann.

Die Feststellung der medizinischen Voraussetzungen erfolgt durch eine ärztliche Begutachtung. Dabei ist als sozialmedizinischer Parameter für den rechtlichen Begriff der Erwerbsfähigkeit die verbliebene Gesamtleistungsfähigkeit des Versicherten (körperlich, geistig, seelisch) im Erwerbsleben auch unter Berücksichtigung einer ggf. bestehenden Multimorbidität zu ermitteln.

Für alle Rentenversicherungsleistungen gilt weiterhin das Antragsprinzip. Das Antragsverhalten der Versicherten unterliegt vielschichtigen Einflüssen. Die Erfahrungen sprechen dafür, daß hierbei auch die allgemeine Wirtschafts- und Arbeitsmarktlage und ihre Entwicklungen eine Rolle spielen.

Ob eine Krankheit – beispielsweise des rheumatischen Formenkreises – im Einzelfall zu einer Rehabilitations- oder Rentenleistung der Rentenversicherung führt, hängt somit von vielfältigen Bedingungen ab. Sie reichen von der Motivation und ggf. dem Leidensdruck des Versicherten, einen Antrag zu stellen, über die sozialmedizinisch feststellbaren Auswirkungen auf die Leistungsfähigkeit im Erwerbsleben und die Anforderungen der beruflichen Tätig-

keiten bis hin zur regionalen Arbeitsmarktlage.

Vor diesem Hintergrund müssen die in
den Jahresstatistiken des VDR ausgewiesenen Rehabilitationsleistungen und Renten-
gewährungen wegen Berufs- oder Erwerbsunfähigkeit durch die Rentenversicherungsträger beurteilt werden. Die krankheitsbezogene Aufgliederung dieser Doku-
mentationen basiert auf der Systematik des
ICD- Schlüssels in der 9. Revision. Die
„rheumatischen Krankheiten" sind dabei
zum Teil in verschiedenen Diagnosegruppen subsumiert. Soweit sie den Bewegungsapparat betreffen – und auf diese sollen die
Betrachtungen hier aus pragmatischen
Gründen begrenzt bleiben – sind sie in der
Gesamtgruppe der Krankheiten der Bewegungsorgane enthalten. Für die Leistungen
der Rentenversicherung hat diese Diagnosegruppe eine vorrangige Bedeutung. Als
Hauptindikation für die medizinischen Re-

habilitationsmaßnahmen stehen die
Krankheiten der Bewegungsorgane und
daraus resultierende Behinderungen seit
langem an 1. Stelle, weit vor den Rehabilitationsleistungen wegen Herz- und Kreis-
laufkrankheiten. Bei den Rentenzugängen
wegen Berufs- oder Erwerbsunfähigkeit
nehmen die Krankheiten der Bewegungsorgane den 2. Platz ein, und ihre Zahl hat
in den zurückliegenden Jahren stetig zugenommen. Die Leistungsentwicklungen weisen dabei geschlechts- und versicherungs-
zweigspezifische Unterschiede auf (vgl.
Abb. 1 und 2).

Die Abbildung 3 zeigt die Leistungsan-
teile der Diagnosegrundgruppe der Bewegungsorgane (BO) an den jeweiligen
Grundgesamtheiten des Jahres 1984. Bei
den stationären Heilbehandlungen waren
dies rund 40%, bei den BU/EU-Zugängen
lag der Anteil bei ca. 28%, jeweils für Männer und Frauen zusammengenommen.

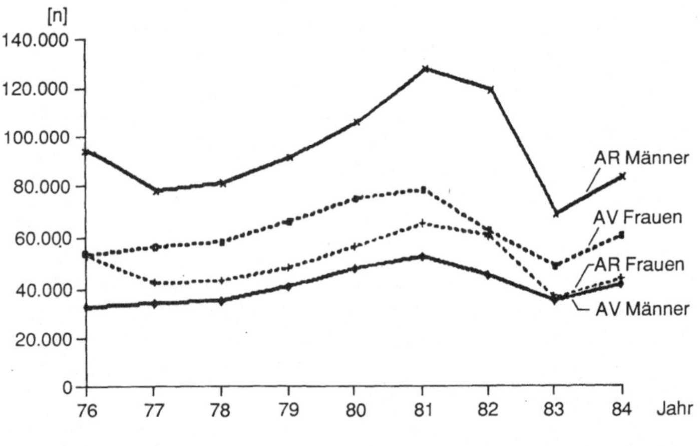

Abb. 1. Abgeschlossene stationäre Heilbehandlungen wegen Erkrankungen der Bewegungsorgane 1976–1984

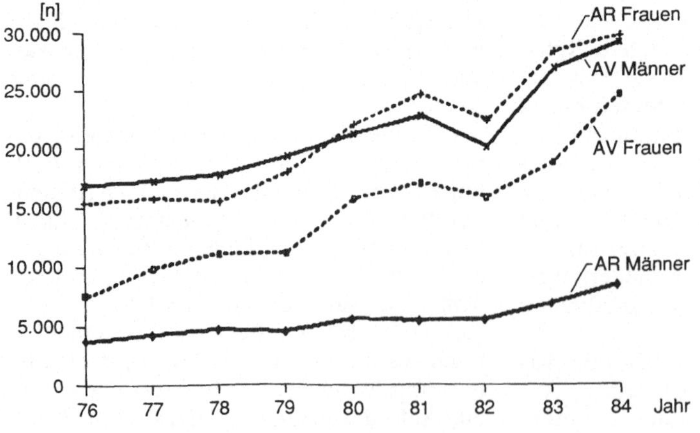

Abb. 2. BU-/EU-Zugänge wegen Krankheiten der Bewegungsorgane 1976–1984

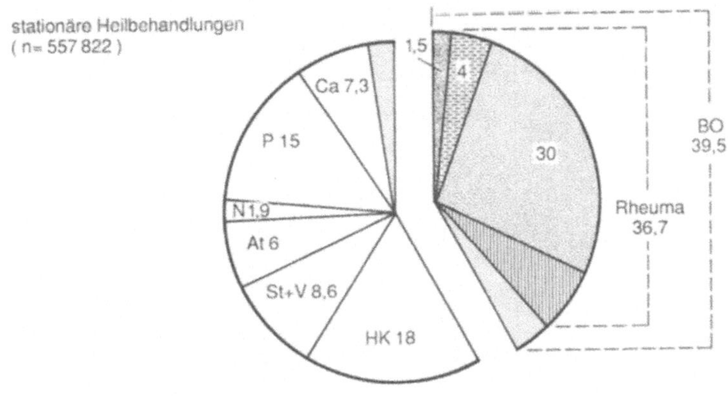

Abb. 3. Rheumaanteil an stationären Heilbehandlungen und BU-/EU-Zugängen 1984 (gesamte Rentenversicherung, Männer und Frauen)
BO Bewegungsorgane
HK Herz/Kreislauf
St + V Stoffwechsel und Verdauungsorgane
At Atmungsorgane
N Nerven
P psychische Krankheiten einschließlich Sucht
Ca Krebs

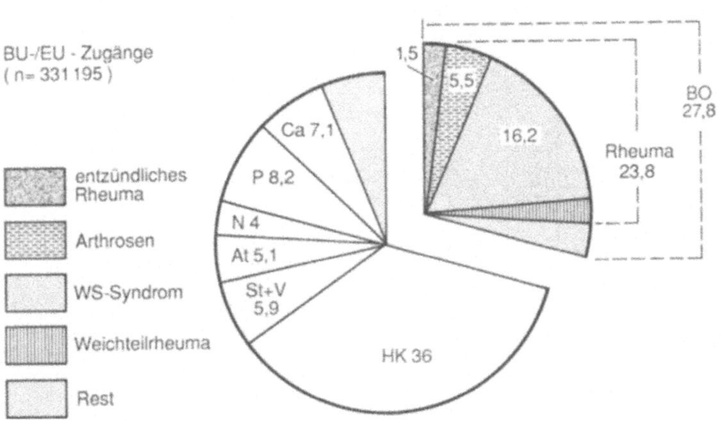

Eine differenzierte Aufgliederung (vgl. die herausgeschnittenen Kreissektoren in Abb. 3 und die Tabellen 1 und 2) ergibt, daß bei den stationären Heilbehandlungen über 90% der Fälle in der Gesamtgruppe der Erkrankungen der Bewegungsorgane den Erkrankungen des rheumatischen Formenkreises zuzuordnen sind. Sie machen mehr als ⅓ (ca. 37%) aller stationären Heilbehandlungen der Rentenversicherung aus und ca. 24% aller Rentenzugänge wegen BU/EU. Diese Relationen sind ebenfalls seit Jahren zu beobachten. Im Vordergrund stehen dabei die degenerativen Erkrankungen. Hieran haben die Wirbelsäulenveränderungen und -syndrome, einschließlich der Bandscheibenschäden, den größten Anteil (76% aller stationären Heilbehandlungen und 58% bei den BU/EU-Zugängen der Gesamtdiagnosegruppe). Es folgen die Arthrosen mit ca. 10% bei den stationären Heilbehandlungen und ca. 20% bei den BU/EU-Zugängen.

Der harte Kern der entzündlichen rheumatischen Erkrankungen (chronische Polyarthritis, M. Bechterew) spielt insbesondere bei den stationären Heilbehandlungen nur eine relativ geringe Rolle (ca. 4% der Maßnahmen bei Erkrankungen der Bewegungsorgane); bei den BU/EU-Zugängen sind es ca. 5% dieser Krankheitsgruppe. Gerechnet auf die Gesamtzahl der Leistungen machen die entzündlichen rheumatischen Erkrankungen jedoch bei den stationären Heilbehandlungen und bei den BU/EU-Zugängen nur jeweils 1,5% aus. Andererseits ist bei den entzündlichen rheumatischen Krankheiten das Rentenzugangsalter eher niedriger (bei M. Bechterew im Mittel um 50 Jahre), so daß bei der i. allg. nicht eingeschränkten Lebenserwartung von einer längeren Rentenlaufzeit auszugehen ist.

Die Detailzahlen in den Tabellen 1 und 2 zeigen neben geschlechtsspezifischen Unterschieden z. T. Differenzen in den Zahlenverhältnissen zwischen Angestellten-

Tabelle 1. Stationäre Heilbehandlungen durch die Rentenversicherung wegen rheumatischer Krankheiten der Bewegungsorgane 1984. (Nach VDR-Statistik)

| ICD | Diagnosen | ARV | | | | | | AV | | | | | | RV gesamt (einschließlich BKn) | | |
| | | Männer | | | Frauen | | | Männer | | | Frauen | | | Männer und Frauen | | |
		n	[%]	[%]	n	[%]	[%]	n	[%]	[%]	n	[%]	[%]	n	[%]	[%]
	Gesamt (ohne Tbc)	196681	100		98773	100		112489	100		137105	100		557882	100	
	Diagnosegruppe Bewegungsorgane (ohne Malignome)	80654	41	100	40957	41,5	100	38501	34,2	100	57619	42	100	220098	39,5	100
714	Chronische Polyarthritis	1044	0,5	1,3	1029	1	2,5	484	0,4	1,3	1224	0,9	2,1	4034	0,7	1,8
720	M. Bechterew	1922	1	2,4	229	0,2	0,6	1658	1,5	4,3	638	0,5	1,1	4536	0,8	2,1
721–724	Dorsopathien (ohne M. Bechterew)	60475	30,7	75	31507	32	77	28372	25,2	73,7	43333	31,6	75,2	167244	30	76
715	Arthrosen	7852	4	9,7	3978	4	9,7	4356	3,9	11,3	6039	4,4	10,5	22499	4	10,2
725–729	Rheumatismus (ausgenommen Rücken)	2306	1,2	2,9	1328	1,3	3,2	1088	1	2,8	1574	1,1	2,7	6366	1,1	2,9
	„Rheumatische" Erkrankungen der Bewegungsorgane gesamt	73599	37,4	91,3	38071	38,5	93	35958	32	93,4	52808	38,5	91,6	204679	36,7	93

Erläuterungen: *ARV* Arbeiterrentenversicherung, *AV* Angestelltenversicherung, *RV gesamt* Rentenversicherung insgesamt, *BKn* Bundesknappschaft

Tabelle 2. BU/EU-Zugänge in der RV wegen rheumatischer Krankheiten der Bewegungsorgane 1984. (Nach VDR-Statistik; Abkürzungen wie in Tabelle 1)

ICD	Diagnosen	ARV						AV						RV gesamt (einschließlich BKn)		
		Männer			Frauen			Männer			Frauen			Männer und Frauen		
		n	[%]	[%]	n	[%]	[%]	n	[%]	[%]	n	[%]	[%]	n	[%]	[%]
	Gesamt (ohne Tbc)	110713	100		99554	100		38306	100		71852	100		331194	100	
	Diagnosegruppe Bewegungsorgane (ohne Malignome)	28387	25,6	100	28978	29	100	7776	20,3	100	23854	33,2	100	92000	27,8	100
714	Chronische Polyarthritis	628	0,6	2,2	1443	1,4	4,9	217	0,6	2,8	1327	1,8	5,6	3659	1,1	4
720	M. Bechterew	576	0,5	2,0	120	0,1	0,4	284	0,7	3,6	143	0,2	0,6	1172	0,4	1,3
721–724	Dorsopathien (ohne M. Bechterew)	15669	14,2	55,2	16423	16,5	56,6	4592	12	58,9	15138	21,1	63,3	53500	16,2	58
715	Arthrosen	5616	5	19,7	6757	6,8	23,3	1333	3,5	17	4239	5,9	17,7	18320	5,5	19,9
725–729	Rheumatismus (ausgenommen Rücken)	1032	0,9	3,6	468	0,5	1,6	138	0,4	1,8	320	0,4	1,3	2045	0,6	2,2
	„Rheumatische" Erkrankungen der Bewegungsorgane gesamt	23521	21,2	82,8	25211	25,3	87	6564	17,1	84,1	21167	29,4	88,5	78696	23,8	85,4

und Arbeiterrentenversicherung. Hinzu kommen noch weitere regionale Unterschiede, wie sie z. B. in der Rheumastudie Bad Bramstedt gerade auch für den Flächenstaat Schleswig-Holstein und den Stadtstaat Hansestadt Hamburg besonders deutlich wurden. Auf die vielfältigen Einflußmöglichkeiten für unterschiedliches Antragsverhalten wurde bereits hingewiesen. Besonders bei den Rentenleistungen ist auch zu berücksichtigen, daß Funktionseinschränkungen der Bewegungsorgane sich hinsichtlich der Leistungsfähigkeit in Berufstätigkeiten mit stärkerer körperlicher Belastung zwangsläufig stärker auswirken als beispielsweise in Angestelltenberufen mit geringer körperlicher Beanspruchung.

Die vorgenannten statistischen Angaben betreffen nur die als sog. Hauptleiden verschlüsselten „ersten" Diagnosen, die somit aus der Sicht des Arztes in der Rehabilitationseinrichtung bzw. bei einer Berentung wegen Erwerbsminderung im Vordergrund standen. Bei der Multimorbidität der überwiegend bereits im 5. bzw. bei den BU-EU-Rentenzugängen im 6. Lebensjahrzehnt stehenden Versicherten kommt den Erkrankungen des rheumatischen Formenkreises und ihren Folgen aber auch als zusätzlichen und begleitenden Gesundheitsstörungen besondere Bedeutung zu. Insbesondere die degenerativen Erkrankungen des rheumatischen Formenkreises stehen als sog. Zweit- und Drittdiagnose ebenfalls an erster Stelle. Sie spielen somit praktisch bei allen Rehabilitationsmaßnahmen, auch wenn diese unter einer anderen Hauptindikation durchgeführt werden, eine wichtige Rolle, ebenso als zusätzlicher Einflußfaktor auf die Gesamtleistungsfähigkeit für BU/EU-Rentengewährungen.

Bei den berufsfördernden Maßnahmen in Form von beruflicher Anpassung, Fortbildung, Ausbildung oder Umschulung liegen die nur global erfaßten Erkrankungen der Bewegungsorgane ebenfalls weit an der Spitze. 1984 wurden ca. 19000 Maßnahmen bei den Männern und ca. 3000 Maßnahmen bei den Frauen abgeschlossen; das waren jeweils ca. 55% der Gesamtzahl dieser Berufsförderungsmaßnahmen der Rentenversicherungsträger. Eine Differenzierung nach Einzeldiagnosen ist aus der vorliegenden Statistik nicht möglich.

Unter Berücksichtigung der skizzierten Selektionsbedingungen (wie Versichertenstatus – und z. T. damit zusammenhängendem Alter und Geschlecht –, leistungsrechtliche Zielsetzungen, Antragstellung) spiegelt sich in den dargestellten Rentenversicherungsleistungen insgesamt wohl weitgehend die allgemeine, durch die Häufigkeit von Verschleißerscheinungen sowie Schmerzen und Leidensdruck charakterisierte Morbiditätslage an rheumatischen Erkrankungen in vergleichbaren Bevölkerungsgruppen wider.

Problematischer als die differenzierte Erfassung der einzelnen Leistungsfälle wegen rheumatischer Erkrankungen ist die Ermittlung der daraus resultierenden Kosten, weil sie, ähnlich wie z. B. in der Krankenversicherung, nicht krankheitsgruppen- oder gar diagnosebezogen dokumentiert werden. Eine eindeutige Kostenzuordnung wäre bei der geschilderten Multimorbidität in einem großen Teil der Fälle auch kaum möglich. Die unter gesundheitsökonomischen Aspekten interessierenden krankheitsspezifischen Kosten können daher allenfalls grob orientierend abgeschätzt werden.

Für die stationären Heilbehandlungen lassen sich unter Verzicht auf die Berücksichtigung der im Einzelfall unterschiedlichen Erfordernisse hinsichtlich Verweilzeiten, Art der Rehabilitationseinrichtungen mit ihren jeweiligen Pflegesätzen, Notwendigkeit und Umfang von Übergangsgeldzahlungen etc. die Durchschnittskosten aller stationären Heilbehandlungen zugrundelegen bzw. ein dem Anteil der Maßnahmenzahlen wegen rheumatischer Krankheiten entsprechender Prozentsatz der Gesamtaufwendung für stationäre Heilbehandlungen. Für die in der Tabelle 1 ausgewiesene Gesamtzahl von ca. 205000 Maßnahmen wegen rheumatischer Erkrankungen, die einem Anteil von ca. 37% aller stationären Heilbehandlungen entsprechen, sind danach für 1984 Kosten von ca. 1,2 Mrd. DM zu schätzen. Das ist ca. $\frac{1}{3}$ der gesamten Rehabilitationsausgaben der Rentenversicherung. Es ist jedoch zu berücksichtigen, daß 1984 die Maßnahmenzahlen gegenüber dem Tief der beiden Vorjahre zwar wieder etwas angestiegen sind, jedoch noch deutlich unter den früheren

Werten lagen (vgl. Abb. 1) und nach den bisherigen Antragsentwicklungen für 1985 höher anzusetzen sind, wobei – zumal bei gleichzeitigem generellen Kostenanstieg – mit einem noch größeren Kostenvolumen zu rechnen sein wird.

Für die nach Art und Dauer und damit auch hinsichtlich der Kosten sehr unterschiedlichen Berufsförderungsmaßnahmen ist eine differenziertere Abschätzung nicht möglich. Wenn man sehr grob vereinfachend unter Berücksichtigung der vorgenannten abgeschlossenen Maßnahmenzahlen wegen Erkrankungen der Bewegungsorgane nur ⅓ der Jahresausgaben für Berufsförderungsmaßnahmen wegen rheumatischer Krankheiten ansetzt, so ergibt sich ein Volumen von ca. 90 Mio. DM.

Außerordentlich schwierig ist auch die Ausgabenschätzung für BU/EU-Renten wegen Erkrankungen des rheumatischen Formenkreises, und zwar zum einen, weil die individuelle Rentenhöhe bekanntermaßen in Abhängigkeit von den Beitragszeiten, Beitragsdichte und Beitragshöhe sowie Ausfall- und Ersatzzeiten außerordentlich variieren kann, zum andern, weil eine diagnosegruppenbezogene Zuordnung lediglich für den BU-EU-Zugang des laufenden Jahres, nicht aber für den Rentenbestand möglich ist. Um überhaupt eine Vorstellung von der annähernden Größenordnung der Ausgaben für BU/EU-Renten bei „Rheuma" zu ermöglichen, sei grob vereinfachend – und nur sehr bedingt zulässig – unterstellt, daß auch im Gesamtbestand der BU/EU-Rentner der Anteil derjenigen, die ihre Rente wegen Erkrankung des rheumatischen Formenkreises erhalten, den gleichen Prozentsatz ausmacht wie bei den BU-/EU-Rentenzugängen 1984. Dieser Anteil zeigte in den letzten Jahren nur relativ geringe Veränderungen mit leicht steigenden Tendenzen. Unberücksichtigt müssen jedoch anteilmäßige Verschiebungen innerhalb des Rentenbestandes bleiben, die z. T. infolge längerer Rentenlaufzeiten bei rheumatischen Krankheiten gegenüber anderen Berentungsdiagnosen z.B. bei Malignomen eintreten können. Bei einem Gesamtbestand von 2,48 Mio. BU-/EU-Rentnern in der Rentenversicherung insgesamt am 01. 01. 1984 würde dies ca. 595 000 BU/EU-Empfänger wegen Erkrankungen des rheumatischen Formenkreises bedeuten. Unter Zugrundelegung des durchschnittlichen monatlichen Zahlungsbetrags für Männer und Frauen in den einzelnen Versicherungszweigen 1984 ergibt sich dann rechnerisch als Jahresausgabe für entsprechende BU-/EU-Rentenleistungen der Rentenversicherung insgesamt ein Schätzbetrag von ca. 4,74 Mrd. DM einschließlich des Anteils für die Krankenversicherung der Rentner (KVdR). Das entspricht ca. 22% der Gesamtausgaben für BU/EU-Renten mit KVdR-Zuschuß und ca. 3% des gesamten Rentenleistungsvolumens (mit KVdR-Zuschuß) in der Rentenversicherung 1984.

Aufgrund der dargestellten Hochrechnung für Rehabilitations- und Rentenleistungen können die Gesamtaufwendungen der Rentenversicherung bei Versicherten mit Erkrankungen aus dem rheumatischen Formenkreis für 1984 somit auf etwa 6 Mrd. DM geschätzt werden. Das sind ca. 3,5% der Gesamtausgaben der gesetzlichen Rentenversicherung 1984. Nachdrücklich ist aber nochmals auf die nur sehr groben Schätzungsmöglichkeiten infolge der aus verschiedenen (z. T. auch datenschutzrechtlichen) Gründen fehlenden direkten und diagnosebezogenen Ausgabenzuordnungen hinzuweisen.

Die dargestellten Größenordnungen zeigen jedoch, daß die rheumatischen Erkrankungen mit ihren zumeist chronischen Verlaufsformen auch aus der Perspektive des Leistungsbereichs der Rentenversicherung zu den volkswirtschaftlich „teuren" Volkskrankheiten gehören. Sie bleiben deshalb auch von daher eine Herausforderung zur weiteren Verbesserung der präventiven, kurativen und rehabilitativen Möglichkeiten. In diesem Zusammenhang ist auch auf das gemeinsam von Renten- und Krankenversicherung entwickelte Konzept zur Förderung der wohnortnahen Betreuung von Rheumakranken in Rheumatherapiegruppen hinzuweisen. Die Rentenversicherungsträger erbringen danach jetzt in den erforderlichen Fällen im Anschluß an eine stationäre Rehabilitationsmaßnahme zumindest für 6 Monate auch Leistungen zum ambulanten Funktionstraining, um die Rehabilitationsergebnisse längerfristig zu sichern und weiter zu verbessern.

Effektivität von Heilmaßnahmen bei rheumatischen Erkrankungen

G. Binzus, G. Josenhans

Einleitung

Wir berichten über den Langzeitverlauf der Arbeits- (AU), Berufs- (BU) und Erwerbsunfähigkeit (EU) von 1967 bis 1979 bei Probanden mit Krankheiten des rheumatischen Formenkreises im Vergleich zwischen ambulanter und stationärer Behandlung. Das Ziel unserer Untersuchungen war die Klärung der Fragen, ob und wie man mit den genannten sozialmedizinischen Faktoren die *Effektivität verschiedener Behandlungsmethoden* messen kann und welche Fehlerquellen dabei zu berücksichtigen sind. Die Grundlage dieser Arbeit bilden die Beobachtungsergebnisse von ca. 400 000 Probanden (340 000 Fälle mit ambulanter und 61 000 Fälle mit stationärer Behandlung) aus Schleswig-Holstein und der Freien und Hansestadt Hamburg.

Material und Methoden

Die sozialmedizinische Verlaufsstudie erfolgte in Zusammenarbeit der Rheumaklinik Bad Bramstedt, der Allgemeinen Ortskrankenkassen und LVA Schleswig-Holstein und der Freien und Hansestadt Hamburg und des Verbandes der deutschen Rentenversicherungsträger (VDR) Frankfurt. Das Untersuchungsobjekt waren pflichtversicherte Erwerbstätige aus der Region Hamburg und Schleswig-Holstein mit Arbeitsausfallzeiten, stationären Behandlungen, Berufs- oder Erwerbsunfähigkeitsrenten wegen Erkrankungen des rheumatischen Formenkreises. Die Untersuchungsdauer betrug in Hamburg 6 Jahre (1974–1979) und in Schleswig-Holstein 13 Jahre (1967–1979). Der Versichertenbestand der Ortskrankenkassen repräsentiert im Durchschnitt ¾ aller Pflichtversicherten in Norddeutschland. Der relative Versichertenanteil der Ortskrankenkassen ist in Hamburg geringer als in Schleswig-Holstein und bei Männern kleiner als bei Frauen.

Die sozialmedizinischen Daten der 5 Untersuchungsstellen wurden mit Hilfe des Geschlechts, der Geburtsdaten und der Anfangsbuchstabenkombinationen des Familiennamens der Probanden zusammengeführt zu einer *Rheumadatei.* Die Zuordnungsfehler waren kleiner als 1:50 000 und damit die Ergebnisfehler ($< 0,01\%$) zu vernachlässigen.

Die Behandlung der Rheumatiker erfolgte bei ca. 85% der Fälle ausschließlich *ambulant* durch die Hausärzte. Um genügend große Gruppen stationär behandelter Patienten zu erhalten, war eine längere Beobachtung notwendig. Die stationäre Behandlung erfolgte in *Krankenhäusern* der Regelversorgung oder in *Sanatorien,* die Behandlungen für Rentenversicherungsträger durchführen, sowie in der *Rheumaklinik* Bad Bramstedt. Im letzteren Falle wurden Diagnosen und andere klinische Daten registriert. Wegen der benötigten großen Stichproben wurden 4 rheumatologische Hauptdiagnosegruppen gebildet:
- *Spondylose* (degenerative Wirbelsäulenerkrankungen),
- *Arthrose* (degenerative Gelenkerkrankungen),
- *Arthritis* (entzündliche Gelenkerkrankungen wie chronische Polyarthritis)

– *Spondylitis* (entzündliche Wirbelsäulenerkrankungen wie Spondylitis ankylosans)

Die Probandenzahlen und Durchschnittsalter der verschiedenen Grppen sind in Tabelle 1 aufgeführt und die Altersverteilungen der Behandlungsgruppen in Abb. 1 dargestellt.

Von epidemiologischer Bedeutung ist, daß 44% der Männer und 28% der Frauen bzw. durchschnittlich 37% der Versicherten wegen rheumatischer Beschwerden erfaßt wurden. Dieser Anteil deckt sich mit früheren Angaben von Belart über die Häufigkeit rheumatischer Erkrankungen in der ärztlichen Praxis und darf daher als repräsentativ gelten.

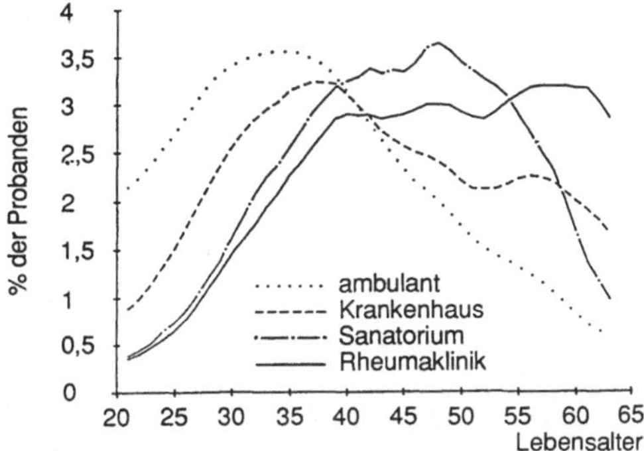

Abb. 1. Altersverteilung der Behandlungsgruppen. Gesamtzahl der 21- bis 65jährigen Probanden jeweils 100%

Tabelle 1. Probandenzahlen absolut (*n*) und relativ (%) sowie Durchschnittsalter und Standardabweichung (*s*) der verschiedenen Gruppen nach Behandlungsarten und Diagnosen

Untersuchungsland	Fälle mit Arbeitsunfähigkeiten wegen Rheuma							
	Männer				Frauen			
	n	[%]	Alter	*s*	*n*	[%]	Alter	*s*
Hamburg	88 717	(32,7)	41,1	11,6	35 221	(27,0)	43,6	12,2
Schleswig-Holstein	182 770	(67,3)	43,5	12,5	95 035	(73,0)	46,2	13,1
Behandlungsart								
Ambulant	232 611	(85,7)	41,3	11,8	107 977	(82,9)	43,5	12,4
Stationär	38 876	(14,3)			22 279	(17,1)		
Rheumaklinik	25 043	(9,2)	53,1	11,6	13 683	(10,5)	56,6	10,2
Krankenhaus	10 815	(4,0)	48,3	12,3	5 997	(4,6)	54,2	12,7
Sanatorium	9 273	(3,4)	50,2	10,0	5 019	(3,9)	52,4	9,1
Diagnosen								
Spondylose	12 975	(51,8)	51,2	11,0	5 991	(43,8)	54,6	9,6
Arthrose	6 521	(26,0)	57,2	9,8	4 194	(30,7)	59,2	8,3
Arthritis	1 157	(4,6)	52,2	13,0	1 732	(12,7)	57,4	11,4
Spondylitis	824	(3,3)	44,5	10,5	103	(1,8)	48,1	10,0
Andere Diagnosen	3 566	(14,3)	–	–	1 663	(12,1)	–	–
Gesamt	271 487	(100)	42,7	12,3	130 256	(100)	45,5	12,9
Geschlechtsverteilung		(67,6%)				(32,4%)		

Ergebnisse

Die Beurteilung der Effektivität stationärer Heilmaßnahmen über die sozialmedizinischen Faktoren Arbeits-, Berufs- und Erwerbsunfähigkeit ist aus 3 Gründen problematisch:

Man kann die Auswirkungen einer Krankheit und ihren Verlauf nicht allein an AU, BU oder EU einschätzen. Z. B. schließen sich im Einzelfall AU und EU gleichzeitig aus. Ein Rückgang der AU-Zeit kann wegen Gesundung oder Invaliditätseintritt zustande kommen. Man muß deshalb die sozialmedizinischen Meßgrößen auf einen Standardmaßstab bringen und zusammen-

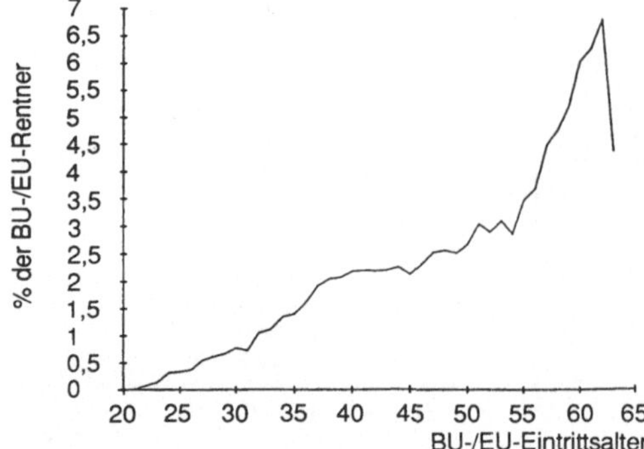

Abb. 2. Prozentverteilung der Zugangsalter der BU-/EU-Rentner wegen Rheuma. Gesamtzahl der 21- bis 65jährigen Probanden 100%

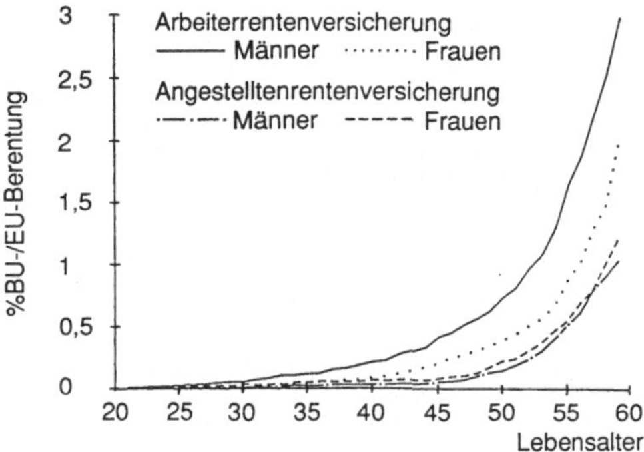

Abb. 3.   Relative BU-/EU-Berentungsquoten 1979 über das Lebensalter der sozialversicherungspflichtigen Bevölkerung der BRD

fassen. Eine Zusammenfassung von AU und EU ist möglich, wenn man vom EU-Beginn an mit 365 AU-Tagen pro Jahr rechnet. Bei statistischer Betrachtungsweise sollte man nunmehr vom Gesamterwerbsausfall EA durch AU und EU sprechen. Diese Zusammenfassung haben wir vorgenommen, um zu einer Gesamtbewertung zu gelangen.

Die Vergleichbarkeit von Probandengruppen mit unterschiedlichen Behandlungsarten ist wegen großer Differenzen der Altersverteilungen (Abb. 1) stark eingeschränkt. Die Auswahlkriterien für die Behandlungsarten führen zwangsläufig zu einer Selektion. Da mit zunehmendem Lebensalter die Wahrscheinlichkeit einer stationären Behandlung immer größer wird, ist der Anteil älterer Probanden in der Ver-

gleichsgruppe der ausschließlich ambulant behandelten Probanden klein bzw. das Durchschnittsalter das niedrigste aller Gruppen. Die Verteilungen der stationären Gruppen weisen auch sehr große Differenzen auf.

Das Durchschnittsalter steigt von der ambulanten Gruppe über die Krankenhaus- und Sanatoriumsgruppe bis zur Rheumaklinikbehandlung an. Wegen der Charakteristika der Verläufe der BU/EU. (Abb. 2) bei den Erkrankungen des rheumatischen Formenkreises nehmen überproportional mit dem Durchschnittsalter der Untersuchungsgruppen die Meßgrößen für die Krankheitsfolgen zu und machen direkte Vergleiche damit unmöglich.

Bei den Erkrankungen des rheumatischen Formenkreises kommt es nur selten zur Heilung. Der Erwerbsausfall steigt im statistischen Mittel mit der Krankheitsdauer bzw. dem Lebensalter an. Der Therapieeinfluß kann nicht durch auffällige Rückgänge des Erwerbsausfalls erkannt werden. Als Wirksamkeitskriterium kann nicht der Krankheitsverlauf vor und nach Therapiemaßnahmen benutzt werden, wie es bei anderen Erkrankungen manchmal möglich scheint. Man braucht andere Vergleichskriterien und muß vor allem die zu vergleichenden Daten von Altersverteilungsunterschieden befreien.

Unterschiede der Altersverteilung werden ausgeschaltet, wenn man statt der Absolutzahlen der Berentungen die prozentuale Berentungsquote, nämlich das Verhältnis der Berentungszahl zur Gesamtzahl der gleichaltrigen Probanden miteinander vergleicht. Abbildung 3 zeigt die BU-/EU-Berentungsquoten der Männer und Frauen von den Arbeiter- und Angestelltenrentenversicherungen im Jahre 1979 in bezug auf die jeweilige Vergleichsbevölkerung der BRD.

Die Berentungsquoten scheinen mit dem Lebensalter exponentiell anzusteigen, deshalb müßten bei einer halblogarithmischen Darstellungsweise (Lebensalter linear und Berentungsquote logarithmisch) gerade Kurven entstehen. Die Abb. 4 zeigt, daß dies tatsächlich der Fall ist (der Übersichtlichkeit wegen haben wir auf die ebenfalls sich gerade abbildenden Kurven der Angestellten verzichtet). Korrelationsrechnun-

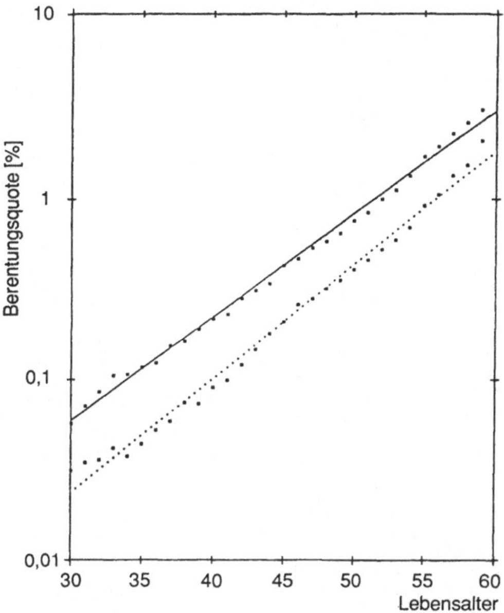

Abb. 4. Entwicklung der Berentungsquoten über das Lebensalter bei Männern und Frauen im Jahr 1979. Die Berentungsquoten der Männer (Qam) und Frauen (Qaf) sind als Funktionen des Lebensalters (La) beschreibbar:
log Qam = 0,0565 $*$ La − 2,924; r = 0,997
log Qaf = 0,0625 $*$ La − 3,505; r = 0,995

Tabelle 2. Eintrittszeitpunkte 37%iger Anteile bei der Arbeits- und Erwerbsunfähigkeit sowie beim Erwerbsausfall nach dem Verlauf von 3 Jahren vor bis 3 Jahre nach einer stationären Behandlung von 1969 bis 1976

Gruppe		Eintrittsalter in Jahren		
		AU	EU	EA
Ambulant	M:	248,47	49,47	55,45
	F:	239,93	?	?
Krankenhaus	M:	64,32	50,95	51,82
	F:	71,97	58,55	59,36
Sanatorium	M:	72,28	52,25	53,08
	F:	80,28	54,87	56,70
Rheumaklinik	M:	74,75	54,91	55,67
	F:	83,18	59,06	59,94
Spondylose	M:	79,94	53,51	54,63
	F:	94,37	58,16	59,36
Arthrose	M:	72,65	58,46	58,89
	F:	83,62	61,48	62,25
Arthritis	M:	62,69	53,46	53,70
	F:	72,21	61,04	61,30
Spondylitis	M:	61,27	45,38	48,14
	F:	52,86	49,44	50,10

gen haben gezeigt, daß mittels Exponentialfunktionen der Verlauf der Berentungsquoten über das Lebensalter mit einem Fehler < 1% beschrieben werden kann und damit eine brauchbare Methode zur Ausschaltung von Verteilungsdifferenzen beim Lebensalter der Untersuchungsgruppen gegeben ist.

Bei halblogarithmischer Darstellung der Berentungsquoten über das Lebensalter ergeben sich gerade Kurvenscharen, womit erwiesen ist, daß die Verläufe durch Exponentialfunktionen gut beschreibbar sind. Somit ist man in der Lage, durch exponentielle Approximation der Berentungsquoten an das Lebensalter 2 statistisch definierte Parameter abzuleiten, die unabhängig von den Altersverteilungen der Gruppen und dadurch vergleichbar sind. Wir können hier nicht näher auf die mathematische Seite eingehen und nur feststellen, daß ein Parameter die maximale Berentungsquote im 65. Lebensalter beschreibt und der andere ein charakteristisches Lebensalter wiedergibt, zudem die Berentungsquote 1/e bzw. ca. 37% der maximalen Berentungsquote erreicht hat. Letzterer Wert kann näherungsweise mit dem bekannten durchschnittlichen Rentenzugangsalter verglichen werden.

Mittels der beiden genannten Exponentialparameter kann man für jede Gruppe ermitteln, zu welchem Zeitpunkt AU, EU oder EA die 37%-Marke von 365 AU-Tagen pro Jahr erreicht, und damit den Vergleich auf einen einzigen Wert reduzieren. Die Tabelle 2 zeigt die Ergebnisse dieser Berechnungen für AU, EU und EA für die verschiedenen Behandlungs- und Diagnosegruppen der Rheumatiker. Wegen des relativ kleinen Anteils weisen die Werte für AU etwas abstrakte Größen auf. Bei EU tritt zuerst bei der ambulanten, dann bei Krankenhaus-, Sanatoriums- und zuletzt bei Rheumaklinikbehandlung ein 37%iger EU-Anteil ein. Der Zeitunterschied beträgt bei Männern 5½ Jahre. Große Differenzen sind beim Vergleich von Männern und

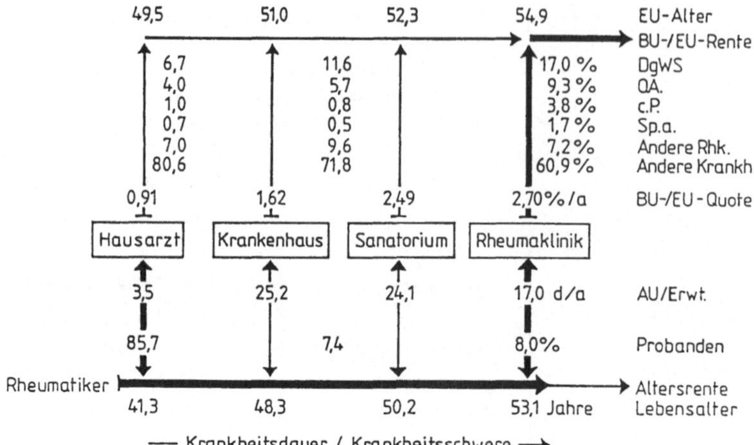

Abb. 5. Das EU-/EA-Verhältnis als Verlaufskriterium

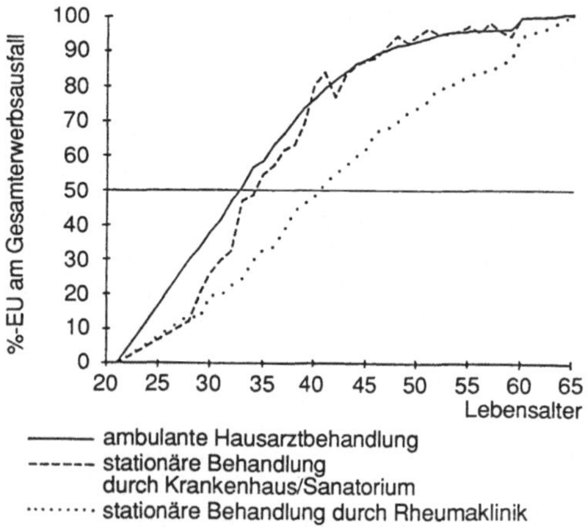

Abb. 6. Altersverlauf des relativen EU-Anteils bei verschiedenen Behandlungsarten

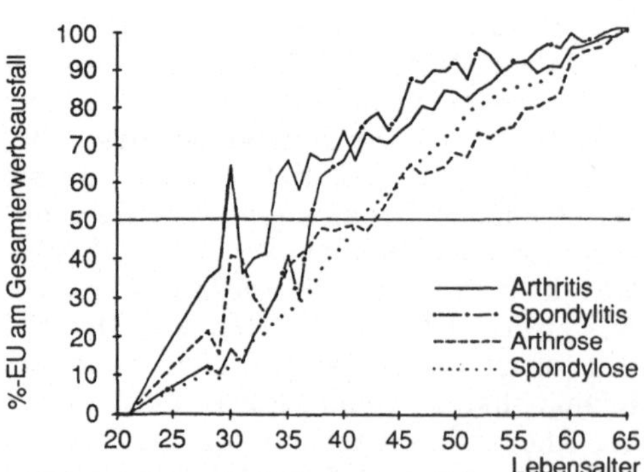

Abb. 7. Altersverlauf des relativen EU-Anteils bei verschiedenen Diagnosegruppen

Frauen und bei den Diagnosen feststellbar. Der Vergleich von AU mit EU und letztlich mit EA läßt erkennen, welchen Einfluß die Selektion der Schweregrade der rheumatischen Krankheiten hat. Der AU-Verlauf resultiert nämlich von der Teilmenge der leichteren und der EU-Verlauf von der Teilmenge der schweren Fälle.

Beim Vergleich der Daten bei AU und EU wird erkennbar, daß die Gruppen unterschiedliche Schweregrade der rheumatischen Erkrankungen aufweisen. Auch differenzierte Analysen der EU-Rentenursachenverteilungen der verschiedenen Untersuchungsgruppen zeigten (Abb. 5), daß die Rheumaklinikgruppe wesentlich höhere Anteile schwerkranker Rheumatiker als die anderen Gruppen aufweist. Damit wird deutlich, daß die Eliminierung der Differenzen bei den Altersverteilungen allein nicht ausreichen kann, um die Gruppen vergleichbar zu machen.

Eine andere Vergleichsmethode ist gegeben, wenn man den Verlauf des prozentualen EU-Anteils am gesamten Erwerbsausfall über das Lebensalter darstellt. Dabei werden die Schweregraddifferenzen der Gruppen, die sich in unterschiedlichen EA-Werten widerspiegeln, ausgeschaltet. Mit Hilfe des 50%igen EU-Anteils an den EA-Daten scheint es uns sogar möglich, einen Vergleich pathogenetisch sehr unterschiedlicher rheumatischer Erkrankungen in bezug auf die Behandlungseffektivität durchzuführen.

Abbildung 6 zeigt die Verläufe bei 3 Behandlungsarten. Man erkennt deutlich, daß in der Rheumaklinikgruppe erst 5–8 Jahre nach der ambulanten oder anderen stationären Behandlungsgruppe die EU 50% des Erwerbsausfalls ausmacht. Ist das die gesuchte Effektivität?

Macht man denselben Vergleich für die verschiedenen Diagnosegruppen bei gleicher Behandlungsart durch die Rheumaklinik (Abb. 7), dann findet man am frühesten bei der chronischen Polyarthritis, dann bei Spondylitis ankylosans und etwa gleichzeitig und fast 10 Jahre später bei den degenerativen Gelenk- und Wirbelsäulenerkrankungen einen 50%igen EU-Anteil am Gesamterwerbsausfall. Diese Reihenfolge entspricht am besten den klinischen Erfahrungen über den Verlauf und die therapeutische Beeinflußbarkeit der Erkrankungen des rheumatischen Formenkreises, so daß wir annehmen dürfen, daß dieses Beurteilungskriterium am ehesten Effektivitätsvergleiche verschiedener Behandlungsmaßnahmen zuläßt.

Man sollte versuchen, weitere Untersuchungen zu den methodischen und Effektivitätsfragen durchzuführen. Einen Teil der Problematik und ihrer Lösungsmöglichkeiten haben wir hier aufzeigen können.

Multifaktorielle Verfahren der Ursachenforschung bezogen auf rheumatische Erkrankungen

J. Berger

Vorausschickend sei angemerkt, daß ich nicht auf dem Gebiet der Rheumaforschung tätig bin. Neue, fachwissenschaftliche Ergebnisse der Rheumaforschung können von diesem Beitrag nicht erwartet werden. Im Vordergrund stehen methodisch-statistische Gesichtspunkte, wobei ich mich besonders auf ein neues Verfahren, die Kovarianzselektion, beschränken will. Zur Erläuterung dieser Methode werde ich mich teilweise auf Daten beziehen, die mir freundlicherweise von der Projektgruppe Rheumaforschung der Abteilung Medizinische Soziologie des Universitätskrankenhauses Eppendorf aus dem Projekt „Arbeitsbedingungen, Gesundheitsverhalten und rheumatische Erkrankungen" zur Verfügung gestellt werden.*

Die Idee, dieses Thema hier zu behandeln, geht auf meine beratende Tätigkeit zurück, bei der ich feststellen mußte, daß bei der Anwendung statistischer Verfahren und der Interpretation der aus diesen Modellrechnungen gewonnenen Ergebnisse teilweise Unklarheiten bestehen.

Aus der Vielfalt der Methoden habe ich exemplarisch die Zusammenhangsanalyse ausgewählt. Neben der Berechnung des arithmetischen Mittels, der Standardabweichung, der Durchführung des t-Testes beim Mittelwertsvergleich erfreut sich die Korrelationsrechnung unter den Praktikern einer großen Beliebtheit. Der Grund dafür liegt sicher in der einfachen Durchführbarkeit dieser Rechnung mittels heute vorhandener Taschenrechner bzw. Personalcomputers.

---

* An dieser Stelle möchte ich mich bei der Projektleiterin, Frau Prof. Dr. H. Kaupen-Haas, und ihren Mitarbeiterinnen und Mitarbeitern für ihr Entgegenkommen bedanken.

Auf die logische Schwierigkeit, aus der statistisch nachgewiesenen Korrelation auf eine möglicherweise dahinterstehende Kausalität zu schließen, hat schon vor über 20 Jahren mein verehrter Lehrer, Prof. Dr. S. Koller, in seinem Aufsatz über „Typisierung korrelativer Zusammenhänge" hingewiesen (Koller 1963).

Liegen zwei quantitative Merkmale vor, die der Modellannahme nach auch noch bivariat normal verteilt sein sollten, so beinhaltet bekanntlich der empirische Korrelationskoeffizient r ein Maß für die „Straffheit des Zusammenhangs" dieser Merkmale. In der ätiologischen Forschung werden häufig zahlreiche Merkmale als potentielle Verursacher der zu erforschenden Krankheit betrachtet. Sind diese Merkmale quantitativ erfaßbar und läßt sich auch das Zielmerkmal „Krankheit" auf einer derartigen Skala messen, so wird der Untersucher zur Beschreibung des Zusammenhangs zwischen der Krankheit und den einzelnen Einflußgrößen die entsprechenden Korrelationskoeffizienten berechnen.

Betrachten wir das nachstehende Beispiel, in dem für die 3 hypothetischen Einflußgrößen A, B und C die Korrelationen mit dem Zielmerkmal K dargestellt sind:

Tabelle 1. Marginale Korrelation zwischen K und den Merkmalen A, B und C

	K	A	B	C
K	1,00	0,72	0,63	0,90

Wie man sieht, zeigen alle 3 Merkmale eine medizinisch auch bedeutsame Korrelation mit dem Zielmerkmal K. Was läßt sich aber aus diesen Zahlen über die Zusammenhangsstruktur ableiten?

Betrachten wir dazu noch die Korrelation der sog. Prädiktoren untereinander.

Tabelle 2. Korrelationsmatrix der 4 Merkmale

	K	A	B	C
K	1,0	0,72	0.63	0.90
A		1,0	0,56	0,80
B			1,0	0,70
C				1,0

Man erkennt, daß die Prädiktoren offensichtlich nicht voneinander unabhängig sind, d. h. wenn sich eine Merkmalausprägung bei einer Person ändert, werden sich auch die anderen Merkmalausprägungen bei dieser Person verändern. In unserem Beispiel kann die hohe Korrelation zwischen den Merkmalen K und A auch durch den Zusammenhang zwischen den Prädiktoren bedingt sein. Wenn man die Korrelation zwischen den Merkmalen K und A studieren will, ohne durch den Einfluß der beiden anderen Merkmale gestört zu werden, so kann man 2 Wege beschreiten:

1. Man bildet entsprechend den Ausprägungen der Merkmale B und C Klassen und berechnet den Korrelationskoeffizienten für K und A nur innerhalb der einzelnen Klassen. Oder:
2. Man bestimmt jeweils die multiple Regression für die Merkmale K und A in Abhängigkeit von B und C und rechnet auf diese Weise die Ausgangswerte von K und A auf einen für alle Individuen einheitlichen Wert von B und C um. Erst danach bestimmt man den Korrelationskoeffizienten für die mittels der Regression umgerechneten Werte von K und A.

Welchen Weg man beschreitet, hängt von verschiedenen Faktoren ab. Der 1. Weg hat den Vorteil, daß man feststellen kann, ob die Korrelation sich mit den verschiedenen Ausprägungen der Merkmale B und C ändert. Er verlangt aber große Stichproben. Bei dem 2. Weg genügen zwar kleine Fallzahlen, dafür muß man aber gewisse theoretische Voraussetzungen machen. Entschließt man sich für den 2. Weg, so kommt man auf den bereinigten oder partiellen Korrelationskoeffizienten. Er errechnet sich

im Beispiel mit 3 bzw. 4 Merkmalen nach folgenden Formeln:

$$r_{KA/C} = \frac{r_{KA} - r_{KC}\, r_{AC}}{\sqrt{(1 - r_{KC}^2)\,(1 - r_{AC}^2)}},$$

$$r_{KA/BC} = \frac{r_{KA/C} - r_{KB/C}\, r_{AB/C}}{\sqrt{(1 - r_{KB/C}^2)\,(1 - r_{AB/C}^2)}}$$

$$= \frac{r_{KA/B} - r_{KC/B}\, r_{AC/B}}{\sqrt{(1 - r_{KC/B}^2)\,(1 - r_{AC/B}^2)}}.$$

Hierbei stehen hinter dem Strich im Index die Merkmale, deren Einfluß auf den Zusammenhang der vor dem Schrägstrich stehenden Variablen man rechnerisch ausschaltet. Für die partielle Korrelation $r_{KA/BC}$ sagt man auch, es sei die Korrelation zwischen A und K, wenn man die Merkmalausprägungen von B und C konstant hält.

Aus den in Tabelle 3 eingetragenen partiellen Korrelationskoeffizenten von Null erkennt man, daß die Merkmale A und B mit dem Merkmal K nicht assoziiert und daß sie untereinander ebenfalls unkorreliert sind. Die eingangs betrachteten, unbedingten Korrelationen zwischen den Prädiktoren A und B und dem Zielmerkmal K werden über die Abhängigkeit dieser Merkmale von dem 4. Merkmal C vermittelt.

In diesem einfachen Modell lassen sich die Korrelationen zwischen A und B einerseits und diejenigen dieser Prädiktoren mit dem Merkmal K andererseits multiplikativ aus den Korrelationen r_{CA}, r_{CB} und r_{CK} berechnen.

$$r_{KA} = r_{KC} \cdot r_{AC} = 0{,}9 \cdot 0{,}8 = 0{,}76$$

$$r_{AB} = r_{AC} \cdot r_{BC} = 0{,}8 \cdot 0{,}7 = 0{,}56.$$

Tabelle 3. Partielle Korrelationskoeffizienten (oberer Teil), Inverse der Korrelationsmatrix (unterer Teil)

	K	A	B	C
K	+5,26	0	0	0,73
A	0	2,78	0	0,47
B	0	0	1,96	0,38
C	−4,74	−2,22	−1,37	8,00

An dieser Stelle sei festgehalten, daß sich die Abhängigkeitsstruktur nicht in der eigentlichen Korrelationsmatrix ausdrückt, sondern in derjenigen der partiellen Korrelationskoeffizienten. Es läßt sich zeigen, daß man die partiellen Korrelationskoeffizienten sehr einfach aus der sog. Inversen der Korrelationsmatrix nach folgender Formel berechnen kann:

$$r_{ij/U} = \frac{-r^{ij}}{\sqrt{r^{ii}\,r^{jj}}}\,.$$

Hierbei werden mit dem hochgestellten Index die invertierten Elemente der Korrelationsmatrix bezeichnet. (Diese Elemente werden auch Konzentrationen genannt.) Mit U ist in diesem Fall die Menge der restlichen Variablen bezeichnet. So erhält man:

$$r_{KC/AB} = \frac{-(-4{,}74)}{\sqrt{5{,}26 \cdot 8{,}0}} = 0{,}73\,.$$

Partielle Nullkorrelationen deuten sich folglich durch Nullen an der entsprechenden Stelle der Inversen der Korrelationsmatrix an.

Der Vollständigkeit halber sei darauf hingewiesen, daß eine marginale Nullkorrelation nicht auf einen fehlenden Zusammenhang zwischen 2 Merkmalen schließen läßt, wie ich Ihnen anhand des nachstehenden Beispieles mit 3 Variablen demonstrieren kann (Tabelle 4).

Wie Sie sehen, ist die marginale Korrelation zwischen den Merkmalen Y und Z null; betrachtet man aber die partiellen Korrelationskoeffizienten, so erkennt man, daß diese beiden Merkmale in Wirklichkeit negativ korreliert sind.

Ein statistisches Hilfsmittel, um diese interessanten Zusammenhänge zu durchleuchten, stellt die auf Demster zurückgehende *Kovarianzselektion* dar. Im Zuge der Kovarianzselektion versucht man festzustellen, welche Korrelationen in den Daten wirklich vorhanden sind, also nicht weiter reduziert und erklärt werden können, und welche Korrelationen durch den Einfluß der anderen Größen vermittelt werden (Anm.: Der Ausdruck „Kovarianzselektion" kommt daher, daß sich die Kovarianz zwischen 2 Merkmalen X und Y durch die Korrelation ausdrücken läßt: KOV (X, Y) $= s_X \cdot s_Y \cdot r_{XY}$, man also auch mit den Varianzen rechnen kann).

Die Kovarianzselektion verläuft nach folgendem Schema: Zunächst wird festgestellt, welche partielle Korrelation unter allen den kleinsten Wert hat. Diese wird dann *modellmäßig* auf Null gesetzt. Sodann wird die gesamte Korrelationsmatrix neu geschätzt. Hierbei zeigt die Theorie, daß sich besonders einfache Sachverhalte ergeben, wie wir es im vorstehenden Beispiel schon gesehen haben. Im nächsten Schritt wird erneut ein geeigneter partieller Korrelationskoeffizient zu Null gesetzt und die Schätzung wiederholt. Dies wird schrittweise so lange fortgeführt, bis signifikante Diskrepanzen zu den Daten auftreten, die Korrelationsmatrix also nicht mehr befriedigend an die Daten angepaßt werden kann.

Die Leistungsfähigkeit dieses Modells zur Aufdeckung der Zusammenhangsstruktur möchte ich Ihnen abschließend an konkreten Datensätzen demonstrieren. Im Rahmen des vorstehend genannten Forschungsvorhabens wurden u. a. folgende Merkmale bei 196 weiblichen Verwaltungsangestellten erhoben bzw. aus einer Vielzahl anderer Variablen abgeleitet:

1. Subjektiver Index der rheumatischen Erkrankungszeichen der Halswirbelsäule.
2. Objektiver Index der rheumatischen Erkrankungszeichen der Halswirbelsäule.
3. Subjektiver Index der rheumatischen Erkrankungszeichen der Schultern.
4. Subjektiver Index der rheumatischen Erkrankungszeichen der Hände.
5. Ein zusammenfassendes Merkmal zur Beschreibung von Kopfschmerzen.
6. Alter der Person zur Zeit der Erstuntersuchung.
7. Index „Bewegungsspielraum": räumlicher Bewegungsspielraum, Vielfalt der Tätigkeit, geringe Zwangshaltung.

Tabelle 4. Marginale und partielle Korrelationskoeffizienten

	X	Y	Z
X		0,5	0,3
Y	0,52		
Z	0,35	−0,18	0

8. Index „Entscheidungsspielraum bei der Arbeitsausführung".

9. Index „Betriebliche Einflußchancen".

10. Index „Zeitlicher Handlungsspielraum": Arbeitszeit und Pausen, zeitliche Arbeitsgestaltung.

11. Index „Leistungsdruck": Arbeitsintensität, Intensität der Kontrolle, Leistungserfassung.

12. Index „Arbeitsplatzbehinderungen": Arbeitserschwernisse, Verständnisprobleme bei der Tätigkeit.

13. Belastungsindex für die Beschaffenheit des Bürostuhls.

14. Belastungsindex „Maschineschreiben": ergometrische Einrichtung des Schreibmaschinentisches, technischer Handlungsspielraum, Haltung beim Schreiben, Anteil des Maschineschreibens an der Arbeitszeit.

Beispiel 1

Im 1. Beispiel fragen wir nach der Zusammenhangsstruktur der Merkmale:

1. Subjektive rheumatische Beschwerden in der Halswirbelsäule.
2. Subjektive rheumatische Beschwerden in den Schultern.
3. Subjektive rheumatische Beschwerden in den Händen.
4. Kopfschmerzen.
5. Alter der Probanden.
6. Bewegungsspielraum.
7. Belastung durch den Bürostuhl.
8. Belastung durch Maschineschreiben.

Die Matrix der beobachteten Korrelationskoeffizienten (oberhalb der Diagonalen) und der partiellen Korrelationskoeffizienten (unterhalb der Diagonalen) enthält die obere Hälfte der Tabelle 5.

Tabelle 5. Beobachtete und mit den Daten noch zu vereinbarende einfache Zusammenhangsstruktur. *Oberer Teil:* Beobachtete Korrelationen und partielle Korrelationen. *Unterer Teil:* Angenommene partielle Korrelationen und geschätzte Korrelationen. *Oberhalb der Diagonalen:* Korrelationsmatrix. *Unterhalb der Diagonalen:* Matrix der partiellen Korrelationen

	HWS (subjektiv)	Schultern	Hände	Kopfschmerz	Alter	Bewegung	Bürostuhl	Maschine-schreiben
	1	2	3	4	5	6	7	8
1		0,64	0,39	0,42	0,25	−0,15	0,15	0,01
2	0,49		0,52	0,23	0,24	−0,14	0,16	0,06
3	0,08	0,38		0,16	0,10	−0,06	0,06	0,04
4	0,37	−0,04	0,01		−0,02	−0,12	−0,02	0,04
5	0,16	0,09	−0,03	−0,12		−0,01	0,25	−0,01
6	−0,06	−0,04	−0,04	−0,05	0,05		−0,19	−0,47
7	0,05	0,06	−0,02	−0,07	0,21	−0,13		0,15
8	−0,09	0,02	0,03	0,02	−0,01	−0,45	0.08	

Vereinfachte Zusammenhangsstruktur

Modell 12/14/15/23/57/68   p = 0,21

	1	2	3	4	5	6	7	8
1		0,64	0,33	0,42	0,25	0	0,06	0
2	0,53		0,52	0,27	0,16	0	0,04	0
3	0	0,42		0,14	0,08	0	0,02	0
4	0,33	0	0		0,11	0	0,03	0
5	0,18	0	0	0		0	0,25	0
6	0	0	0	0	0		0	−0,45
7	0	0	0	0	0,24	0		0
8	0	0	0	0	0	−0,45	0	

Insgesamt sind die Korrelationen nicht sehr groß. Sie liegen jedoch im Wertebereich, wie man sie häufiger bei epidemiologischen Studien beobachtet. In der partiellen Korrelationsmatrix deuten sich Nullkorrelationen an. Besonders sei auf das Verschwinden der Korrelation zwischen den Beschwerden der Halswirbelsäule (1) und denjenigen in den Händen (3) und zwischen Alter (5) und rheumatischen Erkrankungen der Schultern (2) hingewiesen.

Die Kovarianzselektion führt zu folgenden Zusammenhangsstrukturen – wobei es innerhalb der Krankheitsvariablen Abhängigkeiten gibt zwischen:

1. Rheumatischen Erkrankungen in der Halswirbelsäule (1) und den Schultern (2).
2. Rheumatischen Erkrankungen in der Halswirbelsäule (1) und Kopfschmerzen (4).
3. Rheumatischen Erkrankungen in den Schultern (2) und den Händen (3).

Von den potentiellen Prädiktoren weist nur das Alter (5) einen Bezug zu den rheumatischen Erkrankungen der Halswirbelsäule (1) auf.

Darüber hinaus bestehen Abhängigkeiten zwischen dem Alter (5) und dem Belastungsindex des Bürostuhls (7) sowie dem Bewegungsindex (6) und der Schreibmaschinentätigkeit (8).

Somit bleiben von den 28 möglichen Korrelationen nur 6 als relevant übrig.

Legt man diese aufgeführte Zusammenhangsstruktur zugrunde, so lassen sich die beobachteten Korrelationskoeffizienten hinreichend genau berechnen, wie der untere Teil der Tabelle 5 zeigt.

Beispiel 2

Im 2. Beispiel soll der Zusammenhang zwischen den folgenden Merkmalen untersucht werden:

1. Objektive rheumatische Beschwerden im Halswirbelbereich.
2. Alter.
3. Bewegungsspielraum.
4. Entscheidungsspielraum.
5. Betriebliche Einflußnahme.
6. Zeitlicher Handlungsspielraum.
7. Leistungsdruck.
8. Arbeitsbehinderung.
9. Bürostuhlindex.

Die beobachteten Korrelationskoeffizienten (oberhalb der Diagonalen) und die partiellen Korrelationskoeffizienten (unterhalb der Diagonalen) sind in der Tabelle 6 wiedergegeben. Auch in diesem Beispiel sind die Korrelationskoeffizienten nicht sehr groß. Man erkennt aber, daß der partielle Zusammenhang zwischen rheumatischen Beschwerden im Halswirbelbereich und der Arbeitsplatzbehinderung gegenüber den marginalen Korrelationskoeffizienten deutlich größer ausfällt. Andererseits ist die partielle Korrelation zwischen den Merkmalen „Entscheidungsspielraum" (4) und „Arbeitsplatzbedingung" (8) mit 0,15 deutlich kleiner als die entsprechende marginale Korrelation von 0,34.

Die Modellsuche führt zu folgender einfacher Zusammenhangsstruktur:

der *1. Komplex* (126) umfaßt die Merkmale:
Halswirbelsäule (1) – Alter (2) – zeitlicher Handlungsspielraum (6) [0,44].
2. Komplex (1234):
Halswirbelsäule (1) – Alter (2) – Bewegungsspielraum (3) – Entscheidungsspielraum (4) [0,45].
3. Komplex (1238):
Halswirbelsäule (1) – Alter (2) – Bewegungsspielraum (3) – Arbeitsbehinderung (8) [0,47].
4. Komplex (1345):
Halswirbelsäule (1) – Entscheidungsspielraum (4) – betriebliche Einflußnahme (5) – Bewegungsspielraum (3) [0,24].
5. Komplex (1457):
Halswirbelsäule (1) – Entscheidungsspielraum (4) – betriebliche Einflußnahme (5) – Leistungsdruck (7) [0,25].
6. Komplex:
Alter (2) – Bewegungsspielraum (3) – Bürostuhlindex (9).

Es bleiben somit nur 19 von 36 möglichen Paarkorrelationen erhalten. Die beobachteten Korrelationen lassen sich alle aus diesen Korrelationen ableiten.

Von den 9 in diese Auswertung aufgenommenen Merkmalen zeigt nur der Bürostuhlindex keinen Zusammenhang mit den objektiv festgestellten rheumatischen Er-

Tabelle 6. Beobachtete und mit den Daten noch zu vereinbarende einfache Zusammenhangsstruktur. *Oberer Teil:* Beobachtete Korrelationen und partielle Korrelationen. *Unterer Teil:* Angenommene partielle Korrelationen und geschätzte Korrelationen. *Oberhalb der Diagonalen:* Korrelationsmatrix. *Unterhalb der Diagonalen:* Matrix der partiellen Korrelationen

	HWS (objektiv) 1	Alter 2	Bewegungsspielraum 3	Entscheidungsspielraum 4	Betriebliche Einflußnahme 5	Zeitlicher Handlungsspielraum 6	Leistungsdruck 7	Arbeitsbehinderung 8	Bürostuhlindex 9
1		0,40	−0,21	−0,12	−0,17	−0,13	0,13	−0,01	0,05
2	0,44		−0,01	−0,15	−0,13	0,12	0,02	−0,11	0.25
3	−0,23	0,25		0,50	0,26	0,12	0,16	0,45	−0,19
4	0,07	−0,13	0,35		0,06	−0,04	−0,39	0,34	−0,16
5	−0,09	−0,12	0,26	0,04		0,05	0,27	0,11	0,03
6	−0,15	0,13	0,13	−0,06	0,0		0,03	−0,02	0,09
7	0,15	−0,04	−0,06	−0,37	0,33	0,04		−0,04	0,03
8	0,15	−0,18	0,39	0,15	−0,05	−0,05	0,09		0,01
9	0,09	0,28	−0,25	−0,06	0,13	0,07	−0,06	0,18	

Vereinfachte Zusammenhangsstruktur

Modell 126/1234/1238/1345/1457/239   p = 0,12

	1	2	3	4	5	6	7	8	9
1		0,40	−0,21	−0,11	−0,17	−0,13	0,13	−0,01	0,14
2	0,43		−0,01	−0,15	−0,04	0,12	0,10	−0,11	0,25
3	−0,23	0,23		0,50	0,26	0,04	−0,14	0,45	−0,19
4	0,10	−0,15	0,42		0,06	−0,01	−0,39	0,24	−0,13
5	−0,15	0	0,20	0,05		0,03	0,25	0,10	−0,06
6	−0,18	0,18	0	0	0		−0,01	0,02	0,02
7	0,14	0	0	−0,36	0,35	0		−0,06	0,05
8	0,16	−0,16	0,41	0	0	0	0		−0,11
9	0	0,22	−0,14	0	0	0	0	0	

krankungen im Bereich der Halswirbelsäule. Ferner läßt sich aus dieser Modellnotation ablesen, daß die beobachtete Korrelation zwischen den Merkmalen „Entscheidungsspielraum" (4) und „Arbeitsbehinderung" (8) durch die Merkmale „Objektive Beschwerden in der HWS" (1) und „Alter" (2) zusammen hervorgerufen werden.

Die in den eckigen Klammern mit aufgeführten Zahlen stellen den jeweiligen multiplen Korrelationskoeffizienten zwischen den objektiv festgestellten rheumatischen Erkrankungen im Halswirbelbereich und den jeweiligen Merkmalen im Variablenkomplex dar.

Auch dieser multiple Korrelationskoeffizient läßt sich aus den Diagonalelementen der Inversen der Korrelationsmatrix leicht nach folgender Formel berechnen:

$$R_{i \cdot U} = \sqrt{1 - \frac{1}{r^{ii}}}\,.$$

Zusammenfassend möchte ich noch einmal betonen, daß man die meiste Information über die Zusammenhangsstruktur der Merkmale nicht aus der Korrelationsmatrix selber, sondern aus deren Inversen erhält. Durch gezieltes „Nullsetzen" von bestimmten partiellen Korrelationskoeffizienten und erneutes Schätzen der Korrelationsmatrix lassen sich vorgegebene Modellvorstellungen über das Zusammenhangsgeflecht der Merkmale gezielt prüfen. In den vorliegenden Beispielen hatten wir mangels konkreter Vorstellungen über die korrelativen Zusammenhänge eine sogenannte datengesteuerte Modellsuche durchgeführt.

Hat man es mit nur einer Zielgröße zu tun und möchte man wissen, wie gut diese durch eine Menge anderer Merkmale bestimmt wird, so ist die multiple Regression, in der man genestete Modelle prüft, eine Alternative zu dem vorgestellten Verfahren. Auch mit diesem Modell lassen sich die Merkmale aufdecken, die aufgrund ihrer hohen Interkorrelation mit den schon im Modell enthaltenen Merkmalen keinen zusätzlichen Beitrag für die Vorhersage der Zielgröße liefern.

Hat man ein ausgewiesenes Zielmerkmal und genaue Modellvorstellungen, wie dieses Zielmerkmal von den Einflußgrößen abhängt und wie deren Interkorrelationen bedingt sind, so könnte man auch das Modell der Pfadkoeffizientenanalyse benutzen. In diesem Modell werden Elemente der multiplen Regression mit denen der Korrelationsrechnung verknüpft.

Ein weiteres multivariates Verfahren, die logistische Regression, wird im Beitrag Ritz präsentiert. Dieses Modell spielt in der Epidemiologie eine große Rolle. Hier wird das relative Risiko einer exponierten Gruppe in Abhängigkeit von Kovariablen geschätzt.

Der Vorteil der Kovarianzselektion ist darin zu sehen, daß dieses Verfahren alle Merkmale gleichwertig behandelt und man auf diese Weise auch die Abhängigkeit von mehreren Zielgrößen untereinander im Zusammenhang mit allen weiteren erklärenden Variablen studieren kann, wie es im 1. konkreten Beispiel der Fall war. Jedoch sei einschränkend angemerkt, daß die Aussagen aller multivariaten Modelle nur bedingt gelten. Die Bedingung beinhaltet die gegebene Menge der Merkmale. Durch Hinzunahme eines oder mehrerer weiterer Merkmale können sich unter Umständen die gefundenen Strukturen grundlegend ändern.

Literatur

Ellinger S, Karmaus W, Kaupen-Haas H, Schäfer K-H, Schienstock G, Sonn E (1982) Arbeitsbedingungen, Gesundheitsverhalten und rheumatische Erkrankungen. Bundesministerium für Forschung und Technologie, Bonn

Flury B, Riedwyl H (1983) Angewandte multivariate Statistik. Fischer, Frankfurt am Main

Koller S (1963) Typisierung korrelativer Zusammenhänge. Metrika 6:65–75

Rehpenning W (1983) Multivariate Datenbeurteilung. Springer, Berlin Heidelberg New York

Wermuth N (1978) Zusammenhangsanalyse medizinischer Daten. Springer, Berlin Heidelberg New York (Medizinische Informatik und Statistik, Bd. 5)

Warum gibt es eine öffentliche Diskussion über Antirheumatika?

P. Schönhöfer

Nichtsteroidale Antirheumatika (NSAR) sind häufig verordnete Arzneimittel. In der Bevölkerung unter 60 Jahren werden ungefähr 20 Tagesdosen pro 1000 Einwohner und Tag in der BRD verordnet, für Rentner beträgt die Verordnungshäufigkeit 66 Tagesdosen pro 1000 Rentner und Tag. Darin enthalten sind auch die lokalen Anwendungen als Salben, die 7 bzw. 28 Tagesdosen pro 1000 Einwohner und Tag ausmachen.

Nichtsteroidale Antirheumatika können schwerwiegende unerwünschte Wirkungen hervorrufen. Durch öffentliche Anhörungen beim Bundesgesundheitsamt, Anwendungsbeschränkungen, freiwillige oder amtlich angeordnete Marktrücknahmen ist die Diskussion über Komplikationen nach NSAR aus der Fachpresse in die Laienpresse und die Medien gelangt. Tödlich verlaufende Therapiekomplikationen und vermeidbare lebensbedrohende oder unerwünschte Wirkungen erregten öffentliches Interesse. Ursachen dafür sind von den pharmazeutischen Herstellern zu verantwortende Fehlentwicklungen und mangelnde Korrekturen solcher Fehlentwicklungen durch Therapieempfehlungen seitens der Fachgesellschaften und Aufsichtsbehörden.

Die Analyse der Bedingungen, die zu dieser Entwicklung führten, muß von dem gesicherten Kenntnisstand in der Therapie mit NSAR ausgehen, um das Beziehungsgeflecht darzustellen, das zu den Fehlentwicklungen führte.

Erwünschte Wirkungen der Antirheumatika

Nichtsteroidale Antirheumatika sind symptomatisch wirksame Substanzen, die dosisabhängig Schwellung und Entzündungsreaktionen im Rahmen rheumatisch-entzündlicher Erkrankungen hemmen. Dieser Effekt ist dosisabhängig, in niedrigen Dosen wird die Bewegungsfähigkeit verbessert, erst in hohen Dosen kommt es auch zu einer annähernd vollständigen Schmerzhemmung im entzündeten Gewebe. Diese Schmerzhemmung wird jedoch bei schweren Erkrankungszuständen nicht erreicht.

Als Wirkungsmechanismus der NSAR wird heute die Beeinflussung des Arachidonsäuremetabolismus in den Vordergrund gestellt. Arachidonsäure wird in vielen Körperzellen in Prostaglandine und Leukotriene umgewandelt, die regulatorische Funktionen wie Steuerung der Mikrozirkulation, des Elektrolyttransports über Zellmembranen oder der Aktivität von Leukozyten bzw. Makrophagen besitzen. Nach den heute bekannten pathophysiologischen Vorstellungen der Entzündung sind Prostaglandine mehr für Extravasation, Ödem und fieberhafte Allgemeinreaktion verantwortlich, während Leukotriene bei der Schmerzreaktion und bei der Regulation der zellulären Phase der Entzündung mehr von Bedeutung sind.

In niedrigen Dosen hemmen die NSAR vornehmlich die Bildung der Prostaglandine. Die Hemmung der Leukotriensynthese wird erst durch hohe Dosen erreicht. Diese Befunde aus dem experimentellen Bereich machen klinische Beobachtungen zur Dosisabhängigkeit der Wirksamkeit erklärlich, etwa die nur durch hohe Dosis oder große Wirkstärke der Substanz erreichbare Schmerzhemmung. Die Dosis-Wirkung-Be-

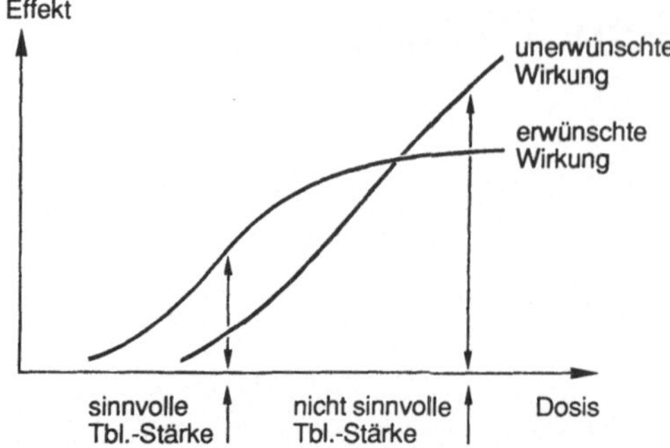

Abb. 1. Dosis-Wirkung-Beziehung erwünschter und unerwünschter Wirkungen bei nichtsteroidalen Antirheumatika. Die Dosis-Wirkung-Beziehung für die erwünschten Wirkungen zeigt im oberen Dosisbereich eine Abflachung. Für die unerwünschten Wirkungen ist das nicht der Fall. Deshalb zeigen Tablettenstärken im unteren Dosisbereich ein günstiges Verhältnis von erwünschten zu unerwünschten Wirkungen. Bei einer maximalen Wirkstärke pro Tablette ist das nicht mehr der Fall. Hohe Wirkstärke pro Tablette ist deshalb risikoreich

ziehung der erwünschten klinischen Wirkungen flacht im hohen Dosisbereich ab, so daß in diesem Bereich eine Dosissteigerung keinen nennenswerten Zuwachs an erwünschten Wirkungen mehr erbringt (Abb. 1).

Ziel der Behandlung mit NSAR ist es, durch Reduktion der entzündlichen Schwellung die Bewegungsfähigkeit der Gelenke wiederherzustellen und zu erhalten. Dadurch werden Schonhaltungen vermieden, die die Versteifung der erkrankten Gelenke begünstigen. Die Behandlung soll es dem Patienten ermöglichen, seine Gelenke entsprechend seinem individuellen Tageserfordernis zu benutzen und sie dadurch beweglich zu erhalten. Die rein symptomatische Wirkung bedingt, daß die Einnahme nach Bedarf erfolgen kann, da NSAR nicht in der Lage sind, den Ablauf der Erkrankung zu modifizieren oder kausal zu beeinflussen.

Unerwünschte Wirkungen der Antirheumatika

Die wesentlichen unerwünschten Wirkungen von NSAR beruhen auf dem gleichen Wirkungsmechanismus wie die erwünschten Wirkungen. Deshalb gibt es auch bei den unerwünschten Wirkungen eine strenge Abhängigkeit von der Wirkstärke oder Dosis. Die Dosis-Wirkung-Beziehung zeigt jedoch anscheinend in hohen Dosen keine Abflachung der Kurve, so daß im oberen Bereich der Dosis-Wirkung-Beziehung eine Dosissteigerung keinen Zuwachs an erwünschten Wirkungen mehr erbringt, dafür aber einen Zuwachs an unerwünschten Wirkungen.

Die wesentlichen unerwünschten Wirkungen der NSAR sind folgende (s. auch Tabelle 1):

– Beschwerden des Magen-Darmtraktes machen ungefähr ⅔ der unerwünschten Wirkungen aus. Potentiell lebensbedrohend sind das Entstehen von Ulzera, die Perforation und die Blutung aus dem oberen Gastrointestinaltrakt. Diese unerwünschten Wirkungen treten vor allem initial bei der Therapie (innerhalb der ersten 2–3 Wochen) auf.

Tabelle 1. Wirkungsmechanismusabhängige unerwünschte Wirkungen von nichtsteroidalen Antirheumatika, gegliedert nach Organsystemen. Diese Effekte sind ebenso wie die erwünschten antirheumatischen, antipyretischen und analgetischen Wirkungen über die Beeinflussung der prostaglandin- und leukotrienabhängigen Regulationen zu deuten

Magen/Darm	Erosionen, Ulzera, Magenblutungen, Diarrhö, Darmblutungen
ZNS	Kopfschmerz, Schwindel, Hör-/Sehstörungen
Atemwege	Angioödem, Bronchospasmus, Asthmaanfall
Nieren	Natriumretention, Nierenversagen Papillennekrosen
Leber	Ikterus, hepatozelluläre Schädigung
Knochenmark	Leuko-/Thrombopenie, Aplasie
Uterus	Wehenhemmung
Neonatus	Pulmonale Hypertonie
Haut	Urtikaria bis Lyell-Syndrom

– Symptome des Zentralnervensystems wie Kopfschmerzen, Schwindel und Benommenheit werden bei den stark wirksamen Antirheumatika bei etwa 5% der Patienten beobachtet. Bei maximalen Tagesdosen (z. B. 150 mg Indometacin) können sie jedoch 80% der Behandelten betreffen. Auch tiefergreifende Störungen wie psychotische Reaktionen sind möglich. ZNS-Störungen beinhalten auch das Auftreten von Seh- und Hörstörungen. Der Pathomechanismus dieser unerwünschten Wirkungen ist noch unklar, jedoch dürfte für diese Störungen auch der Ausfall der regulatorischen Funktion der Prostaglandine bei der Gefäßtonussteuerung oder bei dem Elektrolyttransport von Bedeutung sein.

– An den Atemwegen können sowohl allergische wie durch den Wirkungsmechanismus bedingte anaphylaktoide Reaktionen in Form von Angioödem und Bronchospasmus auftreten. Bei Asthmatikern können dadurch Asthmaanfälle ausgelöst werden.

– Die Nierenfunktion kann gehemmt werden, so daß es zu Natriumretention und Ödembildung kommt. Dieser Effekt beruht auf einer prostaglandinabhängigen Regulation der Nierendurchblutung. Im Extremfall kann es zu ischämischen Nekrosen (Papillennekrose) und zu Nierenversagen kommen. Auch die Wirkung von Schleifendiuretika (Furosemid) wird aufgehoben. Für die Schwere der Nebenwirkungen an der Niere ist die Zeitdauer der Hemmwirkung durch die NSAR entscheidend, da eine langanhaltende Hemmwirkung durch Substanzen mit langer Halbwertszeit schwerwiegendere Störungen des Elektrolythaushalts bewirkt als eine kurzzeitige Hemmung, die schnell kompensierbar ist.

– Leberschäden in Form von hepatozellulärer Schädigung und Cholestase werden bei hohen Dosen von NSAR beobachtet.

– Die Knochenmarkfunktion kann durch NSAR gehemmt werden, so daß sowohl Leuko- wie auch Thrombopenien oder aplastische Syndrome ausgelöst werden.

– Durch den Ausfall prostaglandinabhängiger Regulationsmechanismen kommt es am schwangeren Uterus zur Wehenhemmung, bei dem Föten intrauterin zu einem Verschluß des Ductus arteriosus Botalli mit nachfolgender primärer pulmonaler Hypertonie.

– An der Haut sind Rash und Urtikaria relativ häufig. Manche Substanzen bewirken gleichzeitig eine Phototoxizität. In Abhängigkeit von der Verweildauer der Substanz im Körper können solche kutanen Überempfindlichkeitsreaktionen bis zum „Syndrom der verbrühten Haut" (Lyell-Syndrom) fortschreiten, das von einer hohen Letalität geprägt ist.

Therapierichtlinien bei der Verwendung von Antirheumatika

Aus den Kenntnissen über Wirksamkeit und über unerwünschte Wirkungen von NSAR lassen sich hinsichtlich der Therapieempfehlungen folgende Richtlinien ableiten:

1) Da die Wirkung der NSAR rein symptomatisch ist, sollte die Anwendung nur *nach Bedarf* zur Erhaltung der Bewegungsfähigkeit des Patienten erfolgen.

2) Es ist die *niedrigste Dosis* auszuwählen, die die *Bewegungsfähigkeit* erhält. Schmerzfreiheit, die höhere Dosen erfordert, geht einher mit einer höheren Rate schwerer unerwünschter Wirkungen.

3) Da die unerwünschten Wirkungen von der Wirkstärke der einzelnen Substanzen abhängt, ist die *Auswahl* unter den Substanzen *nach der Wirkstärke* in Abhängigkeit vom Beschwerdebild des Patienten durchzuführen. Relativ schwach wirksam: Ibuprofen (z. B. Brufen). Mittelstark wirksam: Diclofenac (z. B. Voltaren). Stark wirksam: Indometacin (z. B. Amuno).

4) Da die Schwere der unerwünschten Wirkungen insbesondere am Magen-Darm-Trakt, an der Haut oder an der Niere von der Verweildauer der Substanzen im Körper abhängt, sind *Substanzen mit langer Halbwertszeit* (z. B.

Phenylbutazon, Butazolidin; Piroxicam, Felden; Isoxicam, Pacyl) von *Nachteil.* Infolge von Kumulation können toxische Effekte bei der Dauerbehandlung eintreten. Das gilt insbesondere für Patienten über 60 Jahre, bei denen die metabolische Kapazität altersgemäß vermindert ist.

Antirheumatikaprobleme

In den letzten Jahren sind zahlreiche Antirheumatika in die öffentliche Diskussion geraten, deren Problematik sich wie folgt darstellt:

Zomepirac (Zomax): Dieses NSAR wurde unter der Hauptindikation „Schmerzmittel" in den Handel gebracht. Es war pro Tablette maximal dosiert, so daß ein Zuwachs an Wirksamkeit durch Verdoppelung der Dosis nicht mehr eintrat. Wie dargestellt, ist die Dosierung im oberen Bereich der Dosis-Wirkung-Kurve wegen der Häufigkeit unerwünschter Wirkung problematisch. Das traf auf Zomepirac zu. Es wurden insbesondere zahlreiche anaphylaktische und anaphylaktoide Reaktionen mit Schocktodesfällen berichtet. Die FDA veranlaßte Marktrücknahme.

Benoxaprofen (Coxigon): Das Arzneimittel wurde mit großem Aufwand als angeblich neues Therapieprinzip zur Kausalbehandlung eingeführt. Es war ein NSAR wie jedes andere, doch enthielt es zur Verifizierung der übermäßigen Wirksamkeitsansprüche pro Tablette eine sehr hohe Dosis. Häufige unerwünschte Wirkungen waren die Folge. Zusätzlich besitzt diese Substanz eine lange Halbwertszeit. Bei der Zulassung wurden jedoch die Therapieprinzipien, die in den 50er Jahren für NSAR mit langer Halbwertszeit entwickelt wurden (Reduktion der Erhaltungsdosis), nicht beachtet. Konsequenterweise führte dies zu Todesfällen infolge Nieren- und Leberversagen bei älteren Patienten in den Ländern, in denen Benoxaprofen Therapeutikum der ersten Wahl wurde. Die besonderen Risiken fielen in Ländern mit guter Arzneimittelüberwachung auf. Die englische Aufsichtsbehörde veranlaßte Marktrücknahme.

Indometacin Gits (Osmogits): Es wurde versucht, das stark wirksame Indometacin durch eine spezielle Kapsel, die eine hohe Dosis des Wirkstoffs langsam während der ganzen Darmpassage abgab, in ein Mittel mit Langzeitwirkung umzuwandeln. Die Konsequenz war eine höhere Rate an unerwünschten Wirkungen und durch die Wirkstoffabgabe im Darm eine Schädigung der Darmschleimhaut mit Darmperforationen. Dieses fiel der guten Arzneimittelüberwachung in England auf, Marktrücknahme wurde veranlaßt.

Indoprofen (Flosin): Dieses schwach wirksame NSAR zeichnete sich durch ein besonders hohes Maß an unerwünschten Wirkungen seitens des Magen-Darm-Trakts aus. Es wurde deshalb wegen geringer Wirksamkeit bei hohem Nebenwirkungsrisiko von der englischen Aufsichtsbehörde aus dem Markt genommen. Die deutsche Aufsichtsbehörde beließ es im Markt, entsprechend den in Deutschland geltenden geringeren Standards der Arzneimittelsicherheit. Erst als zusätzlich aus den USA der Verdacht auf eine tumorigene Wirkung bekannt wurde, kam es auch in Deutschland zur befristeten Marktrücknahme.

Piroxicam (Felden) und *Isoxicam* (Pacyl): Diese beiden Substanzen besitzen eine lange Halbwertszeit (30–40 h), die bei 10% der Patienten sogar 100 h und mehr beträgt. Entsprechend wurden in Ländern mit guter Arzneimittelüberwachung schwere unerwünschte Wirkungen seitens des Magen-Darm-Trakts und schwerwiegende Störungen der Nierenfunktion mit Ödemen beobachtet. Letzteres wurde insbesondere bei Patienten über 60 Jahren gesehen. Da die Substanzen relativ schwach wirksam sind, kam es nicht zu solchen dramatischen Ereignissen wie bei Benoxaprofen. Bei der öffentlichen Anhörung durch das Bundesgesundheitsamt wurden jedoch die besonderen Risiken (10% der Patienten sind durch Kumulation infolge verzögerter Elimination gefährdet; kontraindiziert bei Patienten über 60 Jahre) nicht hinreichend beachtet.

Phenylbutazon (Butazolidin) und *Oxyphenbutazon* (Tanderil): Zusätzlich zu den besonderen Risiken dieser Substanzen infolge ihrer langen Halbwertszeit führte die Analyse im Vergleich zu Diclofenac, die vom Hersteller durchgeführt wurde, zu der Erkenntnis, daß beide Substanzen häufiger als andere NSAR zu Agranulozytosen und aplastischen Anämien führen. Die Indikationen wurden seitens der Hersteller freiwillig auf Gicht und Morbus Bechterew eingeschränkt. Zahlreiche Länder zogen die Zulassung für die Substanzen zurück. In der Bundesrepublik Deutschland erweiterte das Bundesgesundheitsamt kürzlich die Indikationen erneut auf Erkrankungen des rheumatischen Formenkreises.

Kombinationen aus *Phenylbutazon* und *Glukokortikoiden* (z. B. Ambene): Neben den für Phenylbutazon typischen besonderen Risiken der Knochenmarkschädigung besitzen diese Kombinationen durch additive Effekte auf die Magenschleimhaut ein besonderes Risiko der Ulkusentstehung und der Blutungen. Bei Langzeitbehandlung kommt noch das Risiko des Hyperkortizismus (Cushing-Syndrom) und der Nebennierenatrophie mit nachfolgendem Nebennierenversagen hinzu. Deshalb fordern Rheumatologen schon seit 1971, daß diese Kombinationen nicht mehr angewendet werden. Die parenterale Anwendung ist zusätzlich durch Gewebsunverträglichkeit gekennzeichnet, derartige Präparate führen in der Liste der arzneimittelinduzierten großflächigen Gewebsnekrosen. Auch hier kam es zu Todesfällen infolge massiver Gewebsdefekte mit Superinfektion.

Marketing und Therapie

Die Frage, warum es bei den Risiken der Antirheumatika, die in der Fachöffentlichkeit publiziert und diskutiert wurden, nicht zu adäquatem Handeln zur Risikobegrenzung kam, muß differenziert beantwortet werden:

1) Die pharmazeutischen Unternehmen besitzen aufgrund ihrer materiellen Voraussetzungen und aufgrund mangelhafter Bestimmungen des Arzneimittelgesetzes ein Monopol bei der Information über ihre Produkte. Dieses wird aus verständlichen Gründen genutzt, um die Vorzüge des Arzneimittels zu betonen. Arzneimittelkritische Publikationen finden nicht vergleichbaren Verbreitungsgrad. Die Information über unerwünschte Wirkungen ist in der Bundesrepublik Deutschland bedauernswert gering. Das spiegelt sich auch in dem Verhältnis der Zahlen von Publikationen über die Wirksamkeit eines Arzneimittels im Vergleich zu denen über die Risiken des gleichen Arzneimittels. Unterstützt wird diese Imbalance noch durch die Tatsache, daß zahlreiche an die Ärzte verteilte Zeitschriften aufgrund ihrer Bindung an die Werbungsträger nicht in der Lage sind, kritische Artikel zu akzeptieren.

2) Da die Hersteller untereinander einen Wettbewerb führen, wird versucht, sich hinsichtlich Wirksamkeit der Arzneimittel zu übertreffen. Dieses ist auf dem Gebiet der Antirheumatika dadurch möglich, daß die Wirkstärke pro Tablette erhöht wird. Die Konsequenz ist die Entwicklung von maximal dosierten Arzneimitteln, die demgemäß auch hohe Raten an unerwünschten Wirkungen produzieren. Verloren geht dabei die therapeutische Erfahrung, daß die überwiegende Zahl der Patienten mit niedrigeren Dosen hinreichend therapiert ist. Das Resultat ist also eine Überbehandlung mit dem Risiko schwerer und häufiger unerwünschter Wirkungen.

3) In dem Wettbewerb um einen therapeutischen Vorteil werden pharmakologische oder biochemische Einzelbefunde, die klinisch nicht relevant sind, in der Werbung in den Vordergrund gestellt. Bei Benoxaprofen führte der Anspruch auf die „neue, kausale Therapie" zur Hochdosierung in der Tablette, weil nur dadurch der Werbeanspruch begründbar war.

4) Um das Präparat vorteilhaft erscheinen zu lassen, wurde „Schmerzfreiheit" versprochen. Das Therapieprinzip, das wegen der Dosisabhängigkeit der unerwünschten Wirkungen nur Bewegungsfreiheit, nicht aber Schmerzfreiheit anstrebt, wurde mißachtet. Die wirkstarke Behand-

lung bedingte entsprechend erhöhte Raten an unerwünschten Wirkungen.

5) Compliance-Vorstellungen, die für die antihypertensive Behandlung zutreffen mögen, werden kritiklos auf die Situation des Rheumatikers übertragen. Der Rheumatiker hat aber, da er an Schmerzen leidet, keine Complianceprobleme. Er nimmt die Antirheumatika nach Bedarf. Bei schweren Schmerzzuständen besteht dann immer die Gefahr der Übercompliance. Unter diesen Bedingungen sind Arzneimittel, die auf Grund langer Halbwertszeit nur einmal pro Tag genommen werden dürfen, sehr gefährlich, da eine Verdoppelung der Dosis schon zu einer überproportionalen Zunahme unerwünschter Wirkungen infolge Kumulation führen kann.

6) Um eine neue Substanz auf einem Markt zu plazieren, der bereits dicht besetzt ist, wird mit hohem Werbeaufwand „explosives Marketing" betrieben. Die Strategien des explosiven Marketings sind: hoher Werbeaufwand in der pharmaindustrieabhängigen medizinischen Fachpresse; Vertrieb des Arzneimittels durch mehrere Firmen (Co-Marketing), um dadurch die Zahl der Arzneimittelvertreter zu erhöhen;

Bindung von „Meinungsbildnern" (führende Fachvertreter, nach denen sich die niedergelassenen Ärzte im Verordnungsverhalten richten) an das Produkt durch Forschungsaufträge, klinische Studien und Finanzierung von Fachkongressen und Plazierung von sog. Feldstudien im niedergelassenen Bereich, um den Verordner mit dem Arzneimittel vertraut zu machen.

Die Folge des „explosiven Marketing" ist ein schneller Anstieg der Verbrauchszahlen, bevor sich die Sicherheit des Arzneimittels auch im Markt abschätzen läßt. Kommt es dann zur Beobachtung von neuen unerwünschten Wirkungen, dann ist der Rückschlag um so gravierender.

7) Zum „explosiven Marketing" gehört auch die Direktansprache des Laienpublikums, die durch lancierte Artikel in der Laienpresse bewirkt wird. Die dazu nötigen Daten werden den Fachjournalisten auf „Pressegesprächen" im Rahmen von Luxusreisen nahegebracht. Durch diese Werbestrategie wird zwangsläufig bei einem Arzneimittel Öffentlichkeit hergestellt. Kommt dieses Arzneimittel in Schwierigkeiten, dann ist eine öffentliche Diskussion zwangsläufige Folge.

Instanzen der Arzneimittelsicherheit

Das Bestreben der pharmazeutischen Hersteller, ihr Produkt zu verkaufen, ist legitim. Ebenso legitim ist die Forderung, daß überzogene Wirksamkeitsansprüche korrigiert und problematische Arzneimittel vom Markt ferngehalten werden. Fehlentwicklungen auf der Seite der Pharmahersteller können dabei prinzipiell durch 4 Mechanismen korrigiert werden.

1) Während der Entwicklung eines Arzneimittels benötigt der Pharmahersteller den Rat von medizinisch tätigen Spezialisten, die die Entwicklung der Substanz hinsichtlich ihrer Verwendung als Arzneimittel kritisch analysieren. Sind jedoch diese medizinischen Experten durch materielle Bedingungen zu eng an die Pharmaunternehmer gebunden, dann verlieren sie die Fähigkeit der kritischen Distanz und Ablehnung von Herstellerinteressen. Der gesicherte Stand der therapeutischen Kenntnis

wird nicht beachtet und die Entwicklung von problematischen Arzneimitteln ohne korrigierenden Einfluß ermöglicht. Das Versagen dieses Korrekturmechanismus bedingt nicht nur die Entwicklung bedenklicher oder therapeutisch nicht wertvoller Arzneistoffe, sondern führt auch bei den Herstellern zur Fehlinvestition von Entwicklungskosten.

2) Die Zulassung von Arzneimitteln durch Aufsichtsbehörden verfolgt das Ziel, daß Sicherheit und Unbedenklichkeit eines neuen Arzneimittels entsprechend dem wissenschaftlichen Kenntnisstand gewährleistet sind. Ist eine Aufsichtsbehörde infolge von Qualitätsmängeln bei der wissenschaftlichen Beurteilung oder infolge von politischen oder materiellen Verflechtungen nicht in der Lage, eine Beurteilung evtl. auch gegen die Interessen des Herstellers durchzuführen, dann können Arznei-

mittel auf den Markt gelangen, die entweder nicht dem gesicherten Stand der therapeutischen Kenntnis entsprechen oder bedenkliche unerwünschte Wirkungen zeigen. Fehlentscheidungen von Aufsichtsbehörden bedeuten, daß bedenkliche und therapeutisch problematische Arzneimittel auf den Markt gelangen können, ohne daß die Risiken adäquat berücksichtigt werden. Dieses traf z. B. bei Benoxaprofen zu, bei dem versäumt wurde, die schon für Phenylbutazon bekannten Regeln im Umgang mit Antirheumatika mit langer Halbwertszeit zu beachten (Reduktion der Initialdosis nach 3 Tagen; Ausschluß von Patienten über 60 Jahre von der Therapie). Die Mißachtung des Standes der therapeutischen Kenntnis bedeutet dann, daß zwangsläufig Anwendungsfehler mit entsprechenden unerwünschten Wirkungen auftreten müssen.

3) Bei Arzneimitteln, die den Marktzugang erhalten haben, tragen die Fachgesellschaften die Verantwortung für die sachgerechte Information der Ärzte. Sie können in dieser Funktion Fehlinformationen der pharmazeutischen Unternehmer korrigieren und den Stellenwert des Arzneimittels in der Therapie definieren. Sie sind also das Gegengewicht zur herstellerabhängigen Arzneimittelinformation. Erfüllen sie diese Aufgabe nicht, weil sie versäumen, bewertende Therapierichtlinien gegen Herstellerinteressen zu verbreiten, dann entfällt auch auf dieser Ebene die mögliche Korrektur von Fehlanwendungen, die zu unerwünschten Arzneimittelwirkungen führen.

4) Erfahrungsberichte von Ärzten über unerwünschte Wirkungen, die Hersteller, Arzneimittelkommissionen oder Aufsichtsbehörden erhalten, können theoretisch eine frühzeitige Korrektur von Fehlentwicklungen veranlassen, wenn sie adäquat ausgewertet werden. Versagen diese Institutionen

oder gelingt es Aufsichtsbehörden nicht, Risiken schon frühzeitig zu erkennen und abzustellen, dann führt dieses zu einer Häufung von Ereignissen, die irgendwann die Schwelle der öffentlichen Wahrnehmung erreichen.

Ein „Arzneimittelskandal" ist also die Folge der fehlerhaften Erkennung oder fehlerhaften Beurteilung von Arzneimittelrisiken durch die zuständigen Fachleute, die zuständigen Fachgesellschaften und die zuständigen Aufsichtsbehörden. Die Wahrnehmungsschwelle für ein Arzneimittelrisiko wird dann erreicht, wenn keine adäquate Problemlösung im Vorfeld möglich war. In der Bundesrepublik Deutschland ist die Überwachung von Arzneimitteln auf dem Markt unzureichend entwickelt, deshalb werden Arzneimittelrisiken bei uns häufig erst durch das Handeln anderer nationaler Aufsichtsbehörden bekannt. Der Widerstand der pharmazeutischen Hersteller gegen korrigierende Maßnahmen und die mitunter fehlende kritische Distanz von Fachgesellschaften gegenüber den Herstellern verhindern ebenso wie die Schwäche der Aufsichtsbehörden frühzeitige Interventionen. Damit ist die öffentliche Wahrnehmung und öffentliche Diskussion vorprogrammiert.

Alle diese Elemente finden sich in der „Rheumamitteldiskussion" der letzten Jahre. Diese Diskussion ist primär ein deutsches Phänomen, denn in anderen Ländern führte eine bessere Marktüberwachung und eine wissenschaftlich besser fundierte Qualität der Aufsichtsbehörde frühzeitiger und konsequenter zu Interventionen gegen die Herstellerinteressen. Dabei ist zu berücksichtigen, daß jede lancierte Werbung für Arzneimittel bei dem Laien öffentliche Aufmerksamkeit erzeugt und im Falle von Arzneimittelrisiken mit einem derartigen Arzneimittel öffentliche Wahrnehmungen vorprogrammiert.

Fazit

Die öffentliche Diskussion über die Rheumamittel muß als ein Symptom dafür verstanden werden, daß in der Bundesrepublik Deutschland die zuständigen Instan-

zen für die Zulassung der Arzneimittel, die sachgerechte Information über die Arzneimittel im therapeutischen Bereich und für die Marktüberwachung nicht so funktionieren, daß eine adäquate Minderung von Risiken im Vorfeld erfolgt. Sie ist Symptom des Versagens der zuständigen Instanzen, denn es ist die Funktion der Medien in einer freien Gesellschaft, Schwachstellen und Fehlentwicklungen aufzuzeigen. Die Häufung dieser Ereignisse in den letzten Jahren sollte veranlassen, die Funktionsfähigkeit der Kontrolle von Experten aus dem medizinischen Bereich, von Fachgesellschaften und von Aufsichtsbehörden kritisch zu überdenken. Gleiches wäre auch wünschenswert auf der Ebene der Pharmaindustrie. Diese Betrachtungsweise erscheint sinnvoller als Abwehrstrategien oder Kritik an den öffentlichen Medien, denn wenn ein Ereignis erst die Schwelle der öffentlichen Wahrnehmung erreicht hat, dann geschieht die Bearbeitung und Verbreitung nach den Gesetzmäßigkeiten der Arbeit öffentlicher Medien, nicht nach den spezifischen Erfordernissen der Informationsbearbeitung in den zuständigen Fachbereichen.

Die öffentliche Diskussion über die Rheumamittel sollte dazu führen, daß die Instrumente zur Intervention bei Fehlentwicklungen und Risiken so funktionsfähig werden, daß die Probleme in Zukunft im Vorfeld der öffentlichen Wahrnehmung adäquat gelöst werden. Widerstände gegen adäquate Problemlösungen von welcher Seite auch immer erhöhen die Wahrscheinlichkeit der öffentlichen Wahrnehmung dadurch, daß die adäquate Problemlösung verzögert wird. Werbemaßnahmen bei neuen Arzneimitteln, die auf das Laienpublikum gerichtet sind, erhöhen ebenfalls die Wahrscheinlichkeit der öffentlichen Wahrnehmung in Konfliktfällen. Wie die Erfahrung anderer Länder zeigt, können derartige Diskussionen durch frühzeitige sachgerechte Entscheidungen verhindert werden. Dies sollte man aus der „Rheumamitteldiskussion" lernen.

Therapeutische Fragen unter sozialmedizinischen Gesichtspunkten: physikalische Therapie

C. Mucha

Zur physikalischen Therapie bei entzündlich-rheumatischen Erkrankungen

Die medizinische Rehabilitation bei Rheumakranken ist ohne physikalisch-therapeutische Maßnahmen nicht denkbar (Ott u. Schmidt 1975). Die physikalische Medizin hat nicht nur die älteste Tradition in der Behandlung und Bekämpfung entzündlich-rheumatischer Erkrankungen, sondern ist auch heute im gesamttherapeutischen Konzept einer integrativen Rehabilitation unverzichtbar. Der Verlust an motorischen Kapazitäten (Kraft, Flexibilität und Koordination) führt beim Rheumapatienten zu Behinderungen und ist letztlich Ursache einer notwendigen Invalidisierung. Diese Funktionen im Krankheitsverlauf präventiv zu stärken, zu erhalten, bei Teilverlusten zu reaktivieren bzw. zu kompensieren, ist ausschließlich mit funktionellen Therapiemaßnahmen möglich, für die es keine Alternative gibt.

Zahlreiche reaktive Schmerzsyndrome – z. B. Tendopathien, lokalisierte Muskeltonuserhöhungen mit einhergehender Verkürzung oder die Morgensteifheit – sind gezielt durch physikalische Therapieformen (z. B. Thermo-, Elektro-, Mechanotherapien) angehbar. Oft sind analgesierende physikalische Therapieformen bei richtiger Indikation und Durchführung einer entsprechenden Pharmakotherapie überlegen und bei langfristiger Applikation sicher nebenwirkungsärmer. Meistens aber dürften sie sich ebenso wie bei der Entzündungsrepression einer rheumatischen Arthritis sinnvoll ergänzen.

Auch für die perioperative Therapie bei orthopädisch-chirurgischen Korrektur- oder Kompensationseingriffen gilt allgemein, daß das erzielbare Funktionsergebnis von der physikalischen Therapie entscheidend mit abhängt.

Die Indikation zur physikalischen Therapie beim Rheumapatienten ist absolut gegeben. Sie gilt grundsätzlich für die krankengymnastische Übungstherapie. Während diese unter veränderten Durchführungsparametern im gesamten Krankheitsverlauf angezeigt bleibt, wechseln die Indikationen für die zahlreichen anderen physikalischen Therapieformen entsprechend dem Krankheitsverlauf und der Aktualität der Krankheitsmerkmale (Mucha 1978).

Ihre qualitative und quantitative Vielfältigkeit macht bei der symptomatischen Therapie der rheumatoiden Arthritis (RA) und der ankylosierenden Spondylitis (aSp) meistens eine Kombination mehrerer Therapieformen gleichzeitig notwendig. Wird diese nach pathogenetischen Kriterien und unter Berücksichtigung pathophysiologischer Entwicklungen eingesetzt, so stellt sie eine zwingende Notwendigkeit und keine Polypragmasie dar.

Eine sinnvolle Kombinationstherapie muß die Übungstherapie immer miteinschließen und die einzelnen Therapieformen mit dem Ziel koordinieren, die Durchführungsfähigkeit, Belastungssteigerung und damit den Leistungsgewinn einer Übungs- und Trainingstherapie zu optimieren. Hierfür sind jedoch Kenntnisse der Wirkungsspezifität der einzelnen Therapieformen, der Pathogenese der Erkrankung und der pathophysiologischen Ausgangsbedingungen beim einzelnen Patienten ebenso notwendig wie Grundkenntnisse über Leistungskriterien des Bewegungsapparates, des kardiopulmonalen und vaskulären Systems.

Auch prognostische Kriterien müssen im Behandlungsplan berücksichtigt werden, um z. B. funktionelle Leistungsstufen im Therapieplan festlegen zu können (Mucha 1978). Für die funktionelle Übungstherapie und Rehabilitationsmaßnahmen müssen entsprechend den realen Möglichkeiten des einzelnen Patienten Verwirklichungsziele so vorgegeben werden, daß sie den Patienten über seine aktuelle Funktionsfähigkeit hinaus fordern, sonst kann eine Funktionsprogression nicht erzielt und eine optimale Rehabilitation kaum ermöglicht werden. Allzu oft ergeben sich hier gravierende Defizite, indem Behandlungsteam und Patient sich zu früh mit einer relativ geringen Progression und dem Wohlbefinden des Patienten zufrieden geben (Abb. 1).

Das Erstarren in einer solchen Routine führt in einem hohen Prozentsatz zum Verzicht erstrebenswerter Leistungsverbesserungen.

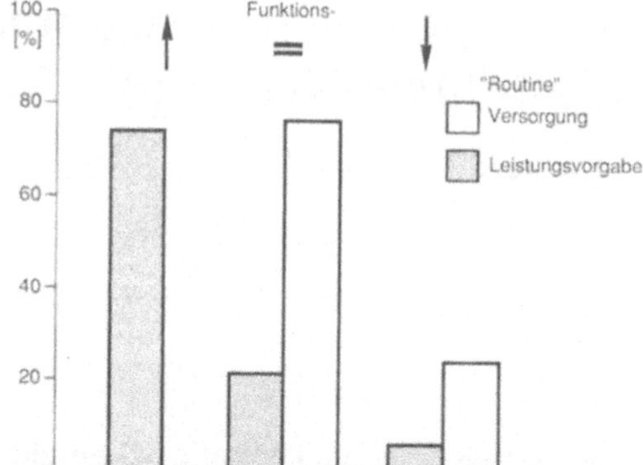

Abb. 1. Leistungsentwicklung bei gezielten Progressionsstufen im Behandlungsplan und Einsatz der gleichen Therapieformen der Routineversorgung (RA-Patient mit Funktionsstadium III, Beobachtungsintervall jeweils 12 Monate; n = 43)

Zur Versorgungssituation wohnortnaher ambulanter physikalischer Therapie bei Patienten mit rheumatoider Arthritis und ankylosierender Spondylitis

Das Behandlungsergebnis beim Rheumapatienten wird nicht nur von quantitativen, sondern auch von qualitativen Durchführungskriterien der physikalischen Therapie abhängen. Letztere scheinen mir für die oft wenig überzeugende Effizienz hauptsächlich verantwortlich zu sein, zumal daraus ein Bedeutungsverlust und gleichzeitig ein quantitatives Versorgungsdefizit resultieren.

Hier galt in den letzten Jahren das besondere Augenmerk der ambulanten Versorgung am Wohnort des Rheumapatienten.

Unbestritten bestehen hierbei Versorgungslücken (Mucha u. Zysno 1981): An erster und wegen der präventiven Bedeutung wohl wichtigsten Stelle muß der verspätete Einsatz physikalischer Therapiemaßnahmen im Krankheitsverlauf der RA- und aSp-Patienten genannt werden. Bei einem Erhebungskollektiv von 171 RA-Patienten erhielten nur 15% eine physikalische Therapie zusammen mit der ersten Pharmakotherapie nach Diagnosestellung verordnet. Bei über 40% verging eine Latenzzeit von 2–5 Jahren, wobei bereits sta-

tionäre Behandlungen und Kurmaßnahmen eingeschlossen sind. Offensichtlich wird die physikalische Therapie erst dann eingesetzt, wenn manifeste Funktionsdefizite beim Patienten sie erzwingen. Dadurch werden jedoch wertvolle präventive Therapiechancen vergeben und die weiteren Therapieerfolge automatisch limitiert. Bei einem anderen Erhebungskollektiv von 115 Patienten (Mucha et al., im Druck), zu denen ihre betreuenden Ärzte und Physiotherapeuten anhand standardisierter Fragebögen interviewt wurden, zeigte sich ein ad-

Tabelle 1. Verordnung physikalischer Therapie (*p. T.*) nach Erhebungsdiagnose

Diagnose	p. T. verordnet in %		Σ
	Ja	Nein	
cP	32,1 (n = 26)	67,9 (n = 55)	100,0 (n = 81)
Spa	54,5 (n = 18)	45,5 (n = 15)	100,0 (n = 33)
			$\chi^2_{(1)} = 4,08$ **

Tabelle 2. Verordnete Therapieformen

Therapieform		n	[%]
Elektrotherapie	(ET)	11	(31,4)
Massagen	(MASS)	17	(48,6)
Kältetherapie	(KT)	4	(11,4)
Wärmetherapie	(WT)	12	(34,3)
Krankengymnastik	(KG)	20	(57,1)

Tabelle 3. Ambulante p.T. am Wohnort und Kur im Krankheitsverlauf (Gesamt: n = 112; KA: n = 3)

Kur	p.T. erhalten in %		Σ
	Ja	Nein	
Ja	83,3 (n = 55)	16,7 (n = 11)	100,0 (n = 66)
Nein	65,2 (n = 30)	34,8 (n = 16)	100,0 (n = 46)
			$\chi^2_{(1)} = 3,89**$

äquates defizitäres Ergebnis (Tabelle 1). Die chronologische Differenzierung jedoch ergab, daß in letzter Zeit die krankengymnastische Verordnung am häufigsten erfolgte (Tabelle 2), während sie früher an 4. Stelle rangierte. Obwohl offensichtlich eine Schwerpunktverschiebung zugunsten der Übungstherapie in der Versorgungspraxis stattfand, ergab leider auch hier die durchschnittliche Anzahl von verordneten ambulanten krankengymnastischen Therapien pro Krankheitsjahr, daß in 82% der Fälle diese nur 1mal pro Jahr erfolgte.

Nicht selten und recht unkritisch wurden in der jüngsten Literatur Kurbehandlungen als ein Einflußfaktor für dieses defizitäre Versorgungsverhalten unter ambulanten Bedingungen am Wohnort verantwortlich gemacht. Das Ergebnis, daß bei aSp-Patienten eine Kurmaßnahme im Mittel 9,2 Erkrankungsjahre pro Kur und bei RA-Patienten 3,8 Erkrankungsjahre pro Kur betrug, dürfte diese Kritik entschärfen. Zudem erhielten Patienten mit Kurmaßnahmen häufiger physikalische Therapieformen am Wohnort verordnet (Tabelle 3), so daß die Kurtherapie eher komplementär als alternativ praktiziert wird. Außerdem wurden diese Patienten wesentlich häufiger

mit Selbstübungsprogrammen vertraut gemacht (Abb. 2). Abgesehen von diesen Ergebnissen besteht die Tatsache, daß völlig differente Aufgaben und Therapiemöglichkeiten mit ortsgebundenen Heilmitteln auf den Wohnort nicht transformierbar sind.

Meines Erachtens liegen die Ursachen für die mangelhafte Nutzung physikalischer Therapieformen in der Langzeittherapie des Rheumapatienten vorwiegend in einem zu geringen Stellenwert, den physikalische Therapieformen bei entzündlich-rheumatischen Erkrankungen bei den Ärzten haben. In unserer Befragungsstudie (Mucha et al., im Druck) zeigte sich deutlich, daß die physikalische Therapie sowohl bei der RA als auch aSp vorwiegend nur ergänzend eingesetzt wird (Tabelle 4). Bei der Differenzierung nach Entzündungsaktivität trat die physikalische Therapie in akuten Stadien völlig in den Hintergrund bzw. wurde regelmäßig abgesetzt.

Letzteres kann weder medizinisch begründet werden, noch dürfte es beim Patienten zur richtigen Schlußfolgerung füh-

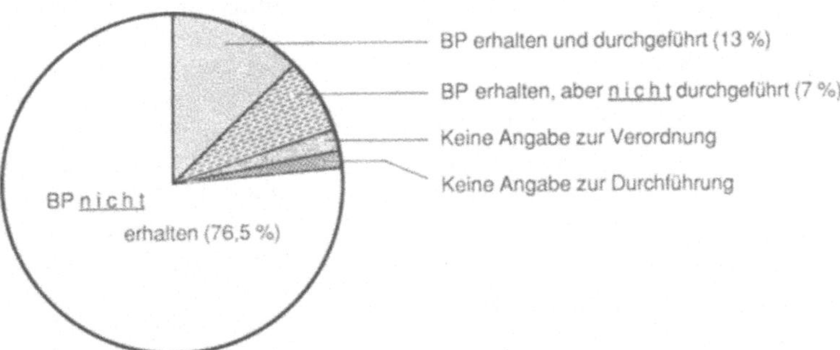

Abb. 2. Bewegungsübungsprogramm (*BP*) im Erhebungskollektiv von 115 Rheumapatienten. Die Versorgung erfolgte ausschließlich während Kurmaßnahmen

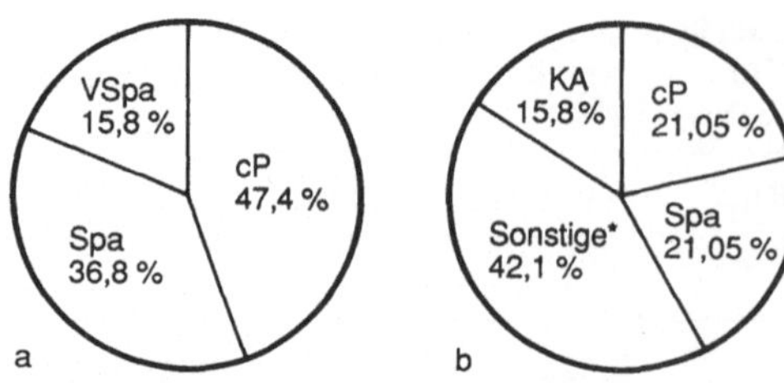

Abb. 3. Arbeitsdiagnosen der Ärzte (**a**) und Physiotherapeuten (**b**); (*KA* keine Antwort; *VSpa* Verdacht auf Spondylitis ankylopoetica)

Tabelle 4. Stellenwert der physikalischen und medikamentösen Therapie im Therapieplan des niedergelassenen Arztes bei der Behandlung von cP und Spa

Stellenwert	cP [%]	Spa [%]
Schwerpunkt medikamentöse Therapie mit physikalisch-therapeutischer Ergänzung	55,6 (n = 45)	45,2 (n = 28)
Beide Therapieformen haben gleichen Stellenwert	24,7 (n = 20)	24,2 (n = 15)
Schwerpunkt physikalische Therapie mit medikamentöser Ergänzung	6,2 (n = 5)	16,1 (n = 10)
Nur physikalische Therapie	1,2 (n = 1)	1,6 (n = 1)
Nur medikamentöse Therapie	1,2 (n = 1)	–
Differenzierung in akuter Schub/Intervall	9,9 (n = 8)	11,3 (n = 7)
Keine dieser Aussagen trifft zu	1,2 (n = 1)	1,6 (n = 1)
Gesamt	100 (n = 81)	100 (n = 62)

Tabelle 5. Angaben der Physiotherapeuten zu apparativen Voraussetzungen (Mehrfachnennungen) in der Praxis

50%	Unterwasserdruckstrahlmassage
38%	Elektrotherapie/Ultraschall (hiervon 10mal NF/MF, 4mal Ultraschall, je 1mal HF und Iontophorese)
31%	Stangerbäder
31%	Sonstige (z. B. Heißluft, Lichtbügel, Infrarot, Saugwellentherapie, Extensionsbehandlung)
19%	Keine der vorgegebenen Möglichkeiten

ren. Vor allem aus akuten Schubphasen resultieren die schwersten Funktionsdefizite mit Behinderungen. Ein differenzierter physikalischer Therapieeinsatz ist deshalb um so notwendiger, wobei die geleitete Übungstherapie unter diffizilen Techniken durchgeführt werden muß. Gleichzeitig kann die akute exsudative Entzündungsreaktion am Gelenk mit der Kryotherapie unterdrückt und die Schmerzgrenze erhöht werden. Meistens sind lokale Iontophoresen mit Natriumsalicylat möglich und damit ein lokaler transkutaner Medikamentenpool mit antiphlogistisch-analgetischer Wirkung einbringbar. Offensichtlich fehlt es an ausreichender Information und Kenntnis, um die Möglichkeiten der physikalischen Therapie auch in den therapieproblematischen Akutphasen auszuschöpfen. Da die RA und aSp systemische Erkrankungen sind, müssen die allgemeine Belastung ebenso wie die Funktionsbelastung der akut befallenen Gelenke reduziert werden. Teilkörperübungen können systemische Belastungen ausschließen. Geführte Gelenkmobilisationen unter dosiertem Zug entlasten das entzündlich geschwollene Gelenk mit intraartikulärer Druckerhöhung (Mucha 1978). Die propriorezeptiven Stimulationen halten den zentral programmierten Bewegungsfluß aufrecht und vermeiden die schmerzreflektorischen Muskelinnervationshemmungen bzw. die schmerzreflektorische Verkürzung der Antagonisten. Damit wird eine gefährliche myogene Dysbalance frühzeitig bekämpft, die nicht selten Hauptursache einer bleibenden Kontraktur darstellt. Die überwiegend postural funktionierende Muskulatur neigt frühzeitig zur Verkürzung, während die meist antagonistisch wirkende phasische Muskulatur gleichzeitig atrophiert. Die physikalische Therapie im akuten Schub stellt naturgemäß hohe Ansprüche an Kenntnisse der therapeutischen Wirksamkeit, die ohne Anpassung an die sich ständig verändernde Entzündungsaktivität geradezu umgekehrte und damit unerwünschte Reaktionen hervorrufen kann.

Deshalb ist eine kontinuierliche Therapieüberwachung des Patienten unbedingt notwendig, welche nicht selten während der Therapiedurchführung erfolgen muß.

Tabelle 6. Koordination der Behandlung zwischen Arzt und Physiotherapeut

Physiotherapeut	Ärzteangaben zur Koordination in %			Σ
	Häufig	Selten	Gar nicht	
Krankengymnast	15,2 (n = 7)	43,5 (n = 20)	41,3 (n = 19)	100,0 (n = 46)
Masseur	7,5 (n = 3)	40,0 (n = 16)	52,5 (n = 21)	100,0 (n = 40)

Hierfür fehlen organisatorische Bedingungen, da Arzt- und Therapeutenpraxen meistens getrennt sind. Auch Möglichkeiten für notwendige Kombinationstherapien stoßen meistens auf erhebliche Grenzen (Tabelle 5). Aus dieser organisatorischen Situation heraus resultieren auch mangelhafte Informationen (Tabelle 6), die für eine effiziente physikalische Therapie beim Rheumapatienten unerläßlich sind. Funktionelle Entwicklungsprotokolle, aus denen Leistungsbeschränkungen des Patienten erkannt und Dosierungen für eine weitere Übungsprogression allein abgeleitet werden können, wurden in unserer Untersuchung (Mucha et al., im Druck) in keinem Fall eingesetzt. Nicht einmal Arbeitsdiagnosen von Ärzten und Physiotherapeuten stimmten überein (Abb. 3). Wichtige Angaben zu Begleiterkrankungen fehlten in 88% und Applikationsangaben in 59% der Fälle. Nähere Dosierungsangaben fehlten völlig. Dies sind Ergebnisse, die allzu deutlich darauf hinweisen, daß notwendigste Rahmenbedingungen für eine effiziente physikalische Therapie fehlen. Diese Situation macht es deshalb besonders schwierig, die Therapieeffizienz in der BRD vergleichend zu erfassen.

Effektivität der physikalischen Therapie bei Rheumakranken

Aus dem Ausland gibt es jedoch eindrucksvolle Untersuchungen, die vor allem Langzeiterfolge der physikalischen Therapie und Rehabilitation beim Rheumapatienten belegen. So konnten Trofimova u. Surovtseva (1975) zeigen, daß Patienten mit RA, die einer gezielten physikalischen Therapie und Rehabilitation unterzogen wurden, im 10jährigen Krankheitsverlauf einen Anstieg der Arbeitsunfähigkeit (AV) von 16,7% auf nur 19,2% aufwiesen, während im gleichen Zeitraum diese in der unbehandelten Kontrollgruppe auf 40% anstieg (Abb. 4). Ekblom et al. (1975) sowie Nordemar et al. (1981) konnten in ihren Untersuchungen feststellen, daß Patienten mit RA, die sich einer wöchentlichen Übungstherapie von 38–690 min unterzogen, signifikant weniger Erkrankungs- und AU-Tage hatten als die nicht behandelte Kontrollgruppe. Diese Patienten benötigten zudem signifikant seltener stationäre Behandlungen und damit entsprechend weniger Behandlungskosten und waren in zahlreichen Funktionsleistun-

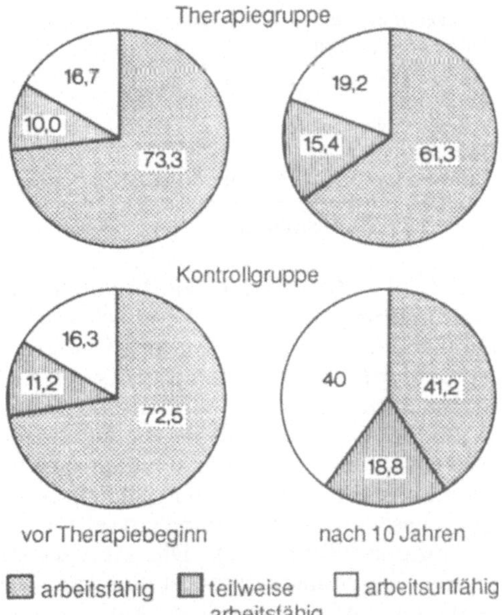

Abb. 4. Die Arbeitskapazität von RA-Patienten im Verlauf einer 10jährigen integrativen Rehabilitation. (Nach Trofimova u. Surovtseva 1975)

Tabelle 7. Ergebnisse einer Langzeittherapie von Nordemar (1981) zur funktionellen Kapazität der täglichen Versorgung behinderter RA-Patienten

Funktion	Therapiegruppe		Kontrollgruppe		Differenz
	durch-führbar	nicht ohne fremde Hilfe durchführbar	durch-führbar	nicht ohne fremde Hilfe durchführbar	
Haarwäsche	22	1	19	4	n.s.
Gesichtswäsche	23	0	22	1	n.s.
Intimhygiene	23	0	21	2	n.s.
Fußwäsche	21	2	17	6	n.s.
Toilette	23	0	22	1	n.s.
Socken an-/ausziehen	23	0	20	3	n.s.
Hemd an-/ausziehen	21	2	16	3	n.s.
Hosen, Rock an-/ausziehen	23	0	18	2	n.s.
Zuknöpfen	21	2	18	5	n.s.
Aufrichten vom Liegen zum Stand	22	1	19	3	n.s.
Gehen auf ebener Fläche	22	1	21	2	n.s.
Treppen auf- und absteigen	22	1	13	8	p = 0,007
Essen mit Messer und Gabel	22	1	22	1	n.s.
Kochen	21	1	20	3	n.s.
Abwaschen	22	1	20	3	n.s.
Einkaufen	17	3	13	9	p = 0,06
Hausputz	18	3	9	13	p = 0,003
Wäschewaschen	19	2	12	10	p = 0,009
Bettenmachen	18	3	18	5	n.s.
Benutzung einer Schere	21	2	20	3	n.s.
Benutzung öffentlicher Verkehrsmittel	17	5	11	12	p = 0,04
Dinge vom Boden aufheben	22	1	21	2	n.s.
Dinge aus dem Regal holen[a]	23	0	16	6	p = 0,009
Brief schreiben	21	1	22	1	n.s.
Σ unterschiedliche Versorgungsaktivitäten im Alltag					p < 0,01

[a] oberhalb der Schulterhöhe.

gen (z. B. Muskelkraft, kardiopulmonale Leistungsbreite) der Vergleichsgruppe deutlich überlegen. Eine weitere Studie von Nordemar (1981) belegt eindrucksvoll, daß in 4–8jährigem Langzeitverlauf eine therapeutische Gruppe von RA-Patienten im fortgeschrittenen Stadium deutlich bessere Funktionsleistungen in der Alltagsversorgung besaßen als eine unbehandelte Kontrollgruppe (Tabelle 7). Die Aktivierung solcher Funktionsreserven ist eine ganz wesentliche und notwendige Aufgabe der physikalischen Medizin und ein wichtiges Ergebnis für den betroffenen Patienten, dem hierdurch möglichst lange weitgehende Selbständigkeit erhalten bleibt. Der Einschluß funktioneller Kapazitätskriterien in die Therapie und ihre Bewertung beim Rheumapatienten sollte deshalb in Zukunft stärker berücksichtigt werden. Dieses Problem stellt sich vor allem bei RA-Patienten, während es bei aSp-Patienten i. allg. kaum zum Tragen kommt. Das einheitliche Manifestationsbild der aSp macht die Therapie und Rehabilitation einfacher. In der Regel stellt die physikalische Therapie, vor allem die Wärme- und Übungstherapie, bei der aSp das A und O der Behandlung dar (Ott u. Schmidt 1975).

Tabelle 8. Generierungsversuch einer krankengymnastischen Gruppentherapie am Beispiel von 179 (100%) ambulanten Patienten mit RA (*AZ* Allgemeinzustand, *FZ* Funktionszustand, *UWB* Unterwasserbewegungsbad)

1 Langfristige ambulante Versorgung?	− 68 (38%)
	+111 (62%)
2 Gruppenfähigkeit von AZ und FZ?	− 28 (15,6%)
	+ 83 (46,4%)
3 Aktuelle Funktionsprobleme?	
Obere Extremitäten	49 (27,4%)
Untere Extremitäten	34 (19,0%)
4 Spezifizierung nach Bewegungselementen?	
Finger-/Handgelenke	39 (21,8%)
Ellbogen-/Schultergelenke	10 (5,6%)
Fußgelenke	13 (7,3%)
Fuß-/Kniegelenke	18 (10,0%)
Hüftgelenke	3 (1,7%)
5 Spezifizierung nach Übungszielen?	
Obere Extremität	
Kraft/Mobilisation	10 (5,6%)
Kraft/Mobilisation/Stabilisation	29 (16,2%)
Untere Extremität	
Kraft/Mobilisation	26 (14,5%)
Kraft/Mobilisation/Stabilisation	8 (4,5%)
6 Spezifizierung nach Übungsmedien?	
Obere Extremität	
Trocken	39 (21,8%)
Trocken und UWB	10 (5,6%)
Untere Extremität	
UWB	34 (19,0%)
7 Gruppenfähigkeit nach Behandlungsziel und -technik?	
Obere Extremität	
Kraft/Mobilisation	+ 10 (5,6%)
Kraft/Mobilisation/Stabilisation	− 29 (16,2%)
Untere Extremität	
Kraft/Mobilisation	+ 26 (14,5%)
Kraft/Mobilisation/Stabilisation	+ 8 (4,5%)
8 Ergebnis	
Handgruppe im Trockenen 10 Patienten	(5,6%)
Beingruppe im UWB 34 Patienten	(19,0%)

Möglichkeiten und Grenzen ambulanter Gruppenbehandlungen bei Rheumakranken

Weil die aSp sich schon in früheren Lebensjahren manifestiert, hat sie eine besondere sozialmedizinische Bedeutung. Sie stellt bei den jungen, noch berufstätigen Patienten auch in Hinblick auf die Therapieorganisation besondere Probleme (Mucha u. Zysno 1979).

Die zeitaufwendige physikalische Therapie muß langfristig in den Berufs- und Familienalltag integriert werden, und sie sollte, wo immer möglich, den oft noch sportlich aktiven Patienten in seinen Bewegungsaktivitäten fördern und unterstützen: Ziele also, die sich hypothetisch in einer physikalisch-medizinischen Gruppenbehandlung verwirklichen lassen dürften, da sie nach Conradi (1970) wesentliche, die Therapie und Rehablitation stimulierende gruppendynamische Einflüsse haben:

Aktive Wechselbeziehung und Kommunikation bei räumlicher und zeitlicher Koordination.

104   C. Mucha

Streben nach Funktions- und Arbeitsteilung, die auf Lösung von Aufgaben orientiert ist.

Konkurrierendes Handeln im Kreis von Mitpatienten.

Gemeinschaftsbildung durch Überwindung gleicher schwieriger Lebenssituationen durch Erfahrungsaustausch und gegenseitige Hilfestellung.

Organisatorische und inhaltliche Kriterien der Gruppenbehandlung können jedoch nicht isoliert betrachtet werden, da sie sich gegenseitig ausschließen, einschließen oder ergänzen können. Bei den ersten Planungsschritten solcher Therapiegruppen schließen organisatorische Gründe einen Teil der Patienten bereits von der Teilnahme aus (Tabelle 8). Das gleiche gilt für bestimmte Einschränkungen durch den Funktionszustand und Allgemeinzustand, was vor allem für die älteren, oft multimorbiden Patienten mit RA gilt. Das polyartikuläre Befallmuster mit äußerst unterschiedlichen Ausprägungsmerkmalen und Funktionseinbußen führt zur Notwendigkeit zusätzlicher Verteilung in Funktionsuntergruppen nach einsetzbaren Behandlungstechniken. Das daraus resultierende kleine Kollektiv dürfte die Problematik

sinnvoller Gruppengenerierungen bei RA-Patienten deutlich machen. Wesentlich günstigere Bedingungen ergeben sich für aSp-Patienten, bei denen ein leistungsgruppiertes Ausgangskollektiv ausreichender Größe eher erzielbar ist (Tabelle 9).

Die reale Gruppengröße dürfte um die Hälfte kleiner werden, da mit einer maximalen Frequentierung von 60% zu rechnen ist (Mucha u. Zysno 1979). Hierfür sind bereits fördernde Pausenintervalle notwendig. Einen Langzeiteinfluß auf die Teilnahmebereitschaft übt auch die Zugehörigkeitszeit zu einer solchen Gruppe aus (Abb. 5). Nach einer 5jährigen Zugehörigkeit steigt die Teilnahmebereitschaft an, nachdem sie im 3. und 4. Jahr stark abnimmt. In dieser Phase läßt auch die allgemeine Übungskonzentration nach, was aus den notwendigen Korrekturintensivierungen ablesbar ist (Abb. 6). Wesentlich früher traten bereits Ermüdungseffekte bei den Therapeuten auf, wobei hier ein Behandlerwechsel ein einfaches Kompensationsmittel darstellt (Abb. 7). Diese Ergebnisse dürften von entscheidender Bedeutung für das Verständnis und die Definition der heute allfällig gefor-

Tabelle 9. Planungskriterien für eine krankengymnastische Gruppentherapie am Beispiel von 129 (100%) ambulanten Patienten mit aSp (*p. G.* periphere Gelenke, *AT* Atemtherapie; andere Abk. s. Tabelle 8)

	n	[%]
1 Langfristige ambulante Versorgungsmöglichkeit?	− 28	(21,7)
	+ 101	(78,3)
2 Gruppenfähigkeit von AZ und FZ?	− 10	(7,8)
	+ 91	(70,5)
3 Aktuelle Funktionsprobleme?		
Achsenorgan	+ 80	(62,0)
Achsenorgan + p. G.	+ 11	(8,5)
4 Spezifizierung nach Bewegungselementen?		
Achsenorgan + Thorax + stammnahe Gelenke	+ 91	(70,5)
5 Spezifizierung nach Übungszielen?		
Mobilisation/Kraft/AT	+ 91	(70,5)
6 Spezifizierung nach Übungsmedium?		
Trocken	+ 91	(70,5)
UWB	+ 91	(70,5)
7 Gruppenfähigkeit nach Behandlungsziel und -technik?		
Mobilisation/Kraft/AT	+ 91	(70,5)
8 Ergebnis: Gesamtgruppe im Trockenen und UWB	+ 91	(70,5)

(+ möglich/− nicht möglich)

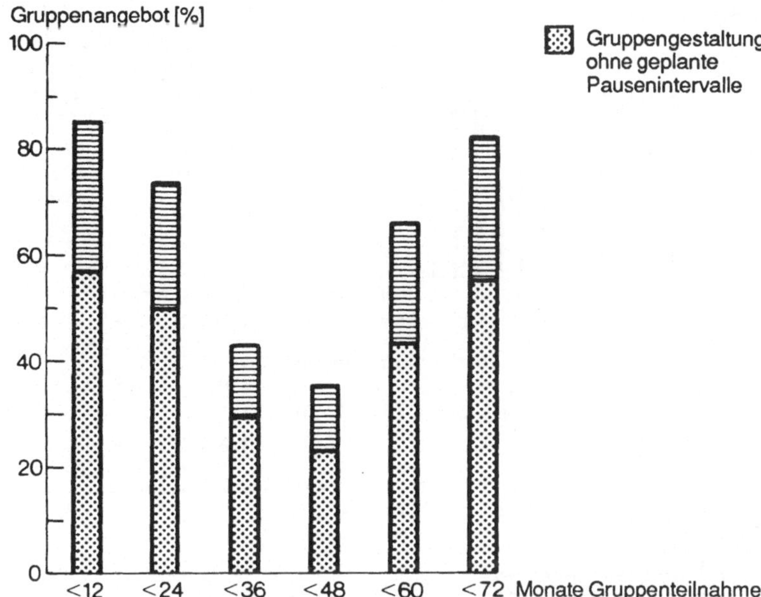

Abb. 5. Effektive Therapienutzung bei Patienten mit unterschiedlicher Gruppenzugehörigkeitszeit

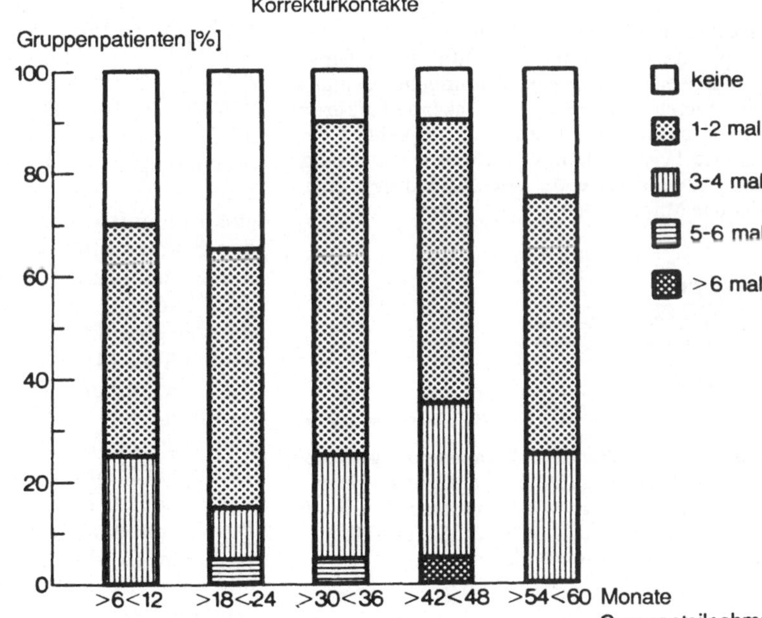

Abb. 6. Durchführungskorrekturen der Gruppenübungen bei Patienten mit unterschiedlicher Zugehörigkeitsdauer

derten Kontinuität sein. Auf jeden Fall kann sie nicht als Therapiepermanenz verstanden werden, was allein schon mit bekannten übungs- und trainingsphysiologischen Entwicklungen nicht vereinbar ist.

Eine leistungsdefinierte Gruppentherapie mit gestuften Verwirklichungszielen wirkt auf die teilnehmenden Patienten leistungsstärkend (Abb. 8). Einem hohen Anteil der Teilnehmer vermittelt sie Bewegungsfreude. Sie hat auch einen positiven Einfluß auf die Krankheitsbewertung, obwohl ein kleinerer Anteil (11%) offensichtlich durch schwerer betroffene Patienten

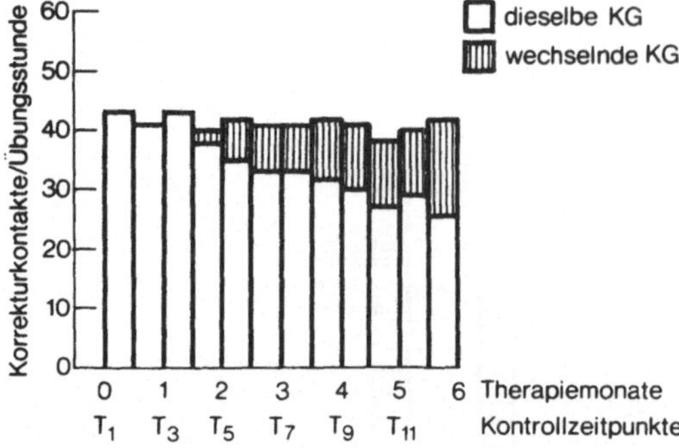

Abb. 7. Korrekturkontakte in der krankengymnastischen Gruppentherapie während eines 6monatigen Behandlungszeitraums (*KG* Krankengymnastin)

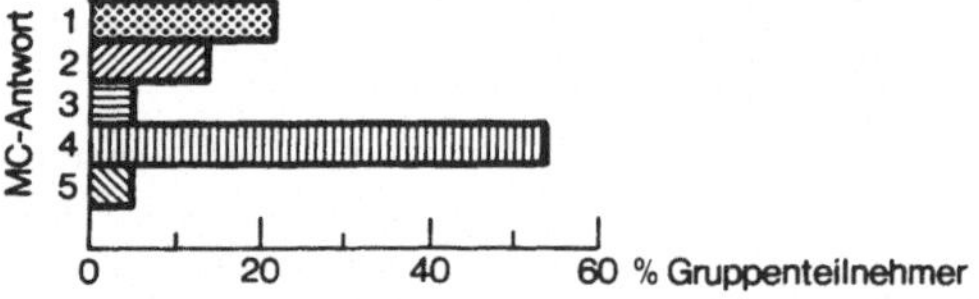

Abb. 8. Die Wirkung der krankengymnastischen Gruppengemeinschaft: *1* Freude an gemeinsamen Bewegungsübungen, *2* hilfreiche Kontakte mit anderen Patienten, *3* bedrückende Erfahrungen durch negative Krankheitsbeispiele, *4* verbesserte Leistungsfähigkeit durch wechselseitige Hilfe, *5* deprimierende Erlebnisse durch unzufriedene Mitpatienten

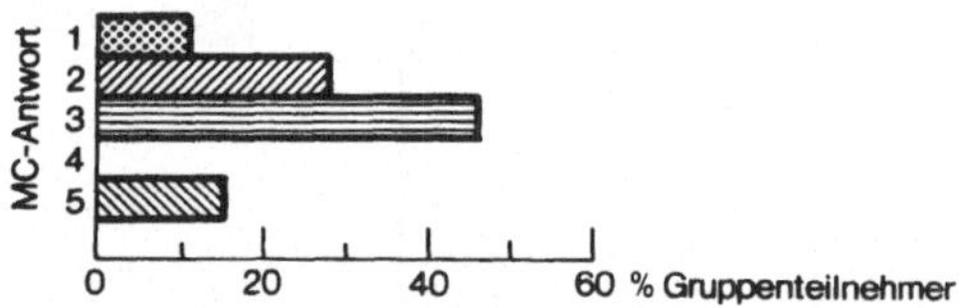

Abb. 9. Einfluß der krankengymnastischen Gruppentherapie auf die Krankheitsbewertung durch die Patienten: *1* bedrohlicher, *2* erträglicher, *3* beherrschbar, *4* nicht beeinflußbar, *5* deutlich verbesserungsfähig

auch negativ beeinflußt wird (Abb. 9). Solche Einflüsse müssen bei der Gruppenführung berücksichtigt werden, um ihnen frühzeitig durch entsprechende Informationen der Patienten entgegenzutreten. Die beispielhaft aufgezeigten positiven gruppendynamischen Einflüsse hängen selbstverständlich auch von gezielten Durchführungskriterien ab; sie dürften das funktio-

Tabelle 10. Anteil der Patienten (n = 69) mit Syndesmophytenausbildung im 2jährigen Behandlungszeitraum in der krankengymnastischen Therapiegruppe

Syndesmophyten	Vor Gruppenbeginn		Nach 2 Jahren Gruppentherapie		$\chi^2_{(1)}$
	n	[%]	n	[%]	
HWS	+ 13	(18,8)	15	(21,7)	0,18
	− 56	(81,2)	54	(78,3)	
BWS	+ 32	(46,4)	41	(59,4)	2,36
	− 37	(53,6)	28	(40,6)	
LWS	+ 43	(62,3)	50	(72,5)	1,62
	− 26	(37,7)	19	(27,5)	

nelle Ergebnis entscheidend mit beeinflussen: Dort, wo morphologische Bedingungen noch funktionelle Leistungssteigerungen zuließen, konnten signifikante Mobilitätsverbesserungen erzielt werden (z. B. an der HWS in allen Bewegungsrichtungen; Abb. 10). Sogar im LWS- und BWS-Bereich wurden Leistungsgewinne erzielt (Abb. 11), auch wenn sie die krankheitsbedingten morphologischen Einsteifungen stark einschränkten (Tabelle 10). Weitere wesentliche Ergebnisse dürften sein: die Senkung der Schmerzintensität (Abb. 12), die hierdurch geförderten Belastungsverbesserungen kombinierter Funktionen (Abb. 13) und die Reduktion des Medikamentenkonsums (Abb. 14). Darüber hinaus mußte in dem Gruppenkollektiv während der Behandlungszeit deutlich seltener ein Arbeitsplatzwechsel vorgenommen werden als vor Therapieaufnahme (Tabelle 11).

Um die z. T. erfreulichen Therapieeinflüsse richtig interpretieren zu können, ist zu ergänzen, daß die Gruppenbehandlung ein gezieltes Selbstübungsprogramm einschließt. Es wurde zusammen mit den Gruppenteilnehmern aufgestellt und mit den wesentlichen Therapiezielen abgestimmt:

– Mobilisation der Wirbelsäule,
– Mobilisation besonders stammnaher Gelenke,
– Kräftigung der Haltungsmuskulatur,
– Haltungs- und Atemkorrekturen.

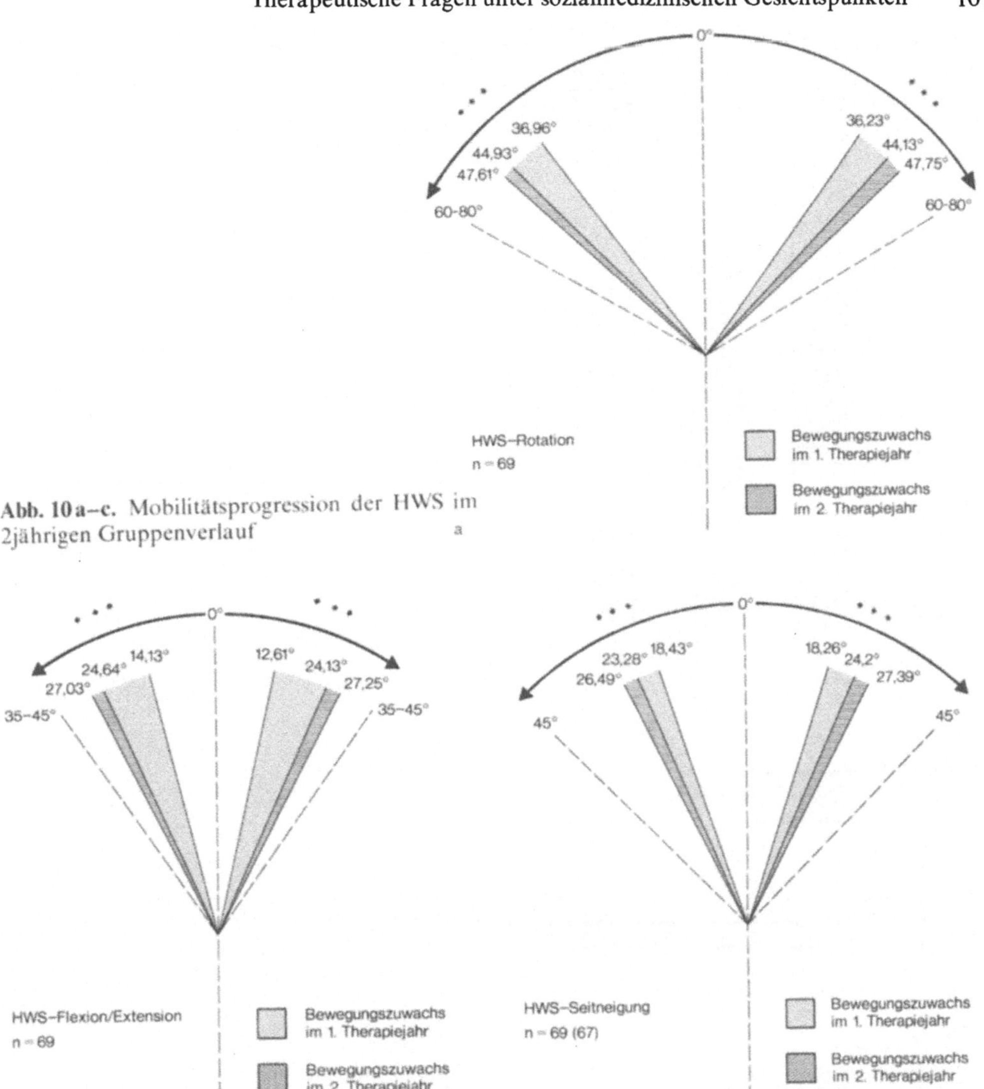

Abb. 10a–c. Mobilitätsprogression der HWS im 2jährigen Gruppenverlauf

Tabelle 11. Sozialmedizinische Rehabilitationsmerkmale im Gruppenkollektiv

		Vor Gruppenbeginn		Während Gruppentherapie		$\chi^2_{(1)}$
		n	[%]	n	[%]	
Arbeitsplatzwechsel	+	9	(9,9)	1	(1,2)	Y = 4,47*
	−	82	(90,1)	81	(98,8)	
Berufsunfähigkeitsrente	+	3	(3,3)	1	(1,1)	Y = 0,22
	−	88	(96,7)	87	(98,9)	

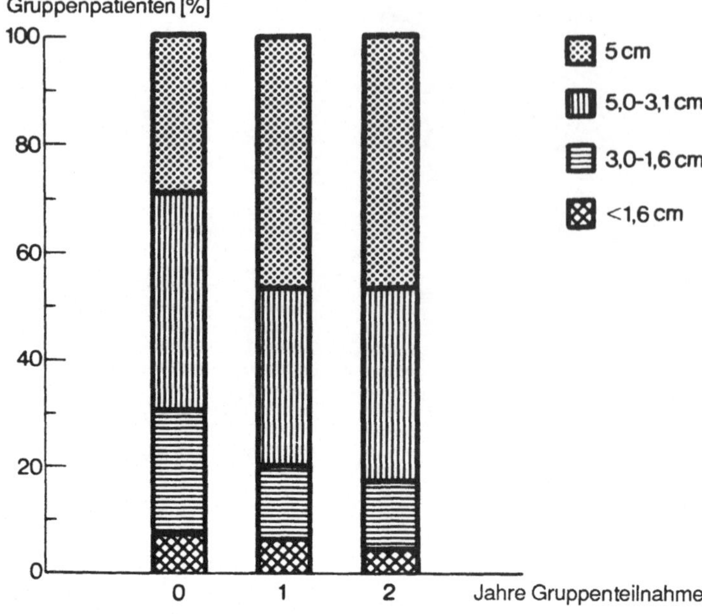

Abb. 11. Die Atembreite im Gruppenkollektiv nach unterschiedlichen Behandlungszeiträumen (n = 69)

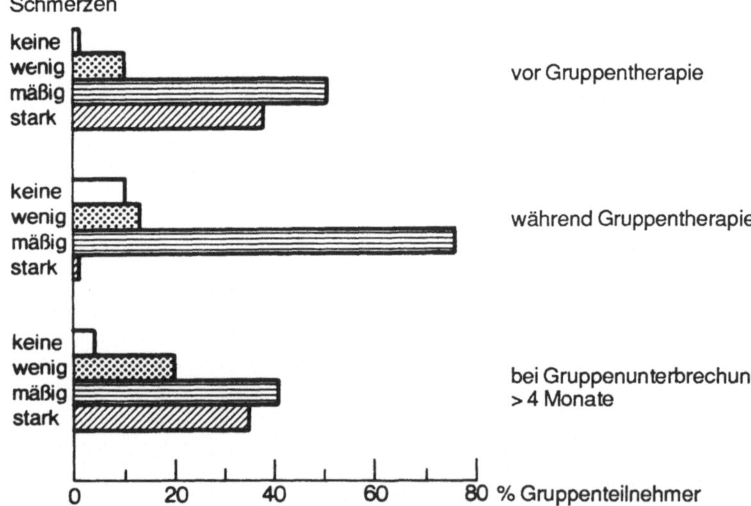

Abb. 12. Die Schmerzintensität im Gruppenkollektiv zu definierten Behandlungszeiten

Einübung und regelmäßige Überprüfung der Durchführungseffizienz des Hausaufgabenprogrammes gehören zum Behandlungsinhalt dieser Gruppe, so daß eine wöchentliche Übungskapazität von 146 – 189 min zustande kommt. Aus diesem Ergebnis wird die relativ hohe Durchführungsintensität des Übungsprogrammes evident. Diese Durchführungseffizienz konnte erst erzielt werden, nachdem in einer 2. Prüfphase von insgesamt 52 Übungen 20 ausgewählt wurden, die von den Patienten am häufigsten geübt wurden und gleichzeitig die beste Durchführungsfähigkeit besaßen (Mucha et al. 1979). Nur wenn ein Übungsprogramm solche Prüfbedingungen erfüllt, kann es als therapeutisches Selbstübungsprogramm akzeptiert werden. Dann muß es komplettierend und zielgerichtet in den gesamten Therapieplan eingebaut werden.

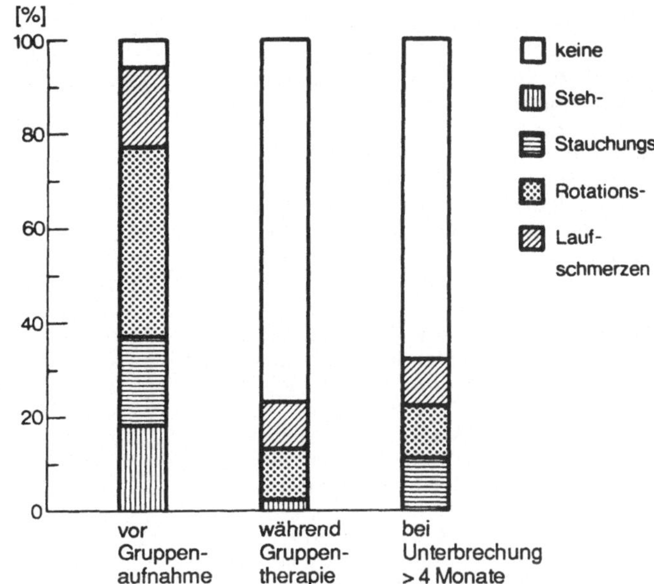

Abb. 13. Anteil der Patienten mit funktioneller Belastungseinschränkung durch spezifische Schmerzmanifestationen zu definierten Beobachtungsintervallen

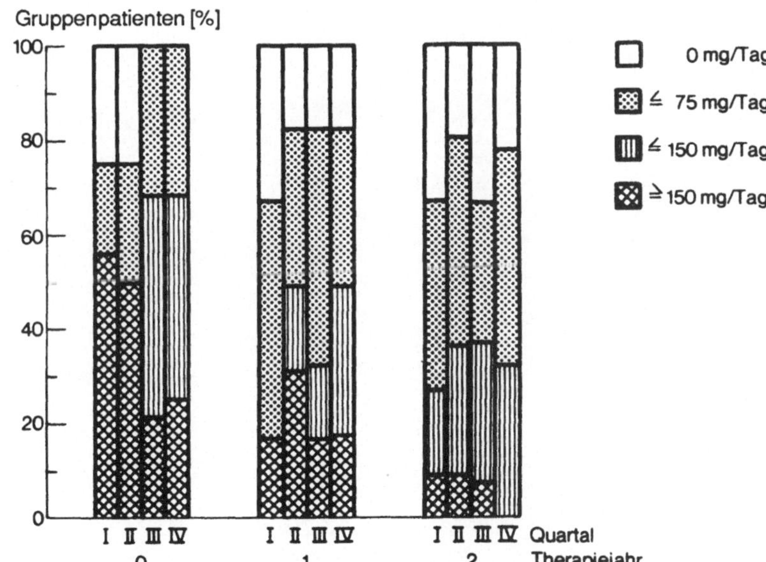

Abb. 14. Medikamentenkonsum im Gruppenkollektiv während eines 2jährigen Beobachtungsintervalls

Schlußfolgerung

Die beispielhaft aufgeführten Ergebnisse dürften aufzeigen, daß die vielfältigen Probleme im Bemühen um eine effiziente physikalische Therapie bei Rheumapatienten im wesentlichen von qualitativen Kriterien in der Organisation und Durchführung abhängen. Quantitative Defizite müssen eher als Symptom eines Qualitätsmangels angesehen werden. Um die Versorgungsbedingungen des Rheumapatienten in Zukunft grundsätzlich zu verbessern, müssen deshalb Wege gefunden werden, um die Qualität der physikalischen Therapie zu steigern.

Literatur

Conradi E (1970) Krankengymnastische Behandlung in der Gruppe – ein Fortschritt? Arch Phys Ther 22:59–64

Ekblom B, Lövgren O, Alderin M, Fridström M, Sätterström G (1975) Effect of short-term physical training on patients with rheumatoid arthritis. Scand J Rheumatol 4:80–86, 87–91

Mucha C (1978) Zur physikalischen Therapie der rheumatoiden Arthritis. Phys Med 7:243–254

Mucha C, Zysno EA (1979) Untersuchungen über ein ambulantes Rehabilitationsmodell berufstätiger Patienten mit ankylosierender Spondylitis. Phys Med 8:149–160

Mucha C, Zysno EA (1981) Zur Situation der langfristigen wohnortnahen physikalischen Therapie bei Patienten mit chronischer Polyarthritis. Phys Med 10:205–213

Mucha C, Spiers E, Mohnke S (1979) Untersuchungen zum krankengymnastischen Selbstübungsprogramm für Patienten mit einer ankylosierenden Spondylitis. Krankengymnastik 31:401–407

Mucha C, Auch W, Kiehl P (im Druck) Zur ambulanten physikalischen Therapie bei Patienten mit chronischer Polyarthritis und Spondylitis ankylopoetica am Beispiel Hannovers, Teil I und II. Phys Med Balneol Med Klimatol

Nordemar R (1981) Physical training in rheumatoid arthritis: A controlled longterm study II. Functional capacity and general attitudes. Scand J Rheumatol 10:25–30

Nordemar R, Ekblom B, Zachrisson L, Lundquist K (1981) Physical training in rheumatoid arthritis: A controlled long-term study I. Scand J Rheumatol 10:17–23

Ott VR, Schmidt KL (1975) Rehabilitation von Patienten mit chronischem Rheumatismus. In: Jochheim KA, Scholz JF (Hrsg) Rehabilitation, Bd. II. Thieme, Stuttgart, S 165–183

Trofimova TM, Surovtseva VM (1975) Work capacity of patients with rheumatoid arthritis after a lengthy stepwise treatment. Sov Med 4:141–145

Operative Therapie rheumatischer Krankheiten unter sozialmedizinischen Gesichtspunkten

K. Tillmann

Die sozialmedizinische Bedeutung operativer Behandlungsmaßnahmen bei rheumatischen Krankheiten im engeren Sinn wird sich aus verschiedenen Gründen niemals exakt erfassen lassen. Die bei weitem häufigste klinisch manifeste entzündlich-rheumatische Gelenkerkrankung, die chronische Polyarthritis, tritt überwiegend bei Frauen in zeitlichem Zusammenhang mit der Menopause auf. Zum großen Teil handelt es sich um Hausfrauen. Über die volkswirtschaftliche Bedeutung ihrer Tätigkeit kann nur spekuliert werden. Vermutlich wird sie allgemein unterschätzt. Viele Patienten kommen in pflegebedürftigem Zustand zur Operation. Welche Kosten durch Verminderung der Pflegebedürftigkeit gespart werden können, läßt sich ebenfalls schwer exakt beziffern. Bei einigen Patienten wird eine temporäre Arbeitsunfähigkeit durch eine Operation einschließlich Nachbehandlung beendet. Wie lange diese Arbeitsunfähigkeit ohne Operation gedauert hätte und ob sie letztendlich zur Berufs- oder Erwerbsunfähigkeit geführt hätte, läßt sich nur in Einzelfällen einigermaßen exakt erfassen. Bei einem größeren Teil von Patienten wird durch operative Maßnahmen, oft durch eine Vielzahl von Operationen über lange Zeit die Erwerbs- und Berufsfähigkeit partiell oder vollständig über mehr oder minder lange Zeit erhalten. Auch hier lassen sich nur in wenigen Fällen einigermaßen verläßliche Kalkulationen anstellen, die ebenfalls zwangsläufig Unsicherheitsfaktoren beinhalten.

Angesichts dieser Schwierigkeiten kann die sozialmedizinische Bedeutung der operativen Behandlung bei rheumatischen Krankheiten nur kasuistisch verdeutlicht werden. So eindrucksvoll dies im Einzelfall sein mag, so wenig beweiskräftig ist und

bleibt doch dieses Vorgehen. Man kann lediglich versuchen, die Bedeutung der rheumatisch verursachten Funktionsstörungen für den Patienten im einzelnen aufzuzeigen und die Möglichkeiten und Grenzen der operativen Rehabilitation darzustellen.

Instabilitäten der *oberen Halswirbelsäule* durch Destruktionen im Atlas-Axis-Gelenk sind sehr häufig und können durch Halsmarkkompressionen zum Tode führen, wobei eine hohe Dunkelziffer anzunehmen ist (Mikulowski et al. 1975). Stabilisierende operative Maßnahmen ermöglichen bei geeigneter Technik eine sehr rasche Rehabilitation (Aufstehen am 1. Tag nach der Operation, Krankenhausentlassung nach Entfernung des Nahtmaterials), wenn die Operation bei gutem Zustand des Patienten vorgenommen werden kann. Muß die Operation bei bereits schlechtem Allgemeinzustand durchgeführt werden, so verschlechtern sich die Aussichten rapide. Leider ist die Indikationsstellung angesichts großer prognostischer Unsicherheiten bis jetzt noch nicht klar umrissen.

Das *Schultergelenk* ist nach Gschwend (1977) bei schwerstbehinderten Patienten in etwa der Hälfte aller Fälle Hauptursache der Behinderung. Die Aussichten einer Synovektomie zur Verhinderung weiterer Destruktionen sind nach unserer Erfahrung dann gut, wenn noch keine großen Zystenbildungen im Humeruskopf röntgenologisch nachzuweisen sind. Bei fortgeschrittenen Destruktionen kann mit einer Arthrodese zwar eine gute Funktion erreicht werden, jedoch stellt die Notwendigkeit einer oft 12 Wochen oder länger dauernden Fixierung in einem Thoraxabduktionsgips für viele Rheumatiker eine unzumutbare Belastung dar. Eine Doppelosteotomie (im Bereich des Schulterblatthalses und unterhalb des Humeruskopfes) ist in der Nachbehandlung überaus anspruchslos und daher auch Patienten in reduziertem Allgemeinzustand meist zuzumuten. Sie erbringt zumindest temporär eine gute Schmerzlinderung, allerdings keine Verbesserung der objektiven Beweglichkeit. Die Schwierigkeit arthroplastischer Maßnahmen mit und ohne Fremdmaterial liegt in der Notwendigkeit, die meist entzündlich geschädigte Rotatorenmanschette wieder herzustellen. Nach unserer Erfahrung ist eine Abduktionslagerung für 6 Wochen zu empfehlen. Hier bietet die Resektionsarthroplastik operationstechnisch Vorteile. Sie erfordert allerdings eine sehr langdauernde und konsequente krankengymnastische Nachbehandlung (bis zu 1 Jahr). Die endoprothetische Versorgung erfordert weniger Aufwand in der Nachbehandlung, ist allerdings mit einem sehr hohen Risiko von Auslockerungen der künstlichen Schulterpfanne belastet (Tillmann u. Thabe 1982).

Für das *Ellbogengelenk* gibt es keine befriedigende Arthrodesenstellung. Da der Patient, um von Fremdhilfe unabhängig zu sein, zumindest Mund und Gesäß mit der Hand erreichen muß, besteht hier, wenn keine Synovektomie mehr möglich ist, der Zwang zu einer bewegungserhaltenden oder remobilisierenden Operation.

Totale Scharnierprothesen sind mit einem sehr hohen Auslockerungsrisiko des Humerusteils belastet. Der Stellenwert des Gelenkflächenersatzes ist noch nicht festgelegt. Hier ist die Entwicklung noch im Fluß. Resektionsarthroplastiken können ausgezeichnete und dauerhafte Ergebnisse erbringen, solange die Bandstabilität des Gelenks noch einigermaßen gewährleistet ist. Auch hier ist – wie bei allen Resektionsarthroplastiken – die Nachbehandlung relativ aufwendig, wenn auch i. allg. nicht so langwierig wie nach dem entsprechenden Eingriff am Schultergelenk (Tillmann u. Thabe 1982).

Selbst bei schwersten Destruktionen und Deformierungen des *Handgelenks* läßt sich eine weitgehende oder vollständige Schmerzbefreiung und ein erheblicher Funktionsgewinn durch eine Arthrodese erzielen. Der Eingriff empfiehlt sich vor allem bei Patienten, die auf die Benutzung von Gehhilfen angewiesen sind. Auf die

dorsale und palmare Beweglichkeit kann im Alltagsleben meist verzichtet werden, und die funktionell erheblich wichtigere Unterarmdrehung läßt sich bei geeigneter Operationstechnik erheblich verbessern. Bei gleichzeitiger stärkerer Bewegungseinschränkung benachbarter Gelenke kann eine bewegliche Lösung erstrebenswert sein. Auch hier sind sowohl Resektionsarthroplastiken wie auch endoprothetische Versorgungen möglich, wobei die funktionellen Resultate sich nach unserer Erfahrung nicht wesentlich unterscheiden. Bei noch guten Knochen- und Bandverhältnissen bevorzugen wir die Resektionsarthroplastik, bei großen Knochendefekten die Endoprothese.

Zu den *Fingergelenken* sei nur global gesagt, daß die Erfolgsaussichten operativer Maßnahmen oft mehr vom Zustand der bewegenden Sehnen als des Gelenks selbst abhängen. Dies ist natürlich sowohl bei der Indikationsstellung als auch operationstechnisch zu berücksichtigen. Beides erfordert ein überaus hohes Maß an spezieller Erfahrung. Man tut oft den Patienten einen schlechten Gefallen, wenn man alles zu korrigieren versucht, was deformiert und destruiert ist. Die funktionelle Adaptationsfähigkeit auch an schwere Veränderungen ist gerade im Bereich der Hand oft erstaunlich hoch.

Am *Hüftgelenk* muß vor allem bei jüngeren Patienten sehr darauf geachtet werden, daß der geeignete Zeitpunkt für eine ausreichend frühe Synovektomie nicht verpaßt wird. Hier bleibt sonst nur die Möglichkeit zum totalprothetischen Gelenkersatz. Bei juveniler chronischer Polyarthritis warten wir natürlich mit alloplastischen Maßnahmen bis zum Abschluß des Wachstumsalters. Mit zementierten Prothesen ist bei geeigneter Operationstechnik eine sehr rasche Rehabilitation möglich, mit zementfreien Implantaten nur dann, wenn eine optimale Fixierung im Knochen erreicht werden kann. Dies beeinflußt auch die Differentialindikation gerade beim Rheumatiker.

An den *Kniegelenken* haben wir auch mit sehr späten Synovektomien noch sehr gute und langdauernde Erfolge erzielen können. Gerade bei jungen Patienten wird die Indikation sehr weit gestellt. Bei schweren Knorpeldestruktionen, aber noch gut erhaltenem Bandapparat sind mit einem Gelenkflächenersatz ausgezeichnete Resultate zu erzielen. Dieser ist operationstechnisch meist schwieriger als die Implantation einer verblockten Totalprothese, die auch bei schwersten Gelenkzerstörungen noch möglich ist. Die Loslösung vom Scharnierprinzip durch neuere Konstruktionen ermöglicht bessere Bewegungsresultate. 115° Beugung sind erstrebenswert, damit der Rheumatiker ohne Hilfe der meist auch behinderten Arme von einem normalen Stuhl aufstehen kann. Diese und darüber hinausgehende Bewegungsausmaße erreichen wir trotz oft schlechter Vorbedingungen bei etwa 75% unserer Operationen. Beim Rheumatiker kann auch die Remobilisation deformiert versteifter Gelenke erforderlich werden. Auch diese ist durch die neueren Konstruktionen möglich geworden (Tillmann et al. 1985). Die Nachbehandlung nach allen Kniegelenksoperationen beim Rheumatiker ist relativ zeitaufwendig. Versuche, den Klinikaufenthalt abzukürzen, haben bei unseren Patienten immer zu einer längeren Dauer der postoperativen Beschwerden und Behinderungen geführt. Bevor nicht eine gute Beweglichkeit erreicht ist, stellt eine zu frühe Belastung eine Bedrohung des Bewegungsresultats dar. Auch nach der Krankenhausentlassung ist i. allg. noch eine längerdauernde krankengymnastische Nachbehandlung erforderlich.

An den *oberen Sprunggelenken* sind auch noch relativ späte Synovektomien erfolgversprechend, solange noch ein einigermaßen erhaltenswerter Gelenkknorpel vorhanden ist. Bei schwersten Destruktionen stellt die Arthrodese nicht immer eine optimale Lösung dar. Da meist eine Abrollhilfe am Schuh nötig wird, resultiert v. a. bei funktionellen Behinderungen in den Nachbargelenken oft eine für den Patienten schwer kompensierbare Stabilisierungsmöglichkeit beim Gehen und Stehen. Bei schweren Destruktionen führen wir deswegen häufiger einen Gelenkflächenersatz durch (Tillmann 1977).

An den *unteren Sprunggelenken* arthrodesieren wir nur dann, wenn eine optimale Schuh- und Einlagenversorgung über längere Zeit nicht zu einer akzeptablen Beschwerdelinderung führt, wobei wir auf eine fibröse oder knöcherne Spontanversteifung in guter Stellung durch die orthopädisch-schuhtechnischen Maßnahmen reflektieren. Wenn eine Versteifung und/oder die operative Korrektur einer bereits eingetretenen Deformierung erforderlich ist, ist eine Gipsfixierung für mindestens 6 Wochen erforderlich – für einen Rheumatiker oft eine erhebliche Belastung.

Im Bereich des *Vorfußes* dominieren die Resektionsverfahren auf der Seite der Mittelfußköpfchen. Ein isoliertes Eingreifen weiter distal – in der BRD bei spreizfußbedingten Deformierungen üblicher – ist bei Rheumatikern wenig sinnvoll, da die Hauptbeschwerden fast immer durch die Destruktionen und Deformierungen der Mittelfußköpfchen bedingt sind (Tillmann 1977). Die Infektionsgefahr bei diesen Operationen ist – gemessen an anderen Eingriffen – sehr hoch (in unserem Krankengut ca. 3%: infolge der oftmals für den Rheumatiker sehr erschwerten Fußhygiene). Zur Erreichung eines guten funktionellen und kosmetischen Resultats ist der operationstechnische Aufwand groß, die Nachbehandlung dagegen weniger aufwendig. Lediglich das Großzehengrundgelenk muß über längere Zeit krankengymnastisch beübt werden.

Die Indikation zur operativen Behandlung wird beim Rheumatiker natürlich erst dann gestellt, wenn alle konservativen Maßnahmen – systemisch wie lokal – sich als nicht ausreichend wirksam erwiesen haben. Auch dann wird nach Möglichkeit die Reihenfolge: Synovektomie zur Verhinderung weiterer Zerstörungen – Rekonstruktion nach Eintritt schmerzhafter und funktionsbehindernder Zerstörungen – eingehalten.

Die sozialmedizinische Effektivität operativer Maßnahmen beim Rheumatiker läßt sich am besten an Hand einer Stationsvisite demonstrieren. Unter den Patienten unserer operativen Station finden sich ständig Kranke, die vielfach operiert worden sind – oft 10- bis 20mal und häufiger. Meist gelingt es, Hausfrauen innerhalb ihrer Familie „funktionsfähig" zu halten. Fast immer ist es möglich, den Grad der Pflegebedürftigkeit zu verringern und den Patienten in die Lage zu versetzen oder ihm die Fähigkeit zu erhalten, sich selbst zu helfen und zu versorgen. Sind nur einzelne Gelenke befallen, so läßt sich eine eingetretene oder vorauszusehende Arbeitsunfähigkeit oft zeitlich limitieren. Es ist erstaunlich, wie Patienten, die an ihrer beruflichen Tätig-keit hängen, mit vielen Behinderungen fertig werden. Dabei sind sie allerdings in progredienten Fällen fast immer auch auf operative Maßnahmen angewiesen.

Literatur

Gschwend N (1977) Die operative Behandlung der chronischen Polyarthritis, 2. Aufl. Thieme, Stuttgart

Mikulowski P, Wollheim FA, Rotmil P, Olsen J (1975) Sudden death in rheumatoid arthritis with atlanto-axial dislocation. Acta Med Scand 198:445–451

Tillmann K (1977) Der rheumatische Fuß und seine Behandlung. Enke, Stuttgart

Tillmann K, Thabe H (1982) Endoprothetische Versorgungen an der oberen Extremität bei entzündlich-rheumatischen Gelenkerkrankungen. Langzeitergebnisse – Probleme – Alternativen. Aktuel Rheumatol 7:191–195

Tillmann K, Schwokowski U, Marquardt K, Keller A (1985) Zur endoprothetischen Versorgung rheumatischer Kniegelenke – unter besonderer Berücksichtigung einer verblockten totalen Kniegelenksendoprothese mit wandernder Achse. Med Orthop Tech 105:41–48

Rheumatherapie in der Kassenpraxis

J. Tolk

Etwa 90% der in der BRD lebenden Menschen sind Mitglieder gesetzlicher Krankenkassen oder staatlicher Versicherungsträger.

Für die medizinische Versorgung dieser Versicherten sind die Kassenärzte zuständig. Ihre Leistungen sowie alle von ihnen verursachten Therapiekosten, wie ambulante physikalische Therapie, Medikamente, Kuren, Krankenhauseinweisungen, Krankengelder etc., werden mit den Krankenkassen abgerechnet.

Grundlage dieser Abrechnungen ist der Bundesmanteltarif für Ärzte, den die Bundesvereinigung der Kassenärzte Deutschlands mit den Bundesverbänden der Krankenkassen abgeschlossen hat. Es heißt dort: „Der Kassenarzt hat den Berechtigten *die* ärztliche Versorgung zuteil werden zu lassen, die zur Linderung oder Heilung nach den Regeln der ärztlichen Kunst zweckmäßig und ausreichend ist."

Hieraus ergeben sich Folgerungen:

- Ziel der Therapie ist die Linderung oder Heilung der Krankheit.
- Die Therapie hat sich an den Regeln der ärztlichen Kunst, also an naturwissenschaftlich bewiesenen Tatsachen, zu orientieren.
- Alternative Behandlungen können nicht bezahlt werden oder nur dann, wenn sie allgemein anerkannten empirischen ärztlichen Erfahrungen, also wiederum den Regeln der ärztlichen Kunst, entsprechen.
- Voraussetzung für eine derartige Therapie ist eine exakte naturwissenschaftlich orientierte medizinische Diagnostik.
- Die alltägliche Versorgung muß neben ärztlich-medizinischen Maßnahmen individuelle, menschliche und soziale Sorgen und Nöte berücksichtigen.

- Die Therapie muß für den medizinisch ungebildeten Kranken verständlich sein, da nur so eine gute Compliance gesichert ist.
- Die Behandlung muß zweckmäßig und ausreichend sein, sie muß, im „Kassenjargon" gesagt, „wirtschaftlich" gestaltet werden, denn die Gesamtsumme der finanziellen Mittel der Krankenkassen ist begrenzt und Beitragserhöhungen für die Versicherten sollen vermieden werden, um die Höhe ihrer Sozialversicherungsbeiträge nicht ungebührlich werden zu lassen.

Der Kassenarzt ist also medizinische Autorität und gleichzeitig finanzieller Treuhänder der Finanzmittel der „Solidargemeinschaft" der Krankenversicherten.

Auch die Rheumatherapie der Kassenpraxis hat dies zu berücksichtigen; zudem ist sie natürlich je nach rheumatologischer Diagnose unterschiedlich.

Die extraartikulären, weichteilrheumatischen Erkrankungen sind mit 55% die häufigsten Erkrankungen des rheumatischen Formenkreises (Abb. 1). 38% entfallen auf Arthrosen und degenerative Wirbelsäulenerkrankungen, nur etwa 7% auf entzünd-

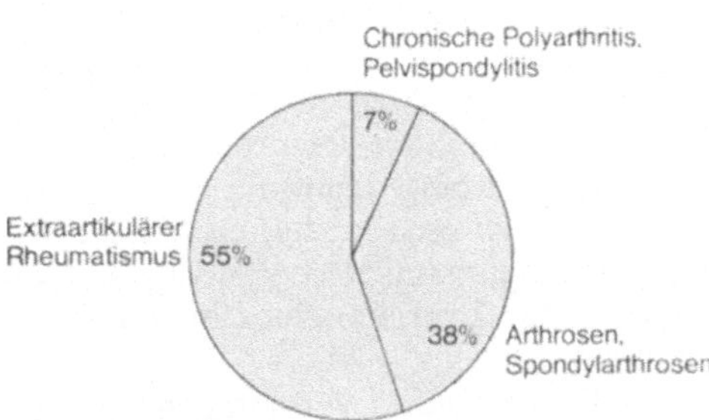

Abb. 1. Verteilung der Formenkreise rheumatischer Erkrankungen

Weichteilrheumatismus

1. Erkrankungen des Unterhautbindegewebes
2. Erkrankungen der Muskulatur
3. Erkrankungen der Sehnen, Sehnenscheiden, Bänder und Faszien
   (mit Ursprüngen und Ansätzen)
4. Erkrankungen der Schleimbeutel
5. Kombinierte Weichteilerkrankungen
   (z. B. Periarthropathien, Algodystrophien)
6. Periphere Neuropathien
7. zentral oder spinal ausgelöste Störungen des Weichteilapparates
   (Paresen, Muskelkontrakturen, Rigor etc.)
8. Angiopathien mit Manifestationen im Bereich des Bewegungsapparates
9. Lymphangiopathien mit Manifestationen im Bereich des Bewegungsapparates

Abb. 2. Übersicht „Weichteilrheumatismus"

lich-rheumatische Erkrankungen, also auf die chronische Polyarthritis (cP) oder die Spondylitis ankylosans, die Bechterew-Erkrankung.

Die weichteilrheumatischen Erkrankungen werden ebenso wie die degenerativen Arthrosen von den Allgemeinärzten behandelt.

Auffällig groß ist die Zahl der vom Internisten behandelten Kranken mit cP sowie die der vom Orthopäden behandelten Patienten mit der Bechterew-Erkrankung. Offenbar ist die Zusammenarbeit zwischen praktischen Ärzten und Rheumatologen in etwa 25% der Fälle notwendig. Auffällig gering ist die Zahl der ausschließlich vom Rheumatologen behandelten Kranken.

Bei den weichteilrheumatischen Erkrankungen handelt es sich um (Abb. 2) Erkrankungen des Unterhautfettgewebes, der Muskulatur, der Sehnen und Sehnenscheiden, der Bänder und Faszien einschließlich ihrer Ansätze und Ursprünge im Sinne der Insertionstendinosen, der Schleimbeutel; um Periarthropathien der Schultern und Hüften, um periphere Neuropathien (Karpaltunnelsyndrom), zentral oder spinal ausgelöste Paresen, Muskelkontrakturen und um Angiopathien (Polymyalgia rheumatica) oder Lymphangiopathien des Bewegungsapparates.

Am Beispiel eines vertebragen ausgelösten muskulären Schmerzsyndroms seien im folgenden die therapeutischen Prinzipien der Behandlung der weichteilrheumatischen Syndrome erklärt.

Das akute vertebragene Schmerzsyndrom führt zu Schmerzen, Muskelverspannungen (Myogelosen), zu Schonhaltungen und zu muskulären Systematrophien. Exogene Faktoren (akute oder chronische Überlastungen, degenerative Veränderungen, posttraumatische oder anlagebedingte, auch psychische Fehlhaltungen) verursachen oder verstärken das tendomyotische Wirbelsäulensyndrom.

Dieser Teufelskreis soll durch passive Therapien, also durch Analgetika und Antirheumatika, durch Infiltrationstherapien oder heilhyperämisierende Maßnahmen wie Elektrotherapie und Balneotherapie, Wärmepackungen, Massagen und Unterwassermassagen unterbrochen werden.

Die aktiven Therapieformen wie Krankengymnastik und funktionelle Beschäftigungstherapie wirken der krankheitsbedingten Muskelatrophie entgegen.

Zusätzlich sollten die Ursachen dieser Syndrome, soweit bekannt, ausgeschaltet werden. Bei der Epikondylitis, der lokalen, überlastungsbedingten Periostose am Ansatz der Beuger und Strecker am Ellenbogengelenk, sollten das Tennisspielen oder andere ursächliche Überlastungsfaktoren eingestellt oder ein Tennisschläger oder Arbeitsgerät mit geeigneterem Griff verwendet werden. Weitere hinlänglich bekannte Beispiele sind die Verwendung einer anderen Schreibmaschine oder eines geeigneten Schreibtischstuhls bei chronischem Wirbelsäulensyndrom einer Sekretärin. Auch Arbeitspausen als vorübergehende Arbeitsunfähigkeit, z. B. bei einem überwiegend in gebeugter Haltung oder bei schlechten Witterungsverhältnissen arbeitenden Gärtner, sind Teil der Therapie.

Die degenerativen Arthrosen verursachen in der Regel schmerzhafte periartikuläre Insertionstendinosen oder Myogelosen. Die Therapie dieser Erkrankungen wird daher also ähnlichen Richtlinien folgen, wie sie für die extraartikulären weichteilrheumatischen Syndrome genannt wurden. Die möglicherweise kausal wirkende intraartikuläre Injektionstherapie mit Mukopolysacchariden oder anderen Substanzen ist unter sterilen Kautelen, möglicherweise unter Röntgenkontrolle, in der Kassenpraxis problemlos durchführbar.

Die von Prof. Zeidler genannten langfristig bekannten zuverlässig wirkenden Antirheumatika stehen wegen z. T. abgelaufener Patentfristen als sog. Generika preiswert zur Verfügung. Sie werden jedoch vom Patienten als sog. Billigpräparate oft nicht mit der genügenden Einsicht eingenommen. Hier ist eine zeitlich aufwendige Aufklärung durch den behandelnden Arzt notwendig.

Während also Kranke mit weichteilrheumatischen Erkrankungen und degenerativen Arthrosen oder Periarthrosen in der Regel ambulant durch den Allgemeinarzt und evtl. durch konsiliarische Zusammenarbeit mit dem Rheumatologen gut zu behandeln sind, erfordert die Therapie der entzündlich-rheumatischen Erkrankungen, insbesondere der cP (Abb. 3) und des Morbus Bechterew (Abb. 4), fachkundige rheumatologische Kenntnisse. Dies gilt besonders für Basistherapien mit Goldsalzen und D-Penicillamin sowie Zytostatika. Hier sind die Zusammenarbeit des Allgemeinarztes oder die dauerhafte Mitbehandlung des internistischen Rheumatologen dringend notwendig.

Auch der niedergelassene internistische oder orthopädische Rheumatologe wird in manchen medizinischen Situationen die Grenzen seiner Fähigkeiten erkennen.

So sind chemische oder radiologische Synoviorthesen oder nicht genügend bekannte andere Therapien schon aus forensischen Gründen besser stationär in einem entsprechenden Rheumazentrum zu gestalten. Da die Chefärzte rheumatologischer Kliniken ebenfalls Finanzmittel der gesetzlichen Krankenversicherungen verwalten, sind auch sie „Kassenärzte" im weiteren Sinne. Auch ambulant besteht problemlos die Möglichkeit, ihren Konsiliarrat einzuholen, wenn sie offiziell an der kassenärztlichen Versorgung beteiligt sind.

Die Rheumatherapie in der Kassenpraxis ist also, was die Qualität betrifft, sicher gut. Sie wird sich weiterhin verbessern,

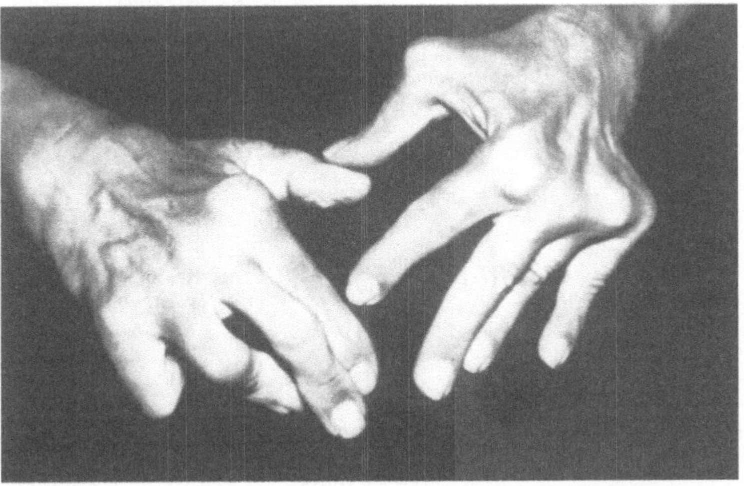

Abb. 3. Chronische Polyarthritis

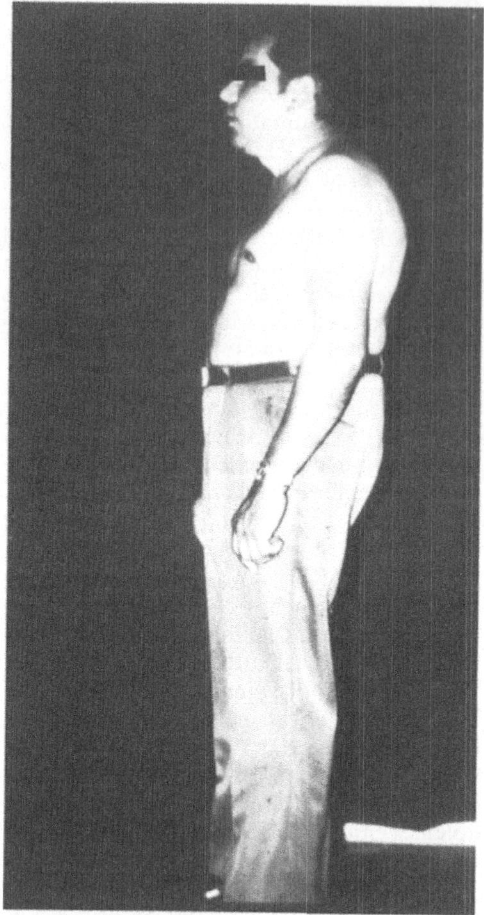

Abb. 4. Morbus Bechterew

wenn neue naturwissenschaftliche Erkenntnisse über die Ursachen der rheumatischen Erkrankungen vorliegen, bzw. wenn zunehmend gut ausgebildete internistische und orthopädische Rheumatologen ihre kassenärztliche Tätigkeit beginnen.

Neben diesen medizinischen Betrachtungen aber sind zahlreiche menschliche und soziale Probleme für die langfristig verlaufenden schmerzhaften Syndrome des Bewegungsapparates vorprogrammiert, die bei der Alltagsversorgung insbesondere durch den Hausarzt nicht vernachlässigt werden dürfen.

Die chronische Polyarthritis beispielsweise führt zu Funktionseinschränkungen des Bewegungsapparates und ständigen Schmerzen (Abb. 5). Die Krankheit wird hierdurch zu einem „Leidensschicksal", welches nicht nur die Kranken, sondern auch deren Familie, Freunde und Nachbarn beeinträchtigt und alle bis zum Auftreten der Krankheit für richtig befundenen Lebensinhalte in Frage stellt. Es kommt zu Schwierigkeiten bei allen täglichen Verrichtungen, wie dem Anziehen und der Körperpflege, im Haushalt und Beruf, zu Einschränkungen der Freizeitaktivitäten und der sozialen Kontakte. Oft stellen sich Depressionen und Passivität des Kranken und seiner Angehörigen ein. Ein Verlust des Umweltbezuges, Abhängigkeit und Pflegebedürftigkeit mit Veränderungen des Selbstwertgefühls der Kranken führen zu einem „Schicksalskreis".

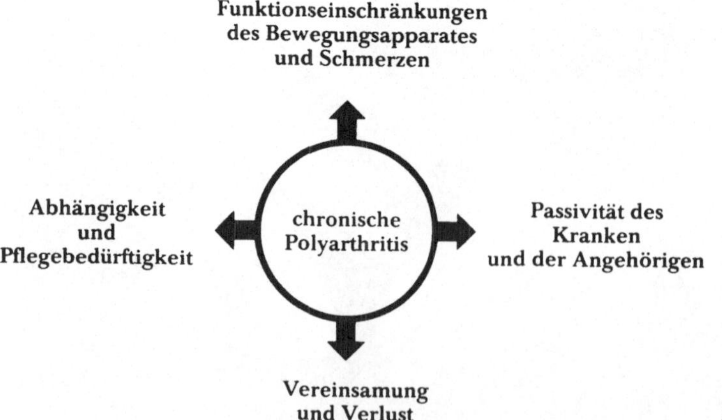

Abb. 5. „Schicksalskreis" bei chronischer Polyarthritis

Die Ergebnisse zahlreicher Patientenbefragungen, u. a. in allen namhaften deutschen Rheumakliniken, sowie Erfahrungen aus einem von der LVA finanzierten und der Rheuma-Liga in Schleswig-Holstein durchgeführten Modells „Mobiler Rheumadienst" möchte ich Ihnen auszugsweise vorstellen.

Krankheitsverständnis aus der Sicht der Betroffenen

In der Gruppe der Kranken mit degenerativen Arthrosen, cP und M. Bechterew klagen die Polyarthritiker über die meisten und stärksten Schmerzen. In zweiter Linie werden die durch die Krankheit verursachten Einschränkungen im Bereich des Bewegungsapparates, bei der Fortbildung sowie hinsichtlich der Arbeitsmöglichkeiten als belastend empfunden. Von kaum minderer Bedeutung ist das Gefühl der Abhängigkeit von anderen sowie das Bewußtsein, ständig den Blicken der Mitmenschen ausgesetzt zu sein. Schon die Hand zum Gruß zu reichen, bedeutet wechselseitige Scheu.

Probleme mit der Umwelt, der Familie und dem Beruf

Als Probleme im Umgang mit anderen werden genannt: Kontaktarmut, seltener Besuch von anderen, Hemmungen und Depressionen, Mangel an Aktivitäten, geringes Verständnis der Mitmenschen, das bis zur Schelte über Ungeschicklichkeit gehen kann, Probleme am Arbeitsplatz sowie Furcht, anderen Menschen zur Last zu fallen.

Etwa 15% der Befragten berichten über Veränderungen im Verhalten der Familienmitglieder. Diese Veränderungen sind allerdings keineswegs nur negativer Art: Es wird auch berichtet, daß die Hilfsbereitschaft steige, daß das Verständnis und die Zuwendung der Familie sich gebessert hätten, daß manche Partner bestimmte Tätigkeiten für den Kranken übernehmen und dem Angehörigen mit Trost und Zuspruch zur Seite stehen.

46% der cP-Kranken berichten über eine krankheitsbedingte Beeinträchtigung des Sexuallebens.

40% der befragten Polyarthritiker erwähnen erhebliche Behinderungen im Beruf (vorübergehende Arbeitsunfähigkeit, vorzeitige Invalidisierung, notwendige Arbeitspausen, schlechte Gestaltung des Arbeitsplatzes, Schwierigkeiten beim Weg zur Arbeitsstelle, mangelndes Verständnis von Kollegen und Vorgesetzten, Umschulung und Berufswechsel, Prestigeverlust, krankheitsbedingte Kurs- oder Heimarbeit). Aus der qualitativen Betrachtung der Aussagen ergibt sich, daß der Verlust des Selbstwertgefühls und des arbeitsbedingten Lebenssinns mindestens ebenso bedeutsam sind wie finanzielle Einbußen oder wirtschaftliche Einschränkungen.

Arzt-Patienten-Beziehung

Der Rheumakranke sucht, wie andere Patienten auch, zu Beginn seiner Erkrankung den Hausarzt auf, in der Hoffnung, dieser könne die Krankheit mit Medikamenten kurzfristig heilen. Nicht selten ist es aber sogar dem rheumatologisch geschulten Arzt unmöglich, dem Kranken oder auch dem überweisenden Hausarzt klarzumachen, daß zu Beginn einer rheumatischen Erkrankung oft unlösbare diagnostische und erhebliche therapeutische Schwierigkeiten bestehen. Der Patient wird daher so lange den Arzt wechseln und auch Vertreter nichtmedizinischer oder sog. alternativer Heilberufe aufsuchen, bis er und sein persönliches Umfeld erkannt haben, daß es sich hier um eine schicksalhafte, langfristige Erkrankung handelt. Derartige medizinische und nichtmedizinische Irrwege des Kranken werden um so länger und enttäuschender sein, je geringer die menschliche Zuwendung als Grundlage des Vertrauensverhältnisses zwischen Krankem und Arzt ist. Trotz anfänglich oft unklarer Diagnose und lediglich symptomatischer Behandlungsformen muß es dem Arzt gelingen, die zweifelnden und meist zu negativen Vorstellungen des Kranken in konkrete eigenverantwortliche Mitarbeit umzuwandeln. Dies dürfte die psychologisch aufwendigste Aufgabe sein und führt nicht selten zu einem Spannungsverhältnis zwischen Arzt und Kranken, welches ich „unbarmherzige Barmherzigkeit" genannt habe. Viele von uns befragte Kranken hatten die hierbei notwendige, auch den Arzt gelegentlich übergebührlich belastende Ausdauer als langfristigen Partner vermißt.

Therapieerlebnisse aus der Sicht der Kranken

Die meisten Patienten werden medikamentös behandelt. Massagen, meist kombiniert mit Wärmeanwendungen (wie Fango, Heublumenwickel o. ä.), rangieren an erster Stelle.

Die Krankengymnastik (Abb. 6) will als Einzeltherapie oder auch als Gruppengymnastik der Rheuma-Liga im Turnsaal und Warmwasserbad dem Erhalt der Gelenkbeweglichkeit, der Kräftigung der Muskulatur, dem Training alltäglicher Bewegungsabläufe sowie der Vermeidung von Deformitäten dienen.

Die Ergotherapie (Abb. 7) will die Versorgung mit Funktionshilfen, das Gelenkschutztraining, die Schienenversorgung, die Beratung bei der täglichen Eigenversorgung und bei Veränderungen im Wohnbereich sowie die funktionelle Beschäftigungstherapie vermitteln. Die funktionelle

Krankengymnastik
- Erhalt der Gelenkbeweglichkeit
- Kräftigung der Muskulatur
- Training von alltäglichen Bewegungsabläufen
- Vermeidung von Deformitäten

Abb. 6. Aufgaben der Krankengymnastik

Ergotherapie (Beschäftigungstherapie)
- Versorgung mit Funktionshilfen
- Gelenkschutztraining
- Handschienenversorgung (Orthesen)
- Beratung und Anleitung bei der täglichen Eigenversorgung (z. B. bei der Körperpflege)
- Beratung bei und Einleitung von Veränderungen im Wohnbereich
- funktionelle Beschäftigungstherapie (z. B. weben, flechten, töpfern, werken etc.)

Abb. 7. Aufgaben der Ergotherapie

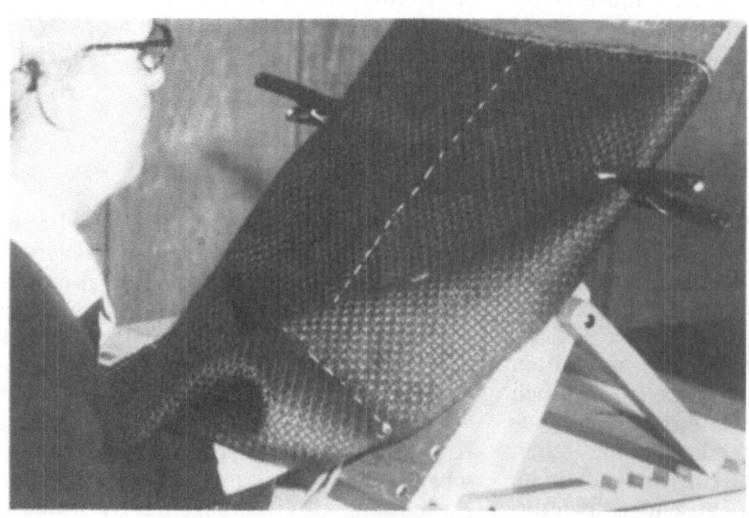

Abb. 8. Funktionelle Ergotherapie

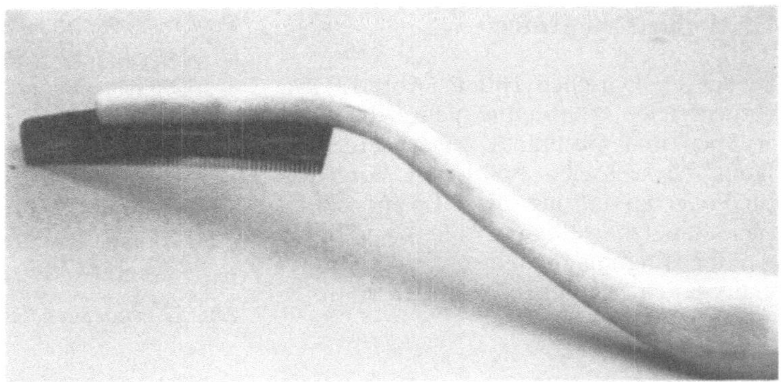

Abb. 9. Kammverlängerung

Beschäftigungstherapie führt neben dem Training gestörter Einheiten des Bewegungsapparates zu Erfolgserlebnissen, die mehr als abstrakte krankengymnastische Übungen zu täglicher Wiederholung verführen. Die Abbildungen 9 und 10 zeigen Ihnen einige Funktionshilfen oder Hilfsmittel im täglichen Leben. Diese Hilfsmittel müssen geduldig nach entsprechender Analyse der Funktionsausfälle sowie der Wohnungssituation des Kranken gestaltet und ihr Gebrauch eingeübt und längerfristig überwacht werden.

Die subjektive Bewertung der Therapiemaßnahmen nach unseren Patientenbefragungen ergab, daß alle Patienten glauben, zu viele Medikamente verschrieben zu bekommen. Sie glauben auch, daß zu viele Massagen, Bestrahlungen, Wärmepackungen und Bäder verordnet würden, wohingegen bewegungstherapeutische Maßnahmen einschließlich der Hilfsmittelversorgung zu wenig zur Anwendung gelangten.

Bisher stehen beschäftigungstherapeutische Zentren in der ambulanten Therapie

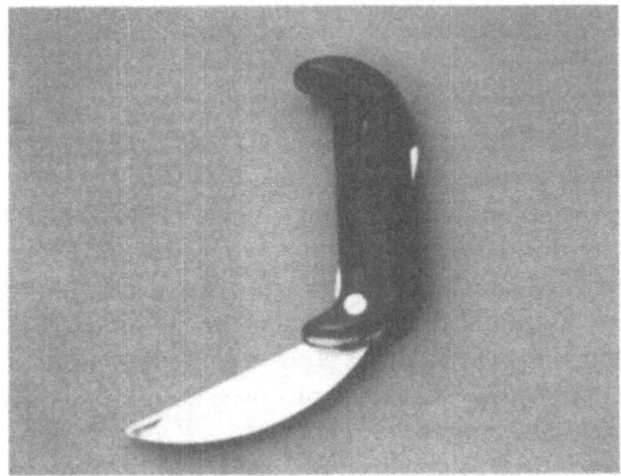

Abb. 10. Messer mit Fuchsschwanzgriff

rheumatischer Erkrankungen nicht zur Verfügung. Anleitung für den Gebrauch von Hilfsmitteln aber wünschen 33% der Kranken, eine Hilfsmittelversorgung in der Küche 24% und Anregungen im Gebrauch von Funktionshilfen im täglichen Leben 23% der Befragten. Hilfen bei der täglichen Körperpflege benötigten 21%.

Sozialpädagogische und sozialrechtliche Hilfen

Aufgaben der sozialpädagogischen und sozialrechtlichen Betreuung zeigt die Abbildung 11. Sie will bei persönlichen Problemen, z. B. in der Familie, bei der Vermittlung von Pflegediensten und Informationen über sozialrechtliche Hilfen oder Ansprüche und bei der Unterstützung sozialrechtlicher Hilfe helfen. 39% der Befragten erwarten Hilfen bei Anträgen, 16% wünschen Rat bei privaten Nöten.

Sozialpädagogische Hilfen und sozialrechtliche Beratung

- Beratung bei persönlichen Problemen (z. B. in der Familie)
- Vermittlung von Pflegediensten
- Information über sozialrechtliche Hilfen
- Unterstützung bei Antragstellungen

Abb. 11. Aufgaben der Sozialpädagogik

Psychologische Hilfen

Die psychologischen Hilfen (Abb. 12) wie Sorgentelefon, Betreuung von Selbsthilfegruppen und Gesprächskreisen, Einzelberatung bei seelischen Problemen, Angebote zur Freizeitgestaltung sowie Trainingskurse zur Schmerzbewältigung sollen zur besseren Bewältigung der Krankheit beitragen und werden zunehmend von den Betroffenen gewünscht.

Psychologische Hilfen
– telefonische Sprechstunden („Sorgentelefon")
– Betreuung von Selbsthilfegruppen und Gesprächskreisen
– Einzelberatung bei seelischen Problemen
– Angebote zur Freizeitgestaltung für chronisch Kranke
– Trainingskurse zur Schmerzlinderung

Abb. 12. Aufgaben der Psychologie

Selbsthilfeaktivitäten

Zahlreiche Hilfen zur Selbsthilfe (Abb. 13) sind in den vergangenen Jahren von den Arbeitsgemeinschaften der Rheuma-Liga in Schleswig-Holstein entwickelt worden: Tanzgruppen, Gesprächskreise, ablenkende Beschäftigungstherapie, Liga-Treffs, Nachbarschaftshilfen und Unterstützung der Selbständigkeit durch Zivildienstleistende im Bereich der individuellen Schwerstbehindertenbetreuung sind hier zu nennen.

    Abschließend bleibt festzustellen, daß die Rheumatherapie in der Kassenpraxis medizinisch problemlos und qualitativ gut gestaltet wird.

    Mehr aber als in der Vergangenheit müssen Ärzte, Kranke und Angehörige selbst, aber auch die an der Bekämpfung der Rheumaerkrankungen beteiligten Organi-

– Selbsterfahrungsgruppen
– Tanz
– Musik
– Freizeitsport
– Handarbeiten, Basteln und Werken
– gesellige Treffen
– Ausflüge

Abb. 13. Selbsthilfeaktivitäten

sationen und Instanzen, „interdisziplinär" bei der Bewältigung der krankheitsbedingten nichtmedizinischen Probleme zusammenarbeiten.

    Die Rheuma-Liga führt z. Z. für die Dauer von 5 Jahren ein vom Bundesministerium für Forschung und Technologie finanziertes Modell „Wohnortnahe Versorgung von cP-Kranken" durch. Ein Projektmanager, eine Beschäftigungstherapeutin, eine Krankengymnastin, eine Dipl.-Sozialpädagogin und 2 Dipl.-Psychologinnen wollen mit den ca. 150 ehrenamtlichen Mitarbeitern der Rheuma-Liga wohnortnah die Vermittlung komplementärer Hilfen (Abb. 14) gestalten bzw. diese aufbauen.

    Die Begleitforschung wird vielfältige sozialmedizinisch interessante Erkenntnisse erbringen und u. a. auch Auskünfte geben über den Stellenwert einer Hilfs- und Selbsthilfeorganisation wie der Rheuma-Liga in unserem derzeitigen Gesundheitssystem.

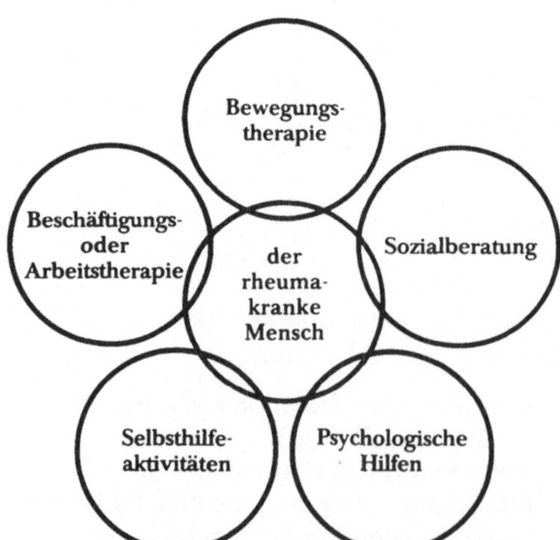

Abb. 14. Komplementäre Hilfen

Außenseitermethoden in der Rheumatherapie

F. Rainer

Generell ist das Interesse der Bevölkerung an Therapieverfahren, die sich außerhalb der Schulmedizin oder an deren Rand bewegen, noch nie so groß gewesen wie in unserer Zeit. Und auf der anderen Seite hat das Mißtrauen gegenüber der etablierten Medizin während der letzten Jahre – unterstützt durch verschiedene Medien – deutlich zugenommen.

Gerade Rheumakranke nehmen in großer Zahl solche Behandlungsmethoden – vorübergehend oder für einen längeren Zeitraum – in Anspruch; hinweisen möchte ich auch darauf, daß auch Ärzte zunehmend sog. Außenseitermethoden anwenden. Hinzu kommt, daß für die verschiedenen paramedizinischen Behandlungsmethoden in der Laienpresse in äußerst unkritischer Weise geworben wird, wobei auch immer wieder über vollständige Heilungen bei „Rheuma" berichtet wird.

Bei unserer Befragung „Paramedizin bei der Behandlung rheumatischer Erkrankungen" hat sich herausgestellt, daß Polyarthritiker solche Behandlungsmethoden signifikant häufiger versuchen als alle übrigen Rheumatiker. Zahlenmäßig folgen dann mit großem Abstand Patienten mit Lumbalsyndrom bzw. noch seltener Patienten mit Zervikalsyndrom, Gon- und/oder Koxarthrosen sowie Weichteilrheumatiker. Je schwerwiegender das Krankheitsbild ist, um so häufiger werden vom Patienten Außenseitermethoden zusätzlich in Anspruch genommen.

Aufgrund dieser Tatsache beschränke ich mich im folgenden auf die Darstellung der Daten, welche bei der Befragung der Polyarthritiker erhalten wurden. Diese Untersuchung ist in Zusammenarbeit mit Herrn Josenhans (Bad Bramstedt) und den Herren Weintraub und Baumgartner (Zürich) mit Hilfe eines einheitlichen Fragebogens durchgeführt worden. Neben den üblichen Patientendaten wurden dabei auch die Krankheitsdauer, der Beruf und die Nationalität erfaßt. Dann folgte die Frage bezüglich einer etwaigen Anwendung sog. paramedizinischer Behandlungsmethoden (Heilpraktiker, Chiropraxis, Akupunktur, nichtärztliche Kur, Reflexzonenmassage, Abschirmung, Homöopathie oder andere außerschulische Therapieverfahren; s. Übersicht S. 124) und – wenn ja – ob der Betreffende von selbst auf die Behandlungsart gekommen war oder erst durch Empfehlung anderer.

Zur Erfolgsbeurteilung der jeweiligen Therapie hatten die Patienten die Antworten „ja", „mäßig" oder „nein" zur Auswahl. Weiter haben wir die persönliche Einstellung der Polyarthritiker zu den jeweils gewählten paramedizinischen Behandlungsmethoden vor der Therapie und nachher untersucht, wobei als mögliche Antwort die Begriffe „positiv" – „Versuch" und „negativ" bzw. „positiv" – „indifferent" und „negativ" zur Auswahl standen. Schließlich wurde dann noch die Frage gestellt, ob der Patient bereit wäre, die durchgeführte Therapie in Abhängigkeit von der Finanzierung – bei angenommener Bezahlung durch die Krankenkasse oder bei Selbstbezahlung wie bisher – zu wiederholen.

Insgesamt wurden 300 Polyarthritiker (83 Männer = 28%, 217 Frauen = 72%) befragt. Beim Durchschnittsalter der befragten Polyarthritiker bestand zwischen Männern und Frauen kein Unterschied, wohl aber haben Frauen eine längere durchschnittliche Krankheitsdauer angegeben (der Unterschied war aber statistisch nicht signifikant). Bei der Aufgliederung des

Chronische Polyarthritis und Paramedizin (Untersuchungsaufbau)

Bad Bramstedt	Graz	Zürich

Patientendaten

Paramedizin

Heilpraktiker	Chiropraxis	Akupunktur	nichtärztliche Kur
Reflexzonen-massage	Abschirmung	Homöopathie	andere

Eigeninitiative

Erfolg

Einstellung

vorher   nachher

Wiederholung

Bezahlung

Krankengutes nach Berufen überwiegen Hausfrauen mit 40%, danach folgen mit deutlichem Abstand Arbeiter (18%), Angestellte (17%), Pensionisten (12%) und Akademiker (6%) sowie Selbständige und „andere".

In Abb. 1 sind die Ergebnisse bezüglich der Anwendung paramedizinischer Behandlungsmethoden bei Polyarthritikern sowohl für das Gesamtkollektiv als auch getrennt für Männer und Frauen dargestellt. 168 Polyarthritiker (56%) haben zusätzlich zur schulmedizinischen Behandlung eine oder mehrere paramedizinische Behandlungsarten durchgeführt oder führen sie noch durch. Auffällig ist, daß Männer nur in 36%, Frauen aber in 64% der Fälle paramedizinische Behandlungsversu-

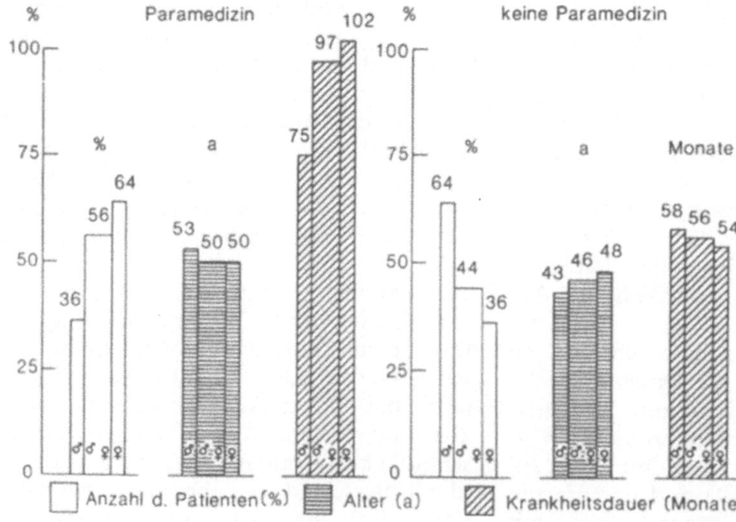

Abb. 1. Prozentuelle Verteilung der Polyarthritiker mit bzw. ohne zusätzliche paramedizinische Behandlungserfahrung unter Berücksichtigung von Alter, Geschlecht und Krankheitsdauer

Tabelle 1. Anwendung bzw. Nichtanwendung der verschiedenen paramedizinischen Behandlungsarten innerhalb der verschiedenen Berufsgruppen mit Angabe des Alters und der Krankheitsdauer (jeweils Mittelwerte)

Berufsgruppe	Paramedizin			Keine Paramedizin		
	[%]	Alter [Jahre]	Krankheitsdauer [Monate]	[%]	Alter [Jahre]	Krankheitsdauer [Monate]
Arbeiter	26	49	58	74	41 +	42
Angestellte	56	47	59	44	40 +	41
Akademiker	74	43	123	26	34 +	74
Hausfrauen	71	50	108	29	50	64 +
Pensionisten	59	60	119	41	67 +	77

che angegeben haben. Beim Durchschnittsalter unterscheiden sich Männer und Frauen kaum, wohl aber bei der durchschnittlichen Krankheitsdauer: Frauen haben hier mit 102 Monaten eine deutlich längere durchschnittliche Krankheitsdauer angegeben als Männer. Wegen der großen Streuung der Krankheitsdauer sind jedoch die Unterschiede statistisch nicht signifikant.

Beim Kollektiv ohne paramedizinische Behandlungserfahrung fällt auf, daß diese Patienten im Durchschnitt jünger sind (bei Männern ist der Unterschied signifikant) und daß diese auch eine deutlich kürzere Krankheitsdauer angegeben haben.

Tabelle 1 zeigt die Ergebnisse der Befragung in Abhängigkeit vom Beruf: Arbeiter weisen mit 26% die niedrigste Rate an paramedizinischer Behandlungserfahrung

auf, Akademiker und Hausfrauen mit 74% bzw. 71% die höchste Rate; auffällig ist, daß wir bei Akademikern und bei Hausfrauen auch jeweils die längste Krankheitsdauer errechnen konnten.

Abbildung 2 zeigt den Einfluß des Alters und der Krankheitsdauer auf die Hinwendung zu Paramedizin bei Polyarthritikern. Von den unter 30jährigen haben nur 24% eine paramedizinische Behandlungserfahrung angegeben. Dieser Prozentsatz steigt bis auf 68% bei der Altersklasse III, allerdings nimmt bei den über 60jährigen die Häufigkeit wieder ab.

Die untere Kurve zeigt den Einfluß der Krankheitsdauer: Bei einer Krankheitsdauer bis zu 6 Monaten hatten nur 15% Kontakt mit paramedizinischen Behandlungsmethoden. Mit zunehmender Krankheits-

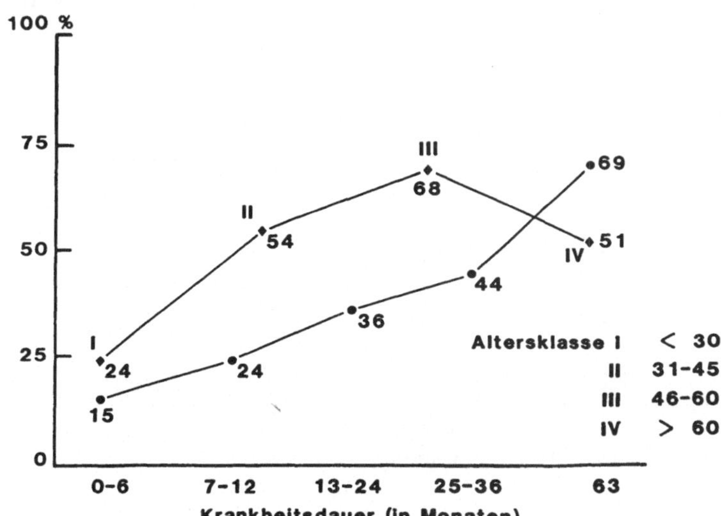

Abb. 2. Einfluß des Alters und der Krankheitsdauer auf die Hinwendung zur Paramedizin

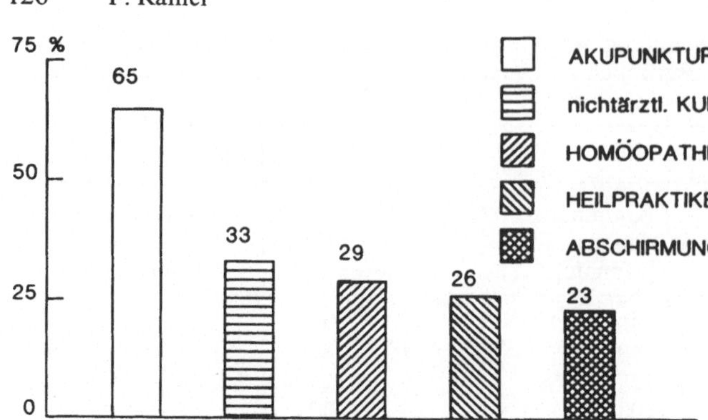

Abb. 3. Häufigkeitsverteilung der paramedizinischen Behandlungsarten (168 Polyarthritiker – Mehrfachangaben – 314 Behandlungen)

dauer nimmt auch kontinuierlich die Anwendung paramedizinischer Behandlungsmethoden zu; bei einer Krankheitsdauer von über 36 Monaten hatten bereits 69% der Polyarthritiker Kontakt mit paramedizinischen Behandlungsmethoden gehabt.

In der Abb. 3 ist die Häufigkeitsverteilung der verschiedenen außerschulischen Methoden dargestellt: Am häufigsten, nämlich von knapp ⅔ der Patienten, wurde die Akupunktur in Anspruch genommen. Danach folgen mit deutlichem Abstand nichtärztliche Kuren, die Homöopathie, der Besuch beim Heilpraktiker und Abschirmungen (Kupferdecken oder Magnetfelder); die Chiropraxis und die Reflexzonenmassage wurden nur von einigen Patienten angegeben, weiter berichteten nur 6 Patienten über einen Behandlungsversuch mit Wobenzym und 5 Polyarthritiker haben den Extrakt der grünlippigen Neuseelandmuschel versucht.

Zwischen Männern und Frauen bestehen bei der Art der Anwendung der verschiedenen paramedizinischen Behandlungsmethoden keine signifikanten Unterschiede, Mehrfachangaben wurden aber von Frauen signifikant häufiger gemacht.

Von den 168 Polyarthritikern haben nur 14% die Behandlung von sich aus durchgeführt, die überwiegende Mehrheit erst nach Empfehlung anderer. Männer haben sich statistisch signifikant häufiger aus eigenem Antrieb für eine paramedizinische Behandlung entschlossen als Frauen. Bei getrennter Berechnung für die verschiedenen Altersklassen, Berufe und Behandlungsarten konnte im Vergleich zum Gesamtkollektiv kein unterschiedliches Verhalten festgestellt werden.

In der Abb. 4 sind die Erfolgsraten – sowohl für das Gesamtkollektiv als auch aufgeschlüsselt für die verschiedenen Behandlungsarten – graphisch dargestellt. Voraus-

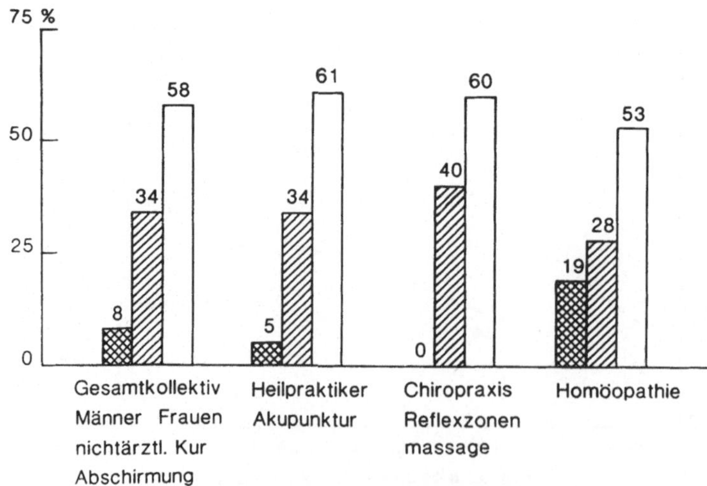

Abb. 4. Darstellung der Erfolgsangaben durch Befragung der Polyarthritiker (mögliche Antwort: ja ▨, mäßig ▨, nein ☐)

schicken möchte ich, daß eine Erfolgsbeurteilung nur durch Befragung der Patienten sicher problematisch ist; hinzu kommt, daß die Patienten die jeweilige Therapie immer zusätzlich zu anderen therapeutischen Maßnahmen durchgeführt haben und daß die Polyarthritiker jeweils gegenüber einem Vertreter der Schulmedizin ein Werturteil über eine nicht verordnete, sondern selbständig ausgewählte Therapieform abgeben mußten. Die für die einzelnen Behandlungsformen angegebenen Erfolgsraten sind nicht sehr hoch. Ein eindeutiger Erfolg wurde nur von 8% angegeben, und 34% sprachen von einer mäßigen Besserung; aber mehr als die Hälfte der Patienten haben einen Erfolg eindeutig verneint. Die höchste Erfolgsquote erzielte die Homöopathie, aber auch hier haben mehr als die Hälfte der Patienten einen Erfolg vermißt. Niedrige Erfolgsraten wurden für den Heilpraktiker und für die Akupunktur angegeben, bei der Chiropraxis und der Reflexzonenmassage wurde ein eindeutiger Erfolg sogar verneint.

Auch die Einstellung der Polyarthritiker zur jeweils gewählten außerschulischen Behandlungsform vor bzw. nach der Behandlung ist aufschlußreich und zeigt große Unterschiede. Vom Gesamtkollektiv waren 86% der Polyarthritiker vor der paramedi-

zinischen Behandlung positiv eingestellt, 13% betrachteten diese Therapie als einen Versuch und nur 1% hatte eine negative Einstellung. Nach der Therapie waren von den ursprünglich 86% nur noch 39% positiv eingestellt, und der negative Anteil stieg von 1% auf 51%; 10% standen nach der Therapie diesen Behandlungsformen indifferent gegenüber.

Abbildung 5 zeigt den Einstellungswandel in Abhängigkeit von der Therapieform: Das größte Vertrauen wurde der Homöopathie, der Akupunktur und den nichtärztlichen Kuren entgegengebracht. Über 90% haben hier vorher eine positive Einstellung angegeben; danach folgen Abschirmungen mit 87% und der Heilpraktiker mit 82%. Der geringste Einstellungswandel trat bei der Homöopathie ein, hier waren auch nachher noch 79% positiv eingestellt, und nur 37% haben eine negative Einstellung angegeben. Auch bei den nichtärztlichen Kuren wurde immerhin noch in 50% eine positive Einstellung angegeben.

Bei den anderen Behandlungsarten, insbesondere bei der Akupunktur, war ein ausgeprägter Abfall der positiven Einstellung von vorher 92% auf nachher 34% feststellbar.

Die Bereitschaft der Polyarthritiker, die gewählten paramedizinischen Behand-

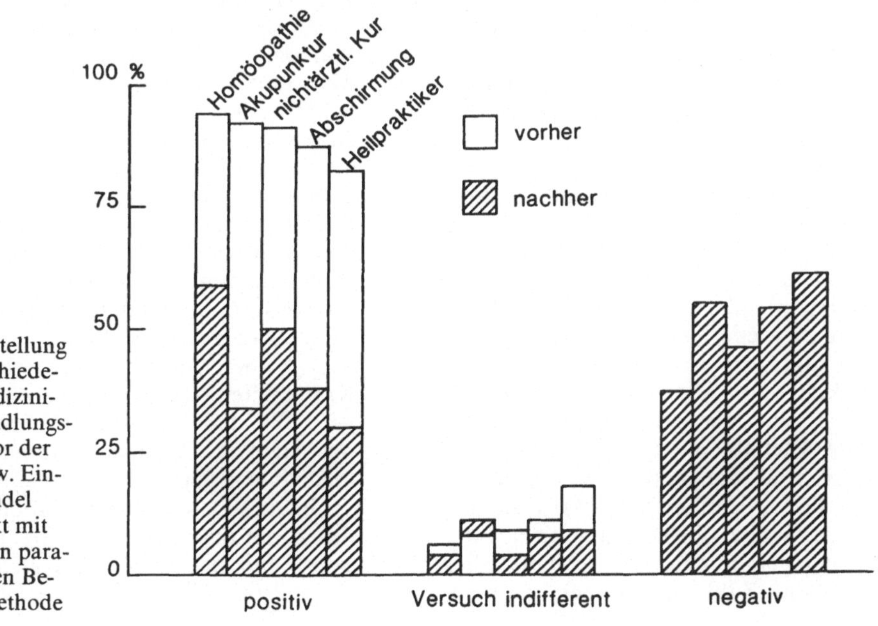

Abb. 5. Einstellung zu den verschiedenen paramedizinischen Behandlungsmethoden vor der Therapie bzw. Einstellungswandel nach Kontakt mit der jeweiligen paramedizinischen Behandlungsmethode

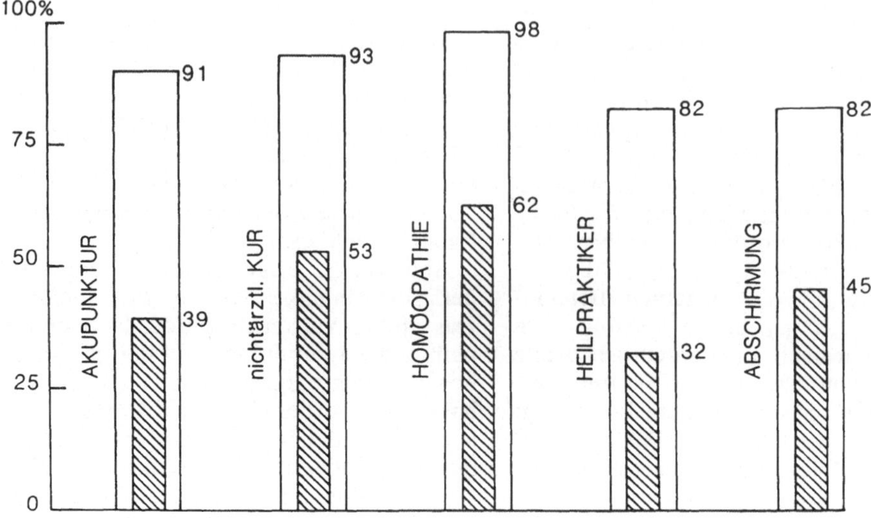

Abb. 6. Häufigkeit der Bereitschaft zur Wiederholung der jeweiligen paramedizinischen Behandlungsart in Abhängigkeit von der Bezahlung: Bezahlung durch die Krankenkasse ⬜. Eigenfinanzierung ▨

lungsmethoden – in Abhängigkeit von der Bezahlung – zu wiederholen, ist in Abb. 6 dargestellt. Im Gesamtkollektiv wären 85% bereit, die Therapie bei Bezahlung durch die Krankenkasse zu wiederholen; 15% lehnen auch bei Bezahlung durch die Krankenkasse eine Wiederholung ab. Bei Selbstfinanzierung aber wären nur noch 42% zu einer Wiederholung bereit, 58% hingegen lehnen unter diesen Bedingungen eine Wiederholung ab.

Bei Bezahlung durch die Krankenkasse ergeben sich für die Homöopathie, für nichtärztliche Kuren und für die Akupunktur die höchste Bereitschaft zur Wiederholung. Auch bei Selbstbezahlung liegt die Homöopathie eindeutig an der Spitze, gefolgt von nichtärztlichen Kuren. Auffällig ist auch hier die geringe Bereitschaft der Patienten, die Akupunktur bei Selbstbezahlung zu wiederholen.

Untersucht man diese Frage in Abhängigkeit vom Alter, so nimmt die Bereitschaft zur Wiederholung mit zunehmendem Alter ab.

Mehr als die Hälfte aller von uns befragten Polyarthritiker haben zusätzlich paramedizinische Behandlungsarten in Anspruch genommen; wahrscheinlich liegt die wirkliche Zahl noch höher, da man hier doch mit einer gewissen Dunkelziffer rechnen muß. Das Verlangen nach einer paramedizinischen Behandlung entsteht praktisch immer dann, wenn Patienten durch die Schulmedizin nicht erfolgreich behandelt werden können oder/und wenn Angst vor Nebenwirkungen besteht. Beide Faktoren treffen auf den Polyarthritiker zu und werden durch die Medien noch verstärkt. Auch unser ärztliches Verhalten kann den Patienten motivieren, paramedizinische Behandlungsmethoden in Anspruch zu nehmen. So nimmt z. B. das Interesse des Arztes bei chronisch Kranken ab, die er noch dazu nicht zufriedenstellend behandeln kann, und dies merken natürlich die Patienten. Ganz im Gegensatz dazu wenden sich die Vertreter außerschulischer Heilmethoden ihren Patienten in besonderer Weise zu und widmen ihnen auch mehr Zeit. Solange wir die chronische Polyarthritis – aber auch andere rheumatische Krankheiten – nicht heilen können, solange wird für den Rheumatiker und auch für uns Ärzte das Problem Schulmedizin/Paramedizin existieren.

Gefahren drohen dem Patienten einmal durch die außerschulische Behandlungsart selbst und dadurch, daß eine notwendige Diagnostik und sich daraus ergebende Therapie verzögert werden kann, des weiteren werden auch oft falsche Hoffnungen geweckt, und die Patienten werden zusätzlich auch finanziell ausgenützt.

Wir können dem derzeit zunehmenden Trend zur Außenseitermedizin durch ein verbessertes Arzt-Patienten-Verhältnis begegnen. Dazu gehört auch Verständnis für außerschulische Behandlungsmethoden, verbunden mit einer ausführlichen Information und eventuellen Korrektur falscher Vorstellungen. Die sicherlich vorhandene Bereitschaft der Patienten zur Mitarbeit bei der Behandlung seiner Krankheit sollte genützt und in richtige Bahnen gelenkt werden.

Epidemiologie degenerativer rheumatischer Erkrankungen im Zusammenhang mit Arbeitsbedingungen: Halswirbelsäulenveränderungen bei weiblichen Verwaltungsangestellten

B. Ritz

Einleitung

Als die wesentlichen, gesicherten Faktoren in der Genese von degenerativen Veränderungen von Gelenken und der Wirbelsäule gelten das Alter, Traumen und Entzündungen.

Für die dem „natürlichen" Altersprozeß vorgreifende Degeneration im Stütz- und Bewegungsapparat werden ganz allgemein einseitige Belastungen oder Überbeanspruchungen verantwortlich gemacht. Aber nur in bezug auf freizeitsportliche Aktivitäten werden Belastungen spezifisch benannt und fanden in Etiketten wie „Tennis-" oder „Golfellenbogen" Eingang in das medizinische Alltagswissen. Sehr viel weniger anerkannt dagegen ist eine sog. berufliche oder arbeitsbedingte Genese von degenerativen rheumatischen Erkrankungen. Am ehesten sind die Auswirkungen körperlich schwerer Arbeiten auf das muskuloskelettale System bekannt (so z. B. der Meniskusschaden der Bergarbeiter oder die Bandscheibendegeneration bei Maurern, die in Finnland zu den Berufskrankheiten zählen).

In Ländern wie Australien und Japan allerdings spricht man bereits seit Jahrzehnten von „process worker arm" (Ferguson 1971) oder dem „arbeitsbedingten Zervikobrachialsyndrom" (Keikan Shokogun Iinkai 1973) aufgrund von sog. leichten, aber stark repetitiven Tätigkeiten (z. B. an Registrierkassenarbeitsplätzen oder bei Fließbandarbeit).

Der doch noch recht geringe Erkenntnisstand zur Ätiologie der degenerativen Erkrankungen liegt sicherlich zum einen an den Schwierigkeiten der Operationalisierung dessen, was man unter degenerativen Veränderungen versteht, und zum anderen an der nicht trivialen Aufgabe, Über- und Fehlbeanspruchungen im Arbeitsleben, die sich fast immer über recht lange Zeiträume erstrecken, angemessen zu erheben.

So weist z. B. Anderson (1974) darauf hin, daß die Belastungen in einer Berufsgruppe stärker schwanken können, als zwischen unterschiedlichen Berufen. Reine Berufsgruppenvergleichsstudien sollten also vermieden werden. Wählt man zur Beschreibung degenerativer Erkrankungen klinische Diagnosen, so wird sehr schnell zum Problem, daß es sich bei dieser – klinisch sehr sinnvollen – Kategorisierung weder um eindeutige ätiologische Krankheitsentitäten handelt, noch die auftretenden Symptome und betroffenen Gewebsstrukturen überschneidungsfrei zuzuordnen sind. Zum Beispiel kann die Diagnose „Lumbago" sowohl auf eine Bandscheibendegeneration, spondylotische Prozesse als auch Nervenirritationen und Entzündungen zurückgehen (vgl. Wickström et al. 1978).

Ein Expertenkomitee der WHO schreibt:

„Der Kreuzschmerz („low back pain") umfaßt eher eine Menge verschiedener Erkrankungen, als daß er nur eine einzige Erkrankungsform bezeichnet." Und: „Ein ernsthaftes Problem [für die Erforschung von degenerativen rheumatischen Erkrankungen] ist der Mangel an guten Parametern, um den Erkrankungsstatus quantitativ zu erfassen" (WHO 1985, S. 45).

Man weiß, daß klinisch gemessene Bewegungseinschränkungen, radiologische Befunde und subjektive Beschwerden sehr oft nicht nur schlecht korrelieren, sondern sich sogar widersprechen können (vgl. WHO 1985; Wickström et al. 1978; Lawrence et al. 1966).

Während jedoch häufig für eine „sichere Diagnose" eine ganze Reihe von unterschiedlichen Untersuchungen (wie z. B. Röntgen, EMG, Blutstatus, Klinik etc.) verlangt werden, um mit Forschungen im Bereich rheumatischer Erkrankungen glaubwürdig zu erscheinen, begegnet man nur selten Zweifeln an der Reliabilität (also Reproduzierbarkeit) der Untersuchungsbefunde bzw. der Diagnosen.

Gerade für epidemiologische Studien, die auf eine Ergründung von ursächlichen Zusammenhängen abzielen, ist die Reliabilität der zu erklärenden Erkrankungsvariablen von entscheidender Wichtigkeit, ebenso wie gefordert sein muß, daß die zu vergleichenden Kategorien möglichst überschneidungsfrei sind (z. B. „Schulter-Arm-Syndrom" und „Periarthritis": beide können vom gleichen Faktor verursacht werden und bilden keineswegs sich ausschließende ätiologische Prozesse ab).

Die Frage der Validität, also ob das, was man mißt, auch wirklich Rheuma ist, verliert den Charakter einer „Gretchenfrage",

solange man bereit ist, alle Kriterien der Klassifizierung offenzulegen und nachvollziehbar für weitere Studien zu machen. Es ist auch keineswegs ausschließlich sinnvoll, nach den Faktoren zu suchen, die für die am stärksten beeinträchtigenden Erkrankungen (oder gar den Tod) verantwortlich zu machen sind. Es ist durchaus relevant, sich mit den mit leichteren Erkrankungsgraden in Zusammenhang stehenden Faktoren zu beschäftigen. Besonders, wenn die Erkrankung, wie im Falle rheumatischer Beschwerden, chronisch oder periodisch rezidivierend verläuft und weit verbreitet ist. Allerdings wissen die Epidemiologen, daß es um so schwieriger ist, eine Ätiologie zu ergründen, je unspezifischer die gebrauchten Erkrankungsindizes sind, also je „weicher" die Daten. Denn je verbreiteter und damit unspezifischer ein Symptom ist, um so stärker wird die Analyse verwässert und man findet keine Zusammenhänge zwischen Exposition und Erkrankung (vgl. Rothmann 1984).

Fragestellung der Studie

In der von unserer Arbeitsgruppe[1] durchgeführten Studie wurden die Arbeitsbedingungen von weiblichen Angestellten für Text- und Datenverarbeitung mit denen von Sachbearbeiterinnen im Verwaltungsdienst Hamburger Behörden verglichen. Sie sollte Aufschluß darüber geben, ob Erkrankungen des Stütz- und Bewegungsapparates mit unterschiedlichen Arbeitsbelastungen im Bürobereich in Zusammenhang stehen bzw. ob Freiheiten zur selbständigen Organisation der Arbeit das Auftreten von vermehrten Beschwerden und Befunden in Muskeln und Gelenken zu verhindern vermögen. In diesem Modell werden also Belastungen nicht als immer gleichmäßig wirksam angesehen. Vielmehr ist die aus der belastenden Arbeitssituation erwachsende Beanspruchung in Abhängigkeit von den Handlungsfreiheiten zur Be-

wältigung der Anforderung zu sehen (Karasek 1979). Belastungen werden somit dann pathogen, wenn ihnen nichts entgegengesetzt werden kann. Das heißt z. B., daß eine ergonomisch schlechte Büroausstattung dann zu einer starken Belastung der Wirbelsäule oder Gelenke führt, wenn es selten möglich ist, diesen Arbeitsplatz zu verlassen und die Tätigkeit dort eine sehr einseitige Körperhaltung bzw. einen einseitigen Bewegungsablauf verlangt.

Variablenbildung für Handlungsspielräume

Index „Betriebliche Einflußchancen"

Addition aus:
– Weiterbildungsmöglichkeiten,
– Beschwerdemöglichkeiten,
– Aufstiegsmöglichkeiten,
– Einfluß auf Aufstiegsmöglichkeiten.

Index „Zeitlicher Handlungsspielraum"

Addition aus:
– Gleitzeit, freizügige Pausenregelung, Handlungsmöglichkeit zur Pausengestaltung;

[1] Projekt „Arbeitsbedingungen, Gesundheitsverhalten und rheumatische Erkrankungen" 1982, gefördert vom Projektträger HDA des BMFT.

- Einflußmöglichkeit auf Arbeitstempo, freizügige Arbeitsabgabemöglichkeit, Einflußmöglichkeit auf den Arbeitsablauf, Strukturiertheit der Arbeit, Einfluß auf Terminabsprache.

Index „Kommunikationschancen"

Addition aus:
- Intensität der Kontakte mit anderen Arbeitskollegen,
- kollegiale Kontakte (Intensität der Kontakte mit gleichgestellten Mitarbeitern, informelle Kontakte),
- arbeitsbedingte Kontakte mit Publikum, Vorgesetzten, nachgeordneten Mitarbeitern und sonstigen Personen,
- geringer Anteil passiver Kontakte an den Gesamtkontakten.

Index „Bewegungsspielraum"

Addition aus:
- Vielfalt der Tätigkeit,
- räumlicher Bewegungsspielraum,
- geringe Zwangshaltung.

Index „Entscheidungsspielraum bei der Arbeitsausführung"

Addition aus:
- Unabhängigkeit von anderen (Möglichkeit, spezielle Arbeitsaufgaben abzulehnen, Unabhängigkeit von der Arbeitsmaterialzuteilung, Unabhängigkeit von Kontrolle, Unabhängigkeit von Arbeitsanweisungen, Möglichkeit zusätzliche Arbeiten abzulehnen);
- geringe Determiniertheit der Arbeit (Einfluß auf die Arbeitsmethode, Wahl des Arbeitsmittels, Entscheidungsmöglichkeit bei Klientenbetreuung, Wahl der Form des Diktats, des Schriftbildes, geringe Maschinengebundenheit);
- Verantwortung für Kontrolle, Arbeitsanweisungen;
- Entscheidungsspielraum.

Variablenbildung für Belastungen am Arbeitsplatz

Index „Leistungsdruck"

Addition aus:
- Termindruck, Höhe des durchschnittlichen Arbeitstempos;
- Kontrollintensität der Arbeitszeit, Pausen, Arbeitsqualität, Arbeitsmenge, Arbeitsausführung, Arbeitstempo;
- Leistungsbeurteilung, Prämienlohn.

Index „Arbeitsunterbrechungen"

- Unterbrechung durch dringende andere Arbeiten, eigene Nachfragen, Nachfragen anderer, technische Störungen.

Index „Belastung durch Vertretungsregelungen"

- Belastung durch Vertretungsregelungen, da die Arbeit bei Krankheit liegen bleibt, Doppelbelastung durch die Vertretung vorliegt, neuartige Vertretungstätigkeiten ausgeführt werden müssen.

Index „Zeitliche Belastungen"

- Belastung durch Pausenregelung, Belastung durch Überstunden pro Monat.

Index „Arbeitsplatzunsicherheit"

- Belastung durch Arbeitsplatzunsicherheit.

Index „Arbeitsbehinderung"

Addition aus:
- Zwang zur Improvisation, Störung durch fehlendes Material;
- Verständnisprobleme bei der Tätigkeit (beim Maschineschreiben, Lesen und Bearbeiten, Aktenarbeit, Publikumsverkehr).

Index „Stuhl"

- Belastung durch die schlechte Beschaffenheit des Bürostuhls.

Index „Maschineschreiben"

Addition aus:
- Anteil des Maschineschreibens an der täglichen Arbeit,
- Belastung durch Schreiben,
- fehlende technische Hilfen beim Schreiben,
- Belastung durch die Beschaffenheit des Schreibtisches/Schreibmaschinentisches.

Index „Lichtverhältnisse"

- Belastung durch schlechte Lichtverhältnisse (Blendung, Helligkeit, Flackern etc.).

Index „Lärmpegel" [dB A)]

- Lärmpegel vormittags und nachmittags.

Ich möchte darauf verzichten, die Indexbildung für die von uns gemessenen Handlungsspielräume und Arbeitsbelastungen hier ausführlich zu diskutieren. In den beiden folgenden Übersichten sind die durch standardisierte Interviews und Arbeitsplatzbeobachtung ermittelten Handlungsspielräume am Arbeitsplatz bzw. Belastungen dargestellt (ausführliche Beschreibung

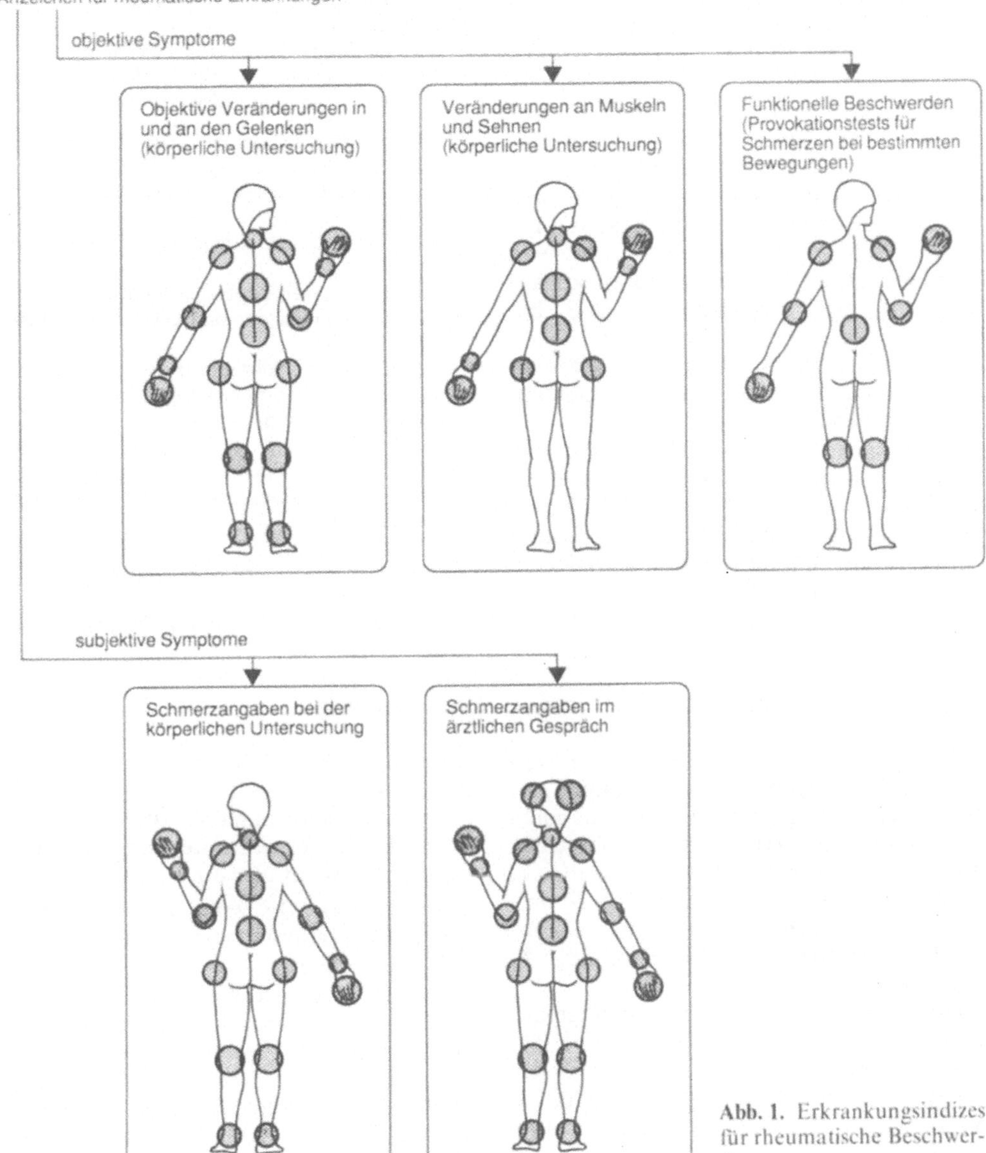

Abb. 1. Erkrankungsindizes für rheumatische Beschwerden

der Variablenbildung siehe Projektbericht „Arbeitsbedingungen, Gesundheitsverhalten und rheumatische Erkrankungen" 1982).

Aus diesen Übersichten kann man ersehen, daß die Belastungs- und Handlungsspielraumindizes neben objektiv meßbaren Arbeitsbedingungen, wie z. B. der Leistungserfassung über die „Anschlagzahl pro Tag", „Pausenregelungen" und „ergo-nomische Angemessenheit" des Arbeitsplatzes, „Einflußmöglichkeiten auf das Arbeitstempo" etc., auch eher subjektiv gefärbte Sichtweisen enthalten wie z. B. „Möglichkeiten zur Einflußnahme auf Aufstiegsmöglichkeiten", die stärker die Wahrnehmung des Betroffenen widerspiegeln können.

Die rheumatischen Beschwerden wurden sowohl in einem standardisierten anamnestischen Gespräch als auch mittels einer klinischen Untersuchung erhoben und später zu Erkrankungsindizes pro Körperregion zusammengefaßt (s. Abb. 1; weitere Einzelheiten zur Indexbildung können ebenfalls dem Projektbericht *Arbeitsbedingungen, Gesundheitsverhalten und rheumatische Erkrankungen* 1982 entnommen werden). Diese subjektiven und objektiven Erkrankungsindizes bilden die Schwere von Befunden (z. B. der Bewegungseinschränkung in der Halswirbelsäule) und Beschwerden (z. B. Schmerzen im Hals-Nacken-Bereich während der letzten 12 Monate in verschiedenen Graden) auf einer numerischen Skala ab.

Nachfolgende Übersicht enthält noch einmal detailliert die Definition für subjektive und objektive Halswirbelsäulenbeschwerden, auf deren Erklärung im Zusammenhang mit den Arbeitsbedingungen im Bürobereich ich mich im folgenden beschränken möchte.

Index für klinische Halswirbelsäulenveränderungen:
- Bewegungseinschränkung der HWS
- Muskelhärten im Nacken und Muskelhärten der paravertebralen Muskulatur der HWS.

Index für Schmerzen in der Halswirbelsäule:
- Schmerzhafte Bewegung der HWS,
  Klopf- und Druckschmerz der HWS-Dornfortsätze,
  Klopf- und Druckschmerz der HWS-Querfortsätze,
  Druckschmerzen der Nackenmuskulatur und Druckschmerzen der paravertebralen Muskulatur der HWS.
- Skalierung von Schmerzen in der Halswirbelsäule, die während der vergangenen 12 Monate aufgetreten sind:
  - Startschmerz,
  - Dauerschmerz bei jeder Bewegung,
  - Schmerzzunahme bei längerer Belastung,
  - Ruheschmerz,
  - Nachtschmerz,
  - einschießend (nach einer Ruhepause),
  - ausstrahlend,
  - Verstärkung durch Husten, Pressen, Niesen.

Ergebnisse nach dem Modell der logistischen Regression

Ich möchte nun die Ergebnisse einer logistischen Regression darstellen, eines mathematischen Analyseverfahrens, das nicht nur erlaubt, die Risiken zweier Gruppen (Erkrankte versus Nichterkrankte) in Abhängigkeit von ausgewählten Expositionsfaktoren zu schätzen, sondern auch vor Erkrankung schützende Effekte sichtbar zu machen.

Der Vorteil einer solchen mathematischen Modellbildung besteht darin, Zusammenhänge multivariat zu schätzen, d. h. also in dem Erklärungsmodell die Expositionsfaktoren, evtl. schützende Faktoren und die notwendigen Kontrollvariablen (wie z. B. Alter, Geschlecht, Disposition etc.) gleichzeitig berücksichtigen zu können (weitere Ausführungen zum Modell der logistischen Regression finden sich bei Kleinbaum et al. 1982). Aus den im Regressionsmodell geschätzten β-Parametern lassen sich direkt Odds-Ratios berechnen $(\widehat{ROR} = \exp \ (\hat{\beta})$ bzw. $\widehat{ROR} = \exp \ (\hat{\beta}$ $(x^+ - x))$. Dieser Odds-Ratio $(\widehat{OR})$ erhält den Wert 1, wenn kein Zusammenhang vorliegt, einen Wert zwischen 0 und 1,

wenn ein schützender Effekt auftritt, und einen Wert > 1, wenn der Faktor ein Erkrankungsrisiko darstellt (d. h. er bildet dann das Risiko ab, unter diesem Expositionsfaktoreneinfluß zu erkranken[2]). Somit entspräche ein $\widehat{OR}$ von 2 einem doppelten Erkrankungsrisiko für den Fall, daß die Exposition vorliegt.

Tabelle 1 zeigt die Ergebnisse des Vergleichs von Arbeitsgruppen bezüglich des Auftretens von klinischen Halswirbelsäulenveränderungen (dichotomisierte [0, 1] abhängige Variable). Es zeigt sich, daß die Befunde mit dem Alter und der Dauer der Arbeitstätigkeit zunehmen. Aber bei vergleichbarem Alter und Tätigkeitsdauer besteht für die Sachbearbeiterinnen (mit oder ohne Schreibmaschinentätigkeit) im Vergleich zu den Angestellten für Text- und Datenverarbeitung nur ein Drittel des Risikos, diese Veränderungen zu entwickeln (hochsignifikant im Falle reiner Sachbearbeitung, grenzwertig signifikant für Sach-

---

[2] Als Bezugspunkt dient immer die nichtexponierte Referenzgruppe.

Tabelle 1. Logistische Regression: Klinische HWS-Befunde (n = 196)

Erklärende Variablen im Modell	$\hat{\beta}$-Koeffizient in der logistischen Regression	ÔR					p-Wert (zweiseitig)
Alter (in Fünfjahreskategorien)	0,19	< 25 1	< 40 2,2	< 50 3,3	< 60 5	≧ 60 6	0,016
Dauer der Arbeitstätigkeit [in Jahren]	0,059	≦ 5 	≦ 10 1,34	≦ 15 1,8	≦ 20 2,4	3,3	0,045
Sachbearbeitung ohne Schreibmaschinentätigkeit	−1,02			0,36			0,004
Sachbearbeitung mit Schreibmaschinentätigkeit	−0,97			0,37			0,10

Modell χ^2 = 29,81 mit 4 Fg.
Likelihood-Ratio-Test: p = 0,0000

Tabelle 2. Logistische Regression: Klinische HWS-Befunde (n = 196)

Erklärende Variablen im Modell	$\hat{\beta}$-Koeffizient	ÔR[a]	p-Wert (zweiseitig)
Alter	0,19	–	0,012
Dauer der Arbeitstätigkeit	0,056	–	0,05
Bewegungsspielraum bei der Arbeitsausführung (0–100)	−0,018	0,17 (6fach)	0,029
Kommunikationschancen (0–100)	−0,02	0,14	0,045
Zeitlicher Handlungsspielraum (0–100)	−0,017	0,18	0,1

Modell χ^2 = 33,49 mit 5 Fg.
Likelihood-Ratio-Test: p = 0,0000
[a] Höchster versus niedrigster Handlungsfreiraum.

bearbeiterinnen mit Schreibmaschinentätigkeit).

Obwohl sich also schon auf dieser Ebene der einfachsten Gegenüberstellung von Tätigkeitsgruppen Unterschiede in bezug auf das Erkrankungsrisiko finden lassen, ist es sehr viel interessanter, im nächsten Schritt spezielle Arbeitsbedingungen zu identifizieren, die mit den Unterschieden in den HWS-Befunden in einem signifikanten Zusammenhang stehen. Tabelle 2 enthält die Ergebnisse dieser Analyse. Es wird deutlich, daß nicht eine besondere Belastung zu Bewegungseinschränkungen und starken Myogelosen beizutragen scheint, sondern vielmehr der Mangel an Handlungsspielräumen, besonders an Bewegungsspiel-raum (geringe Zwangshaltung, räumlicher Bewegungsspielraum, Vielfalt der Tätigkeit), mit diesen Befunden einhergeht. Angestellte mit geringem Bewegungsspielraum, damit wohl auch gleichzeitig geringen Möglichkeiten zu kollegialen Kontakten und wenig Einflußmöglichkeiten auf das Arbeitstempo bzw. mit einer stark vorstrukturierten Arbeit, haben ein 1–6faches Risiko, die untersuchten Halswirbelsäulenbefunde unter Konstanthaltung des Alterseinflusses und der Dauer der Tätigkeit zu bekommen. Keine Belastungsvariable (wie z. B. Lichtverhältnisse, schlechte ergonomische Bedingungen etc.) fand Eingang in das Modell, da sie das Signifikanzniveau ($\alpha \leqq 0.1$) nicht erreichten, um als erklären-

Tabelle 3. Logistische Regression: Schmerzen in der Halswirbelsäule (n = 196)

Erklärende Variablen im Modell	β-Koeffizient	ÔR*	p-Wert (zweiseitig)
Alter	0,18	–	0,007
Sachbearbeitung ohne Schreibmaschinentätigkeit	–0,53	0,59	0,1

Modell χ^2 = 11,2 mit 2 Fg.
Likelihood-Ratio-Test: p = 0,0037

Tabelle 4. Logistische Regression: Schmerzen in der Halswirbelsäule (n = 196)

Erklärende Variablen im Modell	β-Koeffizient	ÔR[a]	p-Wert (zweiseitig)
Alter	0,19	–	0,006
Betriebliche Einflußchancen	–0,016	0,2 (5fach)	0,009
Bewegungsspielraum	–0,015	0,22	0,089
Leistungsdruck	0,016	4,95	0,078
Belastung durch Vetretungsregelungen	0,01	2,7	0,08

Modell χ^2 = 22,46 mit 5 Fg.
Likelihood-Ratio-Test: p = 0,001
[a] Höchster vs. niedrigster Handlungsfreiraum bzw. höchste vs. niedrigste Belastung.

de Variablen für klinische Befunde gelten zu können. Sieht man sich nun die gleiche Analyse mit der Erkrankungsvariablen „Schmerzen in der Halswirbelsäule" (Anamnese und klinische Untersuchung) an (Tabellen 3 und 4), so verändert sich das Bild etwas.

Wiederum haben die Sachbearbeiterinnen ein geringeres Beschwerderisiko (ca. ½fach) als die Schreibkräfte, doch gilt dies nur mit 10% Irrtumswahrscheinlichkeit und dann für diejenigen, die keine zusätzliche Schreibmaschinentätigkeit auszuüben haben.

Ebenso wie in der Auswertung der klinischen Befunde schützt der höhere Bewegungsspielraum, aber diesmal auch die erweiterten betrieblichen Einflußchancen, vor schmerzhaften HWS-Beschwerden.

Weiter lassen sich nach Kontrolle des Alters 2 Belastungssituationen identifizieren, die zu vermehrten Symptomen führen:

– Leistungsdruck, der Termindruck, hohe Arbeitsintensität und Leistungserfassung abbildet;
– Belastung durch Vertretungsregelungen, die zu Doppelbelastungen führen und das Auseinandersetzen mit neuartigen Tätigkeiten verlangen.

Alle weiteren Belastungsfaktoren wurden nicht signifikant. Interessanterweise spielt für die Wahrnehmung von Schmerzen im Halsnacken die Dauer der Arbeitstätigkeit, wie die Analyse zeigte, keine Rolle. Dies ist möglicherweise ein Hinweis darauf, daß für die Schmerzwahrnehmung die momentane Situation am Arbeitsplstz, also das Ausmaß an psychischem Druck („Streß"), einen starken Ausschlag gibt.

Ich denke, man sollte aus dieser Analyse nicht nur die Erkenntnis ziehen, daß die Arbeitsorganisation auf den Stütz- und Bewegungsapparat Einfluß nimmt. Vielmehr enthalten diese Resultate auch Möglichkeiten zur Prävention.

Von der „Schreiber- oder Kontoristenkrankheit" mit Nacken-, Schulter- und Armbeschwerden berichtete bereits Ramazzini, der als der erste Arbeitsmediziner gilt, im 17. Jahrhundert.

Vielleicht ist es im 20. Jahrhundert nicht zu früh, sich vorhandenes Wissen zunutze zu machen, um unseren „Schreiberinnen" das Leben in dieser Hinsicht zu erleichtern.

Literatur

Anderson JAD (1974) Occupation as a modyfying factor in the diagnosis and treatment of rheumatic disease. Curr Med Res Opin 29: 521–528

Ferguson D (1971) Repetition injuries in process workers. Med J Aust 2:408–412

Itani T, Okta T, Ohara H, Oze Y, Ohira H, Aoyama H (1979) Occupational hazard of female film rolling workers and effects of improved working conditions. Arh Hig Rada Toksikol [Suppl] 30:1243–1251

Karasek R (1979) Job demands, job decision latitude and mental strain implications for job design. Admin Sci Q 24:

Keikan Shokogun Inkai (1973) Report of the Committee on OCD of the Japan Association of Industrial Health. Jpn J Ind Health 15:304–311

Kleinbaum D, Kupper L, Morgenstern H (1982) Epidemiologic research. Lifetime Learning, Belmont

Lawrence JS (1966) Osteo-arthrosis: Prevalence in population and relationship between symptoms and x-ray changes. Ann Rheum Dis 25:1–24

Ohara H, Aoyama H, Itani T (1982) Studies on the cervicobrachial disorders among cash register operators, part 1 and 2. Jpn J Ind Health 24:55–74

Rothman KJ (1984) Theory and practice of epidemiology (im Druck)

WHO, Report of a Expert Committee (1985) Identification and control of work related diseases. WHO, Geneva

Wickström G (1978) Previous back syndromes and present back symptoms in concrete reinforcement workers. Scand J Work Environ Health 41:20–28

Sozialmedizinische Analyse zur beruflichen Situation und zum motorischen Verhalten von Patienten mit rheumatischen Erkrankungen

H. Weber-Falkensammer, E. Senn

Die sozialmedizinische Bedeutung der rheumatischen Erkrankungen wurde in diesem Band bereits mehrfach dargestellt. Zur Lebenslage der *Rheumakranken* zählt auch der Beruf und die Arbeitssituation. In den von unserer Arbeitsgruppe in den letzten Jahren durchgeführten Untersuchungen sind wir daher u. a. dem Problem der beruflichen Situation nachgegangen.

So wurden die Bezieher der Mitgliederzeitschrift „*mobil*" der Deutschen Rheuma-Liga über einen Fragebogen u. a. zur beruflichen Situation befragt. 742 Bezieher antworteten, davon waren 33% Männer und 66% Frauen (1% machten keine Angabe zur Geschlechtszugehörigkeit).

Die Altersverteilung hatte ihren Gipfel in der Altersgruppe 50–59 Jahre (Tabelle 1).

Bereits der Weg zur Arbeit bereitete 12,7% der Befragten Probleme. Am Arbeitsplatz selbst hatten 8,2% Schwierigkei-

ten mit der Arbeitsplatzgestaltung und 6,2% mit anderen Mitarbeitern. Von denen, die noch altersmäßig berufstätig sein könnten, waren 260 (35%) arbeitsunfähig.

In einer weiteren Studie untersuchten wir Alltgags-, berufliche und soziale Probleme von *Klinik* patienten mit *rheumatischen* Krankheiten (unausgelesene konsekutive Stichprobe von Rheumakranken, die sozialmedizinisch in der Klinik begutachtet wurden. Anlaß der Begutachtung waren berufliche Probleme: „nichts mehr leisten können", drohende Erwerbsunfähigkeit, Arbeitsunfähigkeit, drohender Arbeitsplatzverlust; n = 318; Verweigerungsquote 10,9%).

Ziel dieser sozialmedizinischen Begutachtung war es, den Patienten hinsichtlich eines für ihn geeigneten Arbeitsplatzes zu beraten, die Erwerbsfähigkeit zu erhalten und/oder in Zusammenarbeit mit dem Ergotherapeuten geeignete Funktionshilfen zu ermitteln.

Die Patienten hatten sich im Rahmen der klinisch-stationären Behandlung an den Stationsarzt, einen der Oberärzte oder den Chefarzt gewandt (die Begutachtungen wurden von den beiden Oberärzten, dem Chefarzt und dem Erstautor durchgeführt).

Der ärztlichen Begutachtung ging eine Erhebung der funktionellen Kapazität der Patienten voraus, die von der Abteilung „Funktionsdiagnostik" durchgeführt wurde. Unter „funktioneller Kapazität" verstehen wir die vorhandenen Fähigkeiten des Patienten, Funktionen, wie sie der Alltag zu Hause, am Arbeitsplatz, in der Schule und in der Freizeit fordert, erfüllen zu können.

Tabelle 1. Altersverteilung bei den Teilnehmern der Studie

Alter [Jahre]	n	[%]
≦ 19	3	0,40
20–29	30	4,04
30–39	80	10,78
40–44	79	10,64
45–49	75	10,11
50–54	126	16,98
55–59	138	18,60
60–64	74	9,97
65–69	69	9,30
70–79	52	7,01
≧ 80	4	0,55
Keine Angaben	12	1,62

Durchführung der Untersuchung

Die Patienten wurden nach der Entlassung aus der Klinik mit einem Fragebogen, der ihnen durch die Klinikpost nach Hause geschickt wurde, schriftlich befragt.

357 Patienten wurden im Sommer 1977 mit einem Fragebogen angeschrieben. 76% der Fragebögen kamen spontan zurück. Im November 1978 führten wir eine Nacherhebung und Mahnaktion durch. 53% der angeschriebenen ehemaligen Klinikpatienten schickten diesmal ihren Fragebogen wieder zurück. Acht Patienten waren verstorben. Über die Todesursachen lagen keine Angaben vor. 318 Fragebögen gingen in die Auswertung ein.

Ziel der Untersuchung war es, *klinisch-sozialmedizinisch* relevante *Probleme* in der Dauerbetreuung von Patienten mit cP, Spa (Spondylitis ankylosans) und Arthrose (Coxarthrose, Gonarthrose, degenerative Wirbelsäulenleiden) zu ermitteln.

Die Themenbereiche in dieser Untersuchung waren:

1) berufliche Situation,
2) soziale Sicherung,
3) soziale Verluste,
4) Arzt-Patienten-Situation,
5) Compliance/Therapie,
6) Gesundheitszustand.

Ergebnisse

Die Stichprobe setzt sich aus Patienten mit den in Tabelle 2 aufgezeigten Diagnosen zusammen.

Das Geschlechtsverhältnis bei den cP-Patienten entspricht nicht den epidemiologischen Erkenntnissen. Dies war dadurch bedingt, daß nur berufstätige Frauen sozialmedizinisch begutachtet wurden. In diese sozialmedizinische Begutachtung sind nur diejenigen Patienten aufgenommen worden, bei denen im Zusammenhang mit ihrer Erwerbstätigkeit Probleme entstanden waren. Von degenerativen Erkrankungen waren Männer fast doppelt so häufig betroffen wie Frauen. Sozialmedizinische Begutachtungen fanden am häufigsten in der Altersgruppe der 55- bis 59jährigen statt. Inwieweit bei dieser Gruppe auch soziale Indikationen (Arbeitsvermittlungsunfähigkeit usw.) mit hineingespielt haben, konnte im Rahmen dieser Untersuchung nicht ermittelt werden.

Tabelle 2. Verteilung der Diagnosen (Angaben in %)

Diagnose	Männer	Frauen	Gesamt
Spa	87,1	10,9	14.5
Arthrosen	64,8	35,2	40,3
cP	46,1	53,9	47,8

Tabelle 3. Anzahl der Tage zwischen Klinikentlassung und Arbeitswiederaufnahme

Tage	Wiederaufnahme der Arbeit [%]
1– 7	10,1
8–14	8,8
15–30	2,2
31–60	2,8
61–90	1,3
über 90	4,8

Arbeitsaufnahme nach Entlassung aus der Klinik

Nehmen Patienten nicht innerhalb der nächsten 14 Tage nach Entlassung aus der Klinik ihre Berufstätigkeit wieder auf, so sinken ihre Chancen, wieder erwerbsfähig zu werden, rapide ab. Vergehen mehr als 3 Monate nach der Klinikentlassung, so sind sie in unserer Untersuchung nahezu chancenlos (Tabelle 3).

Berufliche Tätigkeit nach Entlassung aus der Klinik

Nach der Entlassung aus der Klinik haben 28,3% der Patienten der Gesamtstichprobe ihre letztberufliche Tätigkeit wiederaufgenommen. Tabelle 4 zeigt das Ergebnis auf die einzelnen Diagnosegruppen verteilt.

Tabelle 4. Anteil der Patienten, die nach Entlassung aus der Klinik wieder im gleichen Beruf tätig sind (Angaben in %)

Diagnose	„Alter" Beruf	Keine Angaben
Chronische Polyarthritis	25,7	4,6
Spondylitis ankylosans	30,4	8,7
Degenerative Veränderungen	29,7	1,6

Der hohe Anteil derjenigen Personen, die in der Diagnosegruppe ihren alten Beruf nicht wiederaufgenommen haben (68,8%), wird anhand der Altersverteilung der Stichprobe verständlich; über 32% dieser Patienten waren zwischen 55 und 59 Jahre alt und 7,8% über 60 Jahre, so daß eine frühzeitige Berentung, häufig auch durch die wirtschaftliche Rezession mitbedingt, angenommen werden muß.

Die Zahl der Umschulungen ist mit weniger als 5% sehr gering. Bedingt ist dies durch die altersmäßige Begrenzung der Möglichkeiten zur Durchführung von Umschulungsmaßnahmen.

Arbeits- und Rentensituation

Fast ⅓ aller Patienten mit cP (Männer und Frauen) waren zum Zeitpunkt der Erhebung berentet. In der Gruppe der Patienten mit pathologisch-degenerativen Veränderungen waren fast ¾ der Patienten arbeitsunfähig bzw. wenn sie berentet waren interkurrent krank. Auffallend war auch gegenüber den anderen Gruppen die hohe Zahl der Arbeitslosen (27,3%). Dabei dürfte das Lebensalter der Patienten eine wesentliche Rolle spielen. Patienten mit cP hinge-

Tabelle 5. Berufliche Situation nach Diagnosen (Angaben in %)

	cP	Spa	Degenerative Veränderungen
Arbeitsunfähig	53,6	50,0	71,1
Arbeitslos	19,1	17,4	27,3
Berentet	61,1	23,9	29,7

Tabelle 6. Rentenart nach Diagnosegruppen (Angaben in %)

Art der Rente	cP	Spa	Degenerative Veränderungen
Berufsunfähigkeitsrente	10,7	30,4	18,0
Erwerbsunfähigkeitsrente	47,4	19,6	35,9
Vorgezogenes Altersruhegeld	1,3	0	2,3
Zeitrente	7,2	8,7	2,3
Keine Angaben	5,3	10,9	5,5

gen waren fast zur Hälfte erwerbsunfähig, nur etwa 10% waren berufsunfähig.

Das heißt, daß etwa 48% der Polyarthritiker durch ihre Behinderung nicht mehr in der Lage waren, „eigenhändig" den Lebensunterhalt zu verdienen. So kam als weitere Belastung neben der funktionellen Einschränkung mit Behinderungen im Tagesablauf (wie z. B. beim Ankleiden, in der Körperhygiene usw.) auch die Sorge und Ungewißheit um die gesundheitliche und finanzielle Zukunft hinzu. Einen geringen Anteil machte die Zahl der vorgezogenen Altersruhegelder aus. Zeitrenten wurden am wenigsten gewährt.

Erwartungsgemäß hatten Patienten mit Spa den größten Anteil an Berufsunfähigkeitsrenten.

Rentenanträge

Etwa ⅔ aller Patienten gaben an, Rentenanträge gestellt zu haben. Im ersten Anlauf wurden sie bei den Patienten mit cP zu 13,2% nicht bewilligt, 6,6% waren zum Zeitpunkt der Befragung noch nicht entschieden. Bei den Patienten mit Spa wich die Anzahl der abgelehnten von der der noch nicht entschiedenen Anträge nicht wesentlich ab. Die meisten abgelehnten Anträge – 21,2% – gab es bei den Patienten mit pathologisch-degenerativen Veränderungen.

Soziale Sicherung

Bei der Faktorenanalyse erbrachten die Faktoren „soziale Sicherung", „Rentenantragserfolg", „soziale Einbußen" und „Wiedereingliederung" sozioökonomische Zusammenhänge. Der Faktor „soziale Sicherung" weist auf die Auswirkungen von Arbeitslosigkeit und Nichtwiedereingliederung in das Berufsleben hin.

Trotz Berentung haben Patienten neben gesundheitlichen Leiden auch soziale Schwierigkeiten in Form finanzieller Nöte und Ansehenseinbußen zu ertragen. Bei Patienten, die keine Rentenempfänger sind, aber nur teilweise wieder in den Arbeitsprozeß eingegliedert werden, zeigen sich ähnliche Tendenzen, wenn auch in abgeschwächterer Form. Wie wichtig eine ausreichende ökonomische Absicherung ist, zeigt sich auch bei den „sozialen Einbußen".

Arbeitslose Rheumatiker, die über soziale Einbußen berichten, haben eher ein höheres Alter. Wiedereingliederung bei älteren Patienten geschieht frühzeitig oder gar nicht. Eine nur teilweise Wiedereingliederung ruft eine gewisse Abschwächung der sozialen Probleme hervor. Beratungsmöglichkeiten am Wohnort nach der Entlassung aus der Klinik stehen in engem Zusammenhang mit erfolgreichem Rentenantrag und ausreichender ökonomischer Sicherung.

Die auch durch die Faktorenanalyse wiedergegebene deutliche Korrelation zwischen ökonomischer/sozialer Situation der Patienten und ihrem subjektiven Gesundheitszustand läßt Fragen offen, die unsere Untersuchung nicht beantworten kann. Zum Beispiel wäre zu überprüfen, ob spezielle belastende Bedingungen am Arbeitsplatz einer erfolgreichen Therapie rheumatischer Erkrankungen entgegenstehen und so die positiven Effekte sozialer und beruflicher Wiedereingliederung und ihre Auswirkungen auf die gesundheitliche Entwicklung von Rheumapatienten behindern. '

Für Familienangehörige, Freunde, aber auch für Kollegen am Arbeitsplatz ist es wichtig zu wissen, daß gewisse Handgriffe und Bewegungsabläufe für den cP-Patienten sehr schmerzhaft sein können. So scheint es auch erklärbar zu sein, daß solche Patienten Schwierigkeiten im Umgang mit einzelnen Familienmitgliedern angeben. Das Ausmaß an Schwierigkeiten bei der Haushaltsarbeit und bei der Körper-

pflege läßt erahnen, wie stark diese Patienten in ihrer Lebensqualität beeinträchtigt sind. Einen Überblick zu empirischen Untersuchungsergebnissen geben Hager et al. 1980.

Patienten mit cP beobachten sehr genau die Veränderungen in ihrem Umfeld, die mit ihrem Kranksein verbunden sind. Zu den positiven Veränderungen gehören die zunehmende Hilfsbereitschaft und Rücksicht, mehr Verständnis und Zuspruch sowie die Übernahme von Tätigkeiten, insbesondere im Haushalt, durch andere Familienmitglieder. Aber auch negative Veränderungen werden beobachtet. Zu diesen gehören mangelndes Verständnis in gewissen Situationen für die Beeinträchtigung durch die Krankheit sowie mangelnde Hilfsbereitschaft und Rücksicht. Aber auch Probleme mit der sozialen Umwelt wurden beobachtet, mit denen die Patienten in der neuen Situation zurechtkommen müssen: So leiden Patienten an Kontaktarmut, depressiven Verstimmungen und an gesellschaftlicher Isolierung verbunden mit dem Gefühl des Ausgeschlossenseins; und so fürchteten sie sich auch davor, andere Menschen um Hilfe anzusprechen.

In der oben beschriebenen Krankheitsphase sind die Funktionsfähigkeit des Stütz- und Bewegungsapparates und damit die Arbeitsfähigkeit der Patienten mit cP unterschiedlich stark eingeschränkt, je nachdem wie intensiv die Erkrankung verläuft. Längerfristig müssen cP-Patienten mit Erwerbsunfähigkeit rechnen. Solche Probleme hatten nach einer Untersuchung, die die Deutsche Rheuma-Liga in Zusammenarbeit mit ihrem Sozialausschuß durchführte, ca. 40% der cP-Patienten. Sie gaben an, daß sie stark oder sehr stark in der Ausübung ihres Berufes behindert seien. Im einzelnen waren dies vorübergehende Arbeitsunfähigkeit bei 24% der Befragten und vorzeitige Berentung bei 17% aller Befragten (Weber et al. 1981).

Auf den Krankheitsverlauf hat das Bewegungsverhalten sowohl im Alltag zu Hause als auch am Arbeitsplatz einen erheblichen Einfluß. Insbesondere trifft dies für Patienten mit cP zu.

Analyse und Therapie des Bewegungsverhaltens von cP-Patienten

Der cP-Patient ist in erster Linie ein Gelenkskranker. Wie bei anderen rheumatischen Gelenkkrankheiten ist immer eine Mehrzahl von größeren, proximalen und von kleineren, distalen Gelenken gleichzeitig befallen. Das Befallsmuster kann sich allerdings während des Krankheitsverlaufs ändern.

Das einzelne befallene Gelenk zeigt unabhängig von der Grundkrankheit immer wieder dieselben Merkmale: Einschränkungen des Bewegungsumfangs durch verkürzte, d. h., kontrakte bindegewebige Strukturen und Muskeln, die für den weiteren Verlauf zentral wichtige Instabilität und allenfalls bereits Verformungen der Knorpel- und Knochenanteile. Insgesamt sind solche Gelenke gegenüber mechanischen Spitzenbelastungen in Form von Druck-, Zug- oder Hebelkräften weniger resistent; die mechanische Instabilität ist zudem während der häufig wiederkehrenden Alltagsbewegungen der Motor, d. h. die Ursache für die sich einstellende bzw. weitere Deformierung. Die mechanische Instabilität führt während ganz gewöhnlicher Alltagshandlungen zu abrupten, einseitigen, unkontrollierten und ganz umschriebenen Überlastungen bestimmter Teilstrukturen innerhalb des Gelenkes, weil die passive und aktive Führung der beiden Gelenkpartner zumindest zeitweise ungenügend geworden ist.

Die Tatsache, daß eine Mehrzahl von Gelenken befallen ist, weitet das Problem zusätzlich und wesentlich aus zu einem solchen der Haltung und Bewegung des Gesamtkörpers. Der Bewegungsapparat als Ganzes und als Einheit wird infolge der erkrankten Minderzahl ebenfalls in Mitleidenschaft gezogen. Die gesunden Anteile bleiben nicht verschont; sie werden teils andersartig, teils aber auch stärker beansprucht.

Diesem chronischen, allenfalls langsam doch sich verschlechternden Grundzustand der Gelenke überlagern sich die eigentlichen entzündlichen Schübe, die eine deutliche Zunahme an Schmerzen und Bewegungseinschränkung bedingen und auch bei kunstgerechter Behandlung destruktiv wirken können.

Sowohl der biomechanische Grundzustand der Gelenke als auch die entzündlichen Schübe verändern das Bewegungsverhalten der meisten Patienten grundlegend. Die Tendenz, sich selbst und seine Gelenke zu schonen, und auch die Sorge um die Zukunft lassen verhaltene, verkrampfte Bewegungen mit kleinen Amplituden entstehen. Die Gelenke werden zügelartig mit einem Übermaß an Muskelkraft im Sinne der Ko-Kontraktion stabilisiert, wobei bestimmte Gelenke regelmäßig in typische Fehlstellungen hineingezogen werden. Dem Bewegungsverhalten solcher Patienten fehlt es an Leichtigkeit, an Flüssigkeit, an Spontanität, an rhythmischem Hin und Her der Bewegungen, kurz, an Natürlichkeit und Freiheit. Hierzu kommt insbesondere vor und während der Schübe eine traurige Grundstimmung und die krankheitsbedingte rasche Ermüdbarkeit als Folge des schlechten Allgemeinzustandes.

Über längere Zeit betrachtet, neigt ein Teil der Patienten, zumeist der jüngeren, zu einer allgemeinen ängstlichen Immobilisation; ihnen ist jede Gelenkdeformation ein Schreckgespenst. Diesen ängstlichen Patienten droht ein Verlust des Trainingszustands der Gelenke. Ein anderer Teil der Patienten, meist die älteren und beherzteren, versuchen alle Bewegungsausfälle zu kompensieren, koste es, was es wolle; sie neigen zur raschen Entwicklung von Gelenkfehlstellungen.

Aus dieser Analyse der Gelenkzustände und der Verhaltensweisen ergeben sich die Ziele jeder funktionellen Therapie, sei es der Physiotherapie, der Ergotherapie oder einer sinnvollen Kombination:

1. Schulung der Patienten in jenen eigenen Möglichkeiten der motorischen Verhaltensweise, welche eine weitere Verschlechterung der funktionellen Situation der Gelenke verhindert: Vermittlung der Techniken und der dazugehörigen Stellungen, um die befallenen und die gesunden Gelenke biomechanisch-funktionell vernünftig zu belasten und Überbelastungen zu vermeiden, welche unter Entlastung möglich sind, um die Nachteile einer vollständigen Immobilisation nicht in Kauf nehmen zu müssen; Hinweis auf die Notwendigkeit der

richtigen Dosierung aller Belastungsintensitäten (auch am Arbeitsplatz) unter steter Berücksichtigung des aktuellen Trainingszustandes der Gelenke.

2. Erfassung der im Alltag bzw. am Arbeitsplatz geforderten Gelenkbelastungen und deren Bewältigung durch Hilfsmittel, Arbeitsplatzadaptationen und ergonomisch zweckmäßige Arbeitshaltungen und -bewegungen.

3. Abgabe geeigneter Hilfsmittel und deren richtige Instruktion.

4. Krankengymnastische Behandlung einzelner Gelenke in Form von Dehnungen kontraktiler und bindegewebiger Strukturen mittels biomechanisch geeigneter Mobilisationstechniken und in Form von Instruktionen über das aktiv-bewußte Führen der Gelenkbewegungen mittels einer auftrainierten und wenig ermüdbaren Muskulatur.

5. Förderung der Belastungsfähigkeit der gesunden Gelenke durch rhythmisch-dynamische Ausdauerübungen für den Gesamtkörper unter bestmöglicher Berücksichtigung der aufgerichteten, ergonomisch idealen Haltung.

6. Beratung bei der Aufnahme oder Fortsetzung einer geeigneten, regelmäßigen sportlichen Tätigkeit, wie beispielsweise Schwimmen, Fahrradfahren, Bergaufgehen oder Laufen auf weicher Unterlage, um den Gesamtkörpertrainingszustand zu heben.

Therapeutisch entscheidend auf dem Weg zu diesen Zielen ist das Bewegungsverhalten im Alltag, bei der Arbeit und während der Freizeit. Die Therapiesitzungen dienen praktisch nur dem Erlernen der physikalisch richtigen Gebrauchsbewegungen und der Trainingstechniken. Die Therapeutin nimmt deshalb eine wichtige Stelle ein, weil sie den Patienten führen kann und muß: Sie soll zum noch Zuträglichen motivieren, vor Überbelastungen warnen, auftretenden Schwierigkeiten begegnen, zur Regelmäßigkeit des täglichen Trainings auffordern und nicht zuletzt die Eigenverantwortung des Patienten immer wieder aufzeigen, ohne diesen in seinem Kranksein zu überfordern.

Als Einstieg in eine systematische Behandlung hat sich der Besuch einer cP-Schule in Gruppen bis gegen 10 Patienten bewährt; vermittelt werden dabei die theoretischen und praktischen Grundkenntnisse. Parallel dazu müssen die meisten Patienten noch durch Einzelbehandlungen auf diese Gymnastik in Gruppen vorbereitet werden. Der an die cP-Schule anschließenden wöchentlichen Gruppengymnastikstunde kommt in der Begleitung dieser chronisch Kranken eine zentrale Bedeutung zu. Das Krankheitsbild ist derart vielfältig und die Krankheitsformen derart individuell verschieden, daß immer wieder andere Probleme aufgenommen, besprochen und gelöst werden müssen. Die Gruppe stellt den geeigneten Rahmen dar, um die vielen anstehenden Fragen durch kompetente Ärzte beantworten zu lassen. Der Einzelne läßt sich auf die Dauer nur durch die Gruppe führen, und eine Führung durch die wechselvolle Geschichte dieser lebenslänglich schwelenden Krankheit ist sicherlich notwendig.

Zusammenfassend kann festgestellt werden, daß die Prognose für den weiteren Krankheitsverlauf des Patienten von folgenden Faktoren mitbestimmt wird:

– medizinische Beherrschung des Krankheitsprozesses,
– Ausmaß der Funktionsbehinderungen,
– Möglichkeiten zur korrektiven Chirurgie,
– Anwendbarkeit von Selbsthilfen sowie
– beruflichen, sozialen und wirtschaftlichen Hilfen und ganz besonders von
– funktionalem Training für Alltag und Beruf.

Erst wenn diese Faktoren systematisch in einem kooperativ abgestimmten Gesamttherapieplan berücksichtigt sind, ist es gerechtfertigt, von einer umfassenden (komprehensiven) Versorgung zu sprechen.

Literatur

Hager B, Seidensticker R, Weber-Falkensammer H (1980) Sozialmedizinische und gesundheitspolitische Einschätzung der Lebenssituation Rheumakranker. Blätter der Wohlfahrtspflege 11:292–298

Weber H, Droste U, Horn U, Sommer JW, Tolk J (1981) Probleme der Rheumakranken in Beruf, Familie und Umwelt. Verh Dtsch Ges Rheumatol 7:250–258

Versorgungsdefizite in der wohnortnahen Versorgung von Patienten mit entzündlichen rheumatischen Erkrankungen

H. Weber-Falkensammer

Rheumatische Erkrankungen

„Rheuma" ist ein Sammelbegriff für eine Vielzahl von Einzeldiagnosen und -symptomen (vgl. Mathies 1980). Der Laie versteht unter „Rheuma" jede Beeinträchtigung des gesamten Bewegungsapparates, der Gelenke, der Wirbelsäule und der Muskulatur. So ist es nicht verwunderlich, wenn etwa jeder 3. Bundesbürger in einer repräsentativen Untersuchung der Infratest Gesundheitsforschung 1979 angab, unter Rheuma zu leiden. „Mit dem Attribut 'rheumatisch' werden ätiopathogenetisch unterschiedliche Erkrankungen charakterisiert, denen das Syndrom von Schmerz und Funktionsstörungen am Bewegungsapparat gemeinsam ist (...). Die Mehrheit der rheumatischen Beschwerden bilden Gelenk-, Rükken- und Weichteilschmerzen, deren häufige ursächliche Erkrankungen mit einer einfachen klinischen Diagnostik meist zugänglich sind" (Mathies u. Schneider 1984, S. 33). In der Medizin werden 3 Hauptgruppen rheumatischer Erkrankungen unterschieden:

a) Entzündliche Gelenk- und Wirbelsäulenerkrankungen
   Hierunter fällt die chronische Polyarthritis (rheumatoide Arthritis), die Spondylitis ankylosans (M. Bechterew) sowie der Morbus Reiter, der Lupus erythematodes und kindliche bzw. jugendliche Sonderformen der Polyarthritis (M. Still).

b) Degenerative Gelenk- und Wirbelsäulenerkrankungen
   Hierunter fallen v. a. die Arthrosen der großen und kleinen Gelenke, sowie arthrotische Veränderungen der Wirbelsäule.

c) Weichteilrheumatismus
   Dazu zählen Erkrankungen der Muskeln (Myalgien, Myopathien und Myositiden), der Sehnen und Sehnenansätze (Tendomyosen, Insertionstendopathien, etc.) und der Faszien. Beim sog. Weichteilrheumatismus kommt es jedoch (meist) nicht zu den klassischen Entzündungszeichen.

Gesundheitspolitische Aspekte der rheumatischen Erkrankungen

Sozial- und gesundheitspolitisch sind die rheumatischen Erkrankungen von besonderer Bedeutung. Rheumatische Erkrankungen stehen nach Herz-Kreislauf-Erkrankungen an zweiter Stelle bei der Frühinvalidität bei Männern, bei Frauen sogar an erster Stelle. Einer baden-württembergischen Untersuchung zufolge wurden 26,2% der Frauen wegen Erkrankungen des Bewegungsapparates frühzeitig berentet, 24,3% wegen Herz-Kreislauf-Erkrankungen und 12,4% wegen bösartiger Neubildungen

Tabelle 1. Frührenten wegen Arbeitsunfähigkeit und Erwerbsunfähigkeit 1983 (zusammengefaßt wurden die ICD-Gruppen 390–398 und 710–739)

	Alle Krankheiten		Rheumatische Erkrankungen	
	AR	AV	AR	AV
Männer	111 601	33 826	24 263	5 998
Frauen	106 876	69 651	27 322	17 776

(Ministerium für Arbeit, Gesundheit und Soziales 1984).

Von den ca. 310000 Frührenten wegen Erwerbsunfähigkeit (EU) und Arbeitsunfähigkeit (AU) entfielen in Arbeiterrentenversicherung (AR) und Angestelltenrentenversicherung (AV; ohne Knappschaftsversicherung) 24,2% auf Erkrankungen des rheumatischen Formenkreises (Tabelle 1).

Der Anteil der BU-Renten war in der gesamten Rentenversicherung 1984 nur mit 5% vertreten, während die EU-Renten 42% ausmachten.

Forschungsaspekte

Eine systematische Erfassung rheumatischer Erkrankungen ist in der BRD nicht möglich, da derzeit keine Rheumaregister o. ä. geführt werden, sieht man von auf Kliniken begrenzten Morbiditätsregistern (z. B. Universität Düsseldorf und Medizinische Hochschule Hannover) ab. Diese Register (Lakomek et al. 1980) sind noch im Aufbau und betreffen nur Klinikpatienten. Auch die sozialmedizinischen Probleme Rheumakranker sind jeweils nur in Teilaspekten dargelegt (vgl. Weber-Falkensammer 1985; Weber-Falkensammer u. Karhausen 1984; Tolk et al. 1979; Raspe et al. 1983).

Die unsichere Datenlage hat (nach Dornier 1981) im wesentlichen folgende Ursachen:

- „Die erheblichen diagnostischen Unsicherheiten bei den behandelnden Ärzten lassen eine nur ungenaue Zuordnung der Krankheitsfälle zu sicheren Krankheitsbildern zu.
- Es muß eine hohe Dunkelziffer subklinischer und latent verlaufender Krankheitsbilder angenommen werden.
- Die von den Versicherungsträgern benutzte Systematik der Krankheiten, Gesundheitsschädigungen und Todesursachen für den rheumatologischen Formenkreis entspricht nicht den heutigen Erkenntnissen und läßt keine genaue Zuordnung zu.
- Es werden nur Pflichtversicherte erfaßt und zwar nur, wenn die Erkrankung zu einer Arbeitsunfähigkeit führt, d. h. in den Statistiken der Versicherungen sind nicht systematisch erfaßt oder gesondert ausgewiesen: Angehörige der Pflichtversicherten, Selbständige und Arbeitnehmer oberhalb der Pflichtversichertengrenze.
- Die Statistiken der Sozialversicherungsträger geben lediglich Erkrankungsfälle wieder, Inzidenzraten können hieraus nicht ermittelt werden.
- Obwohl bei bisherigen wissenschaftlichen Untersuchungen versucht wurde, repräsentative Bevölkerungsquerschnitte zu erfassen, konnten Zweifel darüber, ob die untersuchte Bevölkerungsgruppe wirklich für die Gesamtbevölkerung repräsentativ ist, nicht völlig ausgeräumt werden".

Versorgungsprobleme

Während die medizinische Versorgung von Arthrosepatienten als ausreichend angesehen werden kann, ist dies für Patienten mit entzündlichen rheumatischen Erkrankungen nicht der Fall.

Da sich 1980 nach der Anerkennung der Teilgebietsbezeichnung „Rheumatologie" im Rahmen der Fachgebiete „innere Medizin" und „Orthopädie" durch den Deutschen Ärztetag nur 130 Internisten und 199 Orthopäden diese Teilgebietsbezeichnung eintragen ließen, ergab sich zwischen 1982 und 1983 ein Zugang von insgesamt 105 Ärzten. Diese Zahl reicht jedoch bei weitem nicht aus, um die ambulante Versorgung der Kranken (z. B. mit cP) zu sichern.

Vor diesem Hintergrund muß die Versorgungssituation gesehen werden.

Probleme der wohnortnahen Versorgung

Die Therapie der cP ist nicht unproblematisch. Die Abgrenzung der cP von anderen Krankheiten ist diagnostisch schwierig und häufig erst in einem späteren Stadium der Erkrankung möglich. Zudem ist der Krankheitsverlauf sehr schwer prognostizierbar. Die Therapie ist meist auf die Behandlung der Schmerzen und der Entzündung begrenzt. Nebenwirkungen müssen in Kauf genommen werden. Hinzu kommt weiterhin, daß bereits eingetretene Gelenkveränderungen nicht mehr rückgängig gemacht werden können.

Chronische Polyarthritis (cP)

Zwischen 480 000 und 900 000 Personen in der BRD leiden an cP. Frauen sind etwa 3mal häufiger betroffen als Männer. Die Ursache der Erkrankung und der Geschlechtsverteilung ist unbekannt. Die cP ist eine zumeist fortschreitende Erkrankung, bei der Funktionsverluste und auch sichtbare Deformierungen der Gelenke im Verlauf der Erkrankung entstehen.

Die cP ist die häufigste Form der entzündlichen rheumatischen Erkrankungen. Dennoch spielt sie aus der Sicht der Praxis des Allgemeinarztes nur eine nachgeordnete Rolle.

Ihre relativ geringe Prävalenz verglichen mit Erkrankungen des Herz-Kreislauf-Systems (Hypertonie, koronare Herzkrankheit etc.) oder Tumorerkrankungen erweckt schwer die Aufmerksamkeit zur Versorgung in der Praxis des niedergelassenen Arztes.

Probleme der Versorgung von cP- und Spa-Patienten

Eine Arbeitsgruppe des Bundesgesundheitsamtes (Bandilla et al. 1978) berichtete 1978 über medizinische Versorgungsschwierigkeiten Rheumakranker. Dies wurde in der Patientenbefragung der Rheuma-Liga auch widergespiegelt (1979). Die Tabelle 2 gibt die Teilbereiche wieder, in denen die Befragten besondere Schwierigkeiten erlebten.

Mit der bisherigen Behandlung waren 334 Patienten (45%) zufrieden.

Die ärztliche Versorgung ist qualitativ sehr unterschiedlich. Die meisten Patienten werden ambulant kassenärztlich betreut. In unserer Studie mit der Rheuma-Liga waren die Patienten bei folgenden niedergelassenen Ärzten in Behandlung (s. Tabelle 3).

Fast die Hälfte aller Arthrosepatienten wird ausschließlich durch den praktischen Arzt/Allgemeinarzt behandelt. Bei den entzündlichen Erkrankungen verlagert sich das stärker auf die Internisten (bei cP mit 31%) und auf die Orthopäden (bei Spa mit 25,9%). Wegen der geringen Zahl niedergelassener Rheumatologen ist eine zumindest konsiliarische Behandlung durch Spezialisten noch relativ selten. Ein besonderes Problem ist die fachrheumatologische Versorgung von erkrankten Kindern und Jugendlichen: „Bei der juvenilen chronischen Polyarthritis ist davon auszugehen, daß die kontinuierliche Betreuung hauptsächlich

Tabelle 2. Probleme in der medizinischen Behandlung (Mehrfachnennungen möglich; n=742; Stichprobe: alle Antworten eines der Zeitschrift *mobil* beigelegten Fragebogens)

Bereich	n	[%]
Arztsuche (Suche eines rheumatologisch ausgebildeten Arztes)	424	57,14
Arzt-Patienten-Beziehung	163	21,96
Behandlung mit Medikamenten	290	39,08
Krankengymnastik	264	35,57
Krankenhausbehandlung	76	10,24
Warmwasserschwimmen	335	45,14
Kuren (Heilverfahren)	184	24,79
Beschäftigungstherapie (Ergotherapie)	67	9,02
Keine Angaben	100	13,47

Tabelle 3. Kassenärztliche Versorgung von Rheumakranken nach Krankheitsgruppe und Art der Niederlassung des Arztes (Mehrfachnennungen; (Angaben in %; n = 465)

	Arthrosen	chronische Polyarthritis	Spondylitis ankylosans
Praktischer Arzt	43,5	32,0	35,2
Internist	20,8	31,0	35,2
Orthopäde	11,9	7,4	25,9
Rheumatologe	3,9	9,4	6,5
Praktischer Arzt und Facharzt gemeinsam	26,0	26,1	21,3
	100,1[a]	99,9[a]	10,1[a]

[a] Rundungsfehler

Tabelle 4. Gegenüberstellung der Fachrichtungen der als erste konsultierten Ärzte mit denjenigen der zuerst Rheuma diagnostizierenden Ärzte. (Nach Dickhaut 1983)

Fachrichtung	Zuerst konsultierter Arzt		Rheuma diagnostizierender Arzt	
	n	[%]	n	[%]
Allgemeinmediziner	242	44,7	60	11,1
Pädiater	162	30,3	97	17,9
Internist	11	2,0	20	3,7
Orthopäde	69	12,8	69	12,8
Kliniken	(41)	(7,6)	(263)	(48,6)
davon:				
Universitätskliniken	13	2,4	91	16,8
Allgemeine Kinderklinik	25	4,6	147	27,2
Allgemeine Klinik	3	0,6	10	1,8
Orthopädische Klinik	–	–	15	2,8
Sonstige	10	1,8	23	4,3
Keine	4	0,7	9	1,7
Gesamt	541	100,0	541	100,0

durch niedergelassene Pädiater erfolgt, die aber nur in Ausnahmefällen rheumatologisch fortgebildet sind" (Dornier 1981a, S. 19). Für stationäre Behandlungen stehen die Kinderabteilungen der Kliniken, auch Universitätskliniken und wenige überregionale Kinderrheumaabteilungen zur Verfügung.

Einer Untersuchung an Patienten der ersten Kinderrheumaklinik in Garmisch-Partenkirchen zufolge ist in 44,7% der Fälle der Allgemeinarzt der zuerst konsultierte Arzt, aber in nur 11,1% wird die rheumatische Diagnose gesichert. Die größte Diagnosegenauigkeit erzielen die allgemeinen Kinderkliniken, gefolgt von Pädiatern.

Das Problem der sachgerechten Versorgung cP-Kranker ist eindrucksvoll bei Kindern mit juveniler cP belegt. Bei nur 25% von 524 erfaßten Kindern stellte der zuerst konsultierte Arzt die Diagnose cP, ca. 20% der Kinder erhielten erst nach der Konsultation des 3. Arztes oder später die sachgerechte Hilfe.

Auch die Zahl der „Fehldiagnosen" belegt die Probleme medizinischer Versorgung. In der Garmischer Untersuchung von Dickhaut wurde nach Angaben der Eltern in 22% aller Fälle zuerst eine andere Diagnose gestellt (Tabelle 6).

„Es besteht ein sehr schwach signifikanter Zusammenhang (p < 0,08) zwischen

Tabelle 5. Anzahl der konsultierten Ärzte bis zur Diagnose „juvenile rheumatoide arthritis" bzw. „M. Still" (keine Angabe: n = 17). (Nach Dickhaut 1983)

Anzahl der konsultierten Ärzte	n	Häufig-keit [%]	[%] kumul.
1	135	25,8	25,8
2	165	31,5	37,3
3	118	22,5	79,9
4	53	10,1	90,0
5	29	5,5	95,5
6	6	1,1	96,6
7	8	1,5	98,1
8	3	0,6	98,1
9	7	1,3	100,0
Gesamt	524	100,0	

Tabelle 6. Fehldiagnosen zu Beginn der Behandlung nach Angaben der Eltern sowie gemäß einer Klinikdatei

Quelle	Häufigkeit	
	n	[%]
Elternangaben	248	45,8
Klinikdatei	119	22,0
davon:		
Rheumatisches Fieber	49	9,1
Tbc	11	2,0
Andere Fehldiagnosen	59	10,9

ärztlichen Fehldiagnosen (nach Angaben der Eltern) und dem späteren Verlaufsmuster. Wie oben schon bemerkt, könnte die

Enttäuschung über die nicht wie erwartet erfolgreiche Behandlung die rückblickende Einschätzung der ärztlichen Diagnose beeinflußt haben" (Dickhaut 1983). Allerdings muß festgehalten werden, daß lediglich bei 10,7% der Kinder und Jugendlichen innerhalb des 1. Vierteljahres nach Krankheitsbeginn die antirheumatische Therapie beginnt.

Langzeittherapie für Patienten mit chronischer Polyarthritis

Die bisher überwiegend praktizierte Therapie bei Patienten mit cP und Spa hatte einen Schwerpunkt darin, den Patienten möglichst häufig stationär zu behandeln, vor allem, wenn sich das Krankheitsbild verschlechterte. Ursache für die überwiegend stationär durchgeführten Maßnahmen war die bislang nicht ausreichende Zahl von Rheumatologen (bzw. rheumaerfahrenen Ärzten) und mit der Behandlung der cP vertrauten Krankengymnasten. Waren also bisher überwiegend Rheumakliniken, rheumatologische Fachabteilungen an Krankenhäusern, Rheumaambulanzen mit überwiegend rheumatologisch tätigen Internisten oder Orthopäden die Versorgungsträger, so mangelt es in der Langzeitbetreuung von cP-Patienten in der Regel an einer flächendeckenden ambulanten Versorgung. Defizite in der Koordination zwischen den einzelnen Behandlungsträgern (Hausarzt, rheumatologisch versierter Arzt, Krankengymnasten, Ergotherapeu-

ten) führte in der Regel dazu, daß der cP-Patient nur stationär adäquat behandelt werden konnte. Die stationäre Wiederaufnahme war somit eine zwingende Notwendigkeit, die sich aus der mangelnden Koordination und Kompetenz in der Langzeitbetreuung am Wohnort ergab.

Ziel einer weitreichenden und umfassenden Langzeitbetreuung von cP-Patienten müßte eine interdisziplinäre und koordinierte Therapie am Wohnort unter aktiver Einbindung des Patienten sein. Diese aktive Beteiligung des Patienten ist sowohl hinsichtlich der physikalisch-medizinischen Maßnahmen als auch im Rahmen der ergotherapeutischen Betreuung notwendig. Nicht vernachlässigt werden darf die Unterstützung der Patienten in Selbsthilfegruppen. Erst dann kann man von einer krankheitsgerechten, wohnortnahen, interdisziplinären medizinischen Betreuung sprechen.

Abbau von Versorgungsdefiziten

Vor dem Hintergrund der unzureichenden Versorgung von Patienten mit entzündlichen rheumatischen Erkrankungen (cP) führt unsere Arbeitsgruppe in der Region Bad Aibling/Rosenheim ein Modell zur wohnortnahen Versorgung von cP-Patienten durch. Vier weitere Modelle mit unterschiedlichen Versorgungszugängen werden in den Regionen Hannover (Medizinische Hochschule, Priv.-Doz. Dr. Raspe), Schleswig-Holstein (Rheuma-Liga Kiel, Dr. Tolk), Emmerich (Priv.-Doz. Dr. Kriegel) und in Unna (VHS Unna, Gutkowski) durchgeführt.

Mit dem Modellvorhaben wird das Zusammenwirken verschiedener Therapeuten und Institutionen gefördert, um eine systematische, aufeinander abgestimmte und langfristig stabile medizinisch-therapeutische Versorgung von cP-Patienten zu erreichen.

Ausgangssituation in unserer Region ist die Versorgung von cP-Patienten durch niedergelassene Ärzte, insbesondere durch Rheumatologen, ergänzt durch die Koordination von Leistungen der Medizinalfachberufe, der psychosozialen und pflegerischen Dienste sowie Krankenkassen, Versicherungsträger, Rentenversicherungsträger und der Kommunen sowie der Laienhilfe.

Ziele des Modellvorhabens

Hauptziel des Modellvorhabens in der Region Bad Aibling/Rosenheim ist die Sicherstellung einer wohnortnahen, kontinuierlichen Versorgung von erwachsenen cP-Patienten mit therapeutischen und rehabilitativen Leistungen sowie die Evaluation der Wirkungen eines derartigen kooperativen Versorgungssystems auf die Kranken, die medizinisch-therapeutischen Einrichtungen und die Gemeindestrukturen in der Modellregion.

Tabelle 7. Gemeinden in der BRD nach Einwohnergrößen. (Statistisches Bundesamt Wiesbaden; Stichtag 30. 6. 1982)

Einwohner	Anzahl der Gemeinden	Wohnbevölkerung [in Tausend]	Wohnbevölkerung [%]	Modellregion [%]	Anzahl der Einwohner
< 2 000	4 717	3 779,0	6,1	6,1	Umland
2 000– 5 000	1 706	5 443,7	15,0	15,0	79 274
5 000–10 000	954	6 764,1	11,0	26,0	engere Modellgemeinden 13 416
10 000–20 000	628	8 666,8	14,1	40,1	Bad Aibling 12 006 Kolbermoor 13 068
20 000–50 000	342	10 240,9	16,6	56,7	Rosenheim 51 888
> 50 000	153	26 666,2	43,3	100,0	–
Gesamt	8 500	61 560,7	100,0	100,0	169 652

Ausgangssituation der Modellregion

Die Region wurde nach dem Einzugsgebiet der rheumatischen Versorgung und der Inanspruchnahme über das Überweisungsverhalten niedergelassener Ärzte zum internistischen Rheumatologen ausgewählt. Die Einwohnerzahl der Region beträgt 169652 (Verteilung auch im Vergleich zur Bundesrepublik Deutschland s. Tabelle 7).

Wir erwarten, daß etwa 2000 cP-Kranke in der Region leben. Insofern hat die Region eine für die BRD häufige und typische Siedlungsstruktur; ca. 31% der bundesrepu-blikanischen Bevölkerung leben in Gemeinden von 10000–50000 Einwohnern. Hinzu kommen dörfliche und ländliche Siedlungsstrukturen im Umland mit ca. 25%, so daß insgesamt durch die Modellregion ca. 57% der Gesamtbevölkerung (und entsprechend der cP-Kranken) repräsentiert werden. Auch gibt es in der Region 2 Rheumatologen, ein Fachkrankenhaus mit rheumatologischen Belegbetten und eine Abteilung für Rheumachirurgie.

Struktur der medizinischen Versorgung der Region

Im folgenden wird die gesamtmedizinische Versorgungsstruktur exemplarisch für die beiden Städte der Modellregion, Bad Aibling und Rosenheim, dargestellt. In der Region gibt es in Rosenheim ein Städtisches Schwerpunktkrankenhaus mit ca. 800 Betten und den Abteilungen Innere Medizin I und II, Chirurgie und Unfallchirurgie, Orthopädie, Gynäkologie, Kinder- und Infektionsabteilung. In Bad Aibling führt das Kreiskrankenhaus je eine Abteilung für Chirurgie und Innere Medizin sowie Belegbetten für Gynäkologie und HNO. Darüber hinaus besteht das Krankenhaus und Kurklinik Harthausen, Rheumafachklinik (220 Betten), davon ca. 50 Betten für die 2 rheu-matologischen Belegärzte. Weitere Kliniken in Bad Aibling sind die Klinik der LVA Unterfranken und die BfA-Klinik Wendelstein. In beiden Häusern werden nur Patienten, die Mitglieder des jeweiligen Rentenversicherers sind, bei rheumatischen Erkrankungen behandelt. In Bad Endorf besteht die Simseeklinik, eine Klinik, in der operative Eingriffe, aber auch Rehabilitationsmaßnahmen durchgeführt werden. Ein weiteres orthopädisches Fachkrankenhaus befindet sich in Vogtareuth. Ein Belegkrankenhaus mit den Abteilungen Chirurgie und Gynäkologie existiert in Kolbermoor.

Defizite in der rheumatologischen Versorgung in der Modellregion

Seit Januar 1981 steht der Region ein niedergelassener Internist, nur rheumatologisch tätig, zur Verfügung, der in Praxisgemeinschaft mit einem orthopädischen Rheumatologen (beide sind gleichzeitig Belegärzte am Fachkrankenhaus Bad Aibling-Harthausen) die Versorgung von cP-Patienten mitübernimmt. Dennoch bestehen unter dem Aspekt der Langzeitbetreuung und umfassenden interdisziplinären Betreuung erhebliche Defizite.

Diese sind:

1) nicht ausreichende Koordination ärztlicher Leistungen und unzureichende Kommunikation unter den niedergelas-senen Allgemeinärzten/praktischen Ärzten, Internisten, Orthopäden und Rheumatologen;

2) keine intensive Einbindung rheumatologisch geschulter Krankengymnasten;

3) zu wenig Krankengymnasten, die auch Hausbesuche bei den schwerbehinderten Patienten durchführen;

4) keine Möglichkeit, Ergotherapie einzusetzen (sieht man von einer niedergelassenen Ergotherapeutin für den Landkreis ab);

5) unkoordinierte Rehabilitation.

Ein Abbau der Defizite wäre möglich durch:

1) ein Erfassungssystem zur Krankheitsfrüherkennung und Therapiezuführung;
2) niedergelassene Rheumatologen und niedergelassene Ärzte (in Zusammenarbeit mit Klinikärzten), wohnortnahe Durchführung von nichtärztlichen therapeutischen Maßnahmen, insbesondere von Krankengymnastik und funktioneller Ergotherapie;
3) Ausbau der psychosozialen und ambulanten pflegerischen Betreuung sowie sozialer Sicherung der Rheumakranken;
4) ein Laiensystem zur Aktivierung der Patienten, zur Versorgung mit therapieunterstützenden Leistungen und Aufklärung der Öffentlichkeit (z. B. Arbeitsgemeinschaft des Landesverbandes Bayern der Deutschen Rheuma-Liga).

Hierzu ist auf der Angebotsseite der Ausbau sowie die Koordination von Leistungen im ambulanten und stationären Bereich durch niedergelassene Ärzte und durch die Krankenhäuser und die Koordination von Leistungen der Medizinalfachberufe erforderlich. Hinzu kommt eine hierauf abgestimmte eingehende Betreuung durch psychosoziale und pflegerische Dienste sowie Maßnahmen der sozialen Sicherung durch kommunale Stellen und Wohlfahrtseinrichtungen.

Neben dieser professionellen Versorgung sollen die Rheumakranken in der Modellregion auch durch Laieneinrichtungen unterstützt und versorgt werden. Hierzu zählen auch (sachkundig gemachte) Angehörige, die Nachbarschaftshilfe und Selbsthilfeorganisationen wie die Deutsche Rheuma-Liga.

Literatur

Bandilla K, Deicher H, Kallinke D, Kröger H, Lemmel E, Mathies H, Miehlke K (1978) Zur Situation des Patienten mit Erkrankungen des rheumatischen Formenkreises in der Bundesrepublik Deutschland. Reimer, Robert-Koch-Institut, Berlin

Dickhaut W (1983) Soziologische Aspekte zur juvenilen chronischen Polyarthritis. Kohlhammer, Stuttgart

Dornier System GmbH (1981a) Gemeindenahe Versorgung von Rheumakranken, untersucht am Beispiel der entzündlich rheumatischen Erkrankungen, Teil 1. Unveröffentlichter Abschlußbericht, Friedrichshafen

Dornier System GmbH (1981b) Gemeindenahe Versorgung von Rheumakranken, Teil 2. Vorbereitung von Modellversuchen. Unveröffentlichter Abschlußbericht, Friedrichshafen

Karhausen R-R, Weber-Falkensammer R (1985) Aktive Mitarbeit des Patienten mit chronischer Polyarthritis. In: Senn E, Weber-Falkensammer H (Hrsg) Chronische Polyarthritis. Perimed, Erlangen, S 20–27

Lakomek H-J, Jacobi E, Heydthausen M, Richter O, Husmann K, Krüskemper HL (1980) Ein Rheumaregister zur systemischen Erfassung von Krankheitsbildern aus dem rheumatischem Formenkreis. Intern Welt 7:277–283

Mathies H (1980) Entzündliche und stoffwechselbedingte rheumatische Erkrankungen. Bericht über das Thema I des IV. interdisziplinären Forums der BÄK 23.–26. 1. 80, Köln. Dtsch Ärztebl 25:1632–1634

Mathies H, Schneider P (1984) Rheumatische Krankheiten; Kompendium für die Praxis. Deutscher Ärzte Verlag, Köln

Ministerium für Arbeit, Gesundheit und Sozialordnung Baden-Württemberg (Hrsg) (1984) Frühinvalidisierung. Ergebnisse einer Untersuchung in Baden-Württemberg. Mögliche Ursachen der vorzeitigen Beratung wegen Berufs- und Erwerbsunfähigkeit in Arbeit, Umwelt und Lebensgewohnheiten. Institut für empirische Soziologie, Nürnberg

Raspe H-H, Mattussek S, Vorbeck A (1983) Lasten und Leiden von Patienten mit einer chronischen Polyarthritis. Arbeitsbericht an die Deutsche Forschungsgemeinschaft (Ra 314/2), Hannover

Tolk J, Droste U, Horn U, Sommer JW, Weber H (1979) Die Situation des Rheumakranken aus eigener Sicht. Deutsche Rheuma-Liga, Bonn

Weber-Falkensammer H (1985) Krankheitsbedingte soziale Belastungen bei Patienten mit chronischer Polyarthritis, Spondylitis ankylosans, degenerativen Wirbelsäulenveränderungen und Arthrosen. Therapiewoche 35:1803–1808

Weber-Falkensammer H, Karhausen R-R (1984) Mobiler Rheuma-Dienst. Sozialmedizinische Untersuchung zu ambulanten Versorgungsangeboten der Rheuma-Liga Schleswig-Holstein. Gesellschaft für Strahlen- und Umweltforschung mbH, München

Weber-Falkensammer H, Karhausen R-R (1985) Die sozialmedizinische Bedeutung der chronischen Polyarthritis. In: Senn E, Weber-Falkensammer H (Hrsg) Chronische Polyarthritis. Perimed, Erlangen

Körperliche Beeinträchtigung und psychosoziale Behinderung bei Patienten mit rheumatischen Krankheiten

A. Zink, C. Zink

Unter den epidemiologisch wichtigen Krankheiten bilden diejenigen des rheumatischen Formenkreises eine Gruppe, die durch relativ geringes Mortalitätsrisiko, aber sehr hohe Wahrscheinlichkeit von dauerhaften Beschwerden, Funktionseinschränkungen und Behinderungen charakterisiert ist. Zugleich sind die Möglichkeiten einer primären Prävention äußerst begrenzt.

Epidemiologische und sozialmedizinische Forschung, die sich mit rheumatischen Krankheiten befaßt, muß sich daher nicht nur mit Risikobedingungen ihrer Entstehung, sondern insbesondere auch mit Versorgungsverläufen, individuellen und gesellschaftlichen Konsequenzen und mit Formen der Alltagsbewältigung, also dem Leben mit der Krankheit, beschäftigen.

Ein erster Schritt in diese Richtung wurde in den Jahren 1979 und 1980 im Institut für Sozialmedizin und Epidemiologie des Bundesgesundheitsamts im Auftrag des Bundesministers für Jugend, Familie und Gesundheit unternommen (Zink et al. 1981). Die „Berliner Rheumastudie" hatte das Ziel, Lebensweisen und Versorgungsverläufe von Patienten mit rheumatischen Krankheiten möglichst umfassend zu beschreiben. Sie hatte folgende Fragestellungen:

– Verwendbarkeit subjektiver Beschwerdeangaben zur Diagnosestellung; Prüfung der Validität von Patienten-Angaben;
– Darstellung typischer Behandlungsverläufe;
– Auswirkungen rheumatischer Krankheiten auf Individuum, Familie, Beruf; Krankheitsverarbeitung, „social support";
– Behandlungserwartungen, therapierelevantes Wissen, Informationsdefizite.

An der Untersuchung nahmen 661 stationär behandelte Patienten in 7 Berliner Kliniken teil. Tabelle 1 gibt die Verteilung der rheumatologischen Diagnosen wieder. Es handelte sich um keine repräsentative Stichprobe, sondern um eine Vollerhebung in bestimmten Krankenhäusern auf ausgewählten Stationen. Aus der Diagnosenverteilung können daher keine Rückschlüsse auf die Prävalenz einzelner Krankheitsbilder gezogen werden, allerdings dürfte sie in etwa der stationär behandelten Prävalenz entsprechen.

Aus der folgenden Übersicht gehen die Schwerpunkte des verwendeten Fragebogens hervor.

Aufbau des Fragebogens zur „Berliner Rheumastudie"
Medizinische Fragen (54 Items):
– Anamnese, frühere Behandlungen;

Tabelle 1. Diagnosen der befragten Patienten (Angaben der Ärzte)

Diagnosen	n	[%]
Rheumatoide Arthritis (rA) Chronische Polyarthritis (cP)	85	12,9
Spondylitis ankylosans (Spa) Morbus Bechterew	18	2,7
Degenerative Erkrankung der Gelenke	262	39,6
Degenerative Erkrankung der Wirbelsäule	199	30,1
Degenerative Erkrankung der Gelenke und der Wirbelsäule	64	9,7
Weichteilrheumatismus	33	5,0
Gesamt	661	100

– jetzige Beschwerden, Lokalisation, Erst-
manifestation;
– Befindlichkeitsstörungen.

Berufstätigkeit (5 Items):
– Arbeitsplatzsituation, Arbeitsplatzzufrie-
denheit;
– Dauer der Berufstätigkeit, Belastungen.

Freizeit (5 Items):
– Freizeitgestaltung früher/jetzt;
– Sport;
– Sozialkontakte.

Psychosoziale Folgen (18 Items):
– *Veränderungen von Sozialbeziehungen;*
– *körperliche Fähigkeiten, Beeinträchtigung und Behinderung;*
– *finanzielle Belastungen;*
– *Sorgen und Konflikte.*

Behandlungserwartungen (7 Items):
– Informiertheit, Informationsbedürfnisse;
– Zufriedenheit mit der Behandlung.

Sozialstruktur (20 Items):
– Schul- und Berufsbildung, arbeitsrechtli-
che Stellung, Beruf;
– Familienstruktur;
– Wohnsituation;
– Einkommen.

Gießen-Test (6 Standardskalen):
– Soziale Resonanz;
– Dominanz;
– Kontrolle;
– Stimmung;
– Durchlässigkeit;
– soziale Potenz.

Die 54 Fragen zur medizinischen Seite der
Krankheit umfassen ausführliche Beschrei-
bungen von Art und Lokalisation der rheumatischen Beschwerden sowie Angaben
zum bisherigen Therapieverlauf. Bei den
Fragen zu Berufstätigkeit und Freizeitgestaltung ging es weniger um körperliche
Belastungen als mögliche Ursachen der Erkrankung als vielmehr um Veränderungen
(wie Berentung, Aufgabe von Freizeitaktivitäten), die aus der Krankheit gefolgt waren. Im Bereich der psychischen und sozialen Folgen interessierten uns besonders die
Auswirkungen körperlicher Funktionsverluste auf Sozialbeziehungen, soziale Integriertheit und soziale Unterstützung. Behandlungserwartungen und therapierelevantes Wissen sollten Aufschluß geben
über den Grad der Auseinandersetzung der
Patienten mit ihrer Krankheit und mögli-

che Defizite in der Arzt-Patienten-Interak-
tion aufzeigen. Der Fragebogen enthielt
schließlich Indikatoren sozialer Schichtung
sowie den Gießen-Test von Beckmann u.
Richter (1972). Er wurde ergänzt durch ein
Belegblatt für die behandelnden Ärzte, in
dem sie Angaben zur rheumatologischen
Diagnose, zu Begleitkrankheiten, dem bisherigen Therapieverlauf und ihrer Einschätzung der Schwere der Krankheit
machten.

Diese „Schwere der Krankheit" wurde
von den Ärzten in den Dimensionen „Grad
der körperlichen Behinderung", „Prognose
der Krankheit" und „Leidensdruck des Patienten" beurteilt; die Addition der 3 Diffe-
rentiale ergab einen Index mit Extremwer-
ten von 3–21 Punkten, den wir als „Schwe-
regradindex" bezeichneten. Er diente dazu,
die Gruppen rheumatischer Krankheiten
intern zu differenzieren.

Dem in der Studie offensichtlich gewor-
denen sehr engen Zusammenhang zwischen körperlicher Beeinträchtigung und
sozialer Behinderung im umfassenden Sinn
der Einschränkung von Lebensplänen gingen wir 1983 in einer Sekundäranalyse mit
Hilfe multivariater Methoden nach (Zink et
al. 1985).

In diesem Rahmen versuchten wir, körperliche, psychische und soziale Behinderung begrifflich zu fassen und ihren internen Zusammenhang aus Patientenangaben
zu erschließen. Als Grundlage diente uns
die Definition von Behinderung, wie sie
Bury u. Wood (1978, 1979; Wood 1975,
1980) für den angelsächsischen Sprachraum vorgelegt haben:
– „impairment"   (Gelenkschädigung,
Strukturveränderung);
– „disability" (Bewegungseinschränkung
Funktionsveränderung);
– „handicap" (Einschränkung des persönlichen Handlungsspielraums, soziale Behinderung, *soziale Veränderungen, Nachteile*).

Bury und Wood unterscheiden zwischen
der durch chronische Krankheit hervorge-
rufenen Gelenk- oder Wirbelsäulen*schädigung* („impairment"), den *funktionellen
Folgen,* also der Einschränkung der Beweglichkeit („disability"), und der schließlich
resultierenden sozialen Stigmatisierung
und Einengung des persönlichen Hand-

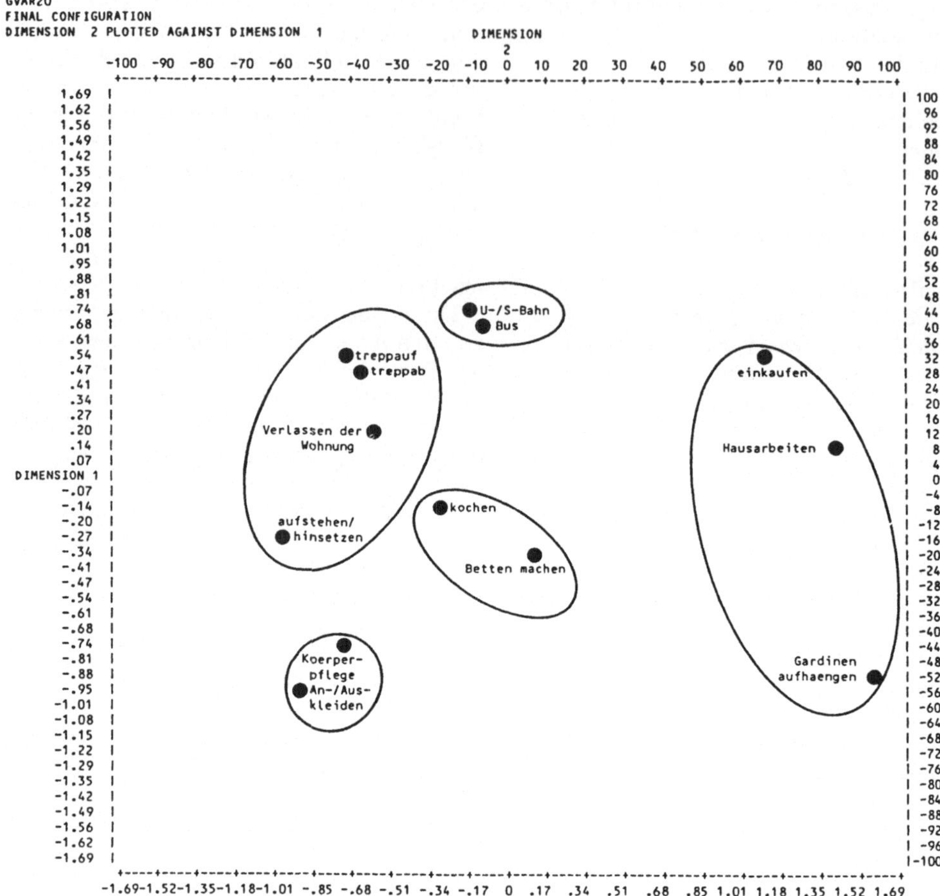

Abb. 1. Zusammenhänge zwischen verschiedenen Tätigkeiten, bei denen die Patienten auf fremde Hilfe angewiesen waren (MDS-Modell; Streß = 7,3; eingezeichnet: Ergebnisse der Clusteranalyse; diese und alle folgenden Abb. aus: Zink et al. 1985 [8])

lungsspielraums als *soziale Merkmale* der Behinderung („handicap"). Die kursiv gesetzten Begriffe bezeichnen die Ebenen, auf denen die Behinderung jeweils empirisch meßbar ist: als morphologische Strukturveränderung, als beobachtbarer Verlust von Körperfunktionen und als Einschränkung der Ausübung sozialer Rollen.

Die 1. Ebene, die ärztliche und labormedizinische Untersuchungen voraussetzt, verschließt sich dem Zugang über eine Patientenbefragung. Der Ebene der „disability", also der körperlichen Funktionseinschränkung, versuchten wir uns u. a. durch die Frage „Wobei brauchen Sie fremde Hilfe?" zu nähern.

Eine Analyse der internen Struktur der Antworten mit Hilfe von multidimensionaler Skalierung (MDS) und Clusteranalyse diente dem Ziel, eine begründete Gewichtung unterschiedlicher Formen von Funktionseinschränkungen vorzunehmen. Die Ergebnisse einer zweidimensionalen MDS stellt Abb. 1 dar. Antworten, die in der Regel kombiniert gegeben wurden, sind räumlich nah dargestellt und umgekehrt. Die eingezeichneten Ellipsen markieren die Merkmale, die in der Clusteranalyse als zusammengehörig identifiziert worden waren. Das Einzeichnen der Cluster ist möglich, weil die Ergebnisse beider Methoden sehr weitgehend übereinstimmen.

Aufgrund der räumlichen Darstellung wurden Gewichtungen der einzelnen Funktionseinschränkungen vorgenommen, die anschließend zu dem additiven Index „Hilfsbedürftigkeit" zusammengefaßt wurden. Die dem Bereich der unmittelbaren Selbstversorgung zugehörigen und nah beieinander lokalisierten Angaben, beim Aus- und Ankleiden und bei der Körperpflege fremde Hilfe zu brauchen, wurden am höchsten gewichtet, gefolgt von Items, die die Mobilität in und unmittelbar außerhalb der Wohnung beschreiben. Gleiche Gewichte erhielten tägliche Hausarbeiten (wegen der Nähe zur Selbstversorgung) und die Benutzung öffentlicher Nahverkehrsmittel. Die im MDS-Bild rechts außen lokalisierten Tätigkeiten Einkaufen und bestimmte Hausarbeiten erhielten die geringsten Gewichte.

Die hohe Übereinstimmung zwischen dem Index und den Angaben der Ärzte über den Schweregrad der Krankheit spricht für die Validität der Patientenangaben (Abb. 2). Trägt man die beiden standardisierten Skalen gegeneinander auf, so wird die hohe Übereinstimmung v. a. in den mittleren Bereichen deutlich.

Eine Kombination des zu 3 Gruppen zusammengefaßten Schweregrads mit den Diagnosen ermöglicht die Unterscheidung von leichten, mittleren und schweren Verlaufsformen oder Zustandsbildern der jeweiligen Krankheiten (Abb. 3). In einigen Fällen wurden wegen zu geringer Fallzahl 2 Gruppen zusammengefaßt, oder es wurde auf die Unterteilung nach dem Schweregrad verzichtet. Bei der rheumatoiden Arthritis sind auch leichtere Formen oder frühere Stadien bereits mit überdurchschnitt-

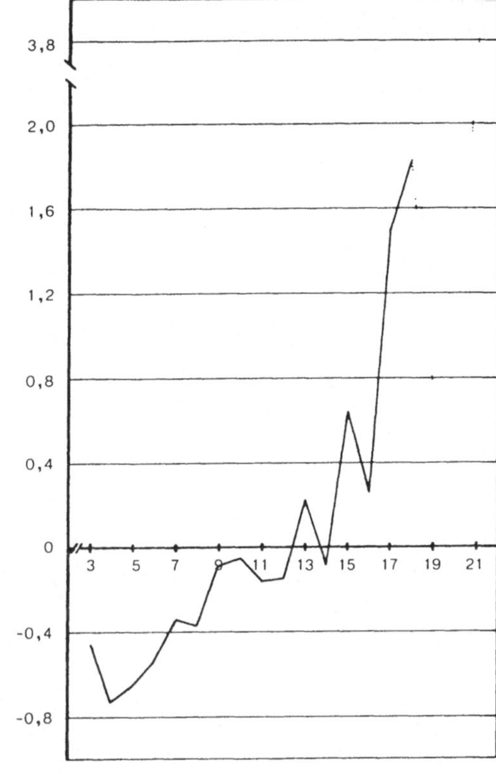

Abb. 2. Mittelwerte des Index „Hilfsbedürfigkeit" nach dem Schweregrad

lich hohem Verlust der Unabhängigkeit von fremder Hilfe verbunden; bei den degenerativen Krankheiten der Gelenke oder der Wirbelsäule trennt der Schweregrad die Gruppen wesentlich besser als die Diagnose. Patienten mit schweren Formen degenerativer Wirbelsäulenkrankheiten unterscheiden sich in ihrer Hilfsbedürftigkeit

Abb. 3. Mittelwerte des Index „Hilfsbedürftigkeit" nach der Schwere der Krankheit. *1* leichte, *2* mittlere, *3* schwere Stadien oder Verlaufsformen (Abkürzungen: *R.A.* rheumatoide Arthritis, *Sp.A.* Spondylitis ankylosans, *Deg. Gel.* degenerative Gelenkerkrankungen, *Deg. W.S.* degenerative Wirbelsäulenerkrankungen, *Gel. + W.S.* Gelenk- und Wirbelsäulenerkrankungen, *Weicht-R.* Weichteilrheumatismus)

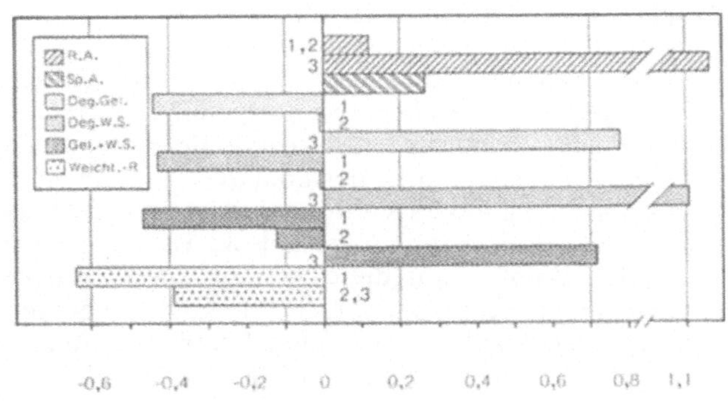

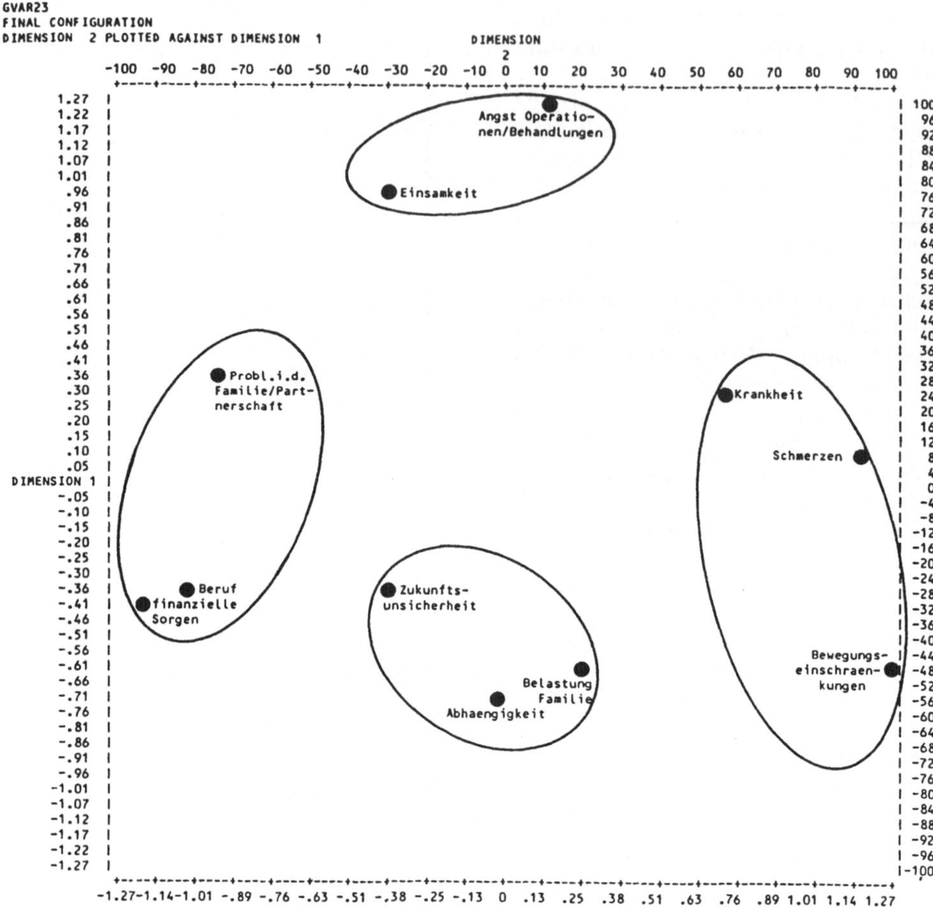

Abb. 4. Zusammenhänge zwischen verschiedenen Bereichen, in denen die Patienten angaben, Sorgen zu haben (MDS-Modell; Streß = 11,2%; eingezeichnet: Ergebnisse der Clusteranalyse)

kaum von denjenigen mit rA; dieser Befund mag dazu beitragen, die Zusammenfassung so heterogener Krankheitsbilder unter dem Stichwort „Rheuma" zu rechtfertigen. Die Sonderstellung des Weichteilrheumatismus als einer Krankheit, die kaum mit Funktionseinbußen, aber mit hohem subjektivem Leiden verbunden ist, wird hier erstmalig angedeutet.

Nach der Begrifflichkeit von Bury und Wood umfaßt „handicap", also soziale Behinderung, die Gesamtheit der krankheitsbedingten Einschränkungen der Ausübung sozialer Rollen: in Familie, Freundeskreis, Beruf. Im Hinblick auf dieses Konstrukt enthielt unser Fragebogen eine Vielzahl von Items zu krankheitsbedingten Veränderungen der Lebensführung, nach Proble-

men und Sorgen durch die Krankheit sowie nach der Verarbeitung dieser Probleme. Folgende Bereiche gingen in den Index „Soziale Folgen" (soziale Behinderung) ein:

- schwerwiegende Umstellungen wegen der Krankheit;
- daraus resultierende Probleme;
- größere Unsicherheit im täglichen Leben;
- Behinderung persönlicher Kontakte wegen der Krankheit;
- Nachteile im Berufsleben;
- Sorgen und Probleme: Einsamkeit, Angst vor Operationen, Konflikte in der Familie, Abhängigkeit u. a.

Ein Bereich innerhalb dieses Index bezieht sich auf „Sorgen und Probleme". Ihre Gewichtung wurde wiederum mit Hilfe von MDS und Clusteranalyse vorgenommen (Abb. 4). Es ergaben sich 4 deutlich voneinander abgegrenzte Cluster: Das erste enthielt Sorgen wegen „Krankheit", „Schmerzen" und „Bewegungseinschränkungen" und beschreibt damit eine krankheitsbezogene Dimension im engeren Sinne. Ein zweites Cluster umfaßt die individuellen oder familienbezogenen Sorgen „Belastung von Familienangehörigen", „Abhängigkeit" und „Zukunftsunsicherheit". In einem dritten Cluster wurden die Angaben „finanzielle Sorgen", „berufliche Sorgen" und „Probleme in der Familie" zusammengebracht. Dies scheint in besonderer Weise Bereiche zu tangieren, in denen konflikthafte Auswirkungen der chronischen Krankheit erlebt werden. Interessant ist, daß die beiden Angaben „Probleme in der Familie" und „Belastung von Familienangehörigen" nichts miteinander zu tun haben. Der 1. Bereich scheint sich eher auf Konflikte zu beziehen, in denen der Patient eine eigenständige Position bewahren kann, während „Belastung von Familienangehörigen" wegen der Nähe zu „Abhängigkeit" für resignatives Abfinden mit der Krankenrolle spricht. Schließlich wurde die Angabe, unter Einsamkeit zu leiden, und diejenige, sich Sorgen wegen bevorstehender Operationen oder unangenehmer Behandlungen zu machen, in ein gemeinsames Cluster gebracht. Hier fällt auf, daß die Angst vor Operationen nicht gemeinsam mit anderen krankheitsbezogenen Sorgen gesehen wurde, sondern daß sie eher mit dem Gefühl des Alleinseins und der Isoliertheit zu tun hat. Bei der Konstruktion dieses Index wurden die Angaben dieses Clusters am höchsten gewichtet, gefolgt von beruflichen und familiären Sorgen. Die geringsten Gewichte erhielten die bei der untersuchten Diagnosengruppe fast selbstverständlichen Sorgen wegen der Krankheit.

Obwohl in diesen Behinderungsindex keine Angaben zu körperlichen Funktionseinschränkungen eingehen, ist die Trennung nach Diagnosen und Schweregraden praktisch identisch mit der, die sich aufgrund der Hilfsbedürftigkeit ergeben hatte

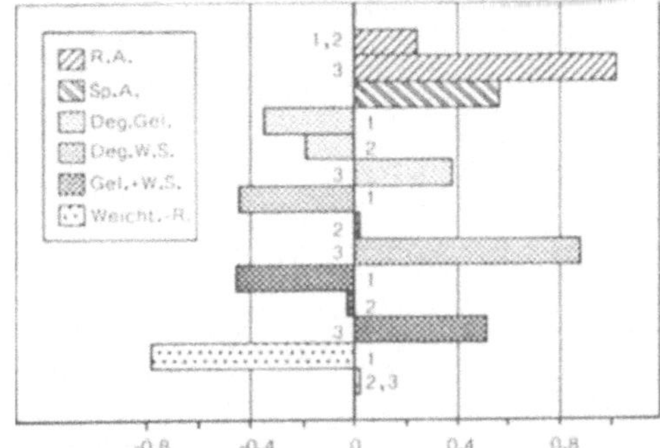

Abb. 5. Mittelwerte des Index „Soziale Fragen/Behinderung" nach der Schwere der Krankheit. *1* leichte, *2* mittlere, *3* schwere Stadien oder Verlaufsformen (Abkürzungen s. Abb. 3)

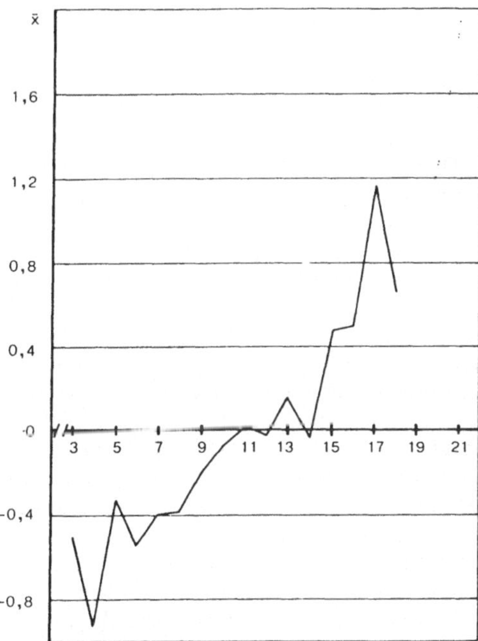

Abb. 6. Mittelwerte des Index „Soziale Folgen" nach dem Schweregrad (*3* leichteste, *21* schwerste Formen)

(Abb. 5). Auch hier finden sich die höchsten Werte bei den beiden Formen entzündlich-rheumatischer Krankheiten, besonders ausgeprägt bei fortgeschritteneren Stadien der rA sowie bei schweren Formen degenerativer Krankheiten der Gelenke und der Wirbelsäule. Die krankheitsbedingten sozialen Folgen sind also genauso spezifisch für die jeweilige Krankheitsgruppe wie die körperlichen Funktionseinschränkungen.

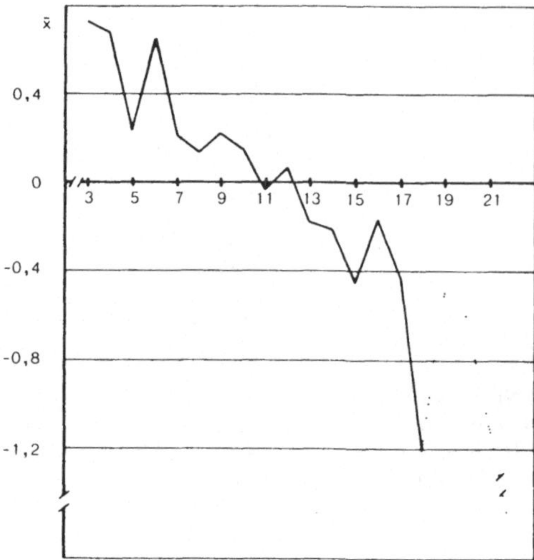

Abb. 7. Mittelwerte des Index „Soziale Integriertheit" nach dem Schweregrad (*3* leichte, *21* schwerste Formen)

Denselben Sachverhalt zeigt auch der Vergleich mit der ärztlichen Einschätzung des Schweregrades der Krankheit (Abb. 6). Auch hier findet sich, ähnlich wie bei der Hilfsbedürftigkeit, ein quasi linearer Anstieg.

Aus einschlägigen Untersuchungen ist bekannt, daß die Verarbeitung chronischer Krankheit und damit auch ihr Verlauf wesentlich bestimmt werden durch das Vorhandensein oder Fehlen eines Netzes stabiler Sozialbeziehungen und erfahrener oder vermißter sozialer Unterstützung. Wir haben die Patienten ausführlich nach Art und Umfang von Sozialkontakten und nach ihren Aktivitäten in der Freizeit gefragt.

In den Index „Soziale Integriertheit" gingen Variablen ein, wie sie im wesentlichen der Operationalisierung von „Sozialer Gesundheit" in den Veröffentlichungen der Rand-Corporation (Donald 1978) zugrunde liegen:

– Häufigkeit von Telefon- und Besuchskontakten mit Freunden/Familienangehörigen;
– Einschränkungen von Sozialkontakten;
– Einsamkeit;
– Zusammenleben mit Partner/Kindern;
– Freizeitgestaltung allein/mit anderen;
– Mitgliedschaft in Vereinen, Teilnahme an Aktivitäten.

Der negative Zusammenhang zwischen dem ärztlichen Urteil über die Schwere der Krankheit und den Ausprägungen des Index ist ersichtlich; auch mit den auf Patientenurteilen beruhenden Indizes (Hilfsbedürftigkeit, soziale Folgen) korreliert der Index hoch negativ (Abb. 7).

Die Darstellung nach Diagnosengruppen bestätigt diese Aussage. Interessant ist, daß bereits bei leichten Stadien der rA die soziale Isolation groß ist, während Patienten mit Spa sich hier gegensätzlich, im Sinne relativ großer sozialer Integriertheit, darstellen (Abb. 8). Dies hängt unmittelbar mit der anderen familiären Situation dieser Patienten zusammen. Patienten mit Morbus Bechterew sind meist jüngere Männer, fast alle von ihnen waren verheiratet und standen noch im Beruf.

Ein hohes Maß an Integriertheit in ein soziales Netzwerk (operationalisiert durch die Teilhabe an gesellschaftlichen Aktivitäten) bedeutet noch nicht, daß auch tatsächlich belastbare Vertrauensbeziehungen im Falle von psychischen, physischen oder sozialen Problemen bestehen. Wir haben ver-

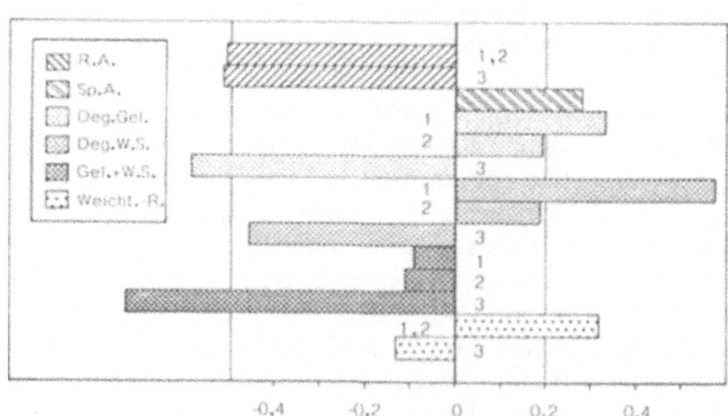

Abb. 8. Mittelwerte des Index „Soziale Integriertheit" nach der Schwere der Krankheit. *1* leichte, *2* mittlere, *3* schwere Stadien oder Verlaufsformen (Abkürzungen s. Abb. 3)

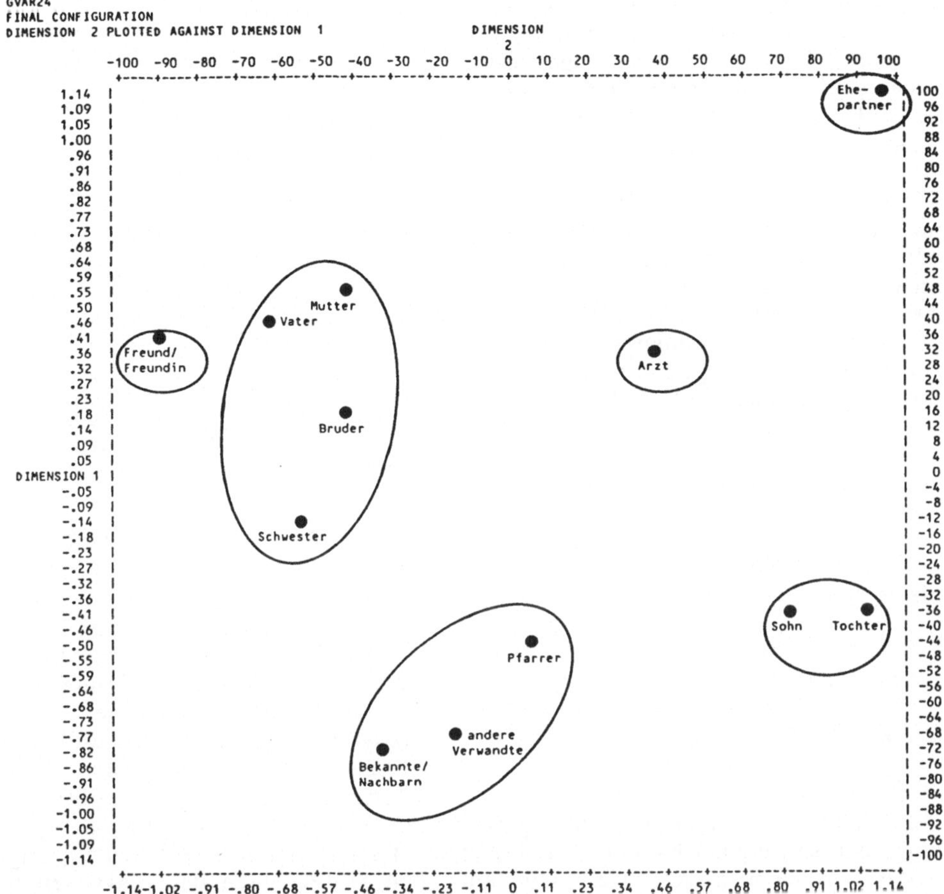

Abb. 9. Zusammenhänge zwischen verschiedenen Vertrauenspersonen der Patienten (MDS-Modell; Streß = 10,8%; eingezeichnet: Ergebnisse der Clusteranalyse)

sucht, *soziale Unterstützung* als Voraussetzung für gelingende Verarbeitung chronischer Krankheit und Behinderung aufgrund von Patientenangaben meßbar zu machen. In diesen Index ging als wesentliche Variable die „Konfidentenbeziehung" ein, also das Vorhandensein oder Fehlen von nahen Vertrauenspersonen, mit denen persönliche Probleme besprochen werden können. Im Fragebogen waren hier die wichtigsten Familienangehörigen und Freunde, Nachbarn sowie entferntere Kontaktpersonen mit professioneller Rollendefinition (Arzt, Pfarrer) aufgeführt.

Mit Hilfe von multidimensionaler Skalierung und Clusteranalyse wurden Ähnlichkeitsbeziehungen zwischen den einzelnen „Konfidenten" bestimmt (Abb. 9). Isoliert

erschien „Ehepartner", d. h. diese Angabe schloß in der Regel jede weitere Nennung aus. Ähnliches gilt für die Angabe „Freund/Freundin". Ganz offensichtlich wurden hier exklusive und sehr enge Vertrauensbeziehungen genannt, die jede weitere Nennung von Bezugspersonen überflüssig erscheinen ließen. Diese Angaben gingen mit den höchsten Gewichten in den Index ein. Erwartungsgemäß wurden die Mitglieder der eigenen Herkunftsfamilie (Mutter, Vater, Schwester, Bruder) eng zusammen lokalisiert; die Nähe zu Freund/Freundin weist darauf hin, daß diese Kombination v. a. von jüngeren Patienten genannt wurde. Auf der anderen Seite der zweidimensionalen Darstellung finden sich Sohn und Tochter in engem räumlichen

Zusammenhang. Auf der horizontalen Achse entspricht ihre Lokalisation derjenigen von „Ehepartner". Diese Angaben betrafen eher Patienten im mittleren und höheren Lebensalter. Die auf professionelle Kontakte zurückgehenden Beziehungen zu Arzt oder Pfarrer wurden keinem anderen Cluster zugeordnet. Der Pfarrer scheint noch in gewissem Umfang im Zusammenhang mit Nachbarschafts- und Freundschaftsbeziehungen zu stehen, während der Arzt isoliert bleibt. Diese kaum auf ein enges gegenseitiges Vertrauensverhältnis ausgerichteten Beziehungen erhielten in dem Index der sozialen Unterstützung die geringsten Gewichte.

Weitere Variablen, die in den Index eingingen, sind die Zahl der Personen, von denen Verständnis für die Krankheit und die daraus resultierenden Probleme erwartet wird, und die Häufigkeit, in der solche Probleme thematisiert werden können:

– Sprechen mit Verwandten/Freunden über die Krankheit,
– Verständnis der Umgebung für Probleme durch die Krankheit,
– Konfidentenbeziehungen.

Untersucht man den Zusammenhang zwischen der Schwere der Krankheit und dem damit verbundenen Angewiesensein auf fremde Hilfe und der gewährten und wahrgenommenen Unterstützung aus dem sozialen Umfeld, so sind 2 gegensätzliche Hypothesen formulierbar. Einerseits kann chronische Krankheit und Behinderung zusätzliche Ressourcen der Hilfsbereitschaft aktivieren oder auch dazu führen, daß vom Patienten aus stärker an bestehenden Beziehungen festgehalten wird, andererseits kann fortschreitende Behinderung auch zum Bruch enger Beziehungen und damit zum Verlust sozialer Unterstützung führen.

Wir fanden für keine der beiden Hypothesen plausible Belege, da sich kein Zusammenhang zwischen der Schwere der Krankheit und der Intensität der sozialen Unterstützung feststellen ließ. Bei der Entstehung und dem Erhalt unterstützender Beziehungen scheint die Schwere des Krankheitsbildes – ganz anders als bei der sozialen Integriertheit – von untergeordneter Bedeutung zu sein.

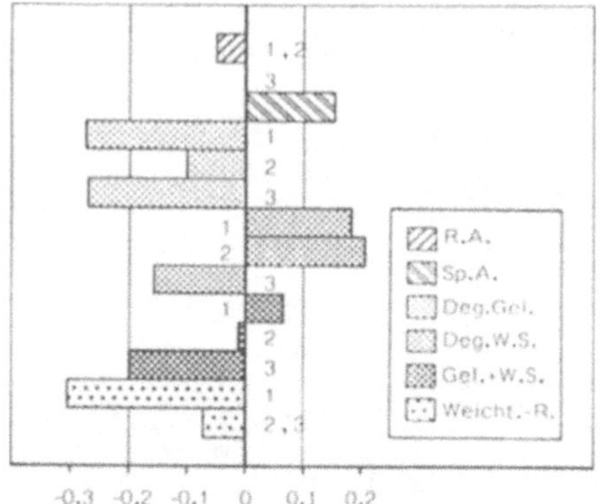

Abb. 10. Mittelwerte des Index „Soziale Unterstützung" nach der Schwere der Krankheit. *1* leichte, *2* mittlere, *3* schwere Stadien oder Verlaufsformen (Abkürzungen, s. Abb. 3)

Sehr auffallend ist die Differenz zwischen Frauen und Männern bei der Angabe, wer die engste Vertrauensperson sei. Unter den verheirateten oder in festen Partnerschaften lebenden Patienten gaben weitaus mehr Männer als Frauen den Partner als engste Vertrauensperson an; bei Frauen war es häufiger eine weibliche Verwandte (Mutter, Schwester, Tochter). Durch diese geschlechtsspezifische Differenz kann Abb. 10 erklärt werden:

Relativ viel soziale Unterstützung erleben die Patienten der Diagnosengruppen „entzündliche oder degenerative Wirbelsäulenerkrankungen" – es sind dies vorwiegend Männer –, mittlere Werte erreichen diejenigen mit entzündlichen oder degenerativen Gelenkkrankheiten (überwiegend Frauen) und extrem niedrige Werte Patienten mit Weichteilrheumatismus. Die Einschätzung, die soziale Umwelt zeige kein Verständnis für das rheumatische Leiden, ist dieser Patientengruppe gemeinsam; trotz relativ hoher formaler Integriertheit in Sozialbeziehungen fühlen sie sich in wichtigen Fragen alleingelassen.

Soziale Unterstützung zeigte sich in unserer Untersuchung nicht nur als weitgehend unabhängig von der Schwere des Krankheitsbildes, sie weist auch praktisch keinen Zusammenhang mit sozialer Integration auf. Auch Personen, die aufgrund ihrer körperlichen Behinderungen und ihres Alters über sehr wenige Außenkontakte verfügten, hatten nicht selten Sozialbeziehungen, die sie als unterstützend und hilf-reich bei der Krankheitsbewältigung erleb-ten. Umgekehrt bedeutet – wie am Beispiel der Patienten mit Weichteilrheumatismus sehr deutlich zu sehen war – die Existenz einer Vielzahl von Sozialbeziehungen und Aktivitäten noch nicht, daß tatsächlich ent-scheidende Hilfe bei der Krankheitsbewäl-tigung erwartet werden kann oder erwartet wird. Sozialer Unterstützung scheint die Rolle eines intervenierenden Faktors zuzu-kommen, der für Verlauf und Prognose der Krankheit von möglicherweise entschei-dender Bedeutung ist. Dies schließen wir u. a. aus der Tatsache, daß – bei gleicher Diagnose und gleichem Schweregrad – Per-sonen mit hohen Werten für soziale Unter-stützung sich im Gießen-Test deutlich we-niger depressiv gestimmt zeigten als an-dere.

Dabei kann man nicht davon ausgehen, daß soziale Unterstützung sich in allen Gruppen der Bevölkerung identisch dar-stellt. Nach unseren Ergebnissen ist mit er-heblichen geschlechts-, alters- und schicht-spezifischen Differenzen hinsichtlich Art und Umfang der Unterstützung zu rech-nen, die eine Person erwarten kann. Mögli-cherweise ist die von uns gewählte Opera-tionalisierung von sozialer Unterstützung, die stark auf verbale Interaktion ausgerich-tet ist, zwar spezifisch für Angehörige der sozialen Mittelschicht, aber unzutreffend für die konkrete Ausgestaltung sozialer Un-terstützung in Unterschichtfamilien.

Die je spezifischen Formen sozialer Un-terstützung und ihr Einfluß auf Verlauf und Bewältigung rheumatischer Krankheiten (also z. B. auch Grad physischer und sozia-ler Behinderung) sollten in zukünftigen Studien – auch im Hinblick auf die Bera-tungsmöglichkeiten von Ärzten und Selbst-hilfegruppen – weiter untersucht werden.

Literatur

Beckmann D, Richter H-E (1972) Gießen-Test. Ein Test für Individual- und Gruppendiagno-stik. Huber, Bern

Bury MR, Wood PH (1978) Sociological perspec-tives in research on disablement. Int Rehabil Med 1:24–32

Bury MR, Wood PH (1979) Problems of commu-nication in chronic illness. Int Rehabil Med 1:130–134

Donald CA (1978) Conceptualization and mea-surement of health for adults in the health in-surance study, vol IV: Social health. Rand, Santa Monica (R 1987/4-HEW, August 1978)

Wood PH (1975) Classification of impairments and handicaps. WHO, Genf

Wood PH (1980) The language of disablement: A glossary relating to disease and its conse-quences. Int Rehabil Med 2/2:86–92

Zink A, Zink C, Hoffmeister H (1981) Rheuma-studie. Empirische Erhebung über Umwelt-faktoren, Lebensweisen und Krankheiten. Abschlußbericht für den Bundesminister für Jugend, Familie und Gesundheit. Bundesge-sundheitsamt, Berlin

Zink A, Zink C, Hoffmeister H (1985) Rheumati-sche Krankheit und soziale Lage. De Gruy-ter, Berlin

Verläufe von Erkrankungen des Bewegungs-apparates und berufliche Mobilitätsprozesse*

M. Schmidt-Ohlemann, J. Behrens

Problemstellung

Prozesse beruflicher Mobilität können Verläufe von Erkrankungen des Bewegungsapparats beeinflussen: Dabei kann sowohl das Mobilitätsereignis selbst als ein die Lebenssituation veränderndes Ereignis auf Krankheit bzw. Gesundheit einwirken (Joraschky u. Köhle 1981; Mentzos 1976; Badura 1981) als auch die aus dem Mobilitätsereignis folgende veränderte berufliche Situation mit anderer Tätigkeit, anderen Anforderungen und Arbeitsbedingungen.

Berufliche Mobilitätsprozesse können gesundheits- oder krankheitsfördernd wirken. Krankheitsfördernd wirken sie im Sinne der Förderung der Entstehung, der Verschlimmerung und der Chronifizierung (vgl. Schmidt 1985). Berufliche Mobilitätsprozesse können selbst Resultat von gesundheitlichen Beeinträchtigungen sein (Büchtemann 1982; Behrens 1980; Leibfried et al. 1985). Der Gestaltung von Arbeitsplätzen und dem Ermöglichen adäquater beruflicher Mobilitätsprozesse auf günstige Arbeitsplätze für Kranke oder noch Gesunde käme dann in gesundheits-, sozial- und arbeitspolitischer Hinsicht besondere Bedeutung zu.

Zur Untersuchung dieser auch aus der klinischen Erfahrung plausiblen Hypothesen wollen wir einen Beitrag leisten und dabei besonders der Frage nachgehen, welche Beziehungen zwischen dem Verlauf von Arbeitsunfähigkeit und Krankheitsver-

läufen sowie den Verläufen von beruflicher Tätigkeit bestehen.

Die Wechselwirkungen zwischen beruflicher Mobilität und Gesundheit bzw. Krankheit sind allerdings überaus komplex: So können z. B. berufliche Mobilitätsprozesse zur Erlangung eines der gesundheitlichen Verfassung adäquaten Arbeitsplatzes und damit zur Erhaltung der Gesundheit beitragen oder den Krankheitsverlauf günstig beeinflussen. Berufliche Mobilitätsprozesse können aber auch zur Instabilität der Sicherung des Lebensunterhaltes führen und damit die Drift auf Arbeitsplätze mit hohen Gesundheitsrisiken fördern. Dauerhafte Krisen in der Berufsentwicklung können selbst krankheitsverschlimmernd wirken (Joraschky u. Köhle 1981; Oppen 1984; Leibfried et al. 1985). Innerhalb dieser hier nur angedeuteten komplexen Zusammenhänge wollen wir uns darauf beschränken, die Möglichkeit eines Untersuchungsdesigns zu erörtern, das den Zusammenhang von Erkrankungen des Bewegungsapparats und beruflicher Mobilitätsprozesse mit Hilfe von Routinedaten der gesetzlichen Krankenversicherung erhellt. Unsere Vorüberlegungen haben sich v. a. mit 2 Problemen auseinanderzusetzen:

– Sind Daten der gesetzlichen Krankenversicherung überhaupt als Indikatoren des Erkrankungs- und Berufsverlaufs zu nutzen? Hier wird unsere Antwort sehr zurückhaltend ausfallen. Arbeitsunfähigkeitsdaten sind weniger als gute Krankheitsindikatoren zu werten denn als Indikatoren von Arbeitsunfähigkeit als „maßnahmenauslösendes Ereignis" mit

* Die Untersuchung wurde von der Gesellschaft für Arbeitsschutz und Humanisierungsforschung (Dortmund) unterstützt.
Die Autoren danken V. Volkholz (Dortmund) und R. Müller (Bremen) herzlich.

gesundheitlichen und beruflichen Folgen – aber gerade als solche sind sie zu untersuchen, wozu sich keine anderen Daten besser eignen. Wir diskutieren, in welchen Fällen wir Daten der gesetzlichen Krankenversicherung möglicherweise nutzen können, ohne in Zirkelschlüssel zu geraten.

– Können berufliche Verläufe überhaupt in relevantem Ausmaß Erkrankungen des Bewegungsapparats in ihrem Verlauf beeinflussen oder ist der Verlauf weitgehend morphologisch-topographisch determiniert? Nur wenn von einem morphologisch-topographischen Determinismus nicht auszugehen ist, lohnt es sich, die Untersuchungsfrage zu verfolgen.

Bei unseren Überlegungen werden wir einige Eigenschaften von Arbeitsplätzen zusammenstellen, die als günstige Modifikatoren von Erkrankungen des Bewegungsapparats vermutet werden können. Diese Überlegungen münden in einen vorläufigen Variablenplan, der Typen von Erkrankungs- und Berufsverläufen („Abstiege in Spiralen gesundheitlicher und beruflicher Labilisierung" versus „Auffangkarrieren") sichtbar machen und auf weiter zu erforschende sozialpolitische Möglichkeiten der Unterbrechbarkeit von Abstiegskarrieren hinweisen könnte. Die Vorüberlegungen werden durch ein Fallbeispiel für eine verlaufsorientierte Auswertung von Versicherungsdaten abgeschlossen. Es macht deutlich, wo solche Auswertungen durch Primärerhebungen zu ergänzen sind. Die Darstellung der zu benutzenden statistischen Prozeduren ist einem anderen Aufsatz vorbehalten, da es in diesem Beitrag nur um die Erörterung der wichtigsten Voraussetzungen (Eignung von Kassendaten, morphologisch-topographischer Determinismus) geht. Die Vorarbeiten wurden in einer Reihe von Vorprojekten geleistet, als deren Ergebnis u. a. die Notwendigkeit von Verlaufsanalysen im Vergleich zu reinen Querschnittsanalysen deutlich wurde (Müller et al. 1983; Schmidt 1985; Volkholz 1983; Volkholz u. Schwarz 1985).

Daten der gesetzlichen Krankenversicherung als Indikatoren des Erkrankungs- und Berufsverlaufes: Arbeitsunfähigkeit als Krankheitsindikator oder als maßnahmenauslösendes Ereignis?

Bisher vorgelegte Querschnittstudien mit Daten der gesetzlichen Krankenversicherung haben deutliche Unterschiede der Arbeitsunfähigkeitshäufigkeit zwischen verschiedenen Berufsgruppen gezeigt (Müller et al. 1983; Schmidt 1985; Volkholz 1983; Georg et al. 1981/82).

Bei der Interpretation der Befunde wurde aber, größtenteils zurecht, auf Unklarheiten und Schwächen der Daten aus Arbeitsunfähigkeitsmeldungen der gesetzlichen Krankenversicherung hingewiesen und insofern ihre Eignung für wissenschaftliche Untersuchungen bestritten (vgl. z. B. Schwarz u. Schwefel 1978; Potthoff et al. 1985; Hadler 1985; Pflanz 1973).

Gegen den wissenschaftlichen Gebrauch von Kassendaten wurden z. B. folgende Einwände erhoben:

– AU-Daten enthielten unklare bzw. zu globale Diagnosen,

– AU-Daten erlaubten keine exakten Rückschlüsse auf Vorhandensein oder Schwere von Krankheit,

– das statistische Verhältnis „Kassenmitglieder zur regionalen Population" sei unbestimmbar,

– Berufsangaben erlaubten, da zu global, keine Rückschlüsse auf Tätigkeiten und Belastungen,

– wenn überhaupt, ließen sich nur sehr starke Risiken einzelner Berufsgruppen aufdecken,

– die Gefahr der Fehlinterpretation falsch positiver und falsch negativer Ergebnisse sei sehr groß.

Allerdings gibt es hier auch andere Positionen (vgl. z. B. Georg 1981/82; von Ferber 1978; Müller et al. 1983; Volkholz u. Schwarz 1985, Schmidt 1985). Studien zu Krankheits- und Berufsverläufen müssen diese Bedenken ernst nehmen, wenn sie mit

Arbeitsunfähigkeitsdaten der gesetzlichen Krankenversicherung durchgeführt werden sollen. Insbesondere sind bei künftigen Forschungen folgende Verbesserungen der AU-Daten notwendig:

- Die Diagnosen müssen klartextlich erfaßt werden oder zumindest in polyaxialen, mehrdimensionalen Schlüsseln.
- Der Entstehungs- und Bedeutungskontext muß angegeben werden können (z. B. Facharztgruppe, Krankenhausaufenthalt etc.).
- Die Berufe müssen klartextlich erfaßt werden im Sinne der derzeit ausgeübten Tätigkeit.
- Die eingeschränkte Gültigkeit im Hinblick auf analytische Epidemiologie und v. a. auf die Identifikation arbeitsbedingter Erkrankungen aufgrund von Berufsbezeichnungen zugeordneten Belastungen ist streng zu beachten.
- Das Kassenkollektiv sollte demographisch in der Region zumindest insoweit definiert werden können, daß Vergleiche mit makroepidemiologischen Ergebnissen und offiziellen Statistiken vorgenommen werden können.

Auch bei der Erfüllung dieser Forderungen bleiben die Kassendaten nur mit erheblichen Einschränkungen auswertbar, wenn an der Forderung festgehalten wird, daß eine Forschung mit Kassendaten nur dann sinnvoll sei, wenn auch klinisch-nosologisch brauchbare bzw. nach epidemiologischen Kriterien reliable und valide Indikatoren für Krankheit sich aus den AU-Diagnosen gewinnen ließen. Dies ist nicht pauschal für alle ICD-Nummern und vor allem alle Fachdisziplinen zu beantworten (zum Bereich Orthopädie vgl. Schmidt 1985). Andererseits gibt es eine Reihe von Fragen, die sich nur mit Hilfe von Arbeitsunfähigkeitsdaten der gesetzlichen Krankenversicherung analysieren lassen.

Dabei handelt es sich zumeist um Fragenkomplexe, die sich auf die soziale Relevanz von Arbeitsunfähigkeit, auf Arbeitsunfähigkeit als einer relevanten Dimension von Krankheit und auf Arbeitsunfähigkeit in ihrem Verlauf beziehen. Die Argumente kann man so zusammenfassen (weitere bei Volkholz u. Schwarz 1985):

- Nur die gesetzliche Krankenversicherung (GKV) verfügt über sehr zuverlässige Daten über Tatsache (Fall) und Dauer der ärztlich attestierten Arbeitsunfähigkeit.
- Nur die GKV verfügt über z. T. lückenlose Verlaufsdokumentationen von Arbeitsunfähigkeit, über verschiedene Berufe, Arbeitgeber, ihre Wechsel, Invalidität, Rehabilitationsmaßnahmen etc. (Stichwort: „record linkage").
- Verlaufsdaten zu Arbeitsunfähigkeit sind Erhebungen durch Fragebögen, auch in Form von Panels, kaum zugänglich, will man nicht die heroische Unterstellung machen, die Befragten erinnerten Arbeitsunfähigkeit und damit verbundene (ihnen selber teilweise unverständliche) Ereignisse auf den Tag genau.

Im folgenden wird Arbeitsunfähigkeit nicht als Indikator für Krankheit untersucht. Insofern wird also nicht versucht, aus den Arbeitsunfähigkeitsverläufen Krankheitsverläufe zu rekonstruieren.

Arbeitsunfähigkeit als „maßnahmenauslösendes Ereignis"

Wir glauben, daß die Analyse von AU-Daten dann sinnvoll ist, wenn man Arbeitsunfähigkeit als relativ eigenständigen und auf Gesundheits- und Krankheits- sowie den Berufsverlauf selbst zurückwirkenden Prozeß auffaßt. Arbeitsunfähigkeit stellt nämlich einen sehr folgenreichen, sozial etablierten Auslösungsmechanismus für verschiedenste Maßnahmen der Arbeitgeber, der Sozialpolitik aber auch der jeweils individuellen Daseinsvorsorge dar. Eine Zusammenstellung gibt folgende Übersicht.

1. Betriebliche Fehlzeitenanalyse
   Krankheitsbedingte Umsetzung; Präferenz bei Entlassung; Hintanstellen bei Beförderungen auf Vorgesetztenarbeitsplätze, die oft die Funktion von „Schonarbeitsplätzen" erfüllen könnten; Zurücksetzen bei Bewerbungen um neue Stellen (bei Referenzen).
2. Krankenkassen
   Einschaltung des vertrauensärztlichen Dienstes zur Kontrolle von Langzeitarbeitsunfähigkeit; sog. „Aussteuerung" nach 78 Wochen nach § 183 Abs. 2 RVO; Begründung von Rehabilitationsmaßnahmen und deren Dringlichkeit; Abtrennung von anderen Kostenträgern, z. B. Unfallversicherung.

3. Rentenversicherung
Festlegung von Invalidität (Erwerbs- und Berufsunfähigkeit); Gewährung von medizinischen und beruflichen Rehabilitationsmaßnahmen.
4. Arbeitsverwaltung
Umschulung; Vermittelbarkeitsuntersuchung durch den Arbeitsamtsarzt.
5. Gutachterliche Tätigkeit
Einschätzung der Minderung der Erwerbsfähigkeit, z. B. auch unfallbedingte, Kriegsfolgen, Krankheitsfolgen im Kontext häufiger Arbeitsunfähigkeit und Therapiebedürftigkeit.
6. Kurative Medizin
Intensivierung von Diagnostik und Therapie; Facharzt- und Klinikbehandlung.
7. Persönliche Berufsplanung
Berufswechsel; Arbeitgeberwechsel; Umsetzung; Qualifikationserweiterung; Rentenantrag etc.

Häufige und v. a. Langzeitarbeitsunfähigkeit wird in allen Kontexten als Indikator für chronische Krankheiten und besonders für krankheitsbedingte Gefährdungen des Arbeitsverhältnisses und somit krankheitsbedingte Gefährdungen des Arbeitsverhältnisses und somit der drohenden Desintegration aus der Arbeitsgesellschaft nicht nur verstanden, sondern auch benutzt. Arbeitsunfähigkeit kann im ungünstigen Fall zu Kündigung und nachfolgender Arbeitslosigkeit (Büchtemann 1982; Stichwort: krankheitbedingte Kündigung), zur Aussteuerung aus der Krankenversicherung nach § 183, Abs. 2 RVO oder zur Rente (Berufs- oder Erwerbsunfähigkeit) führen.

Tätigkeits- und Arbeitgeberwechsel hin zu angemesseneren Berufen können berufliche Integration oder Rehabilitation bedeuten oder aber den Einstieg in eine sozial instabile Situation, wenn die Beschäftigung nicht von Dauer sein kann (Leibfried et al. 1985).

Die Wiedererlangung von Arbeitsfähigkeit nach einer langen Arbeitsunfähigkeitsperiode wird vor allem dann schwierig, wenn die bisher ausgeübte Tätigkeit die Krankheit verschlimmerte oder gar verursachte, sei es als zu schwere Tätigkeit bei Vorschädigung, sei es als Ursache. Wenn der Arbeitsplatz nicht verändert wird oder die berufliche Qualifikation nicht verändert werden kann, gelingt die berufliche Integration nur durch Tätigkeits- oder Arbeitgeberwechsel, die aber selber 2 Bedingungen voraussetzen:

– einen Arbeitsmarkt mit ausreichendem Angebot an geeigneten Arbeitsplätzen,
– die individuelle Fähigkeit und objektive Möglichkeit zu wechseln, also z. B. kulturell vermittelte Vorstellungen des Normallebenslaufes, die Berufswechsel in den späteren Lebensjahren nicht stigmatisieren und nicht mit dem Verlust von informellen Senioritätsrechten verknüpfen.

Je weniger diese beiden Voraussetzungen erfüllt sind, z. B. unter den Bedingungen von Massenarbeitslosigkeit, aber gerade auch unter Bedingungen betrieblicher Beförderungsstrategien (vgl. Behrens 1983) und Altersnormen, um so häufiger wird die im Vorfeld beruflicher Rehabilitationsmaßnahmen und auch im Vorfeld von Krankheiten spontane berufliche Mobilität erschwert und eine mögliche Krankheitsprävention durch berufliche Mobilität verhindert.

Gerade weil von der Tatsache einer lang dauernden Arbeitsunfähigkeit zahlreiche „Maßnahmen" abhängig sind, die für den Berufsverlauf Bedeutung haben, muß gefragt werden, ob Arbeitsunfähigkeit zu Recht als Indikator für Schwere und Art der Krankheit einschließlich der Bestimmung ihrer Prognose gebraucht werden kann und damit die „sozialen Maßnahmen", die daraus folgen, begründet sein können. Dies kann hier nicht vollständig untersucht werden. Aus dem Vorliegen einer Arbeitsunfähigkeit mit einer bestimmten Diagnose kann aber offenkundig nicht auf eine bestimmte Krankheit, z. B. im klinisch-nosologischen oder im morphologischen Sinne, geschlossen werden. Das trifft sicherlich auf Erkrankungen des Bewegungsapparates, jedoch auch auf die meisten anderen Krankheitsgruppen zu.

Dies liegt zum einen am Charakter der primärärztlichen Diagnosen (vgl. von Ferber 1978; Potthoff et al. 1985), zum anderen gelingt auf der Grundlage der vorliegenden Verschlüsselung (ICD 8 oder ICD 9) eine allenfalls topographische Zuordnung und die Zuordnung zu einer Syndrom- bzw. Symptomklassifizierung (im Sinne von Braun, vgl. Schmidt 1985).

Gegen den morphologisch-topographischen „Determinismus" bei Erkrankungen des Bewegungsapparates: Voraussetzungen für die Beeinflußbarkeit durch den Berufsverlauf

Arbeitsunfähigkeit bei Erkrankungen des Bewegungsapparats ist oft nicht einfach Folge einer Krankheit, sondern Ausdruck verschiedener Bedingungsfaktoren. Es sei z. B. daran erinnert, daß selbst ein schwer an chronischer Polyarthritis Erkrankter unter günstigen Bedingungen am Arbeitsplatz noch arbeiten kann.

Bei Erkrankungen des Bewegungsapparats ist für die Feststellung einer Arbeitsunfähigkeit bedingenden Krankheit, und auch für das subjektive Kranksein des Patienten, nicht so sehr der „objektive" röntgen-morphologische Befund entscheidend, abgesehen von besonderen Fällen, sondern führend ist die subjektive Erfahrung der Krankheit, das „Kranksein" als Schmerz, Funktionseinschränkung, Behinderung und Deformierung, die wiederum erst erfahren und erlebt wird auf der Folie der eigenen Biographie und der Lebens- und Arbeitsumstände.

Wichtige Komponenten des Krankseins sind:
- Krankheitserfahrung (Schmerz, Behinderung, Deformierung),
- Krankheitsbedeutung (im biographischen Kontext),
- Hilfsbedürftigkeit (soziale Abhängigkeit),
- Angst vor medizinischen Maßnahmen oder Siechtum,
- Sorge um den Lebensunterhalt,
- Optionenreichtum familiärer und beruflicher Rollenverteilung.

Im Hinblick auf Arbeitsfähigkeit/Arbeitsunfähigkeit spielen neben den objektiven Dimensionen der Krankheit und den subjektiven Dimensionen des Krankseins die Anforderungen am Arbeitsplatz eine zentrale Rolle. Günstige Bedingungen am Arbeitsplatz ermöglichen auch bei deutlicher Funktionseinbuße oder erheblichem Leidensdruck das Weiterarbeiten, vermögen sogar auf den Verlauf der Krankheit und v. a. auch auf die subjektive Bewältigung günstig einzuwirken (de Blecourt 1983).

Erst in dem Spannungsverhältnis zwischen Krankheit und Kranksein und Lebens- und Arbeitsbedingungen stellt sich die Krankheit als sozialrelevanter Tatbestand und ggf. als Arbeitsunfähigkeit her, oft mit scheinbaren Diskrepanzen zwischen Krankheit, Kranksein und Lebensanforderungen. Bekannt ist etwa die Diskrepanz zwischen schweren morphologischen Veränderungen und Behinderungen einerseits und Schmerzempfindlichkeit und Arbeitsfähigkeit andererseits bei Patienten mit Spondylitis ancylosans. Erstaunlich ist auch die meist geringe Symptomatik bei Patienten mit schwerer Skoliose, die sich einer Spondylodese nach Harrington unterzogen haben.

Besonders bedeutsam ist das unterschiedliche Verhalten bei der Inanspruchnahme von medizinischen Leistungen, das nur z. T. durch morphologische Veränderungen, Funktionseinschränkungen und sogar nur sehr vermittelt durch Schmerzempfindungen zu erklären ist. Entsprechend unterschiedlich können im Einzelfall die Gründe für Arbeitsunfähigkeit sein. Geht es um die Begründung einer Strategie zur Erforschung von Krankheitsverläufen im Kontext von Berufsverläufen, so erscheint unter diesen Aspekten eine Entscheidung über den zugrunde zu legenden Krankheitsbegriff notwendig. Es kann hier nicht auf die innermedizinische Diskussion dazu eingegangen werden (vgl. Gross 1969; Jakob 1978; Kienle 1974; Rothschuh 1972; v. Weizsäcker 1955). Im Hinblick auf Forschungen mit primärärztlichen Diagnosen sind wir mit anderen (Heydthausen u. Koch 1985; Wingert 1984) der Ansicht, daß eine eindimensionale, also einachsige Klassifikation von Krankheit nicht ausreichend aussagekräftig ist. Dies zeigt z. B. Snomed (Wingert 1984), die an Hand eines komplexen Aussagemodells eine polyaxiale Klassifikation vornimmt. Ähnliche Wege werden auch von Heydthausen (1985) begangen sowie in dem Diagnosethesaurus, der in der Abteilung für Dokumentation in Frankfurt unter Leitung von Prof. Giere gepflegt wird. Auch wir können die Notwendigkeit eines polyaxialen Ordnungssystems für

Diagnosen, ob als numerisch faßbare Klassifikation oder als thesaurusgestützte Klartextverarbeitung mit Definition von Wortfeldern wie etwa in BAIK (Befund und Arztbriefschreibung im Krankenhaus), aus unserer Erfahrung bei der Einrichtung einer klinischen Basisdokumentation an der Orthopädischen Universitätsklinik Friedrichsheim (Frankfurt) nur unterstützen. Im Hinblick auf die Komplexität von Krankheit bzw. des Krankheitsbegriffs und unter Berücksichtigung klinischer Erfahrungen sowie Erfahrungen aus der Arbeit mit verschiedenen Schlüsselsystemen lassen sich, etwas modifiziert nach Snomed, verschiedene Dimensionen von Krankheit unterscheiden. Sie werden in folgender Übersicht am Beispiel eines Kreuzschmerzkranken erläutert. Dieser habe ein lokales vertebrales Symptom L5/S1 bei Chondrose L5/S1 aufgrund langjähriger Vibrationsexposition mit Schmerzen und Bewegungseinschränkung der Lendenwirbelsäule, die zur stationären Aufnahme, Abklärung durch Röntgen, Computertomogramm sowie zu therapeutischen Maßnahmen (z. B. Krankengymnastik, Injektionsbehandlung), aber nicht Operation führten und seit mehreren Wochen Arbeitsunfähigkeit mit Krankengeldbezug als Kraftfahrer bedingen, weshalb eine Umschulungsmaßnahme eingeleitet wurde.

Dimensionen von Krankheit

Komponente	Erläuterung	Beispiel
Topographie	Körperregion	L5/S1
Morphologie	Pathologische Veränderungen und Prozesse	Chondrose
Ätiologie	Ätiologische Zuordnung	Degeneration, Vibration
Funktion	Physiologische Funktion und deren Störungen	Bewegungseinschränkung, Schmerz
Nosologie	Diagnostischer Begriff	Lokales vertebrales Syndrom
Medizinische Maßnahmen	Diagnostische und therapeutische Verfahren, Prävention	Röntgen, Injektion, Krankengymnastik, stationäre Abklärung
Prozeduren	Verwaltungs- und versicherungsrechtliche Vorgänge zur Sicherung des Lebensunterhaltes	Arbeitsunfähigkeit, Krankengeld, Krankenhausaufenthalt
Beruf	Berufliche Tätigkeit	Zum Beispiel Kraftfahrer, Umschulung, Arbeitslosigkeit, Rente

Es muß nachdrücklich festgehalten werden, daß entgegen üblicher klinischer Prioritätssetzung bei Erkrankungen des Bewegungsapparats nicht die Morphologie oder Morphologie und Topographie (wie sie durch pathologisch-anatomische Untersuchung oder durch Röntgenaufnahmen z. T. zu erschließen sind) alle übrigen Komponenten determinieren und somit deren Untersuchung die Voraussetzung wäre für Untersuchungen zur Epidemiologie von Erkrankungen des Bewegungsapparats, zu arbeitsbedingten Erkrankungen oder für Untersuchungen von Berufsverläufen. Schmerzempfinden, Funktionsstörungen und soziale Definition und Relevanz von Krankheit sowie deren Folgen sind, zumindest partiell, eigenständige Dimensionen von Krankheit. Dies gilt auch für Arbeitsunfähigkeit. Dieser Ansatz relativiert das klinisch-orthopädische, rheumatologische, arbeitsmedizinische und z. T. auch das epidemiologische Paradigma, das auf Krankheit als nosologische Einheit bzw. pathologisch-anatomischen und pathophysiologischen Befund zielt. Unter diesem Paradigma können nicht zureichend Krank*sein* und z. B. auch Arbeitsunfähigkeit erklärt werden. Somit ist auch eine Korrelation von „Krankheit" und „Arbeitsmarktereignis" problematisch. Eine Forschung mit Daten zu Arbeitsunfähigkeit erweist sich also geradezu als notwendige Ergänzung zur Untersuchung anderer Dimensionen.

Natürlich wäre eine ganz und gar umfassende Forschungsstrategie im Hinblick auf sämtliche Dimensionen wünschenswert, doch wäre sie nicht in größerem Stil realisierbar. Dies hat, übrigens weltweit, dazu geführt, daß in vielen epidemiologischen Untersuchungen auf Röntgenaufnahmen verzichtet wird und die Beschreibung von Schmerzen und Funktionsstörungen, die klinischen Untersuchungsbefunde sowie Befragungen als ausreichend für eine grobe nosologische Zuordnung bzw. zur Beantwortung relevanter epidemiologischer Fragestellungen angesehen wird (Wagenhäuser 1969; Ellinger et al. 1984; Karmaus 1985; Aoyama et al. 1979). Dies deckt sich mit neueren Ergebnissen zur Analyse von Belastungen und Beanspruchungen (Marstedt u. Mergner 1982).

Wenn wir uns nun im folgenden mit Arbeitsunfähigkeitsverlauf und Berufsverlauf beschäftigen, ist also nochmals zu präzisieren, wie das Verhältnis von Arbeitsunfähigkeit und Krankheit in unseren Überlegungen gefaßt werden soll: Obwohl neben Krankheit und Kranksein mit ihren vielfältigen Modifikatoren auch das Verhalten des arbeitsunfähig schreibenden Arztes ein-

geht mit der Einschätzung der persönlichen Glaubwürdigkeit des Patienten, der Therapienotwendigkeit und der Legitimierbarkeit der Arbeitsunfähigkeit nach außen, so folgt die Bewertung von Arbeitsunfähigkeit in einem weiten Rahmen doch verhältnismäßig starren Regeln (von Ferber 1978).

Arbeitsunfähigkeit wäre in unserem Verständnis als zwischen Arzt und Patient hingenommene oder akzeptierte Deutung eines Schmerz- oder Leidenszustands als Arbeitsunfähigkeit zu verstehen, die der Gesellschaft und insbesondere den einschlägigen Kontrollorganen gegenüber legitimierbar ist und medizinisch als Krankheit bezeichnet werden kann – unter Berücksichtigung der Arbeitstätigkeit und der gesamten Arbeitssituation (Kollegenunterstützung, Konjunktur etc.) und der sozialen und medizinischen Konsequenzen (Arbeitsplatzgefährdung, fortschreitender Gesundheitsverschleiß).

In dieser Definition ist zum einen Krankheit kein Indikator für Arbeitsunfähigkeit. Zum anderen wäre Arbeitsunfähigkeit nur dann ein im epidemiologischen Sinne reliabler und valider Indikator für Inzidenz und Prävalenz von Krankheit, wenn diese Krankheit allein und vollständig Arbeitsunfähigkeit determinieren könnte und die anderen Faktoren an Bedeutung weit zurückträten.

Arbeitsplätze als günstige Modifikatoren von Krankheit

Dies ist bei Erkrankungen des Bewegungsapparats nur sehr selten der Fall. Zahlreiche Patienten mit Erkrankungen des Bewegungsapparats könnten im Prinzip arbeiten, sofern die Bedingungen des Arbeitsplatzes hinreichend günstig wären, wenngleich dies aus medizinischer Sicht oft nicht sinnvoll ist.

Allgemein die Arbeitsfähigkeit begünstigende Faktoren, sog. günstige Modifikatoren, sind z. B.:

- physiologisch günstige Arbeitssituationen;
- adäquate, begleitende Therapie;
- soziale Integration und Akzeptanz;
- adäquater Lebensstil;
- berufliche Bildung und Flexibilität;

- Sprachvermögen;
- Krankheit mit langsamer Progredienz bzw. günstigem Spontanverlauf (z. B. Weichteilrheumatismus);
- geringes Alter.

Einige dieser Bedingungen können durch überindividuelle Ressourcen der Arbeitsplatzkultur ersetzt werden.

Folgende Eigenschaften eines Arbeitsplatzes können als günstige Modifikatoren von Krankheit angesehen werden:

- wenig einseitige Belastung;
- optimale Übung, optimales Training;
- variable Krankheitsbewältigungsstrategien durch Handlungsspielräume;
- Akzeptanz eingeschränkter Leistungsbreite;

– betriebliche Integration (kein Statusverlust).

Ob solche Bedingungen herrschen, hängt weitgehend vom Beruf bzw. vom sozialen Status ab, der damit weitgehend zum bestimmenden Faktor für günstige bzw. ungünstige Arbeitsunfähigkeitsentwicklung wird.

Nach krankheitsbedingten Berufswechseln kommen die betroffenen Arbeitnehmer in der Regel nicht etwa auf Arbeitsplätze mit solchen begünstigenden Faktoren. Vielmehr kommt es dann besonders häufig zu Berufsverläufen, die sich als Spiralen der Labilisierung kennzeichnen las-

sen. Sie sind durch kurze Arbeitsperioden in wenig qualifizierten, aber zumeist hoch belasteten Tätigkeiten gekennzeichnet, die selbst krankheitsverstärkend wirken können und so den Zirkel von Arbeitsunfähigkeit/Berufswechsel/Arbeitsunfähigkeit wiederholen (Leibfried et al. 1985).

Was ist bei Verlaufsbeschreibungen von Erkrankungen des Bewegungsapparats zu beachten, um eine mögliche Beeinflussung durch Arbeitsmarktereignisse überhaupt wahrnehmbar zu machen?

1) Zunächst muß eine komponentengerechte Verlaufsbeschreibung nach dem Muster der folgenden Übersicht erfolgen:

Verlaufsbeschreibungen von Krankheitskomponenten

Topographie:	Ausbreitung, Befallsmuster;
Morphologie:	Progredienz (Destruktion), Stillstand, Reparatur, Besserung;
Ätiologie:	Änderung der Exposition;
Funktion:	Bewegungszunahme, Schmerzabnahme;
Nosologie:	Wandel, Konkretisierung;
Medizinische Maßnahmen:	Änderung von Diagnose und Therapie;
Prozeduren:	Langzeitarbeitsunfähigkeit, Verrentung;
Beruf:	Berufs- und Arbeitgeberwechsel, Tätigkeitsänderung.

2) Bereits daraus folgt, daß solche Verläufe nicht allein unter dem morphologischen Paradigma beschrieben werden sollten (wie dies häufig, v. a. in Gutachten geschieht), sondern auch im Hinblick auf Funktion, Schmerz, biographische Veränderungen, sozialversicherungsrechtlich relevante Veränderungen etc.

3) Erkrankungen des Bewegungsapparats müssen trotz des überformenden Alterungsprozesses nicht progredient verlaufen, sondern können je nach Krankheit ausheilen, stationär bleiben, stumm bleiben, episodisch manifest werden oder eine Verschlechterung bzw. Progredienz zeigen. Insbesondere muß ein großer Teil der Wirbelsäulenerkrankungen als funktionell und damit weitgehend reversibel angesehen werden. Nach Steiger sind aber auch bei den Arthrosen bis zu 50% als stationär anzusehen (vgl. Lewit 1977; Tilscher u. Eder 1983; White u. Gordon 1982). Verlaufsbeschreibungen müssen also auch geeignet sein, günstige Krankheitsverläufe zu identifizieren.

4) Modifikatoren, wie z. B. Arbeitsbelastungen, können die Entstehung von Krankheiten bewirken, v. a. aber den Verlauf beeinflussen. So können z. B. psychosoziale Faktoren den Verlauf der chronischen Polyarthritis beeinflussen (Jordan 1983), mechanische Belastungen können eine Arthrose aus dem latenten in den aktivierten Zustand im Sinne von Otte (1982) überführen oder Mikrotraumen können die Primärläsion am Gelenkknorpel setzen (Fassbender 1984). Einseitige Haltungen können im Sinne von Störfaktoren auf die Regulation des Bewegungssegmentes (Tilscher u. Eder 1983; Lewit 1977) oder als Zusatzimpulse auf die morphologischen Strukturen des Bewegungssegmentes im Sinne von Junghanns (1979) wirken.

5) Ein Modifikator von Krankheit kann auch die Arbeitsunfähigkeit als Arbeitsruhe selbst sein, v. a. zur Durchführung einer adäquaten Therapie. Arbeitsunfähigkeit und medizinische Rehabilitationsmaßnahmen bedeuten also nicht per se Einstieg in einen ungünstigen Berufsverlauf.

6) Mofifikatoren können auf die Arbeitsunfähigkeit über die Beeinflussung von Krankheit wirken, aber auch auf die Entstehung von Arbeitsunfähigkeit direkt: So kann schweres Heben einerseits zu Wirbelsäulensymptomen führen, andererseits kann bei leichten Wirbelsäulenschmerzen das schwere Heben unmöglich sein und somit Arbeitsunfähigkeit verursachen.

In folgender Übersicht können wir zusammenfassend einige globale Verlaufstypen von Erkrankungen des Bewegungsapparats unterscheiden, die allerdings einer komponentengerechten Präzisierung bedürfen und je nach Datenlage und Indikatoren sowie je nach Fragestellung operationalisiert werden müssen.

Verlaufsformen von Erkrankungen des Bewegungsapparats

Singuläres Ereignis:	Lumbago;
Krankheitsepisode:	Lumbalgie;
Rezidivierend-intermittierender Verlauf:	Rezidivierende Schulterluxation, Gicht
Chronischer Verlauf, mehrjährig stabil:	Spondylitis ancylosans, Arthrosen;
Progredient:	chronische Polyarthritis, schwere Arthrosen;
Verbesserung oder Remission:	Arthrosen nach Therapie, Weichteilrheumatische Erkrankungen, Gicht, chronische Polyarthritis nach Basistherapie;
Ausheilung mit Defekt:	Bandscheibenoperation, Osteomyelitis, Zustände nach Traumen.

Mit Arbeitsunfähigkeitsdaten der gesetzlichen Krankenversicherung ist nur der Verlauf der Dimension Arbeitsunfähigkeit von Krankheit nach folgenden Gesichtspunkten zu erfassen:

– sehr häufige und andauernde AU,
– wiederkehrende AU,
– episodische AU,
– singuläre AU,
– keine AU,
– Langzeitarbeitsunfähigkeit,
– Frühinvalidität,
– Tod.

Berufsverläufe müssen vor dem Hintergrund gesehen werden, daß es häufige Muster in ihnen gibt, die zu Normalitätsvorstellungen werden und Minderheiten, die gegen diese Normalitätsvorstellungen verstoßen, in Schwierigkeiten bringen, selbst wenn diese Minderheiten sehr groß sind. Dieser „Normalverlauf" duldet in jüngeren Berufsjahren zahlreiche Arbeitsgeberwechsel, ja Berufswechsel. Etwa ab Mitte 30, je nach Branche und Status variierend, muß aber spätestens eine berufliche Seßhaftigkeit eintreten (Behrens 1983; Helberger et al. 1982, Ausbildung, Berufsverlauf und Einkommen, unveröffentlicht; Lazaer 1976). Es kann gezeigt werden, daß die Institutionen der sozialen Sicherheit Abweichungen von diesem Normalverlauf keineswegs ausglei-

chen, sondern die Risiken, die mit einem unsteten, durch lange Arbeitslosigkeiten gekennzeichneten Berufsverlauf verbunden sind, noch einmal verdoppeln (Behrens 1983; Leibfried et al. 1985). Durch solche Normalitätsvorstellungen sind Berufs- und Arbeitgeberwechsel von den mittleren Lebensjahren an erschwert und problematisch, auch wo sie gesundheitlich angezeigt wären.

In unserem Datensatz der Ortskrankenkasse Bremerhaven-Wesermünde spiegeln sich diese Normalitätsvorstellungen wider: Während von den jüngeren Erwerbstätigen (bis 40 Jahre) jedes Jahr durchschnittlich 12% ihren Arbeitsplatz wechselten, waren es von den über 40jährigen nur noch 3%. Bei diesen Älteren ging den Wechseln weit überdurchschnittlich eine erhöhte Arbeitsunfähigkeitsrate voraus. Soweit wir Korrelationen überhaupt kausal interpretieren können, müssen wir feststellen, daß Arbeitsplatzwechsel in den kritischen Jahren überwiegend krankheitsbedingt sind. Für alle Altersgruppen spielt der Krankenstand eine so große Rolle bei beruflichen Wechseln, daß der Krankenstand der Beschäftigten ohne Arbeitgeber oder Berufswechsel in 5 Jahren mit 4,7% pro Jahr fast halb so niedrig lag wie der Krankenstand von 7,7%, den Wechsler pro Jahr aufweisen (vgl. Volkholz 1983).

Läßt sich daraus folgern, daß erhöhter Krankenstand in aller Regel eine Spirale gesundheitlicher und beruflicher Labilisierung anstößt und eine Abstiegskarriere einsetzen läßt? Das wäre voreilig. Das Gegenteil kann der Fall sein. Arbeitsplatzwechsel können eine Strategie sein, sonst drohende gesundheitliche und berufliche Abstiegskarrieren abzuwehren. Und Immobilität kann ins Elend und zum Abstieg führen. Diese Wege und ihre Bedingungen empirisch zu prüfen, ist sozial und gesundheitspolitisch von großer Bedeutung. Welche Verknüpfungen und Wechselbeziehungen zwischen beruflichen und gesundheitlichen Ereignissen wir untersuchen wollen, läßt sich aus Abb. 1 und 2 sowie aus den beiden folgenden Übersichten entnehmen.

Variablen der Abstiegs- und Abwehrkarriere

Abstiegskarriere

1. Ausgangslage:

individuelle überdurchschnittliche Arbeitsunfähigkeitsrate oder Langzeitarbeitsunfähigkeit innerhalb eines Jahres.

2. Intervenierende Ereignisse:

– medizinisch	*– arbeitspolitisch*	*– „spontaner" Wechsel*
keine Therapie	lange arbeitslos	Berufswechsel
schlechte Therapie	(Kündigung)	oder Arbeitgeberwechsel
keine Rehabilitation	keine berufliche	in pathogene Berufe.
erfolglose Rehabilitation;	Rehabilitation;	

3. Folgezustände:

überdurchnittliche Arbeitsunfähigkeitsrate, häufige Berufs- und Arbeitsplatzwechsel; Arbeitslosigkeiten und/oder Sozialhilfe innerhalb von 2 Jahren, Frührente im gesamten folgenden Leben oder früher Tod.

Abwehrkarriere („Rettung")

1. Kritische Ausgangslage:

überdurchschnittliche Arbeitsunfähigkeitsrate oder Langzeitarbeitsunfähigkeit innerhalb eines Jahres.

2. Intervenierende Ereignisse:

– medizinisch	*– arbeitspolitisch*	*– „spontaner" Wechsel*
Therapie,	Berufliche Rehabilitation,	(günstiger Arbeitsplatz),
medizinische Rehabilitation	AFG-Maßnahme,	Wechsel des Arbeitsplatzes.
(Gesundheitsvorsorge am	Humanisierung der Arbeit;	
Arbeitsplatz)		

3. Folgezustände:

durchschnittliche Arbeitsunfähigkeitsrate, häufige Berufs- und Arbeitsplatzwechsel; Arbeitslosigkeiten und/oder Sozialhilfe innerhalb von 2 Jahren, keine Invaliditätsrente (und kein Rentenprozeß) im gesamten folgenden Leben, kein „früher" Tod.

Die hier abgebildeten Variablen sind grundsätzlich in Kassendaten auffindbar. Um die gestellten Fragen jedoch bearbeiten zu können, ist eine Transformation der Daten in eine auswertungsfähige Form notwendig. Die 1. Stufe stellt ein verlaufbezogenes Versichertenblatt dar, das sämtliche relevanten Daten enthält sowie die Realisierung dreier Zeitebenen, die zur Verlaufsbeschreibung notwendig sind, nämlich die säkulare Zeit, die individuumbezogene Zeit (a priori) und die ereignisbezogene Zeit (a

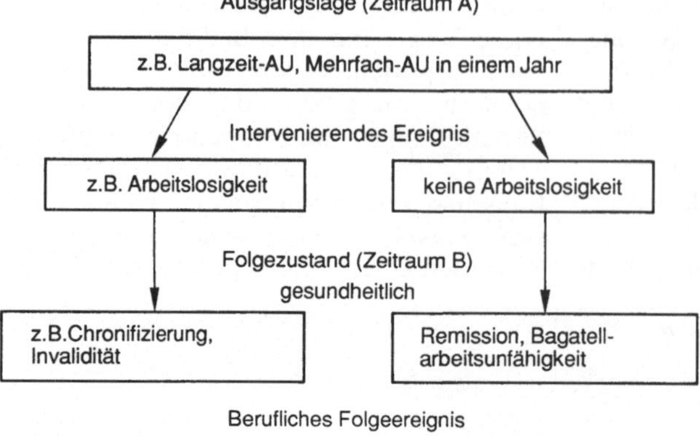

Abb. 1. Untersuchungsschema

posteriori; vgl. Hölzel u. Eckel 1981). Auf der Basis der Analyse zahlreicher Versichertenblätter seien hier zusätzlich zu den Arbeitsunfähigkeitsverläufen noch die Berufsverläufe typisiert:

– „Select-in" – und „Select-out"-Prozesse;
– Verläufe ohne Wechsel von Arbeitgeber oder Beruf;
– Verläufe mit häufigem Wechsel von Arbeitgeber oder Beruf;
– Verläufe mit durchschnittlichem Wechsel von Arbeitgeber oder Beruf;
– Berufswechsel nach beruflicher und medizinischer Rehabilitation;
– zeitweises Ausscheiden: Arbeitslosigkeit, Zeitrente, Sozialhilfe;
– dauerndes Ausscheiden: Renten, Tod;
– alle Kombinationen dieser Verläufe.

Verläufe von Arbeitsunfähigkeit sind aber mit solchen Typenbildungen allein nicht ausreichend beschreibbar. So muß zwischen personenbezogenen und ereignisbezogenen Verläufen unterschieden werden, um aussagen zu können, welche Folgen z. B. die Diagnose „Bandscheibenvorfall" mit 100 Tagen Arbeitsunfähigkeit im weiteren Verlauf für ein Individuum bzw. Kollektive von Individuen hat. Auch quantitative und relationale Bezüge sind herzustellen.

Wir haben hierzu ein komplexes polyaxiales Kennzeichnungs- und Klassifikationssystem einschließlich Plausibilitätsprogramm entwickeln müssen, das wir hier aus Platzgründen nicht vorstellen können. Jedes Versichertenblatt wird folgenden hier in Kurzform angedeuteten Prozeduren unterworfen, wobei vor allem die Konsistenzprüfung eine freilich nur immanente Qualitätsverbesserung der AU-Daten bewirkt:

– Konsistenzprüfung (Stimmigkeit),
– Relevanzanalyse (Schwere),
– Verlaufscharakteristik (Typenbildung),
– Sequenzanalyse (Ereignisfolgen),
– Phasenanalyse (Zeiträume).

Jedes Versichertenblatt wird im Hinblick auf den Verlauf dann durch eine Reihe von Indizes beschrieben, die nach klinischer Erfahrung oder soziologischem Wissen mit Hilfe einer Cluster- oder Faktorenanalyse zu Typen von Arbeitsunfähigkeit und Berufsverläufen zusammengefaßt werden können.

Damit unsere Überlegungen nicht mit diesem abstrakten Ereignis enden, sei hier noch ein Fallbeispiel aus unserem Datensatz angeschlossen, für das eine sprachliche Rekonstruktion eines Versichertenblattes vorgenommen wurde.

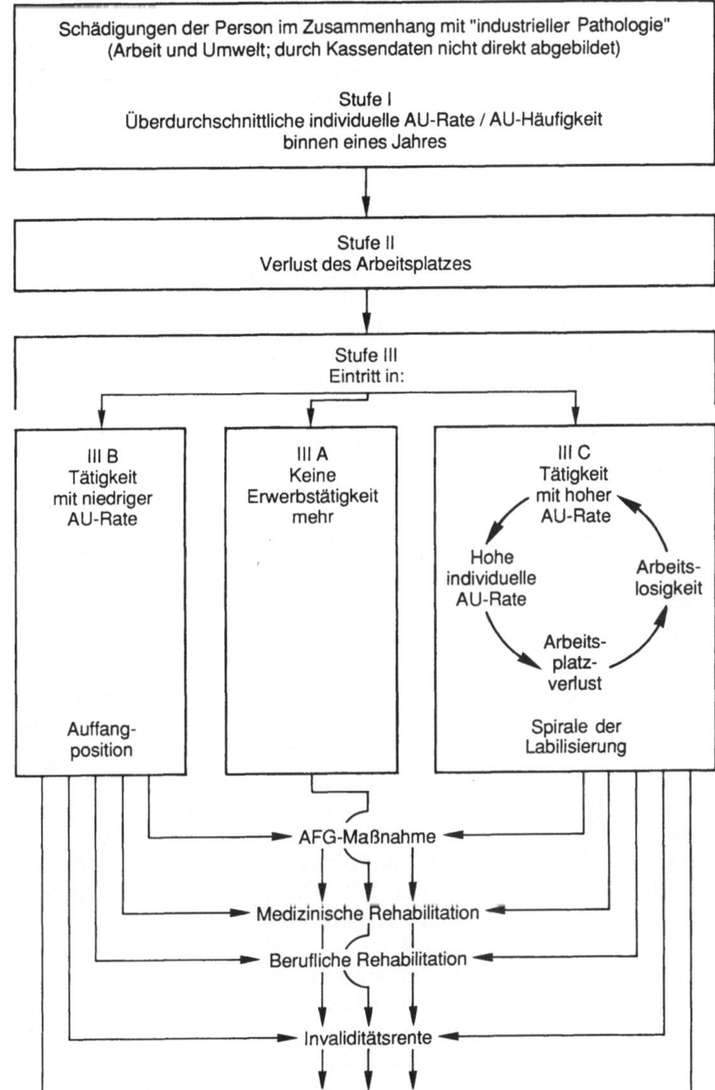

Abb. 2. Abstiegskarrieren in Spiralen der Labilisierung, in Auffangpositionen und Arbeitslosigkeit (im Spiegel von Daten der GKV)

Ein Fallbeispiel

Ein junger Deutscher, Jahrgang 1949, wird im Alter von 23 Jahren in die Berufsgruppe „Lagerverwalter" eingruppiert. Hier erleidet er eine Reihe von Unfällen, einige mit Krankenhausaufenthalt. Einmal tritt Arbeitsunfähigkeit am Bewegungsapparat (unter der unbrauchbaren Diagnosegruppe „Muskelrheumatismus") auf, wahrscheinlich eine Wirbelsäulenerkrankung. Dann wird er arbeitslos. Während dieser Arbeitslosigkeit unterzieht er sich einer medizinischen Rehabilitationsmaßnahme von insgesamt 56 Tagen. Anschließend erleidet er einen Bandscheibenvorfall mit Arbeitsunfähigkeit von 64 Tagen Dauer mit 38 Tagen Krankenhausaufenthalt. Unmittelbar danach wird er Bürofachkraft und bleibt dies für die weiteren 1,5 Jahre der Zeit der Beobachtung (insgesamt 8 Jahre), ohne hier arbeitsunfähig zu werden.

Bemerkenswert ist an diesem Fall, daß die Rehabilitationsmaßnahme den Bandscheibenvorfall nicht verhindern konnte und vor allem, daß er in der Tätigkeit als Bürofachkraft anschließend 1,5 Jahre gänzlich arbeitsfähig war. Wäre er als Lagerarbeiter wieder tätig gewesen, wäre nach der klinischen Erfahrung wahrscheinlich erneut Arbeitsunfähigkeit eingetreten. Bürofachkraft erweist sich in seinem Fall als eine Tätigkeit, die auch mit gesundheitlichen Einschränkungen (Zustand nach Bandscheibenvorfall) ohne weitere Arbeitsunfähigkeit auszufüllen ist. Dadurch kommt es nicht zu der sonst zu erwartenden Spirale der Labilisierung. In diesem Fall sprechen wir von einer geringen Mobilität, einem „Select-in-Prozeß" in die Gruppe der Bürofachkräfte nach Arbeitslosigkeit und Langzeit-AU wegen Bandscheibenvorfall mit wahrscheinlich günstiger Prognose.

Wir hoffen gezeigt zu haben, wie wir die günstige oder ungünstige Beeinflussung des Krankheitsverlaufs durch berufliche Mobilitätsprozesse interpretieren und mit Daten der gesetzlichen Krankenversicherung erheben wollen. Die notwendigen Vorstudien sind abgeschlossen. Sozialpolitisch ist an solchen Forschungen von Relevanz, daß im Zusammenhang von Gesundheit, Krankheit und Beruf bzw. Berufsverlauf nicht nur die Frage der Ätiologie und Pathogenese von sog. arbeitsbedingten Erkrankungen bedeutsam ist (ohnehin ist die Frage einer causa prima nicht immer zu beantworten und mit der Auswertung von Arbeitsunfähigkeitsdaten schon gar nicht), sondern daß insbesondere folgende Fragen beantwortet werden müssen: Gibt es Arbeitnehmer mit Krankheitsverläufen, in denen trotz schwerer Erkrankung mit langer Arbeitsunfähigkeit die berufliche Integration erhalten bleibt? Wie viele Arbeitnehmer weisen hingegen im Anschluß daran einen Berufswechsel auf oder geraten in die Spirale der beruflichen Labilisierung? Gibt es positive Verläufe auf Arbeitsplätzen mit günstigen Krankheits- und Berufsprognosen? Ist dies der Fall, so wäre dies ein Argument für die vermehrte Schaffung oder Umwandlung solcher Arbeitsplätze, die für Arbeitnehmer mit gesundheitlichen Handicaps geeignet sind. Diese sind nicht als Schonarbeitsplätze für eine kleine Gruppe von Arbeitnehmern als betriebliche Besonderheit aufzufassen, sondern als humane/humanisierte Normalarbeitsplätze, die sozialpolitisch 4 Funktionen haben:

1. Sie ermöglichen dem Arbeitsplatzinhaber im Falle einer Erkrankung, im Anschluß daran seine Arbeit weiter auszuüben.
2. Sie ermöglichen demjenigen eine weitere Arbeitstätigkeit, der aufgrund einer Erkrankung auf diesen Arbeitsplatz wechseln muß.
3. Sie ermöglichen die Rehabilitation von Behinderten meist ohne zusätzliche Umgestaltung.
4. Solche Arbeitsplätze tragen zur Prävention arbeitsbedingter Erkrankungen bei den noch Gesunden bei.

Offenbar gibt es jedoch zu wenige derartige Arbeitsplätze, zumal diese im Rahmen der technologischen Umstellung zunehmend reduziert werden (Behrens 1982). Und offenbar ist die berufliche Mobilität durch die Massenarbeitslosigkeit und durch normative Vorstellungen über den Berufsverlauf so erschwert, daß spontane Wechsel auf günstige Arbeitsplätze nicht ausreichend möglich sind. Humanisierung einer ausreichenden Zahl von Arbeitsplätzen wäre hier die sinnvolle sozialpolitische, arbeitsmarktpolitische und gesundheitspolitische Konsequenz. Besondere Schonarbeitsplätze zu schaffen, erübrigt sich dann. Doch selbst wenn plausibel gemacht werden kann, daß solche Präventivmaßnahmen wirken, so sind damit noch lange nicht die betrieblichen und institutionellen Kalküle verändert, die ein Abwälzen von Problemen fordern. Die Umgestaltung eines Arbeitsplatzes etwa mag wesentlich „billiger" sein als die Kosten für eine Labilisierungsspirale, also für Krankheit, Arbeitslosigkeit etc. Dies betrifft jedoch das Kalkül des einzelnen Unternehmers kaum, dessen Beitrag an die Sozialversicherung sich nicht merklich erhöht, wenn er einen Gefährdeten entläßt. Erst eine Regelung, wonach niemand entlassen werden darf, bei dem die Kosten für die Umstellung eines Arbeitsplatzes unter den prognostizierten sozialen Kosten der sonst wahrscheinlich eintretenden Abstiegskarriere liegen, würde das einzelwirtschaftliche rationale Kalkül betreffen. Eine solche Regelung kann steuerungslogisch vernünftig sein, ohne daß die „Schuld" des Einzelunternehmers nachzuweisen wäre. Im Unterschied zu den Opfern von Labilisierungsspiralen sind Unfallopfer durch Berufsgenossenschaften in eine nicht nur medizinische, sondern v. a. berufliche Gesamtrehabilitation einbezogen, die es tatsächlich schafft, einem Großteil der Unfallopfer Beschäftigung in Auffangpositionen, ja sogar in heilsamen Tätigkeiten zu vermitteln, die den drohenden Abstieg unterbrechen. Die Gründe dafür wären zu diskutieren: Bei Arbeitsunfällen liegt der Zusammenhang mit der Arbeit offen zu Tage. Unfälle eignen sich weniger dazu, Personen zu stigmatisieren, als „innere Krankheiten" oder gar ein „unsteter Berufsweg". Unfälle entsprechen in unserem Alltagswissen noch am ehesten der Vorstellung von einem isolierten, von außen kommenden Einzelereignis. Jenseits all solcher Erklärungen bleibt jedoch die sozialpolitische Aufgabe, die Augen dafür zu öffnen, daß auch Labilisierungsspiralen arbeitsbedingt sind, daß die Opfer dieser Spirale mindestens in dieselben Rehabilitationsmaßnahmen einzubeziehen sind wie seit langem die Unfallopfer, und daß Humanisierung der Arbeit solcher Labilisierung vorbeugen kann.

Literatur

Aoyama H et al. (1979) Recent trends in research on occupational cervicobrachial disorder. J Hum Ergol (Tokyo) 8:39–45

Badura B (Hrsg) (1981) Soziale Unterstützung und chronische Krankheit. Zum Stand sozialepidemiologischer Forschung. Suhrkamp, Frankfurt

Behrens J (1980) Nicht nur Katzen haben viele Leben. Berufsverläufe und biographische Thematisierungen. In: Schulte W (Hrsg) Soziologie in der Gesellschaft. Universität Bremen, S 640–645

Behrens J (1982) Die Ausdifferenzierung der Arbeit. In: Hondrich KO (Hrsg) Soziale Differenzierung. Campus, Frankfurt, S 129–209

Behrens J (1983) Macht in Organisationen. In: Jürgens U, Naschold F (Hrsg) Arbeitspolitik. Köln (Leviathan Sonderheft, Nr 5, S 133–154)

Büchtemann CF (1982) Gesundheitszustand und Arbeitslosigkeit. Zum Zusammenhang von Gesundheits- und Arbeitsmarktrisiken. In: Schmidt M et al. (Hrsg) Arbeit und Gesundheitsgefährdung. Materialien zur Entstehung und Bewältigung arbeitsbedingter Erkrankungen. Haag & Herchen, Frankfurt

De Blecourt JJ (1983) Allgemeine Probleme der Erfolgsbeurteilung der Behandlung rheumatischer Erkrankung. In: Franke et al. (Hrsg) Spontanverlauf rheumatischer Erkrankungen. Berlin

Ellinger S et al. (1984) Arbeitsbedingungen, Gesundheitsverhalten und rheumatische Erkrankungen. I.A. des BMFT, Hamburg

Elsner G (1984) Was uns kaputt macht. Arbeitsmedizin und Arbeitsmarkt. VSA-Verlag, Hamburg

Epidemiology of rheumatism und industrial (ERIL 1985) Symposium 24–28. 06. 1985, Hamburg

Farmer RDT, Miller DL (1983) Lecture notes on epidemiology and community medicine. Oxford

Faßbender HG (1984) Osteoarthrose oder Osteoarthritis. In: Brackertz D (Hrsg) Arthrosen. Ursachen–Verlauf–Behandlung. Dr. Banaschewski, München Gräfelfing

Ferber C, Ferber L von (1978) Der kranke Mensch in der Gesellschaft. Rowohlt, Hamburg

Frese M (Hrsg) (1981) Streß im Büro. Huber, Bern

Georg A et al. (1981/82) Krankheit und arbeitsbedingte Belastungen, 3 Bde. Essen

Gross R (1969) Medizinische Diagnostik und ihre Grundlagen. Springer, Berlin Heidelberg New York (Heidelberger Taschenbücher, Bd. 48)

Güntz E (1958) Nichtentzündliche Wirbelsäulenerkrankungen. In: Hohmann G (Hrsg) Handbuch der Orthopädie, Bd 2. Stuttgart

Hadler NM (1985) Prerequisites for epidemiological studies. Problems of design in studies investigating the relationship of work and disease. Vortrag auf dem Symposium: Epidemiology of rheumatism and industrial labour, 24–28 June 1985. Hamburg

Heinl H et al. (1983) Gestalttherapeutische Fokaldiagnose und Fokalintervention bei Störungen aus der Arbeitswelt. In: Petzoldt H, Heinl H (Hrsg) Psychotherapie und Arbeitswelt. Paderborn

Heydthausen M, Koch E (1985) SN/P: Eine systematische Nomenklatur zur Codierung primärärztlicher Diagnosen. In: Abt K et al. (Hrsg) Krankendaten, Krankheitsregister,

Datenschutz. Springer, Berlin Heidelberg New York Tokyo (Medizinische Informatik und Statistik, Bd. 58)

Hölzel D, Eckel R (1981) Basisfunktionen für die Analyse von Verlaufsdaten. In: Horbach L, Duhme C (Hrsg) Nachsorge und Krankheitsverlaufsanalyse. Springer, Berlin Heidelberg New York (Medizinische Informatik und Statistik, Bd. 28)

Jacob W (1978) Krankheit und Kranksein. Gentner, Heidelberg

Joraschky P, Köhle K (1981) Maladaption und Krankheitsmanifestation. Das Streßkonzept in der psychosomatischen Medizin. In: Uexküll T von (Hrsg) Lehrbuch der psychosomatischen Medizin. Urban & Schwarzenberg, München

Jordan J (1983) Psychodynamik und interpersonale Abwehr bei Patienten mit chronisch-entzündlich-rheumatischen Erkrankungen. Rer. Med. Dissertation, Universität Frankfurt

Junghanns H (1979) Die Wirbelsäule in der Arbeitsmedizin, 2 Bde. Stuttgart

Karmaus W (1985) 13 Fehlquellen epidemiologischer Studien. In: Umweltmedizin. Argument Sonderband 125. Argument-Verlag, Berlin

Kienle G (1974) Arzneimittelsicherheit und Gesellschaft. Schattauer, Stuttgart

Kotthoff H (1984) Unternehmerstrategien gegenüber Leistungsgeminderten. In: Elsner G (Hrsg) Was uns kaputt macht. Arbeitsmedizin und Arbeitsmarkt. VSA-Verlag, Hamburg

Lazaer E (1976) Age, experience, and wage growth. In: American economic review, 538–558

Leibfried S, Müller R, Behrens J (1985) Sozialpolitik des Abstiegs. In: Müller R, Behrens J, Leibfried S (Hrsg) Forschungsschwerpunkt Reproduktionsrisiken, soziale Bewegungen und Sozialpolitik, Sozialpolitik und Sozialstaat, Teil 2. Universität Bremen, S 611–752

Lewit K (1977) Manuelle Medizin im Rahmen der medizinischen Rehabilitation. Leipzig

Maigne R (1970) Wirbelsäulenbedingte Schmerzen. Stuttgart

Marstedt G, Mergner U (1982) Erfassung artikulierter Beanspruchungen – ein Weg aus theoretischen und methodischen Defiziten arbeits- und industrie-soziologischer Belastungsforschung. In: Materialien zur Industriesoziologie. Opladen (Sonderheft 24 der KZFSS)

Mentzos S (1976) Interpersonale und institutionalisierte Abwehr. Suhrkamp, Frankfurt

Müller R et al. (1983) Verlauf und Verteilung von Arbeitsunfähigkeit aus Krankheitsgründen und Technologie. Universität Bremen

Oppen M (1984) Angst vor Arbeitsunfähigkeit. In: Elsner G (Hrsg) Was uns kaputt macht. Arbeitsmedizin und Arbeitsmarkt. Hamburg

Otte P (1982) Chronisch-rheumatische Erkrankungen – pathophysiologisch klinische Betrachtungen über degenerative und entzündliche Gelenkaffektionen. In: Hoffmeister H et al. (Hrsg) Erkrankungen des rheumatischen Formenkreises. Köln

Pflanz M (1973) Allgemeine Epidemiologie. Thieme, Stuttgart

Potthoff P et al. (1985) Informationsverluste oder Verzerrungen bei Diagnoseverschlüsselungen im ambulanten Bereich. In: Abt K et al. (Hrsg) Krankendaten, Krankheitsregister, Datenschutz. Springer, Berlin Heidelberg New York (Medizinische Informatik und Statistik, Bd 58)

Rothschuh KE (1972) Der Krankheitsbegriff. (Was ist Krankheit). Hippokrates 43:3–17

Schmidt M (1985) Arbeitsunfähigkeit und Erkrankungen des Bewegungsapparates. Medizinische Dissertation, Universität Frankfurt

Schmidt M et al. (Hrsg) (1982) Arbeit und Gesundheitsgefährdung. Materialien zur Entstehung und Bewältigung arbeitsbedingter Erkrankungen. Haag & Herchen, Frankfurt

Schwarz F, Schwefel D (Hrsg) (1978) Diagnosen in der ambulanten Versorgung. Aussagefähigkeit und Auswertbarkeit – eine Expertenumfrage in der BRD, Köln

Tilscher H, Eder M (1983) Die Rehabilitation von Wirbelsäulengestörten. Berlin

Totman R (1982) Was uns krank macht. Die sozialen Ursachen der Krankheit. Beck, München

Volkholz V (1983) Annäherung an sozialwissenschaftliche Verlaufsanalysen mit Hilfe von Krankenkassendaten. Arbeitsbericht zum Problem der begrenzten Tätigkeitsdauer. Dortmund

Volkholz V, Schwarz F (1985) Berufliche und berufsspezifische Arbeitsunfähigkeitsquoten im interregionalen und intertemporalen Vergleich. Dortmund

Wagenhäuser FJ (1969) Die Rheumamorbidität. Eine klinische epidemiologische Untersuchung. Bern

Weintraub A Chronisch-rheumatische Erfahrung – psychosomatische Probleme, ein circulus vitiosus zwischen Ursache und Wirkung. In: Hoffmeister H et al. (Hrsg) Erkrankungen des rheumatischen Formenkreises, Köln

Weitsäcker V von (1955) Soziale Krankheit und soziale Gesundung. Vandenhoeck & Ruprecht, Göttingen

White AA III, Gordon SL (eds) (1982) Symposium on idiopathic low back pain. St. Louis Toronto London

Wingert F (1984) SNOMED, Manual. Springer, Berlin Heidelberg New York

Zimmermann W (1970) Fehlzeiten und industrieller Konflikt. Stuttgart

Effizienzanalysen: ein Beitrag zur sozialmedizinischen Forschung bei Rheumakranken

H. Wenzel, H. Weber-Falkensammer

Effizienzanalysen werden im Gesundheitswesen mit zwiespältigen Gefühlen betrachtet. Einerseits erhofft man sich von ihrem Einsatz einen Beitrag zur Kostendämpfung und hat dies verschiedentlich auch rechtlich verankert, andererseits gibt es Vorbehalte gegen ein Vordringen „kaufmännischen" Bilanzierens in einen Bereich, der doch von humanitären und ethischen Grundsätzen geprägt ist. Hinzu kommt, daß es eine ganze Reihe von Effizienzanalysen gibt, die fragwürdige Ergebnisse erbrachten. Es ist hier nicht die Stelle, alle jenen Negativbeispiele aufzuzählen, sondern abzuklären, welche Rolle diese Analysen für die sozialmedizinische Forschung spielen können und welche Anforderungen an die Methode zu stellen sind.

Das Ziel von Effizienzanalysen (Kosten-Nutzen-Untersuchungen) ist es, den Nachweis für eine rationale Mittelverwendung zu erbringen. Knappe Mittel sollen dort eingesetzt werden, wo der größte Nutzen erwartet werden kann. Was im privatwirtschaftlichen Bereich verhältnismäßig unumstritten ist, nämlich die Konkretisierung des Begriffs „Nutzen" und damit eine Rangordnung von Maßnahmen und Projekten nach der Höhe ihres Nutzens, erweist sich im öffentlichen Bereich – und ganz besonders im Gesundheitswesen – als außerordentlich schwierig.

Eine Evaluation von gesundheitspolitischen Programmen sowie von Versorgungsmodellen und/oder einzelnen präventiven, therapeutischen oder rehabilitativen Maßnahmen kann sich wegen der genannten wirtschaftlichen Prinzipien nicht mit einer reinen Wirkungsanalyse zufriedengeben, sondern steht unter den Vorbehalten des therapeutisch Erforderlichen und des finanziell Machbaren. Dieser Nachweis darf aber, obwohl ökonomischer Provenienz, nicht alleinige Aufgabe von Ökonomen oder Systemanalytikern sein, sondern verlangt gleichfalls die Mitwirkung von Medizinern und Betroffenen. Dies hat jedoch für die Methode der Analyse und die Darstellung der Ergebnisse Konsequenzen: Die Ergebnisse müssen auch für Nichtökonomen interpretierbar und einsichtig sein. Dies ist aber bei den einzelnen Verfahren und Ansätzen nicht in gleichem Maße gegeben.

Mit diesem Beitrag soll versucht werden, die Problematik einer Effizienzanalyse anhand eines sozialmedizinischen Forschungsvorhabens im Rheumabereich darzulegen und einen Lösungsansatz zu skizzieren. Es handelt sich hier um ein Projekt zur „komprehensiven Versorgung von Rheumakranken", das vom Bundesministerium für Forschung und Technologie gefördert und in der Region Bad Aibling/Rosenheim durchgeführt wird. Im Rahmen dieses Vorhabens ist auch eine Effizienzanalyse vorgesehen. Erste Überlegungen zeigen jedoch, daß aufgrund der Besonderheit der Krankheit, der Patienten und des Modells, das standardmäßige Instrumentarium der Gesundheitsökonomie nicht befriedigt.

Exkurs über die Formen der Effizienzanalyse

Die wichtigsten Formen der Effizienzanalyse sind die Kosten-Nutzen-Analyse (KNA) und die Kosten-Wirksamkeits-Analyse (KWA). Zunehmend gewinnt aber auch die Nutzwertanalyse (NWA) an Bedeutung; auf diese Tatsache wird weiter unten noch einzugehen sein. Der wesentliche Unterschied zwischen den Techniken liegt dabei in der Behandlung der Nutzenseite. Während es für die KNA erforderlich ist, sämtliche Nutzen in Geld umzuwandeln – über echte oder fiktive Preise – versucht die KWA alle betrachteten Teilnutzen (Teilwirksamkeiten) in nichtmonetären Größen auszudrücken, die zudem spezifisch und anschaulich für das jeweilige Arbeitsgebiet sind. Für das Gesundheitswesen bieten sich so z. B. „verhinderte Todesfälle", „gerettete Lebensjahre" etc. an. Allerdings gerät die KWA an die Grenzen ihrer Aussagefähigkeit, wenn mehrere Erfolgsgrößen (Indikatoren, Kriterien) verwendet werden und der Entscheider „trade offs" zu bewerten hat. Die NWA dagegen versucht einen Ausweg aus dieser Misere dadurch zu erreichen, daß die multidimensionale Erfolgsmessung zu einem Wert aggregiert und der Nutzen in Punkten auf einer Präferenzskala dargestellt wird (bei der KNA wird dies durch die Geldeinheiten erreicht). Auch diese Art der Aggregation ist nicht unproblematisch.

Ein weiterer wesentlicher Unterschied liegt in der Interpretierbarkeit der Ergebnisse. Eine Kosten-Nutzen-Analyse gestattet es auch, ein einzelnes Projekt auf seinen Nutzenüberschuß hin zu überprüfen, während KWA und NWA nur Rangfolgen von mehreren Projekten nachweisen können

und somit nur Aussagen über eine relative Effizienz zulassen. Eine weitere Einschränkung ihres Aussagewerts muß auch darin gesehen werden, daß sie nur Projekte vergleichen können, die dem gleichen Zielsystem zuzuordnen sind. Dagegen nimmt die KNA für sich in Anspruch, über die verschiedenen Sektoren der Volkswirtschaft hinweg Vergleiche und Hinweise für eine sinnvolle Allokation der Mittel liefern zu können. Dieser Anspruch wird in der Praxis allerdings von der Mehrheit der Ökonomen in Frage gestellt.

Damit scheint nun die KNA auf den ersten Blick die Methode der Wahl zu sein. Aber gerade ihr Vorzug der Kommensurabilität von Kosten und Nutzen hat sie im Gesundheitswesen auch in Verruf gebracht. Aus Praktikabilitätsgründen wird der Effekt gesundheitsbezogener Maßnahmen, z. B. der Wert eines geretteten Lebens, häufig am verbleibenden produktiven Beitrag zum Sozialprodukt gemessen (Human-Kapital-Ansatz) oder überwiegend an eingesparten Behandlungs- oder Rehabilitationskosten nachgewiesen. Dies sind aus der Sicht von Kostenträgern (Krankenkassen, Versicherungen) wichtige Fragestellungen, sie sind aber dann problematisch, wenn der Wert der *Gesundheit an sich* keine weitere Berücksichtigung erfährt und Nichterwerbstätige (Kinder, Hausfrauen, Rentner, Arbeitslose) aus der Bewertung ausgeschlossen und somit diskriminiert werden. Im weiteren soll der Gesichtspunkt der Kosteneinsparung nicht weiter verfolgt werden, da er sowohl von der Notwendigkeit her als auch methodisch unumstritten ist.

Konsequenzen für eine Effizienzuntersuchung der wohnortnahen Versorgung von Rheumakranken

Charakterisierung des Modells und der Patienten

Ziel des Versorgungsmodells ist es, die ambulante Versorgung von Rheumakranken und speziell von Patienten mit chronischer Polyarthritis durch niedergelassene Ärzte zu verbessern, unter konsiliarischer Beteiligung eines niedergelassenen Rheumatologen. Neben der medizinischen Versorgung werden auch ergänzende psychosoziale Hilfen angeboten.

Chronische Polyarthritis ist gekennzeichnet durch einen intermittierenden (Schübe) und progredienten Verlauf, Schwellungen und Schmerzen mit damit verbundenen

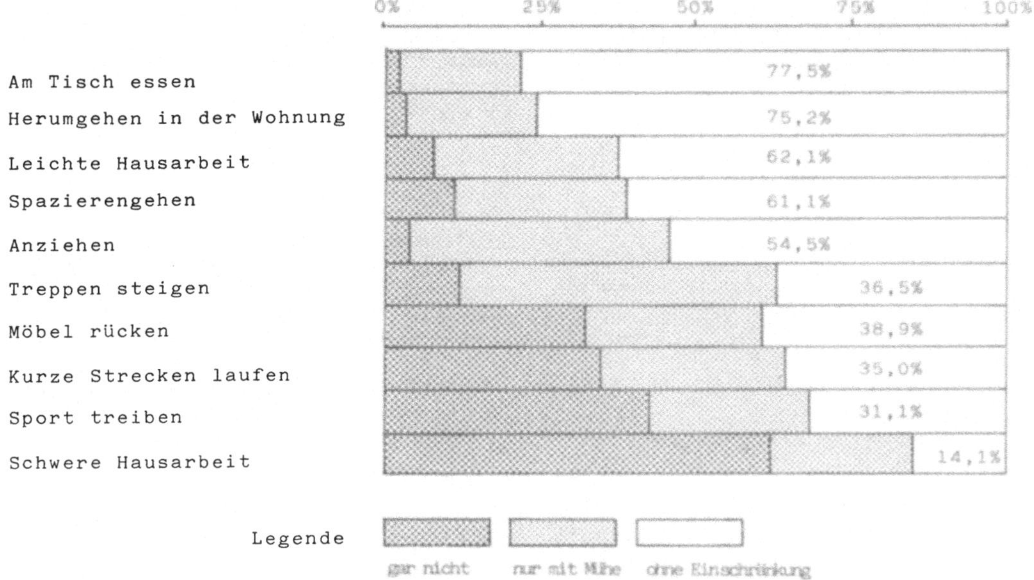

Abb. 1. Körperliche Fähigkeiten von Patienten mit cP, Spa oder Arthrosen (gemessen mit „physical abilities battery"; bundesweite Befragung von Weber-Falkensammer 1985; n = 473)

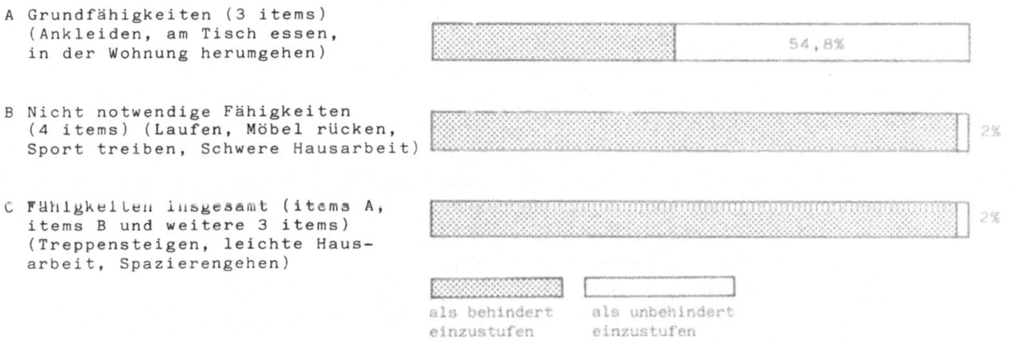

Abb. 2. Körperliche Fähigkeiten und Ausmaß der Behinderung bei Patienten mit cP, Spa oder Arthrosen (gemessen mit „physical abilities battery". Nach Weber-Falkensammer u. Karhausen 1984, S. 24). Befragung in Schleswig-Holstein

Bewegungsbeeinträchtigungen bis hin zur vollständigen Immobilisation. Einen Überblick über die körperlichen Fähigkeiten von Rheumapatienten, wie sie sich 1982 aus einer bundesweiten Befragung ergaben, gibt Abb. 1 (Weber-Falkensammer 1984, Identifikation von psychosozialer Situation, körperlichen Fähigkeiten und Einstellung zu therapeutischen Angeboten, unveröffentlicht). Danach ist bereits das Ankleiden nur noch für 54,5% der Patienten ohne Einschränkung möglich. Treppen steigen oder Möbel rücken ohne Einschränkung können nur noch 36,5% bzw. 38,9%; schwere Hausarbeit leisten (ohne Einschränkung) ist lediglich bei ca. 14,1% noch möglich. Eine Untersuchung in Schleswig-Holstein von 1983 mit ähnlicher Fragestellung zeigte (Weber-Falkensammer u. Karhausen 1984), daß von 242 Patienten mit chronischer Polyarthritis, Spa und Arthrose, gemessen an Grundfähigkeiten wie Ankleiden, am Tisch essen und in der Wohnung herumgehen, nur 54,8% als nicht behindert

Tabelle 1. Schmerzintensität (reduzierte Schmerzskala von Lehrl, Cziske und Blaha; Befragung in Schleswig-Holstein; Weber-Falkensammer u. Karhausen 1984; S. 20; keine Angaben: 1 = 0,4%)

Schmerzintensität	Alle Befragten (in %; n = 248)	Davon cP (in %; n = 160)
(0) entfällt	1,6	2,5
(1) wenig	11,3	11,9
(2) mittel	44,1	37,4
(3) ziemlich	27,7	28,8
(4) sehr	15,3	19,4
Gesamt	100	100

Tabelle 3. Anteil der Patienten, die auf fremde Hilfestellung angewiesen sind (Weber-Falkensammer 1984; n = 1094)

Fremde Hilfe	Frauen [%]	Männer [%]
– nie	2	3
– selten	4	10
– manchmal	30	33
– häufig	64	54
Gesamt	100	100

Tabelle 4. Patienten nach Entlassung aus der Klinik, die im gleichen Beruf wie vor der Klinikeinweisung wieder tätig sind (Weber-Falkensammer 1985)

Diagnose	„Alter" Beruf [%]	Keine Angaben [%]
cP	25,7	4,6
Spa	30,4	8,7
Pathologisch-degenerative Veränderungen	29,7	1,6

einzustufen waren. Beim Zugrundelegen von weiteren Tätigkeiten wie Laufen, Möbel rücken, Sport treiben und schwerer Hausarbeit waren nur noch 2% nicht behindert (Abb. 2). Damit verbunden sind entsprechende psychische und soziale Probleme. Angaben zu Befindlichkeitsstörungen, gemessen über Schmerzintensität und Zustandsangst, sind den Tabellen 1 und 2 zu entnehmen. Häufig auf fremde Hilfe angewiesen sind von 1094 Befragten 64% der Frauen bzw. 54% der Männer (Tabelle 3).

Die Ätiologie der Krankheit ist unbekannt, eine ursächliche Therapie gibt es nicht. Therapeutische Maßnahmen richten sich daher in erster Linie auf eine Kontrolle der Entzündung und der Schmerzen, operative Verfahren können angezeigt sein. Nach neueren Erkenntnissen können Krankengymnastik und Ergotherapie, die frühzeitig verordnet werden, zu einer erhebli-

chen Verlangsamung des Funktionsabbaus beitragen. Dies soll im Rahmen der Studie ebenfalls gezeigt werden. Eine Wiederaufnahme des alten Berufs ist nur in ca. 28% der Fälle, die aus einer Klinik entlassen werden, möglich (Tabelle 4; s. auch Beitrag Weber-Falkensammer/Senn in diesem Band).

Der Anteil der Frauen bei cP beträgt ca. 80%; die Hälfte der cP-Kranken ist jünger als 60 Jahre, die Berufstätigkeit liegt zwischen 10% und 20%.

Tabelle 2. Zustandsangst (gemessen mit STAI-G/x1; Befragung in Schleswig-Holstein; Weber-Falkensammer u.Karhausen 1984; S. 23; keine Angaben: 7 = 2,8%)

Zustandsangst		Alle Befragten (in %; n = 242)	Davon cP (in %; n = 158)
0–20 Punkte	sehr wenig	0,0	0,0
21–30 Punkte	wenig	4,1	5,2
31–40 Punkte	etwas	24,8	25,8
41–50 Punkte	teils/teils	40,6	40,6
51–60 Punkte	stark	26,0	23,9
61–70 Punkte	sehr stark	4,1	3,9
71–80 Punkte	extrem stark	0,4	0,6
Gesamt		100	100

Tabelle 5. Mögliche Bewertungskriterien für den Projekterfolg aus der Sicht der verschiedenen Beteiligten

Beteiligte	Bewertungskriterien für Projekterfolg
Auftraggeber (Ministerien, Projektträger, Kassen)	Kosteneinsparungen, Rückgang an AU-Tagen und Frührenten usw.; Abbau stationärer Versorgung
Durchführende Forschungseinrichtung	Medizinische Kriterien, physiologische Größen, sozialmedizinische Größen
Patienten	Rückgang an Schmerzen, Verminderung der Abhängigkeit in der Selbstversorgung; Aspekte, die mit Lebensqualität umschrieben werden
Organisation, in der das Projekt angesiedelt ist (Anbieter von Versorgungsleistungen)	Keine tiefgreifende Störung der vorhandenen Strukturen; Zuwachs an Kompetenzen, verbesserte und vereinfachte Versorgungsabläufe

Daraus resultierende Probleme für eine Effizienzanalyse

Effizienzanalysen sind in der Regel „Anhängsel" von Wirkungsanalysen und müssen deshalb direkt auf deren Meßgrößen aufbauen. Die bei medizinischen Wirkungsanalysen verwendeten Meßgrößen sind einer Effizienzanalyse jedoch nicht in jedem Fall zugänglich. Dies und der Umstand, daß das Endprodukt, die *Gesundheit per se,* schwer erfaßbar und schwer bewertbar ist und daß die meisten Kosten-Nutzen-Untersuchungen Analysen aus gesamtgesellschaftlicher Sicht sind, führt dazu, daß als „bewährte" Indikatoren, die Aussagen über die Verbesserung der Gesundheit geben können, AU-Tage, EU-Renten, BU-Renten, Krankenhaustage bzw. deren Rückgang herangezogen werden. In der Folge wurden diese indirekten Messungen von Gesundheit auch dann noch favorisiert, wenn diese Größen nicht das eigentliche Ziel des Projekts repräsentieren. Hier gilt es natürlich den Fall zu unterscheiden, wo es das erklärte Ziel eines Teils des Gesundheitssystems (Krankenkasse, Rentenversicherungsträger etc.) oder auch der Gesamtgesellschaft ist, primär Ressourcennutzungen zu verlagern und die kollektive Krankheitslast zu erfassen. Aber auch in diesen Fällen wird betont, daß die gewählten Wirkungsgrößen auch durch das Projekt beeinflußbar sein müssen (vgl. *Task Force* 1980). Wird dies nicht berücksichtigt, so können nicht nur inadäquate Meßgrößen ausgewählt werden, sondern es wird, vielleicht unbewußt, eine Sichtweise eingenommen, die z. B. den Betroffenen, seine Bedürfnisse und Wertungen völlig außer acht läßt. Dabei ist es doch gerade eine gesundheitspolitische Forderung, daß die Forschung mit dazu beitragen soll, „Leistungen und Wirtschaftlichkeit einer an Bedürfnissen der Bürger ausgerichteten gesundheitspolitischen Versorgung zu erhöhen und ausgewogene gesundheitspolitische Entscheidungen zu erleichtern" (BMFT, BMA, BMJFG 1984, S. 6).

Wie sehr die Interessen bzw. die Evaluationsziele sich unterscheiden können, zeigt Tabelle 5. Gerade in der Therapieforschung wird darauf hingewiesen, wie wichtig die Betroffenensicht ist. Biefang et al. (1979, S. 60) betonen, daß besonders bei rheumatischen und psychischen Krankheiten subjektive Beurteilungen des Therapieerfolgs anhand der Lebensqualität mitunter sogar eine wichtigere Rolle als physiologische Parameter spielen können. Eine bloße verbale Berücksichtigung des Gesundheitszustandes, der aus der Sicht einer KNA einen intangiblen Wert darstellt, reicht damit nicht aus.

Bei einer ausschließlichen Orientierung der Evaluation an „Indikatoren zur Krankheitslast" wird dieser Forderung nicht Rechnung getragen. Das Festhalten an den genannten Größen beschränkt sich jedoch nicht nur auf Kosten-Nutzen-Analysen, sondern ist auch bei Kosten-Wirksamkeits-Untersuchungen zu beobachten. Daß aber dieses Vorgehen nicht zwangsläufig ist, läßt sich Abb. 3 entnehmen. Je nach Position

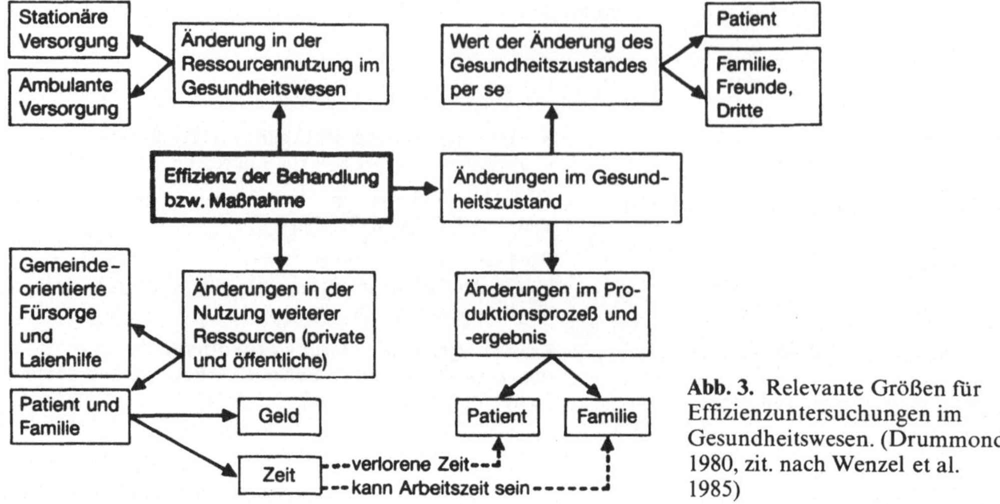

Abb. 3. Relevante Größen für Effizienzuntersuchungen im Gesundheitswesen. (Drummond 1980, zit. nach Wenzel et al. 1985)

des Analytikers gewinnt die eine oder andere der für Effizienzuntersuchungen relevanten Größen besondere Bedeutung. Drummond (1980) betont aber auch, daß unabhängig von dieser Position eine Analyse, die den *Gesundheitszustand an sich* nicht berücksichtige, einen schweren Mangel aufweise.

Chronische Polyarthritis ist für die Gesellschaft eine kostspielige Krankheit. Es ist also aus der Sicht der Gesellschaft oder eines Versicherungsträgers verständlich und notwendig, nach Möglichkeiten zu suchen, um die Ressourcenbelastung abzubauen. Hauptwirkungen im Sinne von Kosteneinsparungen können demnach aus einer Verlagerung der Belastung erwartet werden, z. B. vom stationären in den ambulanten oder den privaten Bereich (Abb. 3) bzw. innerhalb dieses Bereiches. Gleichfalls offensichtlich sind ökonomische Wirkungen, die sich aus der verbesserten Gesundheit ergeben und sich in einem Rückgang an Fehlzeiten im Betrieb ausdrücken. Bereits bei den AU-Tagen ist auch bei dieser Zielsetzung grundsätzlich Vorsicht geboten, da die AU-Klassifikation neben dem Gesundheitszustand auch arbeitsmarktpolitische Gegebenheiten berücksichtigen muß (vgl. dazu auch Frenzel-Beyme u. Seelos 1981). Speziell bei cP-Kranken ist es aber zweifelhaft, ob eine Reduzierung von AU-Tagen ein geeignetes Ziel sein kann, wenn es sich z. B. um ältere Frauen (in der Regel ohne Beruf) handelt, mit der Aussicht, daß der

intermittierende Verlauf der Krankheit zu häufigen Unterbrechungen führen wird. Dies v. a. zu einem Zeitpunkt, wo ein Überangebot an gesunden und jungen Arbeitskräften vorhanden ist. Hier kollidiert das eine staatliche Ziel mit dem anderen, nämlich den Arbeitsmarkt zu entlasten bzw. Vollbeschäftigung zu erreichen und die Krankheitslast abzubauen.

Ist es jedoch das erklärte Ziel des Projektes, die „Situation" der Kranken mit chronischer Polyarthritis zu verbessern, z. B. durch eine Verbesserung der Versorgungsstruktur, ohne daß es eine ursächliche Therapie gibt, so ist der wichtigste Maßstab der, welcher die Situation, d. h. die Gesundheit (als finale Meßgröße) und die Versorgungslage (als intermediäre Meßgröße) wiedergeben kann. Dies ist eine Zielsetzung, die nicht nur der Betroffensicht entspricht, sondern gleichfalls aus der staatlichen Gesundheitspolitik ableitbar ist. Daß *Gesundheit an sich* sowohl eine gesellschaftlich relevante Zielgröße ist als auch das Interesse der Betroffenen repräsentiert, ist in der Literatur immer wieder ersichtlich (vgl. die Aufzählung von Borus et al. 1982, S. 23 ff.). Die Praxis sieht jedoch leider anders aus.

Die Hauptwirkung des jeweiligen Projektes sollte daher anhand der Verbesserung der Gesundheit (s. auch Biefang et al. 1979, S. 60) und nicht über Umwege dargestellt werden.

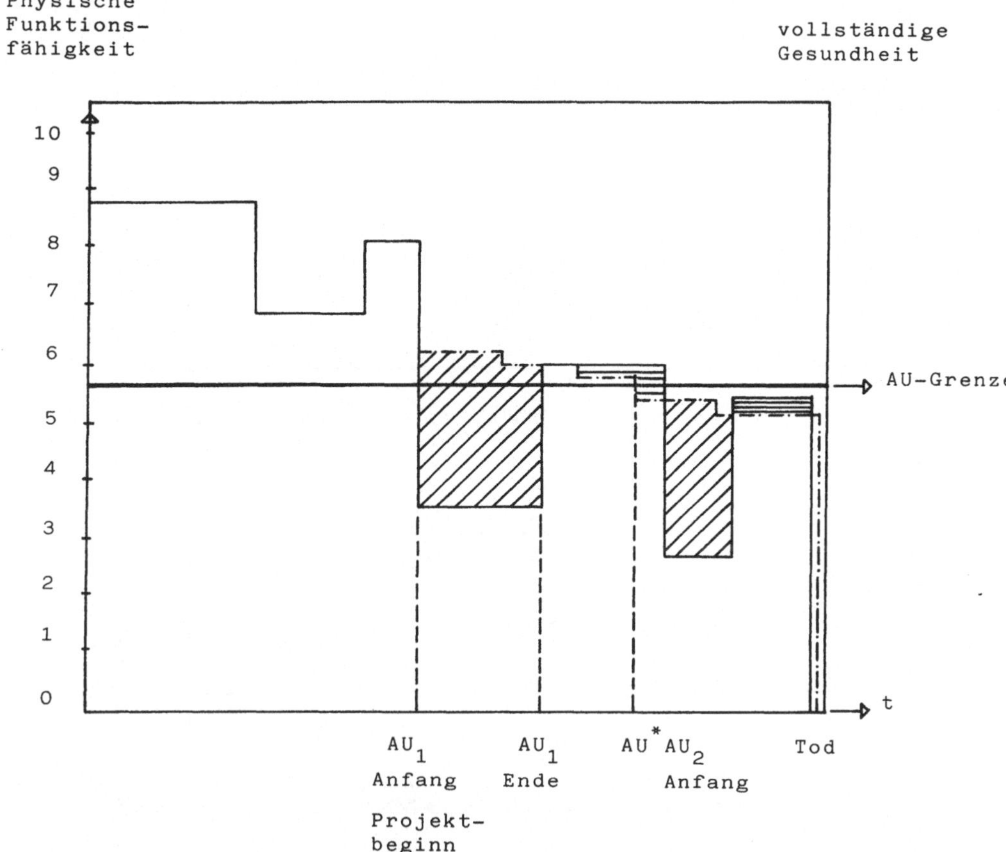

Abb. 4. Programmnutzen – dargestellt an physischer Funktionsfähigkeit und Arbeitsunfähigkeit (——
Funktionsverlust ohne Programm, —·—· Funktionsverlust mit Programm, *A U* Arbeitsunfähigkeit mit
Programm)

Eine Operationalisierung von Gesundheit (z. B. über AU-Tage) hat außer aus den genannten arbeitspolitischen Gründen noch weitere Nachteile: Der Indikator ist für unser Projekt nicht sensitiv genug. Auf diese Weise tritt ein Informationsverlust über den wirklichen Gesundheitszustand auf, was eine Unterschätzung der Projektwirkungen zur Folge haben kann. Zur näheren Erläuterung:

– Nur zwischen 10% und 20 der cP-Patienten sind berufstätig (*Pretest* 1985, unveröffentlicht);
– etwas über 50% der cP-Patienten sind älter als 55 Jahre (Weber et al. 1981), also

zum allergrößten Teil nicht mehr vermittelbar.

Da wir bei unseren Patienten eine ähnliche Verteilung erwarten müssen – nach ersten Auswertungen von Patientendaten (*Projektzwischenbericht* 1985, unveröffentlicht) zeigt sich, daß knapp 54,4% älter als 56 Jahre sind, 83% sind Frauen – hat dies auf zweierlei Weise Folgen für die Wirksamkeitsmessung in unserem Projekt:

– Der Anteil von Berufstätigen ist zu gering, um einen ausreichenden Effekt nachweisen zu können.

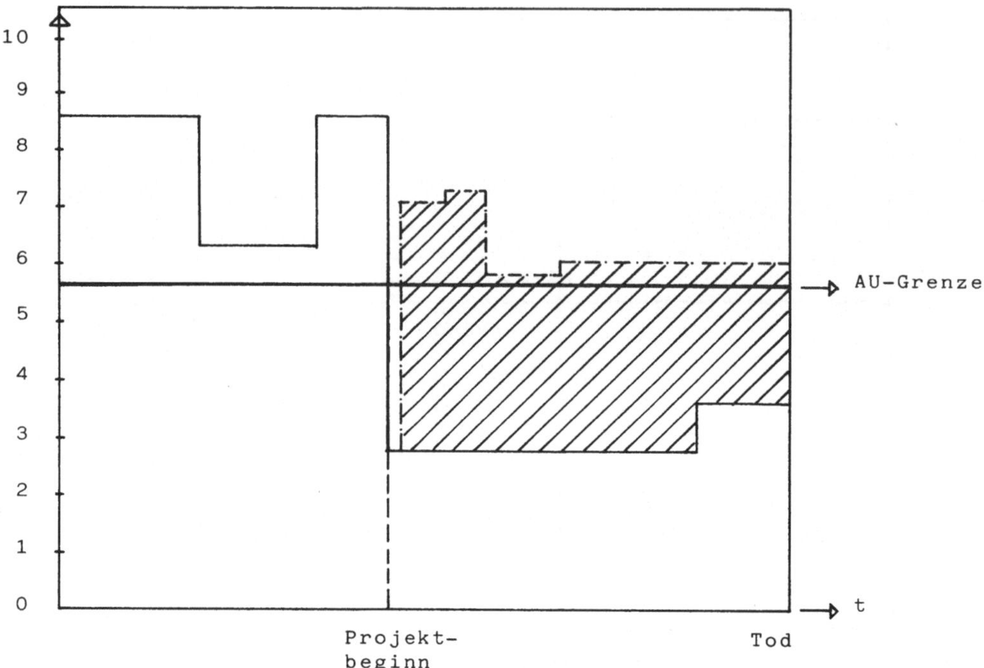

Abb. 5. Programmnutzen – dargestellt an Schmerzfreiheit und Arbeitsunfähigkeit (—— intermittierender Schmerzverlauf ohne Programm, –·–· intermittierender Schmerzverlauf mit Programm)

– Minimale Änderungen der Gesundheit (aus der Sicht der Gesellschaft), nachgewiesen durch Änderungen der AU-Tage, können jedoch aus der Sicht des Projektes (Sozialmediziner, Betroffene) durchaus beträchtlich sein, werden aber durch die Arbeitsunfähigkeit bzw. Arbeitsfähigkeit nicht erfaßt.

Geht man also (realistischerweise) davon aus, daß das Projekt, gemessen an den ausgewählten medizinischen Parametern, eine spürbare Verbesserung des Gesundheitszustandes mit sich bringt, aber unter Umständen nicht so spektakulär, daß in den meisten Fällen eine Arbeitsfähigkeit wiederhergestellt werden kann, so lassen sich nach bisherigen Verfahren keine nennenswerten Projektwirkungen nachweisen. Abbildung 4 zeigt einen angenommenen Verlauf der körperlichen Funktionsfähigkeit ohne komprehensive Versorgung (durchgezogener Strich). Die Projektwirkung, die ei-

ne Verlangsamung des Funktionsabbaus zur Folge haben soll, ist als unterbrochene Linie dargestellt. Die schräg schraffierten Flächen zeigen die positiven Projektwirksamkeiten in Einheiten der physischen Funktionsfähigkeit; die waagrecht schraffierten Flächen stellen mögliche negative Projektwirkungen dar. Entsprechendes für den psychischen Bereich (dargestellt an der Schmerzintensität) zeigt Abb. 5.

Ebenso untauglich für eine Effizienzanalyse der wohnortnahen Versorgung von cP-Patienten sind Ansätze, die auf einer Verringerung der Mortalität aufbauen, da Rheuma nur äußerst geringfügig eine erhöhte Mortalität zur Folge hat und die Auswirkungen der Krankheit sich weniger als Lebensbedrohung manifestieren, sondern in einer Beeinträchtigung sämtlicher Lebensbereiche bestehen. Damit sind Wirksamkeitsgrößen wie „verhinderte Todesfälle" bzw. „gerettete Lebensjahre" obsolet.

Was bleibt, sind Messungen des Gesundheitszustands auf der Basis rheumaspezifischer Gesundheitsindikatoren, z. B. mit dem Indikatorensatz, wie er vom Institut für wissenschaftliche Zusammenarbeit e.V. Schloß Reisensburg vorgeschlagen wurde (Biefang u. Richter 1983). Ein weiteres Beispiel ist der Index von Zink et al. (1985), um nur einen zu nennen.

Dennoch führt auch dies im Rahmen unseres Projekts zu gewissen Schwierigkeiten. Würden diese Instrumente zusätzlich zu den medizinischen Parametern erhoben, so käme es zu einer erheblichen Mehrbelastung für den Patienten. So liegt bei den jetzt erhobenen Daten die Befragungszeit bei ca. 1 h. Hinzu kommt, daß redundante Frageformulierungen die Folge wären, was nach unseren bisherigen Erfahrungen die Bereitschaft der Patienten zur Mitarbeit deutlich beeinträchtigen würde.

Um die Verbesserung der Versorgung messen zu können, ist es notwendig, die Disparitäten der bisherigen Versorgung aufzulisten und daraus abgeleitet die Zielformulierung für das Projekt zu konkretisieren, bis hin zu meßbaren Indikatoren. Ist dieser Prozeß schon schwierig, so ergeben sich bei der entscheidungsgerechten Darstellung der Ergebnisse weitere Probleme. Dies gilt auch im Falle der oben angeführten Ergebnismessung mittels Gesundheitsindikatoren (vgl. dazu auch Biefang et al. 1979, S. 62). Das Ergebnis liefert eine Indikatorenmatrix, die, nimmt man nur 3 Dimensionen für die Gesundheit und jeweils 3 Kategorien der Ausprägung (gebessert, unverändert, verschlechtert), aus 15 Feldern besteht. Jedes dieser Felder enthält eine bestimmte Anzahl von Personen mit dem entsprechenden Gesundheitszustand. Überwiegt im Vorher-Nachher-Vergleich eine Alternative nicht in allen Zellen, muß der Entscheider die einzelnen Besetzungen (in allen Variationen) gegeneinander abwägen. Dies überschreitet die Verarbeitungskapazität des Menschen. Die Folge sind intuitive, nicht nachvollziehbare Entscheidungen. Eine lexikographische Anordnung der Wirksamkeitsgrößen bringt ebenfalls keine Lösung, da keinem Indikator ein vollständiger Vorzug eingeräumt werden kann. So ist z. B. im Rahmen unseres Projektes durchaus zu erwarten, daß

Funktionsfähigkeit, Schmerzhäufigkeit, Schmerzintensität und psychischer Zustand sich nicht gleichzeitig und in gleichem Maße verbessern. Eine Verbesserung bei der einen Meßgröße kann z. B. eine Verschlechterung bei der anderen nach sich ziehen. Für eine Bewertung sind daher folgende Fragen zu beantworten: Welche Änderungen in den Ausprägungen können als Erfolg angesehen werden, wie sie z. B. eine Verschlechterung des Funktionszustandes bei gleichzeitiger Verbesserung der psychischen Situation (oder Abnahme des Schmerzes) zu beurteilen und welche Substitutionen sind hier denkbar?

Was hier also über eine geeignete Gesundheitsmessung hinaus notwendig ist, ist ein Verfahren, das es erlaubt, ähnlich wie bei einer KNA, die einzelnen Meßgrößen aufgrund einer Präferenzstruktur zusammenzufassen, aber ohne die Nachteile der Monetarisierung.

Ansatz für eine multiattributive Effizienzanalyse

Diesen Anspruch erhebt die NWA, die im angelsächsischen Bereich als „multiattribute utility technology" (Edwards u. Newman 1982) auftaucht. Die Zielsetzung der NWA läßt sich wie folgt charakterisieren:

„Die Nutzwertanalyse ist eine Methode, um komplexe, d. h. vieldimensionale Projektalternativen nach den Präferenzen des Entscheidungsträgers gemäß dessen multidimensionalen Zielsystems ordnen. Nicht (scheinbar) wertneutrale Entscheidungstechnologie zu sein, sondern ‚Wertungen gedanklich kontrolliert und sachlich begründet vorzunehmen, in sämtlichen Zieldimensionen sichtbar zu machen und formallogisch befriedigend zu einer Gesamtaussage zu verdichten', ist Zweck und Aufgabe der Nutzwertanalyse" (Hansmeyer u. Rürup 1975, S. 93).

Die traditionelle NWA, wie sie von Zangemeister (1970) beschrieben wurde, hat jedoch gerade formallogische Mängel, da sie von konstanten Präferenzen ausgeht, d. h. unabhängig von der Ausprägung des Indikators steigt der zugebilligte Nutzen linear. Weiterhin ist die Austauschbeziehung zwi-

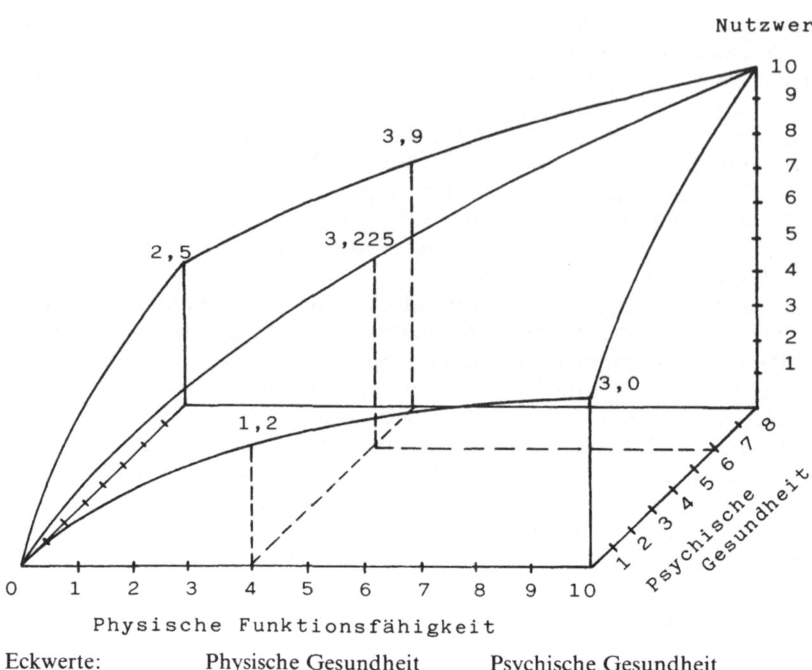

Abb. 6. Ertragsgebirge. Aggregierte Nutzen unter Berücksichtigung nichtlinearer Indifferenzkurven und abnehmendem Grenznutzen

Eckwerte:	Physische Gesundheit	Psychische Gesundheit	Nutzwert
	0	0	0
	10	0	3
	0	8	2,5

Gesucht: Nutzwert der Indikatorenausprägung Physische Gesundheit = 4
Psychische Gesundheit = 6

Durch Interpolation ermittelt: Nutzwert = 3,2

schen den einzelnen Indikatoren auch konstant, es wird kein Substitutionseffekt einbezogen (damit Annahme von linearen Indifferenzkurven).

Es bietet sich daher ein Verfahren an, das auf der Basis der ohnehin erhobenen medizinischen Parameter als modifizierte NWA die Zusammenfassung und Bewertung der Ergebnisse vornimmt. Der Grundgedanke dieses Verfahrens, das sich bei komplexen Umweltverträglichkeitsprüfungen bewährt hat (vgl. Hanke et al. 1980), besteht darin, daß bestimmten Indikatorenkombinationen und -ausprägungen als sog. Eckwerten Nutzwerte zugewiesen werden. Diese Eckwerte sind heuristische, subjektive Werte und spiegeln die Vorzugswürdigkeit der Indikatorkombinationen wider. Sie können sowohl von den Sozialmedizinern, dem Projektträger oder/und den Betroffenen formuliert werden. Auf diese Weise lassen sich unterschiedliche Sichtweisen darstellen bzw. deren Auswirkun-

gen aufzeigen (damit würde auch die Betroffenensicht mit berücksichtigt). Aus Praktikabilitätsgründen müssen nicht alle erdenklichen Indikatorkombinationen bewertet werden, sondern es genügen einige Eckwerte. Ausgehend von diesen lassen sich nun für alle auftretenden Indikatorkombinationen und -ausprägungen die Nutzwerte festlegen, die die Präferenz unter Wahrung der oben genannten ökonomischen Prinzipien angeben. Dabei erfolgt die Nutzwertzuweisung für die Bereiche zwischen den Eckwerten mittels Interpolation. Abbildung 6 zeigt ein hypothetisches Beispiel mit vorgegebenen Eckwerten (Nutzen) für 3 Grundkombinationen aus physischer und psychischer Gesundheit und dem errechneten Nutzwert für Skalenwerte von jeweils 4 und 6. Eine ausführliche Darstellung des Verfahrens, das die Anwendbarkeit für Evaluation im Gesundheitsbereich diskutiert, ist in Vorbereitung (vgl. Wenzel et al., in Vorbereitung). Insbesondere werden dort auch Fragen hinsichtlich der Zulässigkeit einer Aggregation individueller Nutzen zu einem gesamtgesellschaftlichen Nutzen diskutiert (Arrow-Paradoxon etc.).

Im Rahmen der Studie werden für die medizinische Wirkungsanalyse eine Vielzahl medizinischer Parameter (physische Funktionsfähigkeit, Depression, Ängstlichkeit etc.), die die Morbidität und soziale Funktionseinschränkung beschreiben, erhoben. Diese sollten auch für die Wirksamkeitsmessung im Rahmen der Effizienzanalyse genutzt werden. Dies kann dergestalt geschehen, daß

- 3 Parameter, analog zum Gesundheitskonzept für jede Dimension einer, aus dieser Liste ausgewählt werden oder
- mehrere Parameter, die als relevant erachtet werden, herangezogen werden.

Für das weitere Vorgehen der Analyse spielt es prinzipiell keine Rolle, welcher Alternative der Vorzug gegeben wird; sie unterscheiden sich lediglich in der Anschaulichkeit des Ergebnisses. Außerdem ist im ersten Fall das Bewertungsverfahren weniger komplex und aufwendig. Andererseits kann eine umfangreichere Parameterauswahl aufgrund der sozialmedizinischen Zielsetzung des Projekts notwendig sein. Zu beachten ist jedoch in diesem Zusammenhang, daß Parameter bzw. Indikatoren, welche ähnliches messen, nur einmal vertreten sein sollten, um Doppelzählungen des Projekterfolgs zu vermeiden.

Da also eine Präferenzbekundung, sei es beim Entscheider oder beim Analytiker, auf jeden Fall unumgänglich ist, scheint es uns sinnvoll, die sozialmedizinischen bzw. sozialpolitischen Präferenzen zu eruieren und bei der Aggregation zu berücksichtigen. Diese Präferenzen sind zugegebenermaßen subjektiv und unterliegen auch zeitlichen Änderungen. Aber zum einen werden die Entscheidungsprämissen offengelegt und können im Rahmen einer Sensitivitätsanalyse auf Stabilität hin untersucht werden, zum anderen sind die anderen Verfahren nicht weniger subjektiv (auch die KNA), nur wird dies dort im Verfahren in der Regel nicht so deutlich gemacht bzw. durch die Verwendung monetärer Größen eine nicht vorhandene Objektivität suggeriert.

Das Ziel unserer Effizienzanalyse ist es, Aussagen darüber machen zu können, ob und in welchem Ausmaß eine Verbesserung der Versorgungssituation und der Gesundheit der cP-Kranken erfolgt und welche Auswirkung dies finanziell hat. Aufgrund der bestehenden methodischen „constraints" wird somit lediglich eine relative Effizienz festgestellt. Diese Einschränkung steht jedoch durchaus im Einklang mit der Bundeshaushaltsordnung (§ 7, II BHO), die (als für uns einschlägige Vorschrift) für bedeutende Vorhaben Nutzen-Kosten-Untersuchungen fordert. Das KWA-Verfahren, wie es in der vorläufigen Verwaltungsvorschrift zu diesem Paragraphen näher beschrieben ist, läßt sich ohne weiteres auch als NWA interpretieren.

Literatur

Biefang S, Richter U (1983) Meßinstrumente zur Selbsteinschätzung des Gesundheitszustandes für Rheuma-Patienten. Z Rheumatol 42:381–386

Biefang S, Köpke W, Schreiber MA (1979) Manual für die Planung und Durchführung von Therapiestudien. Springer, Berlin Heidelberg New York

Borus ME, Buntz CG, Tash WR (1982) Evaluating the impact of health programs. MIT Press, Cambridge

Bundesministerium für Forschung und Technologie, Bundesministerium für Arbeit und Sozialordnung, Bundesministerium für Jugend, Familie, Frauen und Gesundheit (Hrsg) (1984) Forschung und Entwicklung im Dienste der Gesundheit. Programm der Bundesregierung 1983–1986, Bonn

Drummond M (1980) Principles of economic appraisal in health care. Oxford University Press, Oxford

Edwards W, Newman JR (1982) Multiattribute evaluation. Sage, Beverly Hills London New Delhi

Frenzel-Beyme R, Seelos HJ (1982) Daten des Vertrauensärztlichen Dienstes. In: Brennecke R, Greiser R, Paul H, Schach E (Hrsg) Datenquellen für Sozialmedizin und Epidemiologie. Springer, Berlin Heidelberg New York, S 165–179

Hanke H, Boese P, Ophoff W, Schier V (1980) Handbuch zur ökologischen Planung, Bd I. Dornier System GmbH Friedrichshafen, Abschlußbericht. Bundesministerium des Innern, Bonn

Hansmeyer K-H, Rürup B (1975) Staatswirtschaftliche Planungsinstrumente, 2. Aufl B Mohr, Tübingen

Karhausen RR, Weber H (1979) Chronische Polyarthritis: Sozialmedizinsiche Langzeitbehandlung in der Praxis. Monatskurse Ärztl Fortbildung 29/5: 138–141

Task force to the conference of deputy ministers of health (1980) Periodic health examination monograph. Governement Publishing Centre, Hull

Weber H, Droste U, Horn U, Sommer JW, Tolk J (1981) Probleme der Rheumakranken in Beruf, Familie und Umwelt. Verh Dtsch Ges Rheumatol 7: 250–258

Weber-Falkensammer H (1985) Krankheitsbedingte soziale Belastungen bei Patienten mit chronischer Polyarthritis, Spondylitis ancylosans, degenerativen Wirbelsäulenveränderungen und Arthrosen. Therapiewoche 35: 1803–1808

Weber-Falkensammer H, Karhausen RR, unter Mitarbeiter von: Tolk J, Fassl H, Lösche P, Ruegenberger W (1984) Mobiler Rheuma-Dienst. Sozialmedizinische Untersuchung zu ambulanten Versorgungsangeboten der Rheuma-Liga Schleswig-Holstein. GSF-Bericht, München

Wenzel H, Schäfer T, Laaser U (1985) Kosten-Nutzen-Untersuchungen. In: Ganten D, Ritz E (Hrsg) Lehrbuch der Hypertonie. Pathophysiologie, Klinik, Therapie, Epidemiologie. Schattauer, Stuttgart New York, S 784–794

Wenzel H, Staud JL, Laaser U (in Vorbereitung) Möglichkeiten und Grenzen der Multiattributiven Effizienz-Analyse im Gesundheitswesen

Zangemeister C (1970) Nutzwertanalyse in der Systemtechnik. Eine Methodik zur mehrdimensionalen Bewertung von Projektalternativen. Wittemannsche Buchhandlung, München

Zink A, Zink C, Hoffmeister H (1985) Rheumatische Krankheit und soziale Lage. De Gruyter, Berlin New York

Fragen zur Krebsdokumentation

Einführung: Analysen zum Krebsgeschehen

E. Schach

Den folgenden ausgewählten Beiträgen zum Krebsgeschehen ist gemeinsam, daß sie sich auf bereits vorhandene Daten stützen. Es handelt sich also vorwiegend um Sekundäranalysen bereits vorhandenen Materials.

Anknüpfend an die vor Jahren begonnene Diskussion über die wünschenswerten Eigenschaften von Datenquellen im Gesundheitswesen (Brennecke et al. 1981) und daran anschließende Arbeiten, die Nutzungsmöglichkeiten von Datenquellen für eine Vielzahl von Fragen im Gesundheitswesen zeigten (Schach 1985), widmen sich die Arbeiten dieses Buchteils ausschließlich einem Sachgebiet, nämlich der Analyse des Krebsgeschehens in der Bevölkerung unter statistisch-methodischen und epidemiologischen Gesichtspunkten.

Da es sich bei Krebs um eine der quantitativ bedeutungsvollsten Krankheiten im Krankheitsspektrum industrialisierter Länder und um eine der schwerwiegendsten Krankheiten für den einzelnen handelt, lohnt es sich, Aspekte dieser Krankheit aus allen verfügbaren Quellen und mit vielfältigen methodischen Ansätzen zu untersuchen. Solche Ansätze haben für die Bundesrepublik Deutschland besondere Bedeutung. Zunächst schränkt die nur begrenzte Verfügbarkeit von Daten aus Krebsregistern in der Bundesrepublik Deutschland die Möglichkeiten ein, bevölkerungsweite Krebsinzidenzraten zu schätzen. Dies kann jedoch für die Registerbezugsbevölkerung, wie z. B. beim Hamburger Register, geschehen (*Krasemann*). Wegen der vergleichsweise kleinen Bezugspopulationen der Register muß hier allerdings mit höherer Variabilität der Raten als für die Gesamtbevölkerung gerechnet werden. Außerdem ist die Flächendeckung und der

Anteil der in allen Krebsregistern der Bundesrepublik Deutschland insgesamt erfaßten Bevölkerung gering.

Neben einer Schätzung von Neuerkrankungsraten erlauben landesweite, über längere Zeiträume geführte Register die Möglichkeit der Evaluation von Gesundheitsversorgungsmaßnahmen, z. B. wenn diese nicht in allen Regionen eines Landes einheitlich sind. Für solche Untersuchungen wird die Krankheitsinzidenz zur Bewertung herangezogen. *Lynge* behandelt in ihrem Beitrag die Wirkung unterschiedlicher Einführungszeitpunkte von Screeningverfahren für Zervixkrebs in den verschiedenen dänischen Provinzen.

Inzidenzschätzungen und die Evaluationsmöglichkeiten von Maßnahmen auf der Basis von Krebsregisterdaten stehen in der Bundesrepublik nur begrenzt zur Verfügung. Es gibt aber bei weitem noch nicht ausgeschöpfte alternative Möglichkeiten der Informationsgewinnung, von denen einige in den übrigen Beiträgen vorgestellt werden. Weitere werden bei Walter u. Neiß (1985) diskutiert.

Internationale Vergleiche können z. B. dazu dienen, die Wirkung unterschiedlicher Ausgestaltung von Krebsfrüherkennungsprogrammen auf die Krebsinzidenz und die Krebsmortalität zu untersuchen. *Robra* stellt in seinem Beitrag Gemeinsamkeiten und Unterschiede der Programme zur Krebsfrüherkennung in den Ländern der EG dar und weist auf Nutzungsmöglichkeiten solcher Daten hin.

Brecht untersucht krankheitsspezifische Mortalitätsraten nach Alter, Todeszeitraum und Kohortenzugehörigkeit und findet neben den bekannten Altersabhängigkeiten von Mortalitätsraten für Krebs- und Herz-Kreislauf-Krankheiten auch krankheitsartenspezifische sterbezeitraumbezogene und kohortenbezogene altersbedingte Mortalitätsmuster. Von diesen werden nur die Analysen zu ischämischen und anderen Herzkrankheiten sowie zu zerebrovaskulären Krankheiten dargestellt. Diese Ergebnisse müßten weiter analysiert werden, um Besonderheiten dieser Muster erkennen und einordnen zu können.

Krieg, Kollmeier, Witting und Witting zeigen in ihrem Beitrag die Möglichkeiten und Schwierigkeiten, in einem klinisch-onkologischen Nachsorgeregister die Angaben zur beruflichen Tätigkeit zu vervollständigen und zu warten. Da die berufliche Tätigkeit ein nicht zu vernachlässigender Faktor bei der Krebsentstehung ist, zeigt dieser Beitrag, welche Anstrengungen unternommen werden müssen, um diese Größe in der notwendigen Vollständigkeit und gezielt oder als Teil von Routinedaten zu erheben. Solche Bemühungen sind jedoch notwendig, um diesen Risikofaktor langfristig besser bewerten zu können.

Anstöße zu weiterführenden Studien über Krebsursachen geben kartographische Analysen der Krebsmortalität oder von Neuerkrankungsraten. *Frentzel-Beyme* beschreibt in seinem Beitrag die wichtigsten Folgerungen aus dem Krebsatlas, der die Krebsmortalität altersstandardisiert für die Bundesrepublik Deutschland darstellt. Außerdem werden Hinweise darauf gegeben, wie diese Ergebnisse weitergenutzt und verfolgt werden sollten, um möglichen Ursachen für die beobachteten regionalen Unterschiede in der Krebsmortalität auf die Spur zu kommen.

Schäfer geht in seinem Manuskript noch einen Schritt weiter. Anhand von soziodemographischen und Verkehrsdichtedaten auf Kreisebene für das Saarland wird mit analytischen Mitteln (Pfadanalyse) der Bedeutung der einzelnen Variablen hinsichtlich ihres Erklärungswertes für kreisbezogene Inzidenzraten für Krebs der Atemwegsorgane nachgegangen. Als Ergebnis wird ein Satz von möglichen Erklärungsvariablen gefunden, die weiterer Analysen bedürfen, besonders hinsichtlich ihrer Bedeutung als erklärende Variable für das Auftreten von Krebs der Atmungsorgane bei Einzelpersonen.

Da die Beschreibung von zeitlichen Veränderungen und örtlicher Unterschiede der Krebsmortalität in der Bundesrepublik Deutschland weitgehend ohne flächendeckende Inzidenzschätzungen aus bevölkerungsbezogenen Krebsregistern auskommen muß, spielen alternative analytische Ansätze für das Finden solcher Information hier eine besondere Rolle. Es ist sogar möglich, daß koordinierte Ansätze, unter Einbeziehung auch der vorgestellten Methoden, dazu geeignet sind, die in anderen Ländern auf Registerbasis gewonnene beschreibende Information zum Krebsgeschehen auch auf andere Weise zu gewinnen. Bedenkt man die Kosten-Nutzen-Relation von Registern und anderen möglichen Informationsquellen, so ist zu überlegen, ob Inzidenz- und Letalitätsschätzungen nicht auch aus anderen Quellen und mit anderen als den üblichen Methoden gewonnen werden können. Solchen Überlegungen zur Gewinnung von relevanter Information und deren Kosten wird man sich auch im Rahmen der geplanten Gesundheitsberichterstattung stellen müssen. Dann wäre es sehr wichtig, nicht nur den Wert von Datenquellen, sondern auch das Informationspotential ausgewählter Analyseansätze im Zusammenhang mit diesen Datenquellen zu kennen.

Literatur

Brennecke R, Greiser E, Paul HA, Schach E (Hrsg) (1981) Datenquellen für Sozialmedizin und Epidemiologie. Medizinische Informatik und Statistik 29. Springer, Berlin Heidelberg New York

Schach E (Hrsg) (1985) Von Gesundheitsstatistiken zu Gesundheitsinformation. Medizinische Informatik und Statistik 61. Springer, Berlin Heidelberg New York Tokyo

Walter E, Neiß A (Hrsg) (1985) Methodological problems in early detection programmes. Lecture Notes in Medical Informatis 26. Springer, Berlin Heidelberg New York Tokyo

Die Entwicklung des Hamburger Krebsregisters

E. O. Krasemann

Vorbemerkungen

Ein Basisinstrument der epidemiologischen Krebsforschung und Krebsbekämpfung sind die bevölkerungsbezogenen Krebsregister, die das Krebsgeschehen innerhalb einer umschriebenen Bevölkerung widerspiegeln.

Den notwendigen Aufschluß über krebsverursachende und krebsbegünstigende Lebensverhältnisse, Verhaltensweisen und Umwelteinflüsse können sicher nicht nur epidemiologische Untersuchungen über die Verbreitung und Entwicklung von Malignomen in der Bevölkerung liefern. Das geht nur durch zusätzliche Studien.

Einige spezielle Begründungen für ein Krebsregister sind: Bereits die sorgfältige Deskription zeitlicher Trends der Krebsinzidenz kann wichtige Hinweise geben. Bei einer laufenden Beobachtung des Krebsgeschehens in der Bevölkerung einer Region haben ansteigende Erkrankungshäufigkeiten eine Alarmfunktion und geben Anlaß für gezielte Nachforschungen; die laufende Überwachung, Auswertung und Kommentierung des Krebsgeschehens können zur Steuerung von Forschungsvorhaben und Bekämpfungsmaßnahmen dienen. Regionen ohne Register sind in gewisser Weise „ungeschützt": hier kann es unnötig lange dauern, bis wichtige Veränderungen erkannt und Abhilfemaßnahmen eingeleitet werden. Ein Vergleich zwischen geographisch abgegrenzten Gebieten erlaubt Aussagen darüber, wo bestimmte Tumoren gehäuft auftreten. Die Entdeckung von Regionen mit besonders hoher Inzidenz gibt Anhaltspunkte zur gezielten Suche nach ursächlichen Einflüssen, z. B. Umweltbelastungen. In ähnlicher Weise können unterschiedliche Krebshäufigkeiten in verschiedenen Berufsgruppen auf berufsspezifische Krebsrisiken hinweisen.

Besonders fruchtbare Auswertungen werden durch die Zusammenführung der Registerdaten mit Angaben aus anderen Quellen eröffnet. Durch ein solches „record linkage" läßt sich z. B. im Rahmen einer Kohortenstudie das Krebsrisiko von Beschäftigten eines potentiell gefährdeten Betriebes abschätzen. Schließlich ermöglicht das namentlich geführte Krebsregister unter bestimmten engen Voraussetzungen auch den Zugang zum Patienten selbst für eine vertiefende Untersuchung und Befragung.

Epidemiologische Krebsregister eröffnen jedoch nicht nur Möglichkeiten für ätiologische Forschung; sie schaffen auch geeignete Voraussetzungen zur Planung, Durchführung und Evaluation unterschiedlichster Krebsbekämpfungsmaßnahmen. Diese dienen auch ganz einfach der Krankenhausbedarfsplanung für notwendige Betten, notwendiges Personal sowie für die Beschaffung diagnostischer und therapeutischer Geräte.

Gründe für bevölkerungsbezogene Register

Aus folgenden Gründen halten wir bevölkerungsbezogene Krebsregister für unentbehrlich, wie das in der Begründung des Hamburger Krebsregistergesetzes festgehalten wurde:

– nur bei ihnen ist die Berechnung von Neuerkrankungsraten und Krankenbestandsraten sowie ein Vergleich mit den Sterberaten möglich, wodurch sich wichtige Vergleichsmöglichkeiten zwischen verschiedenen Regionen eröffnen;
– nur bei ihnen ist der exakte Bezug zu sozialen Daten und Umweltdaten möglich, so daß eine entsprechende Krebsursachenforschung betrieben werden kann,
– nur bei ihnen ist eine Zusammenführung mit Todesbescheinigungen und Fortzugsmeldungen möglich, wie sie zur Vollzähligkeitskontrolle und Bestandsfortschreibung erforderlich ist.

Die Frage ist zu beantworten, ob diese Informationen nicht auch aus den Mortalitätsdaten oder aus Stichprobenerhebungen gewonnen werden können.

Aus der Todesursachenstatistik können keine ausreichenden Erkenntnisse gewonnen werden, denn

– es werden nur die tödlich verlaufenden Krebserkrankungen erfaßt; völlig geheilte Patienten erscheinen hier gar nicht;
– die jährlichen Sterbeziffern werden außer von der Neuerkrankungsrate auch von der Überlebenszeit ab dem Zeitpunkt der Neuerkrankung bestimmt;
– die Möglichkeit, Erkrankte – mit ihrer Einwilligung – über mögliche gesundheitsgefährdende Einflüsse zu befragen, entfällt hier völlig;
– wichtige Angaben zur Erkrankung und zur Person sind entweder nicht vorhanden oder weisen nicht mehr die erforderliche Verläßlichkeit und Gültigkeit auf;
– die Untersuchung von Einflüssen der Wohnumgebung wird dadurch erschwert, daß in den Sterbeunterlagen nur der letzte Wohnsitz angegeben ist, der nicht mit demjenigen beim Auftreten der Erkrankung übereinstimmen muß.

Stichprobenerhebungen haben Grenzen, denn

– Erhebungen auf Stichprobenbasis könnten evtl. – wegen der Begrenztheit des Materials – nur für eine Schätzung der Neuerkrankungsrate bzw. der Krankenbestandsrate für alle Krebslokalisationen gemeinsam ausreichen;
– im Gegensatz zu den üblichen durch Stichprobenerhebung in der Bevölkerung gewonnenen Daten sind Angaben zur exakten Diagnose und zum genauen Krankheitsverlauf in der Regel vom Betroffenen nicht zu erfahren;
– für die weitergehende Aufgliederung der Erkrankungsraten nach Alter, Geschlecht, Krebslokalisation, Beruf, Wohnumgebung und weiteren Einflußfaktoren liefern Stichprobenerhebungen u. U. zu wenig umfängliches Material;
– auch bei Vollerhebungen wie diesen kontinuierlichen Registrierungen werden sehr oft nur kleine Fallzahlen erreicht, so daß wünschenswerte Auswertungen schon hierbei schwierig sind.

Das Hamburger Krebsregister. Entwicklung und gesetzliche Regelungen

Im Rahmen der 1929 in Hamburg gegründeten Einrichtung der Gesundheitsbehörde für die öffentliche Krebskrankenfürsorge wurden die damals für notwendig erachteten Daten systematisch registriert und ausgewertet. Nach einer Unterbrechung durch den 2. Weltkrieg wird dieses Krebsregister bis heute fortgeführt.

1980 mußte man aus rechtlichen Gründen die Fürsorgeeinrichtung vom Krebsregister „abkoppeln". Damals begann die Gesundheitsbehörde mit den Vorarbeiten für eine gesetzliche Regelung. 1981 begann eine besondere Arbeitsgruppe aus Vertretern des Bundes und der Länder sowie der Krebsforschung im Rahmen des von der Bundesregierung getragenen „Gesamtprogramms zur Krebsbekämpfung" einen Musterentwurf für ein (Landes)krebsregistergesetz zu erarbeiten, dieser fand jedoch keine uneingeschränkte Zustimmung. Die Bemühungen mündeten schließlich in *Thesen zur Errichtung regionaler Krebsregister* (Schriftenreihe BMJFG 1984), die von der Gesundheitsministerkonferenz im November 1983 gebilligt und den Ländern als Grundlage für die Schaffung gesetzlicher Regelungen empfohlen wurden. Das Hamburgische Gesetz, am 01. 01. 1985 in Kraft getreten, ist das erste auf der Grundlage dieser Thesen verabschiedete Krebsregistergesetz; es bezieht auch die von der Konferenz der Datenschutzbeauftragten zum Musterentwurf geäußerten Vorschläge mit ein. Eine der notwendigen Grundlagen für die Weiterführung des Hamburger Krebsregisters ist die jetzt erfolgte gesetzliche Regelung. Einige wesentliche Paragraphen dieses Gesetzes sollen erläutert werden.

§ 1 beschreibt den Zweck des Registers:
„Das Hamburgische Krebsregister hat die Aufgabe, fortlaufend Daten über das Entstehen, das Auftreten und den Verlauf bösartiger Neubildungen einschließlich ihrer Frühstadien nach Maßgabe dieses Gesetzes zu sammeln, zu verarbeiten, für die wissenschaftliche Forschung zur Verfügung zu stellen und statistisch-epidemiologisch auszuwerten sowie die Ergebnisse zu veröffentlichen." Hier sind also Pflichten der Sammlung und der Bearbeitung der Daten genannt.

§ 2 regelt die Modalitäten der Meldungen:
(1) Ärzte und Zahnärzte sind berechtigt, dem Hamburger Krebsregister die in § 3 genannten Angaben über in Hamburg untersuchte oder behandelte Patienten mit deren Einwilligung zu machen. Der Patient ist zuvor über den Zweck der Meldung und über die Aufgaben des Hamburger Krebsregisters zu unterrichten.
(2) Die Meldung kann ausnahmsweise ohne Einwilligung des Patienten erfolgen, wenn der Patient nicht um seine Einwilligung gebeten werden kann, weil er wegen der Gefahr einer sonst eintretenden ernsten und nicht behebbaren Gesundheitsverschlechterung über das Vorliegen einer Krebserkrankung nicht unterrichtet worden ist, und wenn außerdem kein Grund zu der Annahme

besteht, daß der Patient die Einwilligung verweigert hätte. Der Meldende hat die Gründe dafür, daß er die Einwilligung nicht eingeholt hat, aufzuzeichnen.
(3) Ist der Patient verstorben, so darf die Meldung erfolgen, sofern kein Grund zu der Annahme besteht, daß der Patient die Einwilligung verweigert hätte.

Überblick über die Paragraphen des Hamburger Krebsregistergesetzes vom 27. 06. 1984
§ 1 Zweck und Aufgaben des Hamburger Krebsregisters
§ 2 Meldungen
§ 3 Inhalt der Meldungen
§ 4 Auswertung anderer Unterlagen
§ 5 Speicherung der Daten
§ 6 Veröffentlichungen
§ 7 Übermittlung anggregierter Daten
§ 8 Übermittlung anonymisierter Einzeldaten
§ 9 Übermittlung personenbezogener Daten
§ 10 Befragung des Patienten
§ 11 Befragung Dritter
§ 12 Rechte des Betroffenen
§ 13 Löschung
§ 14 Straftaten
§ 15 Ordnungswidrigkeiten
§ 16 Überleitungsvorschriften
§ 17 Inkrafttreten

Zur Durchsetzung eines epidemiologischen Krebsregisters gehört die Einsicht der meldenden Ärzte in dessen Notwendigkeit. Die Diskussion um diese Notwendigkeit wurde und wird noch in der Öffentlichkeit sowie in Fachkreisen kritisch geführt. Hinsichtlich des Hamburgischen Gesetzentwurfes fragte das *Hamburger Ärzteblatt:* „Notwendigkeit oder gesundheitspolitischer Papiertiger auf den Wellen der Krebsangst?" (Neumann 1984). Es scheint daher aus unseren Erfahrungen mit vielen Gesprächen in den Kliniken nicht überflüssig, die Zielsetzungen epidemiologischer Krebsregistrierung immer wieder zu umreißen.

Auswertungen aus dem Hamburger Krebsregister

Neben der Herausgabe von 4 Krebsdokumentationen, überwiegend Tabellenwerke

(Hamburger Krebsdokumentation 1956–1971, 1972–1974, 1975–1977, 1978 und 1979), haben wir in den letzten Jahren Einzelauswertungen vorgenommen. Die Akzeptanz durch Klinikärzte wurde untersucht (Fehr et al. 1974; Krasemann 1984). Zum Thema Krebs und Beruf liegen mehrere Publikationen vor (Fehr et al. 1984 a, b; Weißker 1981, 1984). Zur Regionalverteilung von Krebstodesfällen auf das Hamburger Stadtgebiet wurden Auswertungen vorgenommen (Fricke 1984), die sich an frühere Arbeiten vergleichend anschlossen (Maas et al. 1969).

Schließlich haben wir kürzlich die erste Auswertung der regionalen Verteilung von Krebstodesfällen im Zusammenhang mit der Verkehrsdichte vorgelegt (Ippen 1985).

Das Hamburger Krebsregister befindet sich gegenwärtig in einem grundlegenden Wandel. Die gesetzliche Regelung ist erfolgt. Die Diskussion über die Notwendigkeit wird noch länger wesentliche Aufgabe sein. Zwei Veröffentlichungen zu diesem Thema im *Hamburger Ärzteblatt* (Fehr et al. 1984 d, e) sollen die ungenügende Meldefrequenz der Ärzte verbessern helfen. Die Gesundheitsbehörde der Freien und Hansestadt Hamburg sieht in der Datenerhebung und Datenauswertung eine wichtige Aufgabe, auch im Sinne der Erforschung der Zusammenhänge zwischen Krebskrankheiten, Beruf und Umwelt. Folgerichtig wurde im Sinne der Prioritätensetzung die personelle Kapazität erweitert. Ein eigenes Referat Krebsregister wurde eingerichtet. Die vollständige Umstellung auf EDV wird erfolgen. Personell stehen für diese Aufgaben jetzt 3 Sozialwissenschaftler, 3 Mitarbeiter im Registrierbetrieb, 1 Dokumentationsfachkraft sowie 1 Verwaltungsangestellte zur Verfügung.

Literatur

Fehr R, Funke U, Kollmeier H, Krasemann EO (1984 a) Zur berufsspezifischen Verteilung von Krebsarten. Lebensversicher Med 36:28

Fehr R, Funke U, Kollmeier H, Krasemann EO, Weißker J (1984 b) Berufsspezifische Krebsrisiken untersucht anhand des Hamburger Krebsregisters. In: Hamburger Krebsdokumentation 1978 und 1979. Statistik des Hamburger Staates 137

Fehr R, Funda D, Haartje V, Krasemann EO, Preuten A, Schneider G (1984 c) Ärztebefragung 1982 zum Hamburger Krebsregister. In: Hamburger Krebsdokumentation 1978 und 1979. Statistik des Hamburger Staates 137

Fehr R, Hübener E, Krasemann EO, Weißker J (1984 d) Hamburgisches Krebsregister – Rechtsgrundlagen und künftige Arbeitsweisen. Hamburger Ärztebl 12:506

Fehr R, Krasemann EO (1984 e) Hamburgisches Krebsregister – Zur Weiterentwicklung einer jahrzehntealten Einrichtung. Hamburger Ärztebl 10:420

Fricke J (1984) Die regionale Verteilung der Hamburger Krebssterbefälle in den Jahren 1970 bis 1972 und Vergleich mit denen der Jahre 1960 bis 1962. Med. Dissertation, Universität Hamburg

Hamburger Krebsdokumentationen 1956–1971, 1972–1974, 1975–1977, 1978 und 1979. Statistik des Hamburger Staates. Hefte 105, 1973; 116, 1976; 126, 1979; 137, 1984

Hamburgisches Krebsregistergesetz vom 27. 06. 1984. Hamburgisches Gesetz- und Verordnungsblatt, Teil I S 129

Ippen M (1985) Krebsmortalität und Kraftfahrzeugsverkehr in Hamburg. Eine Regionalauswertung von Daten des Hamburger Krebsregisters der Jahre 1970 bis 1972. Med Dissertation, Universität Hamburg

Krasemann EO (1984) Diskussionsbemerkung zur Akzeptanz der Dokumentation für ein Krebsregister. In: Die 2. Große Krebskonferenz. (Schriftenreihe des BMJFG, Bd 139)

Maas H, Sachs H, Pauka B (1969) Epidemiologische Untersuchung bösartiger Neubildungen in Hamburg 1960–1962. Krebsforschung 73:1

Muster eines Gesetzes über ein Krebsregister (1984) In: Die 2. Große Krebskonferenz. (Schriftenreihe des BMJFG, Bd 139)

Neumann G (1984) Gesetzentwurf für ein Krebsregister. Hamburger Ärztebl 38:7

Weißker J (1981) Krebsvorkommen und Berufsgruppen. In: Hamburg in Zahlen 11:308

Weißker J (1984) Krebsvorkommen nach Berufsgruppen. In: Hamburger Krebsdokumentation 1978–1979. Statistik des Hamburger Staates 137

Evaluation of Screening for Cervical Cancer in Denmark

E. Lynge

Introduction

A nationwide cancer registration scheme began in Denmark in 1943. Pap smears have been taken in gynecological wards in the Copenhagen municipality from the mid-1950s, but they were not in general use in gynecological wards throughout the country before the end of the 1960s. From the perspective of length of time there are thus good possibilities in Denmark for evaluating the impact of screening activity on the risk of developing cervical cancer (Lynge 1982).

There are, however, some problems which have to be taken into consideration in this evaluation. In Denmark, as in other countries, Pap smears were gradually introduced as a diagnostic tool in the clinic and in general practice, and a clinical trial was never undertaken. Thus, it is only possible to evaluate the effect of the screening on cervical cancer rates in Denmark by using a retrospective approach.

Incidence of Cervical Cancer

The incidence of cervical cancer in Denmark has changed considerably during the period 1943–1982 (Table 1). All data in this chapter refer to incidence of invasive cervical cancer. In 1943–1947 an average number of 587 cases were notified annually. In 1963–1967 this number had increased to 904. After this the annual number of cases decreased again to 616 during the period 1978–1982. Almost of same pattern is seen when the figures are corrected for changes in the age structure of the population. The age standardized rates per 100000 women were 24.5, 31.7, and 18.3 for the three periods, respectively. Despite the fact that registration problems may exist, there is no doubt that the decline in the number of notified cases of cervical cancer in Denmark reflects a real decrease in the disease incidence (Lynge and Storm 1984).

Table 1. Incidence of cervical cancer in Denmark[a]

	Annual number of cases	Standardized rate per 100000 women
1943–1947	587	24.5
1948–1952	671	26.3
1953–1957	760	28.5
1958–1962	858	31.1
1963–1967	904	31.7
1968–1972	805	27.2
1973–1977	714	22.3
1978–1982[b]	616	18.3
1978	664	19.8
1979	576	16.8
1980	589	17.6
1981[b]	617	18.3
1982[b]	632	18.8

[a] Sarcomas excluded.
[b] Preliminary figures.

Smear-Taking Activity

A nationwide screening program for cervical cancer and its precursors has never been established in Denmark, but some counties and municipalities have locally organized programs (Lynge and Berget 1984). Pap smears are taken in Denmark both by hospital departments and outpatient clinics, by general practitioners and private gynecologists as a part of their normal clinical work, and by general practitioners and women themselves in organized screening programs. Reading of smears is carried out both in hospital departments of pathology and by pathologists in private practice.

Hospital Departments. Pap smears were taken in hospital departments of gynecology and obstetrics in the Copenhagen area in the mid-1950s but Pap smears did not become a common tool in gynecological departments in Denmark before the late 1960s. All smears taken in hospitals are analyzed by their own departments of pathology.

General Practitioners and Private Gynecologists. All services provided by general practitioners and private specialists in Denmark are covered by the national health insurance scheme. Payment to private pathologists for analysis of smears became part of the agreement between the Medical Association and the national health insurance scheme in 1965, and payment to general practitioners for smears became part of the agreement in 1969. For private gynecologists no special fee in paid for smears, as these are considered a normal part of a gynecological examination.

Local Screening Programs. It is up to the individual counties in Denmark to decide whether they want to set up an organized screening program or not. During the past 20 years ten organized programs were started:

1962	Frederiksberg municipality, Mailed pipettes
1967	Storstrøm county, Smears taken by general practitioners
1967	Copenhagen municipality, Mailed pipettes
1967	Samsø (small island), Smears taken by general practitioners and pipettes distributed by general practioners
1968	Copenhagen county, Smears taken by general practitioners
1972	Frederiksborg county, Mailed pipettes
1975	Roskilde county, Mailed pipettes
1979	Vejle county, Smears taken by general practitioners
1979	Sønderjylland county, Smears taken by general practitioners
1981	Bornholm county, Smears taken by general practitioners

The early programs concentrated on women aged 40–50, but over the years the age of women invited has gradually declined. By 1980 some 40% of women aged 30–49 were covered by organized programs.

The total smear-taking activity has increased considerably from 0.08 Pap smear per year per woman aged 20–59 in 1968/69 to 0.49 Pap smear per year per woman in 1983 (Lynge 1984):

1968/1969	–	0.08 smears/woman
1974/1975	–	0.27 smears/woman
1979	–	0.37 smears/woman
1983	–	0.47 smears/woman

Table 2. Estimated yearly number of smears taken per woman (aged 20–59) and percentage of women with at least one smear during a 3-year period in selected Danish counties around 1975

	Smears per woman	Percentage of women with at least one smear
Frederiksborg	0.56	72
Storstrøm	0.25	81
Fyn	0.19	44

It should be pointed out here that only the figures from 1983 are based on complete registrations; figures from previous years are estimated. Despite similarities in the total smear-taking activity, considerable differences may exist between the counties in the percentage of women covered with at least one smear. Available data from the mid-1970s show high total activity in Frederiksborg county and low total activity in Storstrøm and Fyn counties; however, the percentage of women covered was high in both Frederiksborg and Storstrøm counties but low in Fyn country (Table 2).

Evaluation of Impact of Smear-Taking Activity

When the effect of the screening activity is evaluated based on incidence trends, one has to take into consideration that the onset of the screening activity will cause an immediate increase in the incidence of cervical cancer due to early diagnosis of preclinical cancer cases. After this point in time the incidence will decline due to the sparseness of potentially clinical cases. Whether the screening and the treatment of diagnosed precancerous lesions had any effect on the incidence of invasive cervical cancer can only be analyzed after these early changes. Data from the Frederiksberg municipality in Denmark illustrate this point. An organized screening program was started in this municipality in 1962 and evaluation of the effect of the screening had to be based on a comparison of the incidences in 1958–1962 and 1973–1977 (Fig. 1).

Evaluation of the effect of screening is based on:

1. Comparison of regional trends
2. Comparison of cohort trends
3. Comparison of incidence in screened and unscreened women

The first approach can be illustrated by trends in incidence of cervical cancer for selected counties of Denmark. Fyn, Nordjylland, and Århus were the three counties with the highest incidence of cervical cancer for women aged 30–59 in 1978–1982 (Fig. 2, Lynge 1983, 1984). During the mid-1970s both Fyn and Århus belonged to the regions in which the smear-taking activity was low. The lowest incidence of cervical cancer in 1978–1982 was observed in Frederiksborg, Storstrøm and Copenhagen counties (Figs. 3 and 4). Organized screening programs existed at that time in all three regions. In general the regional trends indicate that a considerable decline in the incidence of cervical cancer has taken place in the regions with organized screening programs. A decline in the incidence has also been observed in the remaining parts of Denmark, but it has been less obvious and started later. It should, however, be noted that the decline in incidence of cervical cancer commenced before the organized screening programs.

Data from the Copenhagen municipality can illustrate an analysis based on cohort trend comparison. An organized screening program was started here in 1967. Figure 5 shows a greatly declining incidence of cervical cancer for women born between 1918 and 1932; these birth cohorts participated in the first screening program in

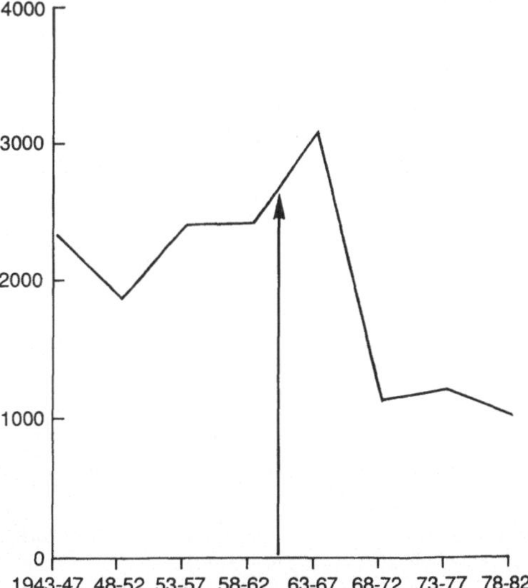

Fig. 1. Cumulative incidence of cervical cancer for women aged 30–59 in Frederiksberg municipality (*arrow* indicates start of screening program)

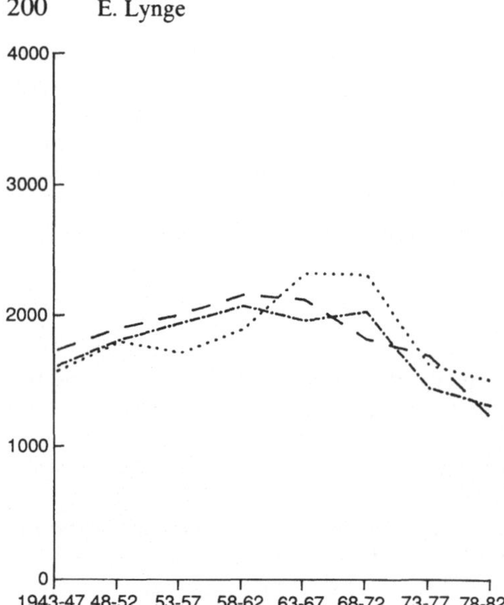

Fig. 2. Cumulative incidence of cervical cancer for women aged 30–59 in Fyn (· · ·), Nordjylland (– · – ·), and Arhus (– – –) counties

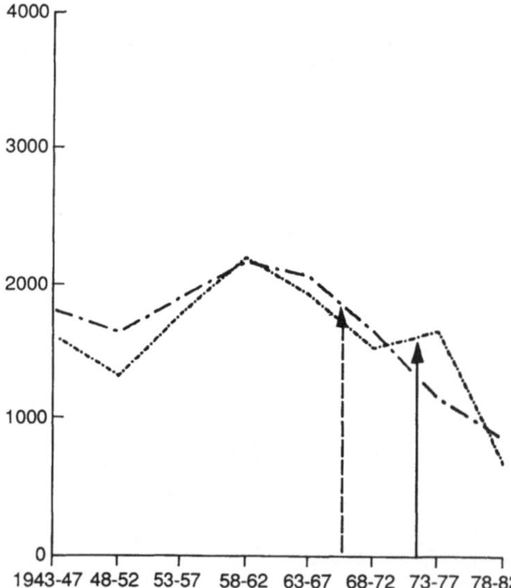

Fig. 3. Cumulative incidence of cervical cancer for women aged 30–59 in Frederiksborg (– · – ·) and Copenhagen (— · — ·) counties (*arrows* indicate start of screening programs)

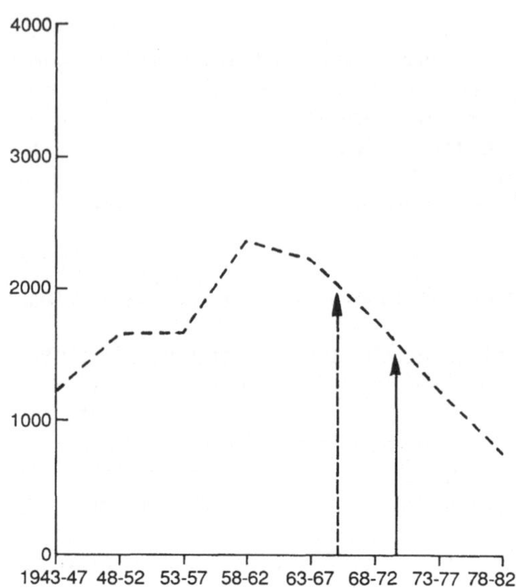

Fig. 4. Cumulative incidence of cervical cancer for women aged 30–59 in Storstrøm county (*arrows* indicate start of screening programs, old Maribo [– – →] and Præstø [→] counties)

1967–1972 aged 45–49, 40–44, and 35–39, respectively. However, the diagram also shows an extant decline in the incidence of cervical cancer in the two birth cohorts born 1908–1917 and 1913–1922 and not covered by the organized screening program. It is in this connection interesting that during the years preceding the organized program in the Copenhagen municipality, considerable smear-taking activity occurred within the hospitals. From 1964 all women aged 25–55 and admitted to hospitals were screened. Women born 1908–1917 and 1913–1922 were exactly 45–55 years old during the first years of the hospital screening. Regional trends and cohort trends in mortality of cervical cancer in Denmark are currently being analysed and will provide a valuable supplement to the incidence data.

A comparison of incidence among screened and nonscreened women can be made based on data we have collected in the former Maribo county for a multicenter IARC/WHO study. The purpose of this study was to estimate the risk of cervical cancer among women with previous, negative smears. As personal identification

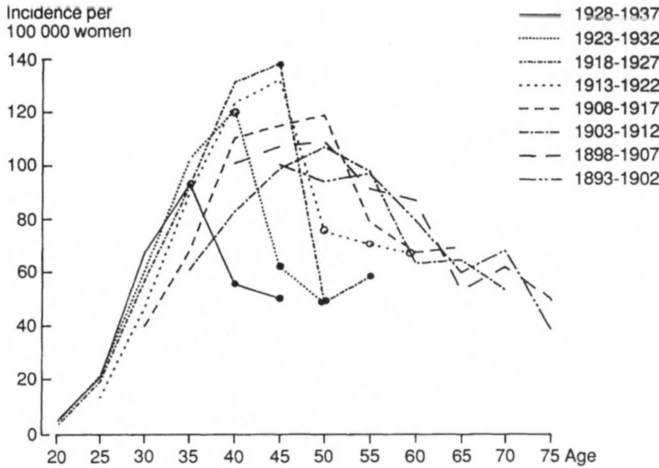

Fig. 5. Cohort trends in incidence of cervical cancer in Copenhagen municipality

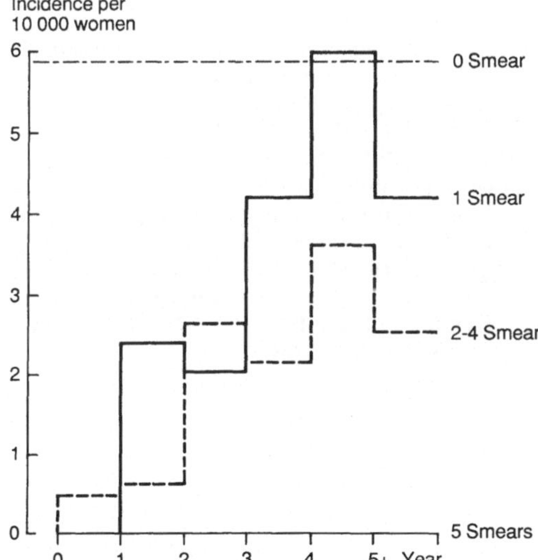

Fig. 6. Incidence of cervical cancer for women aged 30–64 in the old Maribo county by previous number of negative smears and time since last negative smear (data from the period 1966–82)

numbers are available in Denmark, it was possible to link data on smears, operations, cancer diagnoses, internal migrations and death for a given person. The data were analysed according to number of previous, negative smears and time elapsed since the last negative smear. The background risk for unscreened women was estimated based on Danish cancer incidene data from 1948–1962. Figure 6 includes data for women aged 30–64 in whom the incidence of cervical cancer was relatively constant prior to the introduction of the screening program. Women with one negative smear had a zero risk for development of cervical cancer during the 1st year following the negative smear. The incidence among these women increases with length of time after the negative smear and reaches the level of unscreened women during the 5th year of follow-up. Women with two to four negative smears also have a negligible risk of developing cervical cancer during the first 2 years following the last negative smear. The incidence among these women increases less with time than the incidence for women with one negative smear. No cases of cervical cancer were observed among women with five or more negative smears. The study indicates that the 5-year risk for development of cervical cancer is 48% lower in women with one previous, negative smear than in an unselected population of unscreened women. The 5-year risk for women with two previous, negative smears is 62% lower than that of unscreened women (Lynge and Poll 1986).

Conclusion

Evaluation of the impact of the screening activity on the incidence of cervical cancer cannot be entirely conclusive as the procedure has never been evaluated in a clinical trial. There is a correlation in time between the decrease in the incidence of cervical cancer in Denmark and the use of Pap smears. This decline is most evident in regions with considerable screening activity, and the decrease has particularly affected the screened generation of women. As a consequence of the screening activity, a minimum of 1500 women were treated annually for precancerous lesions in the late 1960s in Denmark, and a minimum of 2500 women were treated annually in the beginning of the 1980s. The main problem for this evaluation is the extent to which other risk factors may have influenced the decline in incidence. I think that the high incidence of cervical cancer during the period 1958–1963 was in part an effect of the epidemic in Denmark of sexually transmitted diseases towards the end of World War II (Lynge and Jensen 1985). Improved hygienic conditions may also have had an influence; in 1960 45% of Danish dwellings had separate bathrooms, whereas this was the case for 73% in 1970. It is my hypothesis that the decline in the incidence of cervical cancer cannot entirely be attributed to other factors, and thus that the screening acitivity has been of decisive importance.

References

Lynge E (1982) The smear taking activity in Denmark (in Danish). Ugeskr Læg 144:124–129

Lynge E (1983) Regional trends in incidence of cervical cancer in Denmark in relation to local smear taking activity. Int J Epidemiol 12:405–413

Lynge E (1984) Geographical differences in smear taking activity and incidence of cervical cancer 1942–1982 (in Danish). Ugeskr Læg 146:3477–3482

Lynge E, Berget A (1984) Cervical cancer and screening in Denmark. Huisarts en Wetenschap 27:412–414

Lynge E, Jensen OM (1985) Cohort trends in incidence of cervical cancer in Denmark in relation to gonorrheal infection. Acta obstet Gynecol Scand 64:291–296

Lynge E, Poll P (1986) Incidence of cervical cancer following negative smear. A cohort study from Maribo county, Denmark. Am J Epidemiol 124:345–352

Lynge E, Storm HH (1984) Cervical cancer and precancerous lesions of the cervix uteri in Denmark 1943–1982 (in Danish). Ugeskr Læg 1461:3483–3487

Krebsfrüherkennungsprogramme: Voraussetzungen und Möglichkeiten der Evaluation durch internationale Zusammenarbeit

B.-P. Robra

Einführung

Die Bundesrepublik Deutschland hat das größte Screeningprogramm innerhalb der Länder der Europäischen Gemeinschaft. Details des Programms sind bundeseinheitlich festgelegt worden (Schwartz 1983). Uns fehlen im eigenen Land wichtige Freiheitsgrade für die Evaluation, z. B. die Möglichkeit, das (gesetzlich vorgesehene) jährliche Intervall zu ändern oder regional begrenzt Modifikationen des Programms auszuprobieren. Wo man letzteres versucht hat, nämlich beim Einsatz der Kolposkopie im Raum Westfalen-Lippe (Beller et al. 1982), war man so gründlich, daß praktisch alle Untersuchungen *mit* Kolposkopie durchgeführt werden. Dies macht Vergleiche innerhalb der Region sehr schwierig. Wir haben also Grund, die Erfahrungen der europäischen Nachbarn aufmerksam zu beobachten und werden sehen, daß ein Blick über die Grenzen insbesondere auch Fragen aufwirft, die wir im eigenen Land vielleicht für hinreichend geklärt halten.

Nach welchen Dimensionen fragen wir, wenn wir uns um die Evaluation eines laufenden Krebsfrüherkennungsprogramms kümmern? Wir können u. a. fragen:

- Welche Zielkrankheiten wurden ausgewählt?

- Welche Früherkennungstests stehen zur Verfügung?
- Wie ist die systematische oder programmierte Testanwendung im Rahmen des Gesundheitssystems organisiert und was wissen wir über die Durchführung und die Resultate dieses Programms (Struktur, Prozeß, Resultat)?
- Welche Kosten werden für dieses Programm eingesetzt und in welchem Verhältnis stehen sie zu den erreichten Resultaten? Zu welchen Resultaten würde mehr/weniger Ressourceneinsatz führen?

Diese Fragen sollen mit Blick auf das gestellte Thema vertieft werden, auch wenn Vollständigkeit nicht erreicht werden kann. Verarbeitet werden dabei Erfahrungen und Eindrücke, die im Rahmen eines von der EG geförderten Projektes „Evaluation of Programs for Cancer Screening" gemacht worden sind (Robra u. Schwartz 1984). Es soll jedoch hier – der konkreteren Umsetzung wegen – aus der Perspektive unseres deutschen Krebsfrüherkennungsprogramms argumentiert werden, so daß der gestellte Titel auch formuliert werden könnte: „Wie kann internationale Zusammenarbeit zur Evaluation des deutschen Krebsfrüherkennungsprogramms beitragen?"

Zielkrankheiten

Zur deskriptiven Epidemiologie der Krebse sind wesentliche Vorarbeiten hinsichtlich der vergleichbaren Erfassung und Bewertung der Krebsinzidenz- und Mortalitäts-trends geleistet worden, auch wenn die Zahl der Register noch gesteigert werden könnte. Wir können davon ausgehen, daß die Verbreitung von Krebs in Europa je-

204   B.-P. Robra

Tabelle 1. Organisationsebenen von Screeningprogrammen (*I* Institutionen (z.B. Krankenkasse, Krebsgesellschaft, Kliniken); *R* regional organisiert; *RF* regional vollständig flächendeckend, d.h. nationales Programm mit regionalen Variationen) *N* national organisiert

Lokalisation \ Land	B	D	DK	F	GB	GR	I	IRL	NL
Zervix	I, R, (N)	N	RF	I	RF	I	I, R	I, R	I, R
Brust	I	N		I	I, R	I	I, R		I, R
Kolon/Rektum	I	N	I	I	I		I, R	I	I
Lunge									
Schilddrüse	I			I					
Ösophagus				I					
Haut	I	N							
Prostata	I	N		I					
Blase					I				
Sonstige		I							

denfalls keine Größenordnungsunterschiede aufweist, die die Situation in den einzelnen Ländern *gänzlich* unvergleichbar machen würde.

Es besteht im internationalen Rahmen auch eine weitgehende Bereitschaft, die Literatur zur *analytischen Epidemiologie* der Krebse für die eigene nationale Situation zu übernehmen (z. B. hinsichtlich der als gesichert geltenden Risikofaktoren).

In der BRD haben wir unserem Krebsfrüherkennungsprogramm 1971 eine feste Form auf gesetzlicher Grundlage gegeben und es im Laufe der Zeit weiterentwickelt. Zielkrankheiten sind bösartige Neubildungen der Zervix, der weiblichen Brust, des Dickdarms, der Prostata und der Haut; bei letzterer soll im wesentlichen die Selbstbeobachtung der Teilnehmer angeregt werden.

Wie sieht der Vergleich im Rahmen der EG aus? Tabelle 1 gibt eine Übersicht über die Screeningprogramme, die wir aus der Literatur sowie durch eine Umfrage bei Experten und Behörden 1983/84 identifizieren konnten. Hinsichtlich der Auswahl der für ein Screening grundsätzlich geeigneten Zielkrebse besteht innerhalb der Länder der EG Einigkeit über das Zervixkarzinom, nicht ganz über die weibliche Brust und den kolorektalen Krebs. Es besteht weitgehende Einigkeit darüber, daß andere Krebslokalisationen nicht oder noch nicht für systematische Früherkennungsprogramme in Frage kommen. Die bestehende Heterogenität wird deutlicher, wenn man auch die zeitliche Dimension sieht. Griechenland fängt zum Beispiel erst jetzt an, eine nationale Strategie für das Zervixscreening aufzubauen. Die nationale Arbeitnehmerkrankenkasse in Frankreich (CNAMTS) bietet zwar seit 1945 Gesundenuntersuchungen an, aber erst ab 01. 01. 1982 ist die Zervixzytologie für alle Untersuchungszentren verbindlich gemacht worden (die Mehrheit hatte sie schon vorher eingesetzt) und ab 01. 01. 1983 der Okkultbluttest im Stuhl (Marty et al. 1984), den wir 1977 eingeführt haben (Brecht et al. 1984).

Früherkennungstests

Die Heterogenität der eingesetzten Tests ist größer als die der Zielkrankheiten. Tabelle 2 stellt Informationen darüber zusammen, wo mit welchen Methoden Screeningerfahrungen bei den 3 wichtigsten Lokalisationen gesammelt werden. Sie bedeutet nicht, daß die Methoden innerhalb der jeweiligen Länder überall gleichermaßen verbreitet sind. Machbarkeitsstudien in kleinem Maßstab sind nicht berücksichtigt.

Der cytologische Abstrich ist die einzige Methode, die in allen Ländern eingesetzt wird. Offensichtlich

Tabelle 2. Methoden (*PAP* Abstrich, *F* Anamnese-Fragen, *Kolp* Kolposkopie, *D* digitale Austastung, *FOBT* Okkultbluttest, *KU* körperliche Untersuchung, *BSU* Brust-Selbstuntersuchung, *MM* Mammographie, (*e*) Evaluationsstudie, (*r*) nur für Risikogruppen)

Lokalisation \ Land	B	D	DK	F	GB	GR	I	IRL	NL
Zervix	PAP	PAP F Kolp(r)	PAP Zyto- pipette	PAP F Kolp	PAP	PAP	PAP(e) Kolp(r)	PAP	PAP(e)
Brust	KU BSU MM(r)	KU BSU MM(r)		KU F MM	KU(e) BSU(e) MM(e)	BSU KU MM	MM(e) KU(e)		MM(e) F(e) KU BSU
Kolon/ Rektum	D FOBT	D F FOBT	FOBT	F D FOBT Sigmoido- skopie	FOBT(e)		FOBT(e) F(e)	FOBT	FOBT

– ist die Rolle der Kolposkopie im Screening nicht eindeutig geklärt,

– sind weder Mammographie noch Selbstuntersuchung der Brust überall akzeptiert,

– werden – wenn überhaupt – Okkultbluttest und rektale digitale Austastung für das Darmkrebsscreening nicht notwendig gemeinsam eingesetzt.

Eine Analyse mit einem testtheoretischen Standpunkt würde wahrscheinlich die Stärke der Evidenz für diese Tests durchaus vergleichbar einordnen. In einigen Fällen erfolgt der Einsatz der Tests ausdrücklich zu Evaluationszwecken. Dies ist in der Tabelle durch (e) gekennzeichnet.

Man darf aus der unterschiedlichen Breite des Test*einsatzes* nicht schließen, daß

sich auch die *Bewertung* der Evidenz für jeden Test von Land zu Land unterscheidet. Screeningprogramme sind ganz wesentlich *politische Schöpfungen*. Die Randbedingungen, unter denen die Gesundheitssysteme arbeiten, unterscheiden sich hinsichtlich der Verfügbarkeit von Versorgungsstrukturen und Spezialisten, der finanziellen Manövriermasse, dem Druck der öffentlichen Meinung und der Neigung, staatliche Daseinsvorsorge zu betreiben. Dies muß sich in der Bereitschaft niederschlagen, Screeningprogramme zu organisieren. Darüber hinaus kann auch ein testtheoretisch gut bewerteter Test hinsichtlich seiner Eignung als Screeningtest erst abschließend bewertet werden, wenn er in ein *Routine*programm im Dienstleistungsmaßstab integriert ist.

Programmierung des Testeinsatzes

Von einem Screening*programm* sprechen wir, wenn der Einsatz eines Screeningtests eine organisierte Aktivität darstellt, für die standardisierte Methoden eingesetzt werden, die sich an definierte Bevölkerungsgruppen richtet und für die Ziele definiert worden sind. Ein Screeningprogramm umfaßt gewöhnlich wenigstens 3 Schritte: die Administration eines einfachen (schnellen,

preiswerten) Screeningtests, gefolgt von einer diagnostischen Abklärung und einer Interventionsmaßnahme. Ein Programm kann also nicht ohne Integration in die übliche kurative Versorgung entwickelt werden.

Der 1. Schritt der Integration oder Nichtintegration eines Screeningprogramms in das Gesundheitssystem eines Landes nach der Institutionalisierung (vgl. Tabelle 1) ist die Art der Einladung zum Programm.

Potentielle Screeningteilnehmer können über die Medien auf das Programm hingewiesen werden, sie können individuell schriftlich eingeladen werden, ihr Arzt kann sie ansprechen oder sie werden aktiv aufgesucht, z. B. am Arbeitsplatz. Die häufigste Einladungsform ist die *individuelle Einladung per Post,* bei der aber die einladende Stelle nicht notwendig auch eine Rückmeldung über die erfolgte Teilnahme oder gar über den (Verdachts-)Befund bekommt, also die Voraussetzung für eine Erinnerung oder sogar für einen befundabhängigen Einladungsmodus geschaffen wird. Eine schriftliche Erinnerung erhöht nach holländischen Erfragungen die Beteiligungsraten, 2 oder mehr wahrscheinlich nicht mehr in wesentlichem Ausmaß.

Eine fortlaufende Programmevaluation soll nicht nur den bei Einführung des Programms notwendigerweise (!) noch nicht endgültig überzeugenden Effektivitätsnachweis erbringen, sondern auch dauerhaft die Qualität der Programmdurchführung sichern helfen und die Daten bereitstellen, die nötig sind, um das Programm an neue Morbiditätslagen anzupassen. Die Morbiditätssituation ändert sich z. B. durch „Herausfischen" der Vor- und Frühstadien gerade bei wirksamen Programmen, so daß es nach einiger Zeit nötig erscheinen mag, auf ein längeres Screeningintervall überzugehen, wenn man vergleichbare Kosten pro entdecktem Fall aufrechterhalten will.

Eine naheliegende Prozeßanalyse ist bisher an der Datenlage gescheitert: Man könnte durch internationale Vergleiche feststellen, in welchem Verhältnis die Intensität der Einladungsbemühungen zur Intensität der Programmteilnahme steht, und zwar in Routineprogrammen, die über den Reiz der besonderen Forschungspro-

gramme hinausgelangt sind. Für eine solche *„ökologische" Korrelation* ist es aber bisher nicht gelungen, die Einladungsintensität befriedigend zu quantifizieren (eine Ordinalskalierung wäre ausreichend). Es gibt bisher auch keine ausreichende Möglichkeit, die allgemeine „Screeningwilligkeit" einer Population als weitere Einflußgröße quantifizierend zu berücksichtigen. Darüber hinaus ist die Schätzung der Beteiligungsraten für einige Programme keineswegs einfach, z. B. für die Institutionen, die ihre Tür für jeden offen halten, der kommt, ohne die Teilnehmer auf eine definierte *Nennerbevölkerung* beziehen zu können. Die Nennerbevölkerung könnte regional oder durch die Mitgliederlisten einer Krankenkasse oder eines Betriebes definiert sein. Immerhin ist die Teilnahme in vielen Programmen ein zentrales, wenn auch hinsichtlich der Effektivität keineswegs ein endgültig schlüssiges Kriterium der Programmevaluation.

Innerhalb verschiedener Länder ist es gelungen, die Intensität der Screeningaktivität mit der Höhe oder der Entwicklung der Sterblichkeit in Beziehung zu setzen, z. B. in den USA, in Kanada, Schottland und in Dänemark (Cramer 1974; Miller et al. 1981; McGregor u. Teper 1978, Lynge 1983). *Grenzüberschreitend* ist ein ähnlicher Vergleich aber bisher nur einmal zustandegekommen. Er betrifft den Trendvergleich beim Zervixkarzinom innerhalb der skandinavischen Länder (Hakama 1982), wo man auf den – jedenfalls für Evaluationszwecke – glücklichen Umstand trifft, daß das Zervixscreening in Norwegen, anders als in übrigen skandinavischen Ländern, nicht sehr intensiv betrieben wird und sich die Sterblichkeit an bösartigen Neubildungen der Zervix in Norwegen ungünstig von der in anderen skandinavischen Ländern unterscheidet.

Kosten

Auch internationale Kostenvergleiche für ein Krebsscreening, die über wenig aussagekräftige Gebührenordnungsvergleiche hinausgehen, liegen bisher nicht vor. Interessant wären zum Beispiel

– die Kosten pro positivem Testfall, die auch die induzierten Abklärungsuntersuchungen einschließen;
– die Kosten pro entdecktem Fall einer Zielkrankheit, möglichst in Abhängigkeit

von der Screeninganamnese (im 1. Screeningdurchgang, im 2. Screeningdurchgang usw.);
- die Kosten, die auf den Teilnehmer entfallen, der einen Arzt oder ein Zentrum aufsuchen muß;
- die abgewendeten Kosten in Form von gewonnen (produktiven) Lebensjahren und/oder gewonnener Lebensqualität, natürlich mit entsprechender Diskontierung.

Hier haben die jeweiligen nationalen Gesundheitswesen *selbst* noch viele Aufgaben zu lösen, die ihnen von außen allenfalls gebahnt, nicht abgenommen werden können.

Minimaler Basisdatensatz

Zur *langfristigen* Verbesserung der Datenlage haben wir einen minimalen Basisdatensatz vorgeschlagen, der in jedem Gesundheitsversorgungssystem wenigstens für eine nicht zu untypische Region von etwa 3 Mio. Einwohnern vorliegen sollte. In einer solchen Region sollte auch ein Krebsregister etabliert sein. Der minimale Basisdatensatz besteht aus:

- Zensusdaten,
- Beteiligungsdaten/Informationen zur Screeningaktivität,
- Entdeckungsdaten,
- Inzidenzdaten,
- Mortalitätsdaten.

Für Screeningprogramme mit belegter Effektivität und akzeptierter Effizienz mögen die Beteiligungsraten (berechnet aus Zensusdaten und Beteiligungsdaten) ausreichen, um das Programm zu überwachen. Wenn man Beteiligungsraten nach Alter, Geschlecht, Geburtsjahrgang, Regionen, Anbietern, sozialen Gruppen, Risikogruppen oder nach der Screeninganamnese analysiert, wird man viel über das Funktionieren des Programms lernen und Anregungen geben, wie die Zielpopulation besser erreicht werden kann.

Ein Datensatz, der aus Zensusdaten, Beteiligungsdaten und Mortalitätsdaten (nach Alter, Geschlecht, Geburtsjahren und anderen Variablen) besteht, ermöglicht es, eine Beziehung zwischen den Beteiligungsraten und der Mortalität nach einer plausiblen Wirkungszeit herzustellen. Dies kann durchaus überzeugende Evidenz geben, wenn eine Kohortenanalyse durchgeführt wird oder die Daten nach Regionen analysiert werden können, wie in Kanada, Schottland und Dänemark (Miller et al. 1981; McGregor u. Teper 1978; Lynge 1983).

Die Evidenz kann gestärkt werden durch einen Datensatz aus Zensusdaten, Beteiligungsdaten, Entdeckungsdaten und Mortalitätsdaten (aufgeschlüsselt nach Alter, Geschlecht, Geburtsjahrgang und anderen Variablen) und noch darüber hinaus, wenn ein Krebsregister auch Inzidenz- und Mortalitätsdaten getrennt für gescreente und für ungescreente Bevölkerungsgruppen aufweist (wie z. B. in Island, Johannesson et al. 1978).

Es ist eine offensichtliche Forderung auch an unsere Krebsregister, sich wenigstens stichprobenartig oder auf andere Weise einen quantifizierten Eindruck vom Umfang der Screeningaktivität in ihrer Region zu machen, und zwar nach Geschlecht, Alter und Geburtsjahrgang.

Fallkontrollstudien

Wenn wir in *kürzerer Frist* zu einer Evaluation laufender Programme beitragen wollen, sollten wir uns der Methode der Fallkontrollstudien zuwenden. In diesen Studien werden Fälle mit der zu verhütenden Zielkrankheit (fortgeschrittene Stadien oder Todesfälle) hinsichtlich ihrer Screeninganamnese mit vergleichbaren Kontrollpopulationen verglichen. Man kann erwarten, daß sich die Screeninganamnese als „protektiver" Faktor erweist. Dieses Design ist bereits erfolgreich für das Zervixkarzinom und für das mammographische Screening beim Brustkrebs angewandt worden (Clarke u. Anderson 1979; Vecchia et al. 1984; Raymond et al. 1984; Verbeek et al. 1984; Collette et al. 1984). In der BRD wären wir in der einmaligen Situation, diese Methode auch für das kolorektale Screening einsetzen zu können. Zur Definition eines Falls, zur Auswahl von Kontrollen, zu möglichen Störeinflüssen und zu geeigneten Analyseverfahren kann ein internationaler Erfahrungsaustausch beitragen.

Ausblick

Eine internationale Zusammenschau der Gesundheitssysteme in dem relativ kleinen und gut definierten Bereich der Screeningprogramme steht erst am Anfang. Eine vergleichende Gesundheitssystemforschung hat noch erhebliche Datenlücken zu überwinden. Es erscheint deshalb am besten, eine internationale Kooperation auf Bereiche zu lenken, in denen sie relativ schnell zu national verwertbaren Ergebnissen führen kann. Dies ist z. B. bei der *Test*evaluation der Fall, während die darüber hinaus gehende *Programm*evaluation derzeit wohl am besten durch Anregungen für vergleichbare Datenerhebungen, durch intensive Berücksichtigung der Screeninganamnese in Krebsregistern und durch Fallkontrollstudien gefördert wird.

Literatur

Beller FK, Brecht JG, Schmidt EH, Schwartz FW (1982) Nutzen der Kolposkopie bei Krebsfrüherkennungsuntersuchungen. Dtsch Ärztebl 79:33–38

Brecht JG, Robra B-P, Schwartz FW (1984) Ergebnisse des kolorektalen Screenings im Rahmen des gesetzlichen Krebsfrüherkennungsprogramms 1981. In: Frühmorgen P (Hrsg) Prävention und Früherkennung des kolorektalen Karzinoms. Springer, Berlin Heidelberg New York, S 229–235

Clarke EA, Anderson TW (1979) Does screening by "pap" smears help prevent cervical cancer. Lancet II:1–4

Collette HJ, Day NE, Rombach JJ, de Waard F (1984) Evaluation of screening for breast cancer in a non-randomised study (The DOM-project) by means of a case-control-study. Lancet I:1224–1226

Cramer DW (1974) The role of cervical cytology in the declining morbidity and mortality of cervical cancer. Cancer 34:2018–2027

Hakama M (1982) Trends in the incidence of cervical cancer in the nordic countries. In: Magnus K (ed) Trends in cancer incidence, causes and practical implications. Hemisphere, New York, pp 179–292

Johannesson G, Geirsson G, Day NE (1978) The effect of mass screening in Iceland, 1965–1974, on the incidence and mortality of cervical carcinoma. Int J Cancer 21:418–425

Lynge E (1983) Regional trends in incidence of cervical cancer in Denmark in relation to local smear taking activity. Int J Epidemiol 12:405–413

Marty J, Dubois G, Blin G (1984) L'examen de santé et les centres d'examens de santé en France. J Econ Med 2:173–187

McGregor JE, Teper S (1978) Mortality from carcinoma of cervix uteri in Britain. Lancet II:774–776

Miller AB, Visentin T, Howe GR (1981) The effect of hysterectomies and screening on mortality from cancer of the uterus in Canada. Int J Cancer 27:651–657

Raymond L, Obradonic M, Riotton G (1984) Une étude cas-témoins pour l'évaluation du dépistage cytologique du cancer du col utérin. Rev Epidemiol Sante Publique 32:10–15

Robra B-P, Schwartz FW (1984) An inventory of programs for cancer screening. Report to the Commission of the European Community, DGXII, Contract MR-021-D(N), Köln

Schwartz FW (1983) Das gesetzliche Früherkennungsprogramm in der Bundesrepublik Deutschland. In: Fischer J (Hrsg) Taschenbuch der Onkologie. Urban & Schwarzenberg, München Wien Baltimore, S 143–1346

Vecchia C la, Franceschi S, Decarli A, Fasoli M, Gentile A, Tognoni G (1984) "Pap" smear and the risk of cervical neoplasia: Quantitative estimates from a case-control-study. Lancet II:779–782

Verbeek ALM, Hendricks JHCL, Holland R, Mravunac M, Sturmans F, Day NE (1984) Reduction of breast cancer mortality through mass screening with modern mammography – First results of the Nijmegen Project, 1975–1981. Lancet I:1222–1224

APC-Analyse der Mortalität am Beispiel Herz- und Kreislauferkrankungen in der Bundesrepublik Deutschland

J. G. Brecht

Die Anwendung von APC-Analysen in der Beschreibung von Inzidenz und Mortalität

In den letzten Jahren ist auch in Deutschland der Versuch gemacht worden, den traditionell eher summarischen Charakter von Mortalitätsstatistiken durch zunehmende Differenzierung zu überwinden. Hier sind zunächst Ansätze zu nennen, die sich auf die räumliche Disaggregierung richten. Hierzu zählen Mortalitätsanalysen des DKFZ (Frentzel-Beyme et al. 1979) und des TÜV Rheinland (BMI 1983) sowie eine kartographische und statistische Darstellung des Saarlandes, die neben der Mortalität für Deutschland auch erstmalig die Krebsinzidenz zum Gegenstand hat (Schäfer et al. 1985). In jüngster Zeit ist der Krebsatlas Niedersachsen erschienen (Buser et al. 1986), der ähnlich strukturiert ist. Daneben konnten zusätzliche Erkenntnisse durch eine altersspezifische Interpretation der Sterblichkeitsentwicklung gewonnen werden (Robra et al. 1983; Schwartz et al. 1983).

In einer Weiterführung des letzten Ansatzes wurden aus den alters- und geburtsjahrgangsspezifischen Mortalitätsraten der Jahre 1955 – 1979 Alters- und Kohortenkomponenten der Sterblichkeit ermittelt, die die Krebsmortalität dieses Zeitraums zufriedenstellend beschreiben konnten (Robra u. Brecht 1984). Dieses AC-Modell („age", „cohort") erlaubt einerseits eine Separierung des Alterseffekts, so daß die Altersabhängigkeit des Krebsgeschehens dargestellt werden kann, ohne Verzerrungen durch unterschiedliche Risiken von i. allg. vermischt vorliegenden Geburtsjahrgängen in Kauf zu nehmen. Andererseits konnte der Kohorteneffekt unabhängig von Alterseinflüssen beschrieben werden, so daß eine vorsichtige Prognose der zukünftigen Krebssterblichkeit möglich ist.

Bei der Verwendung dieses multiplikativen Modells wird allerdings der Einfluß der (chronologischen) Zeit gänzlich den Faktoren Alter und Kohorte zugerechnet. Attribute, die dem Zeitabschnitt zugerechnet werden können, in dem die Sterbevorgänge tatsächlich stattgefunden haben, können in diesem Modell also nicht gesondert interpretiert werden. Als Attribute dieser Art sind alle Bedingungen anzusehen, die – anstatt über eine lange Latenzzeit zu wirken – die Mortalität kurzfristig beeinflussen. Zu denken ist hier beispielsweise an den „medizinischen Fortschritt" oder sonstige unmittelbar mortalitätswirksame Änderungen der Umweltbedingungen.

Um diesen Effekt beschreiben zu können, ist ein Modell der Mortalitätsanalyse einzusetzen, das neben Alters- und Kohorteneffekten auch Zeiteffekte darzustellen vermag, ein sog. APC-Modell („age", „period", „cohort").

In der einschlägigen Literatur werden verschiedene APC-Modelle angeboten und geprüft. Allen diesen Modellen ist gemeinsam, daß – statistisch gesehen – der Kohorteneffekt nach Art eines Wechselwirkungsterms zusätzlich zu den Haupteffekten Alter und Sterbeperiode berücksichtigt wird.

Dies kann in mathematisch unterschiedlicher Form geschehen. So verwenden Stevens et al. (1982) eine einfache multiplikative Erweiterung des AC-Modells, die sich durch Hinzunahme eines weiteren Haupteffekts „Region" auf ein Modell zum interregionalen Vergleich ausdehnen läßt. Einen ähnlichen Ansatz verwenden Osmond u. Gardner (1982), die jedoch rechnerisch das Dreifaktorenmodell mittels eines Gewichtungsverfahrens aus verschiedenen Zweifaktorenmodellen entwickeln. Der grundsätzlich gleiche Ansatz wird von Barrett (1973) bei der Analyse der Sterblichkeit an Gebärmutterhalskrebs verwendet, jedoch durch eine Kleinstquadratschätzung der logarithmischen Mortalitätsraten gelöst. Das gleiche Verfahren verwenden Holman et al. (1980) zur Schätzung des Trends der Sterblichkeit am malignen Melanom in Australien. Ebenfalls das maligne Melanom zum Gegenstand hat eine Studie mit Inzidenzdaten aus dem norwegischen Krebsregister, die darüber hinaus Einflußfaktoren des Geschlechts und der Lokalisation einbezieht (Boyle et al. 1983).

Eine systematische Übersicht über verschiedene Formulierungen der APC-Modelle geben Moolgavkar et al. (1979), die den Altersgang der Brustkrebsinzidenz in verschiedenen Populationen beschrieben haben.

Die oben beschriebenen Arbeiten sind jeweils einzelnen Krankheiten gewidmet. Im Vordergrund des Interesses stand wegen ihrer Neuheit die Methodik selbst und die Frage ihrer Anwendbarkeit. Im Forschungsvorhaben, aus dem dieser Bericht stammt, sind APC-Analysen systematisch zur Beschreibung eines ganzen Spektrums von Todesursachen eingesetzt worden. Wegen der Differenzierung von kohorten-, alters- und sterbezeitraumspezifischen Einflüssen auf die Mortalität schien der Ansatz besonders gut geeignet, einen Beitrag zur Untersuchung der Wirksamkeit von primär- oder sekundärpräventiven Maßnahmen zu leisten.

Für die hier beschriebenen Herz- und Kreislauferkrankungen gilt dies insofern, als mit dieser Methode die bereits jetzt vorliegende Dynamik der Mortalität beschrieben und für eine spätere eingehende Analyse der Auswirkungen z. B. der DHP-Studie als „Nullinie" verwendet werden kann.

Methodik und Material

Methodik

Nomenklatur

Im folgenden wird von der Grundannahme ausgegangen, daß die Anzahl der Sterbefälle N_D an einer bestimmten Todesursache, die während einer bestimmten Anzahl von Personenjahren N_P beobachtet werden, einer Poisson-Verteilung folgt.

Des weiteren wird vorausgesetzt, daß sowohl die Anzahl der Sterbefälle als auch die Anzahl der Personenjahre differenziert nach I Altersklassen und J Beobachtungszeiträumen („Perioden") vorliegen.

Im Vorgriff auf die Beschreibung der verfügbaren Daten soll bereits jetzt darauf hingewiesen werden, daß als Altersklassen die üblichen Fünfjahresgruppen verwendet werden, woraus sich bei der Gruppierung der Sterbezeiträume in Fünfjahresintervalle aus den zentralen Alters- bzw. Periodenangaben der zentrale Punkt für den Geburtszeitraum leicht durch Subtraktion errechnen läßt. Obwohl die so definierten Gruppen von Geburtszeiträumen sich in chronologischer Darstellung überlappen und einen Zeitraum von bis zu 10 Jahren umfassen, werden i. allg. (vgl. etwa James u. Segal 1982) diese Gruppen ebenfalls als Fünfjahresklassen um den zentralen Wert angesehen.

Es ergeben sich somit $K = I + J - 1$ Kohorten, die bei der Darstellung der Daten in einer $I \cdot J$-Matrix Diagonalen bilden (vgl. Abb. 1).

Da sowohl die Anzahl der Sterbefälle als auch die Anzahl der Personenjahre nach i bzw. j differenziert vorliegen, lassen sich entsprechend der Darstellung in Abb. 1 die $I \cdot J$-Matrizen

$$N_{D\,ij} \quad (i = 1, \ldots, I; \; j = 1, \ldots, J),$$

$$N_{P\,ij} \quad (i = 1, \ldots, I; \; j = 1, \ldots, J) \text{ und}$$

$$r_{ij} \quad (i = 1, \ldots, I; \; j = 1, \ldots, J)$$

bilden, wobei sich die Elemente r_{ij} von r_{ij} nach $r_{ij} = N_{D\,ij}/N_{P\,ij}$ berechnen lassen (al-

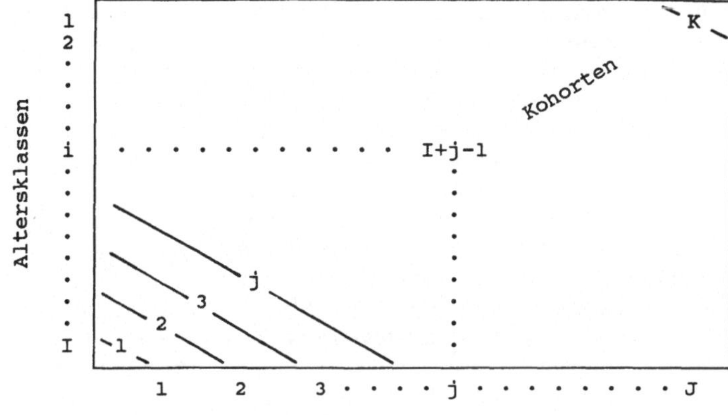

Abb. 1. Altersklassen, Perioden und Kohorten in den Datenmatrizen

ters- und periodenspezifische Mortalitäts-raten).

Modelle

Gewünscht wird eine Erklärung der r_{ij} durch Effekte, die dem Alter, der Periode bzw. der Kohorte zuzuschreiben sind. Dies wird auf der *1. Stufe* geleistet durch die Modelle

$$\hat{N}_{Dij} = N_{Pij} \cdot \alpha_i \quad \text{mit} \quad i = 1, \ldots, I,$$

$$\hat{N}_{Dij} = N_{Pij} \cdot \beta_j \quad\quad\quad j = 1, \ldots, J,$$

$$\hat{N}_{Dij} = N_{Pij} \cdot \gamma_k \quad \text{und} \quad k = 1, \ldots, K$$

$$\text{bzw.} \quad k = I + j - 1.$$

Hierbei bezeichnen $\hat{N}_{Dij}$ die Schätzwerte der N_{Dij}, die sich aufgrund der Modell-gleichungen ergeben, α_i die *I* Alterspara-meter, β_j die *J* Periodenparameter und γ_k die *K* Kohortenparameter.

Eine Verfeinerung dieser Modelle läßt sich auf einer *2. Stufe* durch die Kombina-tion von jeweils 2 Parametersätzen errei-chen. Es entstehen die Modelle

$$\hat{N}_{Dij} = N_{Pij} \cdot \alpha_i \cdot \beta_j$$

$$\hat{N}_{Dij} = N_{Pij} \cdot \alpha_i \cdot \gamma_k \quad \text{mit} \quad i, j, k \text{ wie oben.}$$

$$\hat{N}_{Dij} = N_{Pij} \cdot \beta_j \cdot \gamma_k$$

Auf der *3. Stufe* wird die Schätzung von N_{Dij} im sog. *vollen Modell*

$$\hat{N}_{Dij} = N_{Pij} \cdot \alpha_i \cdot \beta_j \cdot \gamma_k \quad \text{mit} \quad i, j, k \text{ wie oben}$$

vollzogen.

Der Vollständigkeit halber sei noch das sog. *Nullmodell* angeführt, in dem

$$\hat{N}_{Dij} = N_{Pij} \cdot \mu,$$

wobei μ als rohe Rate für die gesamte Ta-belle verstanden werden kann.

Die Schätzungen der Parameter (α_i), (β_j), (γ_k), (α_i, β_j), (α_i, γ_k), (β_j, γ_k), $(\alpha_i, \beta_j, \gamma_k)$ und (μ) wird dabei so vorgenommen, daß $\sum_{ij} (N_{Dij} \cdot \ln \hat{N}_{Dij} - N_{Dij})$, die sog. „log likelihood", maximal wird (Schätzung nach dem Maximum-likelihood-Verfah-ren).

Äquivalent hierzu ist die Forderung nach Minimierung der Devianz

$$2 \sum_{ij} [N_{Dij} \cdot \ln (N_{Dij}/\hat{N}_{Dij}) - (N_{Dij} - \hat{N}_{Dij})]$$

(vgl. McCullagh u. Nelder, 1983).

Ein Programmpaket, das u. a. dieses lei-stet, ist das System GLIM („generalized linear interactive modelling"), das in der Version GLIM 3 verwendet wurde. Eine Beschreibung des Pakets haben Baker u. Nelder (1978) gegeben.

Die beschriebenen Modelle sind in fol-gender Übersicht zusammengefaßt:

Modell	Modellgleichung	Bezeichnungen
Ø	$\hat{N}_{Dij} = N_{Pij} \cdot \mu$	Nullmodell
A	$\hat{N}_{Dij} = N_{Pij} \cdot \alpha_i$	Altersmodell
P	$\hat{N}_{Dij} = N_{Pij} \cdot \beta_j$	Periodenmodell
K	$\hat{N}_{Dij} = N_{Pij} \cdot \gamma_k$	Kohortenmodell
AP	$\hat{N}_{Dij} = N_{Pij} \cdot \alpha_i \cdot \beta_j$	Alters-Perioden-Modell
AK	$\hat{N}_{Dij} = N_{Pij} \cdot \alpha_i \cdot \gamma_k$	Alters-Kohor-ten-Modell
PK	$\hat{N}_{Dij} = N_{Pij} \cdot \beta_j \cdot \gamma_k$	Perioden-Ko-horten-Modell
APK	$\hat{N}_{Dij} = N_{Pij} \cdot \alpha_i \cdot \beta_j \cdot \gamma_k$	Volles Modell

Für die Beschreibung der hier interessierenden Zusammenhänge sind die Modelle A, AK und APK hervorzuheben. Das Modell A trägt im wesentlichen der ohnehin bekannten Tatsache Rechnung, daß bei praktisch allen Todesursachen ein mehr oder minder starker Alterseinfluß besteht. Das Modell AK liefert neben einer Berücksichtigung dieses Einflusses unter weiterer Verminderung der Devianz Schätzungen für die Kohortenparameter, das Modell APK darüber hinaus Schätzungen der Periodenparameter.

Osmond u. Gardner (1982) weisen auf Schwierigkeiten hin, die bei der Verwendung des Modells APK entstehen: Abhängigkeiten zwischen Alter, Kohortenzugehörigkeit und Sterbezeitraum führen dazu, daß das Gleichungssystem zur Schätzung der Parameter α_i, β_j, γ_k nicht den vollen Rang hat, sondern eine Lösungsmenge ergibt, die (bei Verwendung von logarithmierten Werten) einer Geraden im Euklidischen Raum R^{I+J+K} entspricht. Dies gilt bereits *nach* dem Einfügen von 2 normierenden Bedingungen (etwa für die Alters- und Kohortenparameter) in das obengenannte Gleichungssystem. Nach einer Übersicht über verschiedene Vorschläge aus der Literatur zur Behebung dieser Schwierigkeiten empfehlen die Autoren eine gleichmäßige Zurechnung des (für logarithmierte Werte) linearen Trends auf die Perioden- und Kohortenparameter. Die „fehlende" Gleichung wird aus der Forderung abgeleitet, daß eine geeignete parametrisierte Lösung des Modells APK den Parameterschätzungen der Modelle AP, AK, PK so nahe wie möglich kommen solle.

Fraglich bleibt, wieso diese Lösung vor allen anderen denkbaren den Vorzug verdienen soll. Wenn eine Beschreibung mit dem APK-Modell Rückschlüsse auf Bedingungen gestatten soll, die während der Sterbezeiträume wirken konnten (z. B. diagnostische, therapeutische oder organisatorische Maßnahmen der medizinischen Versorgung), scheint es angemessener, nach einem von Holman et al. (1980) vorgeschlagenen Verfahren den Trend aus den Periodenparametern zu eliminieren und diese somit in trendbereinigter Form wiederzugeben. Die Wirksamkeit von zeitlich iso-

lierten Maßnahmen im Gesundheitssystem müßte sich dann in Form von Einbrüchen der Periodenparameter zeigen. Die für eine eindeutige Lösung des Gleichungssystems notwendige Ergänzung ergibt sich dann aus der einfachen Restriktion

$$\beta_1 = \beta_J.$$

Material

Bedauerlicherweise bestehen die von Frentzel-Beyme u. Keil (1981) beschriebenen Probleme beim Zugang zu Mortalitätsdaten immer noch. Obwohl diese hauptsächlich beim Wunsch nach regional differenzierten Angaben auftraten, war auch bei dieser Untersuchung, die nur Gesamtzahlen für die Bundesrepublik Deutschland erforderte, der Bezug eines systematisch organisierten Datenträgers in Deutschland nicht ohne weiteres möglich. Verwendung fanden deshalb Daten der WHO in Genf (unit „Global Epidemiological Surveillance and Health Situation Assessment"), die diese für den Nachkriegszeitraum aus ihrer Datenbank zur Verfügung stellte.

Sowohl die Anzahl der Sterbefälle als auch der durchschnittlichen Bevölkerung liegt für alle Jahre von 1952 bis 1981 nach Alter und Geschlecht gegliedert vor. Die Altersgliederung dieser Daten folgt dem üblichen Muster der amtlichen Statistik (Altersgruppen: unter 1 Jahr, 1 bis unter 5 Jahre, 5 bis unter 10 Jahre usw. bis 85 Jahre und darüber). Die Anzahl der Sterbefälle ist weiter aufgegliedert nach der Liste A der ICD in den Revisionen 6 − 8 und nach der Liste B der ICD 9. Da die Untergliederungen der verschiedenen ICD-Revisionen im Untersuchungszeitraum mehrmals geändert worden sind, besteht bei Herstellung einer Zeitreihe immer die Notwendigkeit, die zu untersuchenden Todesursachen über die Klassifikationszeiträume hinweg kompatibel zu definieren. Da insbesondere die Liste A bereits relativ stark aggregierte Todesursachen enthält, ist dies nicht immer in der gewünschten Gliederungstiefe möglich. Die Tabelle 1 gibt Auskunft über die in die Analyse eingegangenen Diagnosen. Wegen der Strukturbrüche, die sich im Zeitablauf durch die Revisionen der ICD ergaben, ist eine konsi-

Tabelle 1. Definition der Todesursachen in den einzelnen Revisionen der International Classification of Diseases

Zeitraum	Revision	Position der ICD-Liste A bzw. B für Ischämische und sonstige Herzkrankheiten	für Zerebrovaskuläre Krankheiten
1952-1957	6	A81 bis A86	A70
1958-1967	7	A81 bis A86	A70
1968-1978	8	A82 bis A84, A86 bis A88	A85
1979-1981	9	B26 bis B28, B30	B29

stente Zeitreihe für die Gruppe der ischämischen Herzkrankheiten allein leider nicht zu erstellen. Als Ersatz wurde eine Sammelgruppe „Herz- und Kreislauferkrankungen unter Ausschluß von zerebrovaskulären und rheumatischen Erkrankungen" gebildet, die der Einfachheit halber im folgenden als „ischämische und sonstige Herzerkrankungen" bezeichnet wird.

Ergebnisse

Beschreibende Analyse

In einer 1. Analysestufe wurden für die oben ausgewiesenen Todesursachen die alters- und geschlechtsspezifischen Mortalitätsraten der Jahre 1952 — 1981 berechnet. Dies geschah einerseits aus rein deskriptiven Gründen, andererseits aber auch, um revisionsbedingte Strukturbrüche zu entdecken. Für den vorliegenden Beitrag wird aus Platzgründen auf die Wiedergabe der altersspezifischen Werte verzichtet, statt dessen werden in Tabelle 2 nur die rohen Raten und die altersstandardisierten Raten für Männer und Frauen aus den zugrunde liegenden Fünfjahreszeiträumen aufgeführt. Als Standardisierungsverfahren wurde die direkte Standardisierung nach

Tabelle 2. Rohe und altersstandardisierte Mortalitätsraten je 100 000 für ischämische und sonstige Herzkrankheiten sowie zerebrovaskuläre Krankheiten nach Geschlecht und Beobachtungszeitraum

Zeitraum	Ischämische und sonst. Herzkr.				Zerebrovaskuläre Krankheiten			
	Rohe Rate		Std. Rate		Rohe Rate		Std. Rate	
	Männer	Frauen	Männer	Frauen	Männer	Frauen	Männer	Frauen
1952-1956	261.8	225.6	337.3	264.4	154.5	169.2	205.5	197.6
1957-1961	295.4	240.4	361.9	255.8	162.5	181.9	208.9	193.2
1962-1966	330.4	268.6	388.2	246.0	163.9	191.9	204.0	175.8
1967-1971	369.0	323.1	434.4	268.9	157.5	195.2	193.6	160.8
1972-1976	386.5	362.2	449.6	270.4	145.4	192.3	172.7	140.8
1977-1981	406.5	399.0	447.0	257.9	136.8	192.2	150.6	121.0

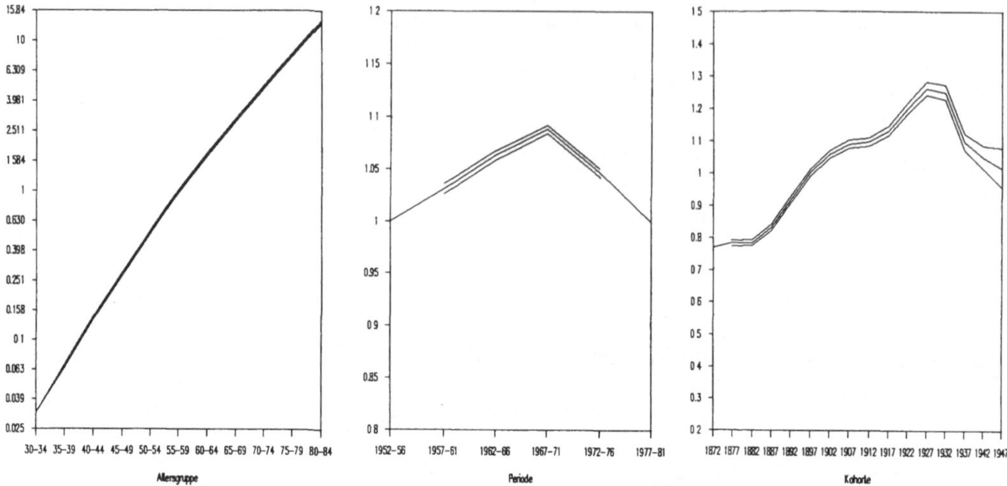

Abb. 2a–c. Mortalität an ischämischen und sonstigen Herzkrankheiten für Männer. **a** Altersparameter, **b** Periodenparameter, **c** Kohortenparameter

der Europabevölkerung verwendet (vgl. Pflanz 1973).

Ergebnisse der Modellberechnungen

Vorbemerkung

Von den in Abb. 2 aufgeführten Modellen wurde jeweils das Nullmodell, das Altersmodell, das Alters-Kohorten-Modell und das volle Modell angepaßt. Für das Null- und das Altersmodell geschah dies nur zur Devianzermittlung mit dem Ziel der Berechnung von Anteilen erklärter Varianz, während sich die Interpretation im folgenden auf die Ergebnisse des Alters-Kohorten-Modells und des vollen Modells beschränkt.

Es sei hier noch einmal daran erinnert, daß die Periodenparameter trendbereinigt sind, was sie zu einer Identifikation von (auf der Zeitachse) diskret auftretenden Bedingungsänderungen besonders geeignet macht. Eine Begutachtung des über den Beobachtungszeitraum hinweg wirkenden Trends muß jedoch aus den Kohortenparametern abgeleitet werden.

Zusätzlich zu den Punktschätzungen der einzelnen Parameter sind in den folgenden Ergebnistabellen 3 – 6 jeweils die Vertrauensgrenzen bei einer Sicherheitswahrscheinlichkeit von 95% angegeben. Diese wurden aus den von GLIM 3 errechneten

Standardfehlern mit dem Multiplikator 1,96 näherungsweise ermittelt und auf die (logarithmischen) Parameterschätzungen vor der Exponentialtransformation angewendet.

Die Altersparameter sind in der Ergebnisdarstellung auf den Wert der Altersgruppe 55 – 59 Jahre normiert, die Kohortenparameter auf die um 1897 geborene Kohorte. Entsprechendes gilt für die Periodenparameter des vollen Modells für die Perioden 1952/56 bzw. 1977/81.

Die mittels GLIM 3 errechneten Devianzen des Alters-Kohorten-Modells und des vollen Modells wurden zur Berechnung der erklärten Varianzanteile auf die Devianzen des Altersmodells bezogen. Die so berechneten Werte lassen sich als Kriterien für die Güte der Modellanpassung interpretieren. Nach einem Argument von Stevens et al. (1982) wird das sonst übliche χ^2-Verfahren wegen seiner zu hohen Empfindlichkeit bei den hier gegebenen großen Populationen nicht verwendet. Dem dort vorgeschlagenen Verfahren, die Anteile erklärter Varianz auf das Nullmodell zu beziehen, wurde allerdings auch nicht gefolgt, da der bereits stark differenzierende Einfluß des Alters allein nicht zur Rechtfertigung von weitergehenden Modellanpassungen herangezogen werden sollte. Als Bezugsgröße wurde statt dessen das Alters-

Tabelle 3. Alters-, Perioden- und Kohortenparameter im Alters-Kohorten-Modell und im vollen Modell. Todesursache: ischämische und sonstige Herzkrankheiten; Geschlecht: Männer

Altersgruppe in Jahren	Kohorte	Periode	Alters-Kohorten-Modell			Volles Modell		
			untere Vertr.-grenze	Punkt-schätzung	obere Vertr.-grenze	untere Vertr.-grenze	Punkt-schätzung	obere Vertr.-grenze
30-34			-	0.0336	-	-	0.0322	-
35-39			0.0665	0.0682	0.0701	0.0643	0.0660	0.0677
40-44			0.1404	0.1440	0.1476	0.1376	0.1411	0.1447
45-49			0.2745	0.2814	0.2885	0.2723	0.2792	0.2862
50-54			0.5274	0.5406	0.5542	0.5267	0.5401	0.5538
55-59			0.9755	1.0000	1.0252	0.9751	1.0000	1.0255
60-64			1.7196	1.7630	1.8074	1.7189	1.7630	1.8082
65-69			2.9128	2.9862	3.0615	2.9316	3.0072	3.0847
70-74			4.7973	4.9185	5.0427	4.8520	4.9779	5.1070
75-79			7.8536	8.0526	8.2567	7.9503	8.1580	8.3712
80-84			13.0375	13.3698	13.7106	13.1320	13.4772	13.8315
	1872		-	0.7387	-	-	0.7717	-
	1877		0.7553	0.7643	0.7734	0.7750	0.7844	0.7939
	1882		0.7702	0.7790	0.7879	0.7765	0.7855	0.7947
	1887		0.8303	0.8395	0.8489	0.8234	0.8329	0.8424
	1892		0.9158	0.9259	0.9361	0.9065	0.9168	0.9272
	1897		0.9892	1.0000	1.0109	0.9890	1.0000	1.0111
	1902		1.0413	1.0530	1.0647	1.0444	1.0563	1.0684
	1907		1.0663	1.0784	1.0907	1.0754	1.0880	1.1006
	1912		1.0656	1.0782	1.0910	1.0817	1.0948	1.1081
	1917		1.0917	1.1058	1.1202	1.1149	1.1298	1.1448
	1922		1.1524	1.1682	1.1843	1.1821	1.1989	1.2160
	1927		1.2057	1.2242	1.2430	1.2428	1.2625	1.2825
	1932		1.1792	1.2008	1.2229	1.2275	1.2507	1.2744
	1937		1.0145	1.0383	1.0627	1.0700	1.0958	1.1222
	1942		0.9419	0.9743	1.0078	1.0125	1.0479	1.0845
	1947		0.8686	0.9224	0.9795	0.9550	1.0145	1.0777
		1952-56				-	1.0000	-
		1957-61				1.0262	1.0310	1.0359
		1962-66				1.0586	1.0631	1.0675
		1967-71				1.0839	1.0880	1.0921
		1972-76				1.0431	1.0470	1.0508
		1977-81				-	1.0000	-

modell gewählt, so daß sich die erklärten Varianzanteile nur auf die nach der Berücksichtigung der Altersunterschiede noch bestehende Restdevianz beziehen. Die errechneten Werte finden sich in Tabelle 7.

Die in den nächsten Abschnitten folgenden einzelnen graphischen Darstellungen beziehen sich auf das volle Modell, das sich insbesondere bei den ischämischen und sonstigen Herzkrankheiten als deutlich überlegen erwiesen hat. Jede Darstellung zeigt einen Polygonzug für die Punktschätzung sowie für die obere und untere Vertrauensgrenze. Die Altersparameter (Abb. 2a–5a) wurden dabei jeweils in semilogarithmischem Maßstab eingetragen, die Periodenparameter (Abb. 2b–5b) und die Kohortenparameter (Abb. 2c–5c) in linearem Maßstab.

Tabelle 4. Alters-, Perioden- und Kohortenparameter im Alters-Kohorten-Modell und im vollen Modell. Todesursache: ischämische und sonstige Herzkrankheiten; Geschlecht: Frauen

Altersgruppe in Jahren	Kohorte	Periode	Alters-Kohorten-Modell			Volles Modell		
			untere Vertr.-grenze	Punkt-schätzung	obere Vertr.-grenze	untere Vertr.-grenze	Punkt-schätzung	obere Vertr.-grenze
30-34			·	0.0995	·	·	0.1045	·
35-39			0.1393	0.1443	0.1495	0.1454	0.1506	0.1560
40-44			0.2157	0.2230	0.2306	0.2218	0.2293	0.2372
45-49			0.3455	0.3570	0.3689	0.3507	0.3624	0.3745
50-54			0.5608	0.5793	0.5984	0.5658	0.5845	0.6038
55-59			0.9681	1.0000	1.0329	0.9681	1.0000	1.0330
60-64			1.8377	1.8984	1.9610	1.8157	1.8757	1.9378
65-69			3.5381	3.6546	3.7751	3.4502	3.5644	3.6824
70-74			6.7099	6.9310	7.1593	6.4580	6.6725	6.8941
75-79			12.3610	12.7687	13.1900	11.7895	12.1825	12.5886
80-84			22.0984	22.8283	23.5823	20.9285	21.6282	22.3514
	1872		·	0.9807	·	·	0.9751	·
	1877		1.0080	1.0189	1.0299	1.0320	1.0434	1.0549
	1882		0.9932	1.0034	1.0137	1.0401	1.0511	1.0622
	1887		1.0041	1.0141	1.0243	1.0370	1.0478	1.0586
	1892		1.0141	1.0241	1.0342	1.0283	1.0388	1.0494
	1897		0.9903	1.0000	1.0098	0.9901	1.0000	1.0100
	1902		0.9412	0.9508	0.9606	0.9311	0.9408	0.9506
	1907		0.8747	0.8841	0.8935	0.8553	0.8647	0.8741
	1912		0.7991	0.8084	0.8180	0.7721	0.7814	0.7907
	1917		0.7401	0.7507	0.7615	0.7073	0.7176	0.7281
	1922		0.6907	0.7020	0.7135	0.6534	0.6644	0.6755
	1927		0.6123	0.6251	0.6382	0.5754	0.5876	0.6000
	1932		0.5433	0.5583	0.5737	0.5052	0.5193	0.5338
	1937		0.4163	0.4316	0.4475	0.3796	0.3937	0.4083
	1942		0.3454	0.3641	0.3838	0.3113	0.3282	0.3460
	1947		0.2836	0.3109	0.3407	0.2546	0.2791	0.3059
		1952-56				·	1.0000	·
		1957-61				0.9331	0.9378	0.9425
		1962-66				0.9096	0.9137	0.9178
		1967-71				0.9791	0.9831	0.9872
		1972-76				0.9943	0.9982	1.0021
		1977-81				·	1.0000	·

Ischämische und sonstige Herzkrankheiten

Der in semilogarithmischem Maßstab (vgl. Abb. 2 a und 3 a) bemerkenswert glatte lineare Verlauf der Altersparameter zeigt sehr deutlich die exponentielle Zunahme des Sterberisikos an Herzerkrankungen. Gravierende Unterschiede zwischen Männern und Frauen sind dabei nicht festzustellen.

Diese zeigen sich jedoch sowohl bei den Perioden- als auch bei den Kohortenparametern. Bei den Männern weist der Verlauf der Periodenparameter (vgl. Abb. 2b) auf deutlich über dem Trend liegende, mit dem Sterbezeitraum verbundene Risiken

Tabelle 5. Alters-, Perioden- und Kohortenparameter im Alters-Kohorten-Modell und im vollen Modell. Todesursache: zerebrovaskuläre Krankheiten; Geschlecht: Männer

Altersgruppe in Jahren	Kohorte	Periode	Alters-Kohorten-Modell			Volles Modell		
			untere Vertr.-grenze	Punkt-schätzung	obere Vertr.-grenze	untere Vertr.-grenze	Punkt-schätzung	obere Vertr.-grenze
30-34			-	0.0338	-	-	0.0321	-
35-39			0.0600	0.0637	0.0676	0.0578	0.0614	0.0652
40-44			0.1155	0.1225	0.1298	0.1132	0.1200	0.1273
45-49			0.2313	0.2451	0.2597	0.2296	0.2434	0.2580
50-54			0.4613	0.4887	0.5178	0.4610	0.4887	0.5180
55-59			0.9439	1.0000	1.0594	0.9434	1.0000	1.0600
60-64			1.8914	2.0037	2.1227	1.8940	2.0077	2.1282
65-69			3.6123	3.8267	4.0538	3.6461	3.8651	4.0974
70-74			6.5557	6.9448	7.3571	6.6494	7.0498	7.4743
75-79			11.2155	11.8817	12.5875	11.3525	12.0372	12.7632
80-84			17.6582	18.7089	19.8222	17.7137	18.7839	19.9188
	1872		-	1.2317	-	-	1.2967	-
	1877		1.2779	1.2955	1.3133	1.3127	1.3312	1.3500
	1882		1.2490	1.2655	1.2823	1.2549	1.2722	1.2898
	1887		1.1856	1.2012	1.2170	1.1732	1.1894	1.2059
	1892		1.0915	1.1058	1.1204	1.0776	1.0926	1.1079
	1897		0.9871	1.0000	1.0131	0.9864	1.0000	1.0138
	1902		0.9039	0.9162	0.9287	0.9073	0.9203	0.9334
	1907		0.8123	0.8240	0.8358	0.8206	0.8329	0.8453
	1912		0.6879	0.6989	0.7102	0.7002	0.7119	0.7238
	1917		0.6197	0.6324	0.6453	0.6351	0.6485	0.6622
	1922		0.5951	0.6095	0.6242	0.6127	0.6279	0.6435
	1927		0.6093	0.6276	0.6464	0.6297	0.6491	0.6690
	1932		0.6418	0.6669	0.6930	0.6697	0.6964	0.7241
	1937		0.6696	0.7037	0.7395	0.7093	0.7459	0.7844
	1942		0.6630	0.7121	0.7648	0.7180	0.7717	0.8293
	1947		0.6066	0.6868	0.7777	0.6750	0.7646	0.8661
		1952-56				-	1.0000	-
		1957-61				1.0357	1.0424	1.0491
		1962-66				1.0685	1.0751	1.0818
		1967-71				1.0763	1.0828	1.0894
		1972-76				1.0425	1.0490	1.0555
		1977-81				-	1.0000	-

in den Jahren 1957 – 1971 hin. Nahezu konträr verlaufen die Periodeneffekte bei den Frauen (vgl. Abb. 3b) mit einem Minimum im Zeitraum von 1962 bis 1966.

Die Kohorteneffekte für die Frauen (vgl. Abb. 3c) zeigen im wesentlichen einen kontinuierlichen Rückgang des Sterberisikos an ischämischen und sonstigen Herzkrankheiten über alle beobachteten Geburtszeiträume auf etwa 33% der ersten zur Verfügung stehenden Kohorten. Dazu steht der steile Anstieg des Mortalitätsrisikos der Männer (vgl. Abb. 2c) bis zu den Geburtsjahrgangsgruppen um 1927 bis 1932 in einem scharfen Kontrast. Die Entwicklung danach scheint jedoch dem gene-

Tabelle 6. Alters-, Perioden- und Kohortenparameter im Alters-Kohorten-Modell und im vollen Modell. Todesursache: zerebrovaskuläre Krankheiten; Geschlecht: Frauen

Altersgruppe in Jahren	Kohorte	Periode	Alters-Kohorten-Modell			Volles Modell		
			untere Vertr.-grenze	Punkt-schätzung	obere Vertr.-grenze	untere Vertr.-grenze	Punkt-schätzung	obere Vertr.-grenze
30-34			-	0.0467	-	-	0.0472	-
35-39			0.0878	0.0941	0.1009	0.0883	0.0947	0.1015
40-44			0.1652	0.1768	0.1891	0.1657	0.1773	0.1896
45-49			0.3248	0.3471	0.3710	0.3248	0.3471	0.3710
50-54			0.5637	0.6023	0.6435	0.5643	0.6029	0.6442
55-59			0.9360	1.0000	1.0684	0.9360	1.0000	1.0684
60-64			1.7382	1.8571	1.9840	1.7382	1.8571	1.9841
65-69			3.3166	3.5431	3.7850	3.3097	3.5360	3.7778
70-74			6.3341	6.7666	7.2286	6.3143	6.7463	7.2080
75-79			11.2788	12.0492	12.8722	11.2543	12.0251	12.8488
80-84			18.0815	19.3173	20.6375	18.0599	19.2980	20.6209
	1872		-	1.4293	-	-	1.4128	-
	1877		1.4901	1.5082	1.5266	1.4753	1.4937	1.5123
	1882		1.4439	1.4607	1.4776	1.4446	1.4621	1.4798
	1887		1.3188	1.3339	1.3491	1.3243	1.3402	1.3563
	1892		1.1556	1.1687	1.1820	1.1604	1.1743	1.1885
	1897		0.9888	1.0000	1.0113	0.9884	1.0000	1.0117
	1902		0.8176	0.8275	0.8374	0.8162	0.8263	0.8366
	1907		0.6561	0.6646	0.6732	0.6542	0.6630	0.6719
	1912		0.5118	0.5195	0.5274	0.5097	0.5177	0.5257
	1917		0.4193	0.4279	0.4367	0.4176	0.4264	0.4353
	1922		0.3711	0.3803	0.3898	0.3692	0.3786	0.3881
	1927		0.3635	0.3754	0.3877	0.3613	0.3733	0.3857
	1932		0.3942	0.4116	0.4296	0.3915	0.4089	0.4270
	1937		0.4173	0.4414	0.4669	0.4124	0.4363	0.4616
	1942		0.4465	0.4839	0.5245	0.4395	0.4764	0.5165
	1947		0.5673	0.6446	0.7325	0.5546	0.6303	0.7163
		1952-56				-	1.0000	-
		1957-61				0.9891	0.9949	1.0007
		1962-66				0.9685	0.9738	0.9792
		1967-71				0.9768	0.9820	0.9873
		1972-76				0.9813	0.9866	0.9920
		1977-81				-	1.0000	-

rellen Risikorückgang bei den Frauen zu entsprechen.

Zerebrovaskuläre Krankheiten

Den Abb. 4a, b und 5a, b ist zu entnehmen, daß die Altersparameter und Periodenparameter für die zerebrovaskulären Krankheiten nahezu demselben Muster folgen wie bereits bei den ischämischen und sonstigen Herzkrankheiten. Als einzige Ausnahme ist der sehr viel mildere Verlauf der Periodenparameter bei den Frauen anzusehen.

Die kohortenspezifische Sterblichkeit an zerebrovaskulären Krankheiten zeigt allerdings zunächst den gänzlich anderen, vielfach belegten säkularen Trend des Rückgangs der zerebrovaskulären Krankheiten

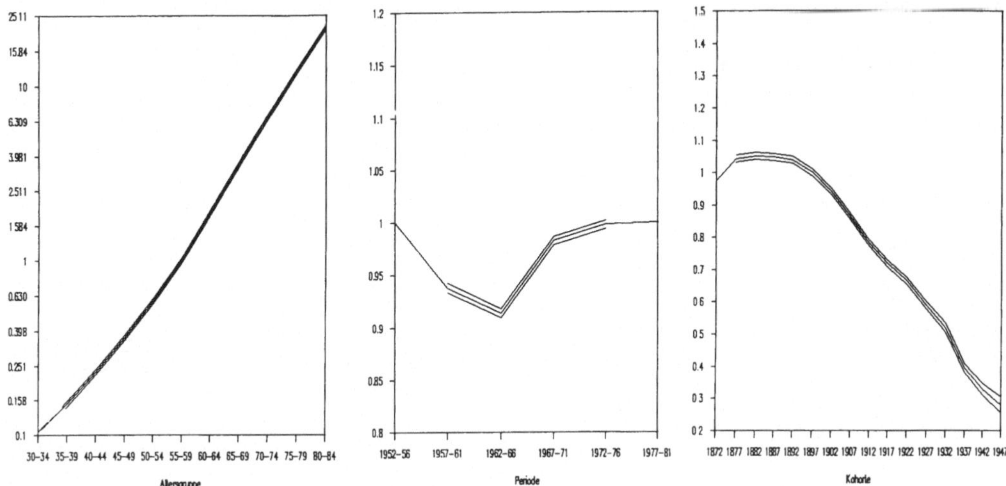

Abb. 3a–c. Mortalität an ischämischen und sonstigen Herzkrankheiten für Frauen. **a** Altersparameter, **b** Periodenparameter, **c** Kohortenparameter

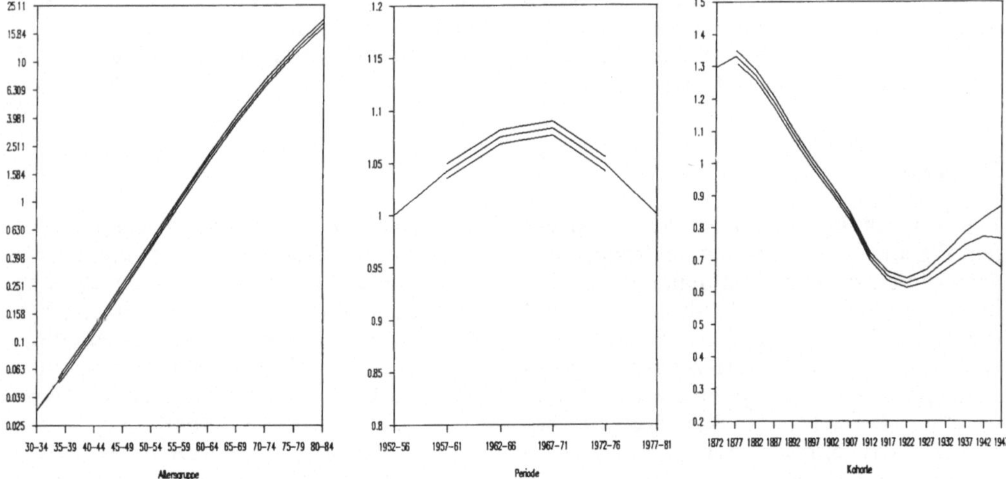

Abb. 4a–c. Mortalität an zerebrovaskulären Krankheiten für Männer. **a** Altersparameter, **b** Periodenparameter, **c** Kohortenparameter

Todesursache	Alters-Kohorten-Modell		Volles Modell	
	Männer	Frauen	Männer	Frauen
Ischämische und sonstige Herzkrankh.	0.862	0.762	0.943	0.898
Zerebro- vaskuläre Krankheiten	0.955	0.996	0.992	0.998

Tabelle 7. Anteile erklärter Varianz des Alters-Kohorten-Modells und des vollen Modells nach Todesursache und Geschlecht

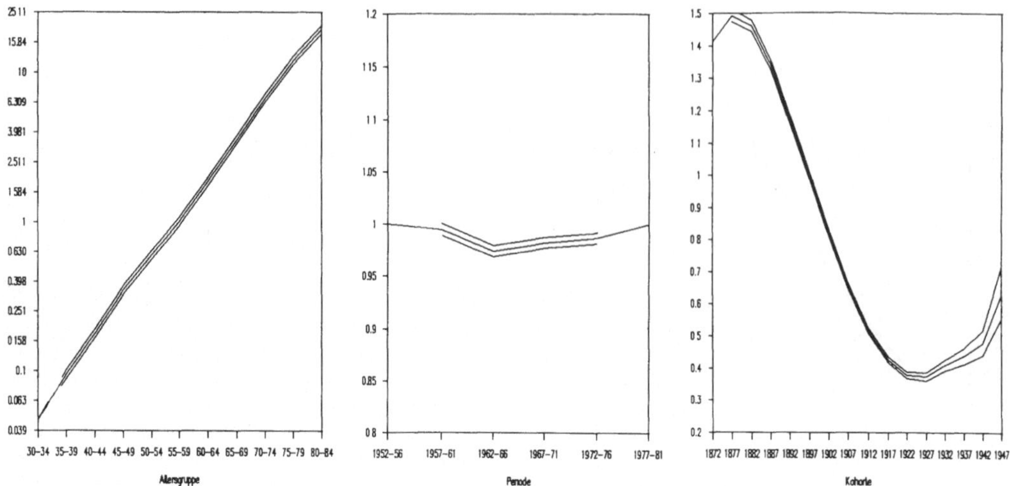

Abb. 5a–c. Mortalität an zerebrovaskulären Krankheiten für Frauen. **a** Altersparameter, **b** Periodenparameter, **c** Kohortenparameter

in Form einer Risikoverminderung bei den Männern (vgl. Abb. 4c) auf etwa 50%, bei den Frauen (vgl. Abb. 5c) sogar auf etwa 33%. Allerdings zeigt sich bei beiden Geschlechtern ein erneuter Anstieg des Sterberisikos an zerebrovaskulären Krankheiten für die Geburtsjahrgänge ab etwa 1927.

Diskussion

Die Versuchung, angesichts der vorgelegten Ergebnisse in spekulative Erklärungsversuche einzutreten, liegt nahe. Bereits bekannt und nicht weiter zu diskutieren sind die Alterseffekte. Neu sind die erheblichen Risikounterschiede, die sich bei sterbezeitraumspezifischer und geburtszeitraumspezifischer Betrachtungsweise ergeben haben. Zwar ist einzuräumen, daß sich möglicherweise ein großer Teil der Periodeneffekte durch veränderte Diagnose- und Signiergewohnheiten im Lauf des betrachteten Zeitraums von 1952 bis 1981 erklären lassen könnten. Da die Kohorteneffekte jedoch nicht nur um die Alterseffekte, sondern auch um ebendiese Periodeneffekte bereinigt sind, läßt sich diese Artefakthypothese für die Kohorteneffekte nicht halten.

Eine kausale Erklärung des Verlaufs der Kohorteneffekte kann hier nicht gegeben werden. Zwar suggeriert der Verlauf der Kohortenparameter für die Mortalität der Männer an ischämischen und sonstigen Herzkrankheiten einen Zusammenhang mit Kriegs- und Nachkriegsereignissen, jedoch müßte dieser Erklärungsansatz anhand von entsprechenden Daten aus Ländern mit unterschiedlichem historischem Hintergrund überprüft werden. Schließlich wären auch Wirkungsmechanismen anzugeben, die zu einer befriedigenden Hypothese über diesen Verlauf beitragen.

Der Rückgang der Sterblichkeit an zerebrovaskulären Krankheiten ist seit längerem bekannt. Die vorliegenden Ergebnisse legen es nahe, den Grund dafür in langfristig wirksamen Änderungen des Verhaltens oder der Umwelt zu suchen. Als neu ist die Tatsache zu bewerten, daß für die jüngeren Kohorten mit einer Umkehr dieses Trends gerechnet werden muß. Sollte sich dies bestätigen, hätte das sowohl für die Prognose der zukünftigen Mortalität als auch für die bereitzustellenden Versorgungseinrichtungen erhebliche Konsequenzen.

Bemerkenswert ist weiterhin die numerische Größenordnung der Risikounterschiede. Sie lassen befürchten, daß bei der

Beurteilung von Maßnahmen im Gesundheitswesen (wie z. B. der Evaluation von Präventionsversuchen) die bloße Beobachtung von Mortalitätsunterschieden in verschiedenen Teilpopulationen ohne Kontrolle des Geburtsjahrgangs kein taugliches Mittel zur Bewertung ist.

Zusammenfassung

Im Auftrag des Zentralinstituts für die kassenärztliche Versorgung in der Bundesrepublik Deutschland wurden Mortalitätsdaten der Bundesrepublik Deutschland aus dem Zeitraum von 1952 bis 1981 analysiert, um Effekte des Alters, der Geburtsperiode („Kohorte") und des Sterbezeitraums isoliert voneinander darzustellen. Es wurde angenommen, daß die Anzahl der Sterbefälle N_D einer bestimmten Todesursache, die während N_P Personenjahren beobachtet worden ist, einer Poisson-Verteilung folgt.

Zugrunde gelegt wurde das Modell $\log \hat{N}_{Dij} = \log N_P + \alpha_i + \beta_j + \gamma_k$ mit α_i als Effektparametern des Alters (11 Fünfjahresgruppen von 30 bis zu 84 Jahren), β_j als Effektparametern der Kohorte (16 Fünfjahresintervalle, Intervallmitten von 1872 bis 1947) und γ_k als Effektparametern des Sterbezeitraums (6 Fünfjahresintervalle von 1952 bis 1981). Die Modellanpassung erfolgte mit dem Programmpaket GLIM 3.

Das Identifikationsproblem wurde dabei in der Weise behandelt, daß die Periodenparameter trendbereinigt dargestellt werden.

Die Berechnungen wurden für 11 ausgewählte Todesursachen durchgeführt, u. a. für

- ischämische und sonstige Herzkrankheiten,
- zerebrovaskuläre Krankheiten.

Aus Platzgründen sind wir nur auf die Ergebnisse der Berechnungen für diese Todesursachen eingegangen; eine umfassende Darstellung bleibt späteren Veröffentlichungen vorbehalten.

Literatur

Baker RJ, Nelder JA (1978) The GLIM system – Release 3. Generalised linear interactive modelling. Numerical Algorithms Group, Oxford

Barrett JC (1973) Age, time and cohort factors in mortality from cancer of the cervix. J Hyg (Camb) 71:253–259

Boyle P, Day NE, Magnus K (1983) Mathematical modelling of malignant melanoma trends in Norway, 1953–1978. Am J Epidemiol 118:887–896

Der Bundesminister des Innern (Hrsg) (1983) Die Krebssterblichkeit in der Bundesrepublik Deutschland 1970–1978. Bd I, Bd II, Bd III. TÜV Rheinland, Köln

Buser K, Wolf E, Piccolo P, Robra BP (1986) Krebsatlas Niedersachsen. Medizinische Hochschule, Hannover

Frentzel-Beyme R, Keil U (1981) Sterblichkeit und Todesbescheinigung. In: Brennecke R, Greiser E, Paul AH, Schach E (Hrsg) Datenquellen für Sozialmedizin und Epidemiologie. Springer, Berlin Heidelberg New York

Frentzel-Beyme R, Leutner R, Wagner G, Wiebelt H (1979) Krebsatlas der Bundesrepublik Deutschland. Springer, Berlin Heidelberg New York

Holman, CDJ, James IR, Gattey PH, Armstrong BK (1980) An analysis of trend in mortality from malignant melanoma of the skin in Australia. Int J Cancer 26:703–709

James IR, Segal MR (1982) On a method of mortality analysis incorporating age-year-interaction, with applications to prostate cancer mortality. Biometrics 38:433–442

McCullagh P, Nelder JA (1983) Generalized linear models. Chapman & Hall, London

Moolgavkar SH, Stevens RG, Lee JAH (1979) Effect of age on incidence of breast cancer in females. J Natl Cancer Inst 62:493–501

Osmond C, Garder MJ (1982) Age, period and cohort models applied to cancer mortality rates. Stat Med 1:245–259

Pflanz M (1973) Allgemeine Epidemiologie. Thieme, Stuttgart

Robra BP, Brecht JG (1984) Kohortenanalyse der Krebssterblichkeit in der Bundesrepublik Deutschland 1955 bis 1979. Lebensversicherungsmedizin 36: 26–28

Robra BP, Schwartz FW, Kramer P (1983) Zur Entwicklung der Mortalität in der Bundesrepublik Deutschland, 1952–1979. Erste Mitteilung. Öff Gesundheitswes 45: 47–52

Schäfer T, Schmidt R, Herp B (1985) Atlas der Krebsmorbidität im Saarland, 1975–1981. Dornier System GmbH, Friedrichshafen

Schwartz FW, Robra BP, Kramer P (1983) Zur Entwicklung der Mortalität in der Bundesrepublik Deutschland, 1952–1979. Zweite Mitteilung. Öff Gesundheitswes 45: 145–149

Stevens RG, Moolgavkar SH, Lee JAH (1982) Temporal trends in breast cancer. Am J Epidemiol 115: 759–777

Assoziationsmöglichkeiten von klinisch-onkologischen und berufsspezifischen Daten in einem Nachsorgeregister

V. Krieg, H. Kollmeier, C. Witting, U. Witting

Berufliche Expositionen sind heute als eine von vielen möglichen Ursachen der Entstehung bösartiger Tumorerkrankungen unbestritten.

Welcher Anteil aller bösartigen Tumoren jedoch auf berufliche Einflüsse zurückzuführen ist, ist bis heute letztlich ungeklärt. Schätzungen reichen von 0,1% bis 40%.

In ihrer Arbeit über „Vermeidbare Krebsrisiken in den Vereinigten Staaten" schätzen Doll u. Peto (1981) diesen Anteil auf etwa 4% (Tabelle 1).

Bei der Abschätzung des Berufskrebsrisikos in der Bundesrepublik Deutschland bestehen ebenso große Unsicherheiten. Erste Ansätze finden sich in der Arbeit von Blohmke u. Reimer (1980) und in der Berufskrebsstudie der Deutschen Forschungsgemeinschaft, die von Horbach u. Loskant (1981) veröffentlicht wurde. Eine Forderung von Wagner (1983) war es, daß auch bereits bestehende Tumorregister sich intensiver der Frage berufsdingter Einflüsse bei der Krebsentstehung zuwenden sollen.

In den Jahren 1981 und 1982 haben wir versucht, mit dem Instrumentarium eines klinischen Krebsregisters die Voraussetzungen für den Aufbau eines berufsbezogenen Tumorregisters zu prüfen und Möglichkeiten einer Realisierung aufzuzeigen. Insbesondere sollte versucht werden, folgende Fragen zu beantworten:

- Welche Angaben zum Beruf oder zur beruflichen Tätigkeit können aus den in Krankenhäusern vorhandenen Krankenunterlagen entnommen werden?
- Welche Angaben zum Beruf oder zur beruflichen Tätigkeit können aus Begleitscheinen konsiliarärztlicher Untersuchungen entnommen werden?
- Welche Angaben zum Beruf oder zur beruflichen Tätigkeit können restrospektiv durch gezielte, spezielle Anfragen (z. B. bei Versicherungsträgern) ermittelt werden?
- Welche Angaben zum Beruf oder zur beruflichen Tätigkeit können aus formalisierten Erhebungsbögen eines klinischen Krebsregisters entnommen werden?
- Welche lückenlose Berufs- bzw. Tätigkeitsmerkmale sind durch gezielte Befragungen bei den Patienten selbst zu gewinnen?

Tabelle 1. Ursachen von Krebserkrankungen. (Nach Doll u. Peto 1981)

Faktoren	Erklärungswert einzelner Faktoren in %			
	Birmingham (Higginson u. Muir 1979)		USA (Wynder u. Gori 1977)	
	m.	w.	m.	w.
Rauchen	35	10	32	9
Ernährung und Lebensgewohnheiten	30	63	40	57
Beruf	6	2	4	2
Andere und unbekannte Faktoren	29	25	24	32

Bevor ich die jeweiligen Ansätze mit ihren Ergebnissen vorstelle, möchte ich noch einige Informationen über das Register für onkologische Nachsorge der GBK in Münster geben (Krieg 1981). Es wurde 1974 gegründet und als klinisches Krebsregister im Gerhard-Domagk-Institut für Pathologie der Universität Münster eingerichtet. Seit 1980 enthalten die Meldebögen dieses Registers die Merkmale „erlernter Beruf" und „ausgeübter Beruf", so wie dies von der Basisdokumentation der Arbeitsgemeinschaft Deutscher Tumorzentren vorgeschlagen wird. Bis 1984 waren insgesamt rund 27000 Erstmeldungen und 74000 Folgemeldungen über Tumorpatienten eingetroffen. Zur Zeit werden etwa 4000 Erstmeldungen und 15000 Folgemeldungen pro Jahr registriert. Etwa 70% der für die onkologische Versorgung relevanten Krankenhausbetten innerhalb des Regierungsbezirkes Münster sind über die jeweiligen behandelnden Ärzte an das Register angeschlossen, wobei sich die Zahl ständig erhöht. Die Dichte dieses Meldenetzes erlaubt es, beginnend mit dem Jahre 1980, bezogen auf ein relativ kleines Kerngebiet um die Stadt Münster, epidemiologische Auswertungen vorzunehmen. Ein Vergleich mit den Erkenntnissen des Krebsregisters im Saarland und denen des Krebsregisters in Hamburg hat dies eindeutig gezeigt.

In der Regel werden bei Krankenhausaufnahmen auch Fragen zum Beruf gestellt. Diese dienen i. allg. der Information über das Versicherungsverhältnis des Patienten. Vom 01. 07. 1981 bis zum 30. 06. 1982 wurden insgesamt 2153 Krankenunterlagen mit folgendem Resultat bearbeitet (Tabelle 2):

1. Angaben über den erlernten Beruf konnten aus keiner Krankenakte entnommen werden.

Tabelle 2. Angaben zum Beruf oder zur beruflichen Tätigkeit aus Krankenunterlagen der Krankenhäuser

Art der Angaben	n	[%]
Auswertbare	795	(36,9)
Unbrauchbare	836	(38,8)
Keine	522	(24,3)

2. Angaben über die ausgeübte Berufstätigkeit zum Zeitpunkt der Krankenhausaufnahme konnten in 36,9% der Fälle entnommen werden. Bei 24,3% der Fälle waren auch zu dieser Berufstätigkeit keine Angaben zu entnehmen. Bei 38,8% der Fälle fanden sich nur unbrauchbare Berufsangaben wie Rentner, Hausfrau, Angestellter oder Beamter.

Eine eventuelle Annahme, aus solchen Unterlagen ausführlichere, weiterführende Angaben zur Berufsanamnese von Tumorpatienten zu erhalten, hat sich nach unseren Erfahrungen nicht bestätigt. Man kann davon ausgehen, daß in nur etwa ⅓ der Fälle Angaben über die ausgeübte Berufstätigkeit zum Zeitpunkt der Krankenhausaufnahme vorhanden sind.

Da auch aus den Niederschriften der die Anamnese erhebenden Ärzte keine weiterführenden Angaben zur beruflichen Tätigkeit hervorgingen, muß man davon ausgehen, daß die Berufsvorgeschichte bei der Anamneseerhebung offensichtlich nur eine nachgeordnete Bedeutung hat.

Vom 01. 07. 1981 bis 30. 06. 1982 wurden insgesamt 3061 Begleitscheine für pathologisch-anatomische Begutachtungen untersucht. Bei allen Patienten war ein bösartiger Tumor bioptisch gesichert. Das Resultat zeigt Tabelle 3 a.

Mit Hilfe von Informationen, die aus dem bioptischen Eingang eines Pathologischen Institutes gewonnen werden, können die Häufigkeiten der Lokalisationen bösartiger Tumoren genau ermittelt werden. Dies ist eine Möglichkeit, die beim Aufbau epidemiologischer Krebsregister unbedingt berücksichtigt werden sollte.

Wir fanden nur in knapp 10% der Fälle auf solchen Überweisungsscheinen Angaben über die zuletzt ausgeübte Berufstätigkeit. Es läßt sich also schließen, daß die behandelnden Ärzte der Frage nach dem Beruf ihrer Tumorpatienten wohl nur geringfügige Bedeutung zubilligen.

Zwischen dem 01. 07. 1981 und dem 30. 06. 1982 wurden insgesamt 997 Obduktionsbegleitscheine, die von zuletzt behandelnden Ärzten ausgefüllt werden, ausgewertet. Diese Begleitscheine enthalten seit einiger Zeit die Rubriken „erlernter Beruf" und „ausgeübte Tätigkeit". Auch hier war

Tabelle 3. Angaben zum Beruf oder zur beruflichen Tätigkeit aus Begleitscheinen konsiliarärztlicher Untersuchungen

a) Begleitscheine für pathologisch-anatomische Begutachtungen

	n	[%]
Auswertbare Angaben	291	(9,5)
Unbrauchbare Angaben	1348	(44,0)
Keine Angaben	1422	(46,5)
Gesamt	3061	(100)

b) Obduktionsbegleitscheine

	n	[%]
Auswertbare Angaben	135	(13,5)
Unbrauchbare Angaben	313	(31,4)
Keine Angaben	549	(55,1)
Gesamt	997	(100)

Tabelle 4. Angaben zum Beruf oder zur beruflichen Tätigkeit aus retrospektiven gezielten, speziellen Anfragen (z. B. bei Versicherungsträgern)

	n	[%]
Auswertbare Angaben		
– aus medizinischen Unterlagen	569	(32,1)
– von Versicherungsträgern	998	(56,4)
Keine Angaben	202	(11,5)

das Gesamtbild nicht freundlicher (Tabelle 3 b).

Bei der Auswertung dieser Obduktionsunterlagen zeigte sich ganz deutlich, daß Angaben, die der letztbehandelnde Arzt dem Pathologen als Grundlage für die durchzuführende Obduktion mitteilt, nur dann berufliche Tätigkeiten enthalten, wenn der Verdacht auf einen Zusammenhang zwischen beruflicher Tätigkeit und Todesursache besteht. Im Falle von bösartigen Tumorerkrankungen wird offenbar selten an einen solchen Zusammenhang gedacht.

In den Jahren 1965–1975 wurden im Gerhard-Domagk-Institut für Pathologie in Münster 1769 Patienten obduziert, bei denen ein bösartiger Tumor diagnostiziert wurde. Über einen längeren Zeitraum hinweg wurde versucht, von diesen verstorbenen Patienten nähere Angaben über die Berufstätigkeit zu ermitteln. Diese Erhebungen wurden z. T. vor Inkrafttreten des Bundesdatenschutzgesetzes gewonnen. Dabei wurden zunächst die Obduktionsbegleitschreiben ausgewertet und danach sämtliche bei den letztbehandelnden Ärzten bzw. den letztbehandelnden Krankenhäusern vorliegenden Unterlagen bearbeitet. Zusätzlich wurden die Unterlagen der Versicherungsträger, der Arbeitgeber und, wenn nötig bzw. möglich, der entsprechenden Berufsgenossenschaften gesichtet. Tabelle 4 zeigt das Resultat dieser Nachforschungen.

Bei 11,5% der obduzierten Patienten konnten trotz weitestgehender Bemühungen Angaben über die Berufstätigkeit nicht ermittelt werden.

Bei 32,1% der Patienten ergaben sich auswertbare Berufsangaben aus den Obduktionsunterlagen oder aus den Unterlagen der letztbehandelnden Krankenhäuser. Bei 56,4% der Patienten waren auswertbare Angaben zum Beruf aus den Unterlagen der jeweiligen Versicherungsträger zu gewinnen. Befragungen der Arbeitgeber bzw. der Berufsgenossenschaften ergaben keine weiteren Daten.

Man sieht also, daß es durchaus möglich ist, aus den Krankenakten der Patienten und zusätzlichen Nachfragen bei den jeweiligen Versicherungsträgern in knapp 90% der Fälle eine hinreichend auswertbare Berufs- bzw. Tätigkeitsbezeichnung zu ermitteln. Diese stammen zu etwa einem Drittel aus den Krankenakten, zu weniger als zwei Dritteln aus den Unterlagen der Versicherungsträger.

Voraussetzung hierfür ist allerdings die Möglichkeit der Einsichtnahme in die entsprechenden Unterlagen.

Wie vorhin bereits erwähnt, erbringt das Register für Onkologische Nachsorge in Münster seine Dienstleistungen im Bereich der Tumornachsorge für onkologisch tätige Ärzte innerhalb des Regierungsbezirkes Münster. Die in diesem Zusammenhang wesentlichen Informationen werden auf speziell entwickelten Erhebungsformularen erfaßt, die mit denen der Arbeitsgemeinschaft Deutscher Tumorzentren inhaltlich kompatibel sind.

Ab 01. 07. 1980 wurden in bereits bestehende Erhebungsformulare die Merkmale „erlernter Beruf" und „ausgeübter Beruf" aufgenommen. Die dem Register für Onkologische Nachsorge und dem Tumorzentrum Münster angeschlossenen Ärzte wurden ausdrücklich auf diese Neuerung hingewiesen und gebeten, Angaben zu diesen Merkmalen mitzuteilen. Zwischen dem 01. 07. 1981 und 30. 06. 1982 wurden insgesamt etwa 12 000 solcher Erhebungsbögen an das Register gesandt. Auf nur 4 dieser Erhebungsbögen waren die Angaben zur beruflichen Tätigkeit aufgeführt: Wir fanden 3mal die Angabe „Rentner" und 1mal die Angabe „Hausfrau".

Hervorzuheben ist, daß die Erhebungsbögen sonst lückenlos ausgefüllt waren. Aus dieser Erhebung ist eindeutig zu entnehmen, daß onkologisch tätige Ärzte trotz vorheriger Benachrichtigung offenbar keine Angaben zu Merkmalen mitteilen, die sie für die Therapie oder für die Prognose eines Patienten für unwichtig halten.

Sicher wäre es wünschenswert, von allen Arbeitnehmern eine möglichst lückenlose Berufs- bzw. Tätigkeitsanamnese vom Zeitpunkt des Schulabschlusses bzw. des Ausbildungsbeginns an zu erhalten. In einer gezielten Untersuchung wollten wir überprüfen, inwieweit dies im Falle von Tumorpatienten möglich ist. Für einen Arbeitnehmer im höheren Lebensalter ist es sicherlich schwierig, sich lückenlos an seine Berufsvorgeschichte zu erinnern. Aus diesem Grunde entwickelten wir einen Fragebogen, der mit einer Einwilligungserklärung zu weiterführenden Befragungen der Arbeitgeber, der Versicherungsträger und der Berufsgenossenschaften verbunden war. Dieser Fragebogen sollte über die Ärzte der Tumorsprechstunden des Tumorzentrums Münster an Krebspatienten weitergegeben werden.

Bei vorbereitenden Gesprächen mit den jeweiligen ärztlichen Leitern dieser Sprechstunde zeigte es sich aber, daß dieses Vorhaben unrealistisch und letztlich undurchführbar ist. Befragungen der Arbeitgeber, der Krankenversicherungsträger oder der Berufsgenossenschaften eines noch berufstätigen Tumorpatienten könnten evtl. Konflikte auslösen. Es wäre denkbar, daß durch Unachtsamkeit die bis dahin evtl. verschwiegene Tumordiagnose bekannt und dadurch die Reintegration des Patienten in seine berufliche Tätigkeit beeinträchtigt würde. Letztlich wurde befürchtet, daß möglicherweise schwere Störungen des Vertrauensverhältnisses zwischen behandelndem Arzt und Tumorpatienten entstehen könnten. Derartige Probleme könnten dann evtl. eine Unterbrechung der notwendigen Nachbehandlung und so einen unabsehbaren Gesundheitsschaden für den Patienten nach sich ziehen. Dieses Vorhaben wurde deshalb aufgegeben.

In Zusammenarbeit mit den behandelnden Ärzten wurde daher ein neuer Fragebogen entwickelt, der es zunächst möglich erscheinen ließ, eine lückenlose Berufs- bzw. Tätigkeitsanamnese der Krebspatienten zu erhalten. Dieser Fragebogen wird in 2 Teilen (Abb. 1 und 2) wiedergegeben.

Insgesamt wurden 250 Fragebögen mit frankierten Rückumschlägen über die Tumorsprechstunde an Tumorpatienten ausgegeben. Voraussetzung für die Ausgabe war eine positive Einstellung des Leiters der Tumorsprechstunde zu dieser Erhebung und eine positive Einstellung des Patienten selbst zu einem solchen Fragebogen. Trotz dieser Voraussetzungen und trotz mehrfacher zwischenzeitlicher neuer Instruktionen der behandelnden Ärzte und der Patienten wurden nur 51 Fragebögen zurückgesandt (Tabelle 5). Ob sich diese Rücklauffrequenz durch persönlichen Kontakt mit den Patienten erhöhen läßt, ist fraglich. Persönliche Kontakte zwischen Tumorpatienten und Mitarbeitern von Krebsregistern sind nach unseren Erfahrungen zumindest als problematisch anzusehen und sollten in jedem Fall mit den Leitern der entsprechenden Tumorsprechstunde vorher abgestimmt werden.

Von den 51 Patienten, die den ausgefüllten Fragebogen zurückgesandt hatten, waren 4 Frauen und 12 Männer mit lückenlosen Berufsanamnesen vertreten. Bei einer Frau und 4 Männern betrug die Gesamtdauer der berufsanamnestischen Lücken

Tabelle 5. Ergebnisse einer Befragung (n = 250) zur Tätigkeitsanamnese bei Krebspatienten

	n	[%]
Rücklauf	51	(20,4)
davon:		
Lückenlose Berufsanamnesen	16	(31,4)
Lücken weniger als 1 Jahr	5	(9,8)
Lücken bis 43 Jahre	30	(58,8)

Fragebogen zur Berufstätigkeit

Wie Sie wahrscheinlich wissen, werden in den letzten Jahren zunehmend Zusammenhänge zwischen beruflichen Einflüssen und dem Entstehen von Krankheiten diskutiert. Wir wären Ihnen daher sehr dankbar, wenn Sie zur Vervollständigung unserer Krankenunterlagen Angaben über Ihre Berufstätigkeit machen würden. Bitte senden Sie uns dazu den anhängenden Fragebogen mit beigefügtem Freiumschlag zurück.

Die Angaben über Ihre Berufstätigkeit sollten möglichst lückenlos sein, das heißt, es sollten alle Arbeitsverhältnisse nach Beendigung der Schluzeit aufgeführt werden.

Bitte vermeiden Sie in der Rubrik "Berufsbezeichnung" allgemeine Begriffe wie "Arbeiter", "Angestellter" oder "Beamter", sondern versuchen Sie, Ihre Tätigkeit so genau wie möglich zu beschreiben, z.B. "Maschinenschlosser im Schichtdienst", "Bergmann unter Tage" oder ähnlich.

Zuname   : ______________________________

Vorname   : ______________________________

Geburtsname   : ______________________________

Geburtsdatum   : ______________________________

Geschlecht   : ______________________________

erlernter Beruf   : ______________________________

Abb. 1. Fragebogen zur Berufstätigkeit (Teil 1)   **Vielen Dank für Ihre Mitarbeit.**

weniger als 12 Monate. Bei den übrigen 30 Patienten betrug die Gesamtdauer der Lücken bis zu 514 Monate, das sind immerhin nahezu 43 Jahre.

Längerdauernde Lücken in der Berufsanamnese sind nach unseren Erfahrungen v. a. auf 2 Umstände zurückzuführen:

1) Männer, die während des 2. Weltkrieges in die Deutsche Wehrmacht eingetreten sind bzw. eingezogen wurden, machen über ihre Tätigkeiten während des Krieges nur spärliche Angaben.
2) Frauen, die ihre Berufsausbildung oder ihre Berufstätigkeit wegen Heirat aufgeben oder unterbrechen, geben in der Regel nur „Hausfrau" als Berufstätigkeit an. Andere Tätigkeiten werden nur sehr selten angegeben.

Zusammenfassend kann gesagt werden, daß Angaben über den erlernten Beruf oder die zuletzt ausgeübte Tätigkeit nach diesen Untersuchungen nur durch Einsichtnahme in die Krankenunterlagen und durch zusätzliche Angaben der Versicherungsträger ermittelt werden können. Die Einsichtnahme in die Unterlagen der Krankenversicherungen erscheint demnach für solche retrospektive Erhebungen unerläßlich. Im allgemeinen jedoch wird eine solche Einsichtnahme für epidemiologische Untersuchungen von den Versicherungseinrichtungen aus datenschutzrechtlichen Gründen abgelehnt.

Es ist zu überprüfen, ob eine solche Einsichtnahme datenschutzrechtlich abgesichert werden kann, da eine Hinzufügung des erlernten Berufes oder der zuletzt ausgeübten Tätigkeit zu den i. allg. bereits mit Einwilligung des Patienten im Register vorhandenen personenbezogenen Daten keinen wesentlich größeren Eingriff in die persönliche Freiheit des Patienten darstellen dürfte.

Im Hinblick auf die präventive Zielsetzung epidemiologischer Berufskrebsforschung erscheint es dringend notwendig, die Voraussetzungen für die Erhebung berufsbezogener Daten zu verbessern.

Zeit	Arbeitgeber	Adresse des Arbeitgebers	Berufsbezeichnung
von Monat 19 . bis Monat , 19 ..			
	Bitte hier nähere Angaben zu Ihren Arbeitsbedingungen (genaue Tätigkeits- und Arbeitsplatzbeschreibung; Bereich bzw. Abteilung des Betriebes).		
von Monat 19.... bis Monat 19.....			
	Bitte hier nähere Angaben zu Ihren Arbeitsbedingungen (genaue Tätigkeits- und Arbeitsplatzbeschreibung; Bereich bzw. Abteilung des Betriebes).		
von Monat 19..... bis Monat 19.....	Bitte hier nähere Angaben zu Ihren Arbeitsbedingungen (genaue Tätigkeits- und Arbeitsplatzbeschreibung; Bereich bzw. Abteilung des Betriebes).		
von Monat 19..... bis Monat 19 ..	Bitte hier nähere Angaben zu Ihren Arbeitsbedingungen (genaue Tätigkeits- und Arbeitsplatzbeschreibung; Bereich bzw. Abteilung des Betriebes).		

Abb. 2. Fragebogen zur Berufstätigkeit (Teil 2)

Für den Aufbau berufsbezogener Tumorregister ergeben sich folgende 2 Forderungen:

1) Bei den Versicherungsträgern sollte eine lückenlose Aufstellung von Berufstätigkeitsmerkmalen eines jeden Arbeitnehmers geführt werden. Eine solche Auflistung ist sicherlich ohne übermäßigen Verwaltungsaufwand möglich und bei den entsprechenden Versicherungsträgern einzurichten.

2) Nach den Bestimmungen der neuen Unfallverhütungsvorschriften (UVV) „Arbeitsmedizinische Vorsorge" muß von den Unternehmern in Zukunft eine Gesundheitskartei, in der bestimmte chemische, physikalische oder biologische Einwirkungen sowie gefährdende Tätigkeiten nach Art und Dauer gemeinsam mit den Ergebnissen der arbeitsmedizinischen Vorsorgeuntersuchungen zu dokumentieren sind, geführt werden. Es sollte geprüft werden, inwieweit diese Angaben für die epidemiologische Berufskrebsforschung genutzt werden können.

Literatur

Blohmke M, Reimer F (1980) Krankheit und Beruf. Angewandte Arbeitsmedizin in der ärztlichen Praxis. Hüthig, Heidelberg

Doll R, Peto J (1981) The causes of cancer: Quantitative estimates of avoidable risks of cancer in the United States today. J Natl Cancer Inst 66:1192–1308

Horbach L, Loskant H (1981) Berufskrebsstudie. In: Deutsche Forschungsgemeinschaft (Hrsg) Forschungsbericht. Boldt, Boppard

Krieg V (1981) Ein klinikorientiertes Nachsorgeregister für tumorkranke Patienten. Planung – Realisierung und erste Ergebnisse. Med. Dissertation, Universität Münster

Wagner G (1983) Die Rolle des Krebsregisters bei der Erkennung von Krebsrisiken am Arbeitsplatz. ASP 18:223–226

Schlußfolgerungen aus dem Krebsatlas der Bundesrepublik Deutschland für die Epidemiologie

R. Frentzel-Beyme, G. Wagner, N. Becker

Einleitung

Das Echo von Interessenten an den Daten aus Krebsatlanten ist meistens positiv, wobei Epidemiologen ohnehin den Informationsgehalt und den Wert eines Krebsatlas als Bestandsaufnahme und Unterlage für organisierte Forschung uneingeschränkt anerkennen.

Eine Zielsetzung hat der Krebsatlas wohl erreicht, nämlich daß die öffentliche Diskussion über Aufgaben und Vorgehensweise der Epidemiologie in Gang gekommen ist. Der geringe Umfang der Forschungskapazitäten auf dem Gebiet der Epidemiologie in der Bundesrepublik Deutschland einerseits und die öffentliche Aufmerksamkeit gegenüber dieser Wissenschaftsrichtung der Medizin andererseits hatten zur Konsequenz, daß angesichts der geringen Präsenz epidemiologisch geschulter Personen an Hochschulen und in der Öffentlichkeit z. T. recht diffuse Vorstellungen darüber bestehen, was Epidemiologie zu leisten vermag und mit welchen Methoden sie arbeitet. So kommt es dazu, daß Einzelresultate der epidemiologischen Forschung in ihrer Absicht und Aussage nicht nur schwierig eingeordnet werden können, sondern – wie im Falle des Deutschen Krebsatlas – sogar bestritten werden, obwohl Krebsatlanten als Teilresultate in anderen Ländern längst selbstverständliche Werkzeuge epidemiologischer Forschung sind.

Beispiele aus England (Stocks 1936, 1937, 1939) und den USA (Mason et al. 1975), wo auf der Grundlage der geographischen Pathologie (und zunächst nur mit Hilfe der Mortalitätsdaten) anschließend an die kartographische Darstellung gezielt epidemiologische Fall-Kontroll-Studien durchgeführt wurden, sind inzwischen schon historisch zu nennen. Bei der beträchtlichen Kostendimension solcher Studien kann auf die Vorarbeiten durch die deskriptive Epidemiologie nicht genug hingewiesen werden.

Die Arbeiten an einem europäischen Krebsatlas stehen kurz vor dem Abschluß (Muir et al. 1984), und Ende 1984 erschien als neuester Krebsatlas in Europa derjenige der Schweiz (Bundesamt für Statistik 1984). Dort hat er in den Zeitungen jedoch keine Wellen ausgelöst. Daher ist mit Recht danach zu fragen, was die z. T. krasse Ablehnung allein in der Bundesrepublik Deutschland bewirkt hat und welche Erkenntnisse eigentlich der Krebsatlas der BRD ergeben hat, die aus irgendwelchen Gründen nicht anerkannt werden können.

Eingedenk der in der BRD zur Verfügung stehenden eingeschränkten Datenbasis soll die Aussage formuliert werden, die ein lediglich auf der Grundlage von Mortalitätsdaten erstelltes Werk liefern kann: der Atlas beschreibt die regionale Verteilung der Sterblichkeit an bösartigen Neubildungen. Die Erfassung von Tumorarten mit sehr geringer Letalität lohnt sich demnach nicht. Viele Krebslokalisationen weisen eine relativ hohe Letalität auf, so daß man unterstellen darf, daß die regionale Verteilung der Mortalität an diesen Tumorformen einen guten Anhaltspunkt für die regionale Verteilung der Inzidenz gibt.

Aufbau und Inhalt des Krebsatlas

Nachdem die Daten mit Hilfe des mühsam errungenen Entgegenkommens der Statistischen Landesämter für die Jahre 1976 –1980 zusammengetragen waren, enthält die 2. Auflage des Krebsatlas (Becker et al. 1984) Sterblichkeitsvergleiche an 24 verschiedenen Krebsformen in den 328 bundesdeutschen Kreisen auf der Basis von Mittelwerten für den erfaßten Fünfjahreszeitraum (s. die Übersicht unten).

Die Krebsformen wurden nach ihrer Häufigkeit ausgewählt, wobei nur Tumoren mit 1000 oder mehr Todesfällen pro Jahr für mindestens ein Geschlecht berücksichtigt wurden. Zusätzlich wurden einige Krebslokalisationen aufgenommen, die aus Gründen, auf die weiter unten eingegangen wird, gesundheitspolitische Bedeutung haben (Melanome, Hodentumoren) oder deren deutlich gewordene Trends von ätiologischem Interesse sein können (Knochentumoren).

Neben dem einleitenden Text für jede Krebsform, der den Stand des Wissens über Morbidität und Mortalität im Vergleich sowie über die Ätiologie der jeweiligen Krebsform enthält, sind weiterführende Literaturangaben beigefügt. Die kartographische Darstellung der durchschnittlichen jährlichen Sterblichkeit betrifft den Vergleich der administrativen Bezirke oder Landkreise in 5 gleichgroßen Gruppen (Quintile), wobei diejenigen mit den höchsten Raten rot und diejenigen mit den niedrigsten Raten grün dargestellt werden. Dazwischen sind Kreise mit über dem Medianwert erhöhten (Orange) oder erniedrigten Raten (Hellgrün) von den Kreisen mit gelber Färbung abgesetzt, deren Raten sich um den Median gruppieren. Der Median (oder Zentralwert als mittlerer Wert der nach der Größe angeordneten Raten) hat gegenüber dem arithmetischen Mittelwert den Vorteil, daß er weniger empfindlich gegenüber einer Beeinflussung durch Extremwerte ist.

Die gewählte Art der kartographischen Darstellung bedeutet, daß in jedem Falle immer 20% der Landkreise als deutlich über dem Durchschnitt liegend (Rot) und entsprechend ein Fünftel als deutlich unter dem Durchschnitt liegend (Grün) in Erscheinung treten und die übrigen in den Zwischenfarben dargestellt werden. Die Farbgebung ist daher ein relatives Maß und sagt über die Höhe der Sterblichkeit

Inhaltsverzeichnis / Contents

nichts aus. Auf eine statistische Bewertung der regionalen Unterschiede wurde verzichtet, weil die Karten noch keine Bewertung beinhalten sollten und auch nichts „beweisen" können. Die optische Wiedergabe geographischer Unterschiede in der Mortalität war der Hauptzweck der Anfertigung der Karten und sollte ggf. zu eingehenden Untersuchungen führen. Diese beabsichtigte Botschaft soll in den weiteren Ausführungen hauptsächlich im Vordergrund stehen.

Zum Inhalt ist noch zu sagen, daß der Graphikteil des Atlas die Verteilungsformen der Mortalitätsraten der 328 Stadt- und Landkreise in Form von Histogrammen und zeitlichen Trendkurven zeigt, wobei altersstandardisierte Mortalitätsraten jeder Krebsform insgesamt sowie differenziert nach 6 Altersklassen (35.–65. Lebensjahr) gezeigt werden. Ebenso wird die Altershäufigkeit in 2 Stichjahren mit ca. 30 Jahren Zwischenraum gezeigt (1952–1981) und schließlich noch bei den häufigeren Krebsformen eine Darstellung der Sterblichkeit nach Geburtskohorten gegeben.

Jeder dieser kartographischen und Trenddarstellungen ist eine Grundtabelle der zusammengefaßten absoluten Werte für jeden Kreis beigefügt, die eine Überprüfung der Angaben und weitere Schlußfolgerungen aus der jeweiligen Darstellung ermöglichen. In dieser Tabelle werden auch die kumulativen Mortalitätsraten und ihre Konfidenzintervalle angegeben.

Wegen des unterschiedlichen Umfangs und des unterschiedlichen Altersaufbaus von Todesfällen der zu vergleichenden Populationen sind die Absolutzahlen für epidemiologische Vergleiche nicht brauchbar. Daher werden auf eine sog. Standardbevölkerung bezogene Raten mit der Aussage, wie hoch die Anzahl der an einer Krebsform Verstorbenen pro 100 000 der Bevölkerung bei Annahme von deren Altersaufbau wäre, allen Vergleichen zugrunde gelegt. Neben verschiedenen Standardisierungsmethoden gibt es auch zahlreiche unterschiedliche Standardpopulationen. Im Interesse der internationalen Vergleichbarkeit wurde eine sog. Weltbevölkerung als Standard verwendet. Die auf diese im Altersaufbau jüngere Bevölkerung bezogenen altersstandardisierten Raten sind zwangs-

läufig niedriger, als wenn auf die europäische Standardpopulation Bezug genommen worden wäre. Andere Atlanten haben noch andere Standardpopulationen gewählt oder berechneten keine altersstandardisierten Sterberaten, sondern Verhältniszahlen zwischen beobachteter und erwarteter Sterblichkeit oder Abweichungen von einem Gesamtmittelwert.

Zusätzlich zu den standardisierten Raten wurden noch kumulative Mortalitätsraten errechnet. Letztere erlauben den direkten Vergleich einer altersbedingten Mortalität und wurden in dem Standardwerk *Cancer incidence in five continents* (Day 1976) erstmals verwendet. Diese kumulative Mortalitätsrate ist ein Schätzwert für das Risiko eines Menschen, im Laufe eines 75jährigen Lebens an einer bestimmten Krankheit zu sterben, falls er nicht schon vorher an einer anderen Todesursache verstorben ist. Da diese Wahrscheinlichkeit als Prozentrate unabhängig von der Altersstruktur einer Bevölkerung ist, hat sie den Vorteil, generell vergleichbar zu sein. Andererseits hat sie den Nachteil, bisher wenig verwendet zu werden.

Eine Übersicht (Tabelle 1) soll noch kurz die Schwierigkeiten verdeutlichen, statistisches Material aus verschiedenen Ländern oder aus verschiedenen Krebsatlanten direkt miteinander zu vergleichen. Unterschiedlich große geographische Untersuchungseinheiten, nicht deckungsgleiche Berichtszeiträume, Bezug auf verschiedene Standardpopulationen, mit unterschiedlicher statistischer Methodik gewonnene Kenngrößen, ungleiche Art der Präsentation der Ergebnisse u. a. erschweren die internationale Vergleichbarkeit, obwohl diese auch ein Hauptziel des Krebsatlas gewesen ist (Wagner 1985).

Mit einem Seitenblick auf den 2. Schweizer Krebsatlas soll hier noch kurz auf das Problem der Mobilität verstorbener Personen vor dem Tod (der Wohnsitz beim Tod entspricht nicht dem lebenslangen Wohnsitz) eingegangen werden. Unter der Überschrift „Einschränkungen bei der Interpretation" haben die Schweizer sich dem Problem der Mobilität und dem Einfluß der Qualität der Angaben über die Todesursachen ausführlicher gewidmet. Dabei ergab sich, daß dort eine frühe Darstellung der

Tabelle 1. Unterschiede in der Methodik der verschiedenen Krebsatlanten (SMR „age-adjusted mortality rate, AMR age-standardized mortality rate). (Nach Wagner 1985)

Land		Berichts-zeitraum	Anzahl der erfaßten Krebsformen	Berechnete Vergleichsgröße	Benutzte Standard-population	Stufen der Differen-zierung
Belgien		1969–1976	17	SMR	–	9
Kanada		1966–1976	15	AMR	Kanadische Bevölkerung 1971	5
VR China		1973–1975	15	SMR	–	7
BRD	1. Aufl.	1955, 1965, 1975	9	SMR	–	3
	2. Aufl.	1976–1980	24	AMR	„Welt-bevölkerung"	5
Italien		1970–1972	28	SMR	–	3
Japan	1. Aufl.	1969–1971	5	Rohe Mortali-tätsraten	–	5
	2. Aufl.	1965–1978	10	SMR	–	5, 3
Niederlande		1969–1978	34	SMR	–	5
Schweiz	1. Aufl.	1969–1971	16	SMR	–	4
	2. Aufl.	1979–1981	14	SMR	–	5
USA		1950–1969	36	AMR	US-Bevölke-rung 1960	5

Krebssterblichkeit der Jahre 1901–1910 in die Vergleiche aufgenommen werden konnte; auch der Vergleich mit 2 weiteren Arbeiten, nämlich den Krebsatlanten von 1976 (Brooke 1976) und von 1978 (Eidgenössisches Statistisches Amt 1978) zeigte, daß die geographische Verteilung der meisten Krebsarten unverändert geblieben war. Das spricht zunächst einmal für die Qualität der verwendeten Daten und auch dafür, daß solche geographischen Veränderungen mit Mitteln der deskriptiven Epidemiologie untersucht werden, um die Gründe für eine hohe Krebssterblichkeit in einer geographischen Region zu identifizieren.

Die in der BRD oft gehörte Kritik am Krebsatlas kann in 2 Kategorien unterteilt werden: Einmal waren es Anwürfe von Kritikern, die den Krebsatlas selbst überhaupt nicht gesehen haben konnten und daher unsachliche Verrisse von sich gaben, auf die man nicht näher einzugehen braucht. Andererseits war die sachliche Kritik insbesondere durch Zweifel an der diagnostischen Validität der amtlichen

Mortalitätsstatistik bestimmt, ein jahrzehntealtes und bei passender Gelegenheit immer wieder hochkommendes Lieblingsthema zwischen Pathologen und Epidemiologen (Frentzel-Beyme et al. 1980). Hierüber könnte man ausführlicher sprechen, doch soll es genügen, darauf hinzuweisen, daß die unterschiedliche Zielsetzung von Todesbescheinigung und Obduktionsbefund Ursache vieler Mißverständnisse in der Diskussion zu sein scheint. In die Todesursachenstatistik gehen unmittelbare Todesursache bzw. das dazu führende Grundleiden ein. Der Obduktionsbefund soll dagegen alle an der Leiche vorliegenden pathologischen Befunde erfassen. Ein bei der Obduktion gefundener Tumor, der in der Todesbescheinigung nicht erwähnt ist, bedeutet nicht zwangsläufig einen Fehler bei der Ausstellung des Totenscheins. Ein subklinisches Prostatakarzinom beispielsweise ist ein häufiger Obduktionsbefund bei alten Männern, die nicht an Krebs gestorben sind. Es wäre daher falsch, solche nicht als unmittelbare Todesursache oder als

Grundleiden auftretende Erkrankung in die Todesursachenstatistik aufzunehmen. Gründliche Validierungsstudien aus dem Ausland haben gezeigt, daß die Angaben auf der Todesbescheinigung für epidemiologische Vergleiche brauchbar sind. Diese ermutigende Tatsache geht aus einer kürzlich im Auftrag der Geschäftsstelle Gesamtprogramm zur Krebsbekämpfung durchgeführten Analyse hervor, in der auch auf die methodischen Schwächen der wenigen deutschen Beiträge ausführlich eingegangen wird (Frentzel-Beyme 1984).

Im Gegensatz zu den üblichen Vorgehensweisen seit den 30er Jahren haben nämlich die Autoren des jüngsten bundesdeutschen Beitrags eine von den Eintragungen auf Todesbescheinigungen (die nicht zur Verfügung standen) losgelöste Argumentation betrieben, noch dazu ohne Berücksichtigung von Alter und Geschlecht der lediglich in einem pathologischen Institut gesehenen „Problemfälle" (Höpker u. Burkhardt 1984).

Die Behauptung der Autoren, daß die Mortalitätsstatistik sinnlos sei, weil sie bei Überprüfung der Unterlagen starke Abweichungen erkennen läßt, ist schon deshalb ebenfalls sinnlos, weil die Studie nicht der Überprüfung von Todesbescheinigungen im allgemeinen galt, sondern der Überprüfung des Auftretens von Obduktionsbefunden auf Todesbescheinigungen. Die Dimension von 57,7% in der Gesamtzahl der sezierten Todesfälle läßt eine bezeichnende Übererfassung von Krebstodesfällen in diesem Pathologischen Institut erkennen, die sich von den Befunden aus anderen publizierten Studien stark abhebt (in den USA und Schweden fanden sich zwischen 21 und 33% der Todesfälle an Krebsdiagnosen). So zeigt ein Beispiel den Mechanismus dieser Übererfassung: Von 2 Patienten mit Peniskarzinom wurde nur einer klinisch erkannt. Das Leiden war demnach in einem Fall klinisch nicht relevant, aber eine Pathologendiagnose, die – wenn auch ein für ein Krebsregister erfassenswertes Faktum – jedoch nichts mit der Todesursache zu tun zu haben braucht. Auf ähnliche Weise ließen sich vermutlich viele weitere angebliche Fehldiagnosen erklären. Die Tatsache, daß es 480 nicht erkannte Lungenkrebsfälle gegeben haben soll, läßt folgende Schlüsse zu: entweder existieren in den Heidelberger Kliniken Mängel in der Tumordiagnostik, oder in dem pathologischen Institut fand eine besonders intensive Suche nach malignen Neoplasien bei allen obduzierten Sterbefällen statt, seien sie nun Krebstodesfälle oder nicht.

Etwas lassen die bemängelten Untererfassungen noch vermuten, nämlich daß mit Darstellungen der Mortalitätsdiagnosen öfter eine Unterschätzung der Todesfälle, bei denen Krebs vorliegt, erfolgt, seltener eine Überschätzung. Für die Darstellung der Sterblichkeit in einem Mortalitätsatlas ist damit lediglich zu befürchten, daß die wahren Verhältnisse untertrieben werden. So muß noch einmal auf die möglichen Verzerrungsfaktoren in der deutschen Pathologenstudie hingewiesen werden, zumal sie zur Argumentation gegen den Krebsatlas benutzt wurde:

1) ein vermutlich hoher Anteil von Verdachtsfällen für Krebs, in denen die Einlieferungsdiagnose (und wahrscheinlich auch Todesbescheinigungsangabe) keinen Hinweis auf den Verdacht ergab, da der Krebsbefund klinisch und als Todesursache nicht relevant war;

2) ein prima vista zu hoher Anteil an Krebstodesfällen im gesamten Obduktionsgut (57,7%);

3) das Fehlen der Altersangaben, so daß eine Bewertung der summarischen Zahlenangaben auch nur pauschal ausfallen kann (wogegen sich bekanntlich starke Einflüsse des Alters bei der Dimension der falsch-negativen Fälle ergeben haben);

4) das Fehlen der Geschlechtsangaben, wobei wiederum bekannt ist, daß mehr Männer als Frauen obduziert werden;

5) die unbekannte Gesamtzahl der Todesfälle, aus der die bearbeitete Stichprobe stammt, läßt die Frage nach der Repräsentativität stellen. Wenn die allgemeine Angabe von 8% Obduktionen in der BRD auch hier zuträfe, wird die extreme Auslese deutlich, weil das Ergebnis der Studie nicht für die 92% der Todesfälle gelten kann, bei denen keine Obduktion stattfand.

Solange keine verläßlicheren Daten existieren, werden die Epidemiologen mit Angaben auf den Todesbescheinigungen arbeiten müssen, selbst wenn sie zu einem gewissen Anteil nicht korrekt sind. Man nimmt dabei jedoch an, daß sich die Fehlerhaftigkeit der Angaben zufällig und nicht systematisch verzerrend verteilt. Da zusammenfassend zu der mit dem Erscheinen des Krebsatlas wieder voll entfachten Diskussion über die Zuverlässigkeit der Leichenschauscheine keine neuen Gesichtspunkte oder Erkenntnisse gewonnen werden konnten und Patentrezepte für die Verbesserung der Qualität der Mortalitätsdaten nicht in Sicht sind, wird man mit den verfügbaren, wenn auch nicht optimalen Daten leben müssen. Schließlich ist die amtliche Mortalitätsstatistik die einzige flächendeckende und international vergleichbare verfügbare Datenquelle für epidemiologische Untersuchungen.

Neue Erkenntnisse durch den Krebsatlas

Hiermit soll nun eine Übersicht über die Aussagen des Krebsatlas gegeben werden, unterteilt in geographische Unterschiede, zeitliche Trendunterschiede und die mögliche Verzerrung durch Einflußfaktoren oder die Datenbasis. Eine Übersichtstabelle (Tabelle 2) zeigt zunächst alle entsprechenden Befunde gemeinsam, da sie teilweise im Zusammenhang diskutiert und kommentiert werden. Weitere Darstellungen betreffen die einzelnen Angaben, getrennt nach geographischen oder zeitlichen Unterschieden.

Besonders auffallend waren die stark regional gruppierten Kreise mit erhöhter Sterblichkeit an Magen- und Lungenkrebs, wobei die Tendenzen für Männer und Frauen vergleichbar sind (Becker et al. 1984).

Ebenfalls erkennbare regionale „Trends" gab es für Kolonkarzinom, Rektumkrebs, Leberkrebs, Gallenblasenkrebs, Brustkrebs, Prostatakarzinom sowie Blasenkrebs (mit einer Ähnlichkeit zur Lungenkrebsverteilung). Sogar für Krebsformen mit zahlenmäßig geringem Anteil zeigte sich eine unübersehbare Tendenz, wie der Nord-Süd-Anstieg für Schilddrüsentumoren als Todesursache, und zwar für beide Geschlechter.

Selbstverständlich sind bei den vorliegenden kleinen Zahlen und der großen Zahl möglicher Kombinationen von Kreisen eine Reihe zufälliger Abweichungen nicht nur möglich, sondern auch zu erwarten. Zur Überprüfung solcher Zufallseinflüsse bei der kartographischen Farbverteilung wurden Indizes für Cluster und Assoziationen benachbarter Kreise gebildet und mit einer computersimulierten Zufallsverteilung der Kreise verglichen. Diese Frage der Zufälligkeit der Verteilung gefundener Unterschiede wurde bisher von anderen Krebsatlanten noch nicht abgeklärt. Abel u. Becker (in press) haben die Hypothese einer Zufallsverteilung der 5 Farben für jede der 24 Krebsformen untersucht und Abweichungen der Clusterindizes von der hypothetischen Normalverteilung bezüglich der statistischen Wahrscheinlichkeit (p) überprüft. Die Aufzählung in Tabelle 3 gibt Hinweise auf Krebsformen, die nicht mehr als zufällig verteilt gelten können.

Die zeitlichen Trends (Tabelle 4) ließen einen deutlichen Anstieg der Häufigkeiten von Kolonkarzinomen, Pankreaskarzinomen, Lungenkarzinom und Uterushalskrebs (bis 1970) und besonders der Lymphome als Todesursachen erkennen, während Anstiege für Rektumkarzinom, Larynxkrebs, Ovarialkarzinome, Prostatakrebs sowie Gehirntumoren, Schilddrüsenkrebs und Leukämien nur in bestimmten Altersgruppen zu erkennen sind. Eine abfallende Tendenz ergab sich nur für Ösophaguskarzinom, Magenkrebs und Knochentumoren, wobei für Gallenblasenkrebs eine weitere Beobachtung des sich andeutenden fallenden Trends notwendig ist. Keine Veränderungen haben sich für Leberkrebs, Blasenkrebs und M. Hodgkin ergeben.

Besonders im Bereich der Tumoren des lymphopoetischen Systems ist die Frage zu stellen, ob selbst bei einem Anstieg der Sterberaten eine Unterschätzung des wah-

Tabelle 2. Auffällige Ergebnisse des Krebsatlas der Bundesrepublik Deutschland

Todesursache	Geographische Verteilung[a]	Zeitliche Trends[b] (Zahl in Klammern: ab Altersgruppe)	Statistik[c]	Clustering[d]	
				Männer	Frauen
Ösophaguskarzinom	?	+($\downarrow$)	–	+	+
Magenkarzinom	+ +	+ +($\downarrow$)	+	+	+
Kolonkarzinom	+	+ +($\uparrow$)	+	+	+
Rektumkarzinom	+	+(> 75)	+	+	+
Leberkarzinom	+	?	–	+	+
Gallenblasenkarzinom	+	$\downarrow$	–	+	+
Pankreaskarzinom	(+)	+ +($\uparrow$)	–	+	+
Larynxkarzinom	+	+(> 75)	–	+	+
Lungenkarzinom	+ +	+ +($\uparrow$)	+	+	+
Knochentumoren	?	+ +($\downarrow$)	–	0,04	0,19
Malignes Melanom	?	?	–	0,14	+
Mammakarzinom	+	+	+		+
Korpuskarzinom	?	+($\downarrow$)	+		+
Zervixkarzinom	?(+)	+($\uparrow$)	?		+
Ovarialkarzinom	?	+(> 55)	–		0,005
Prostatakarzinom	+	+($\uparrow$)	+	+	
Testiskarzinom	(+)	+ +	–	+	
Blasenkarzinom	+	–	+	+	+
Nierenkarzinom	?(+)	?	–	0,003	0,07
Gehirntumoren	+	+(> 45)	–	+	+
Thyreoideakarzinom	+	+(> 65)	–	+	+
M. Hodgkin	–	–	–	0,03	0,14
Lymphome	–	+ +	?	+	0,03
Leukämien	?	+(> 70)	–	0,02	0,07

[a] + + starke, + deutliche, (+) angedeutete regionale Unterschiede (visuelle Inspektion).
[b] + + starke, + erkennbare säkulare Trends oder Veränderungen, $\uparrow$ ansteigende, $\downarrow$ fallende Trends.
[c] + Anzahlen ausreichend für weitere Bearbeitung, – zu geringe Anzahl von Todesfällen/Einheit.
[d] + p < 0,001 (aus Abel u. Becker, aufgrund der Untersuchung simulierter Abweichungen pro Krebsform).

Tabelle 3. Krebssterblichkeit in der Bundesrepublik Deutschland 1976–1980. Todesursachen mit regionaler Korrelation

Geschlecht:	m.	w.
Tumorsitz	Speiseröhre mit Kehlkopf und Lunge Magen mit Mastdarm und Pankreas Darm mit Mastdarm und Pankreas Rektum mit Kehlkopf Leber mit Kehlkopf, Lunge, Prostata Pankreas mit Kehlkopf Lunge mit Prostata, Harnblase, Testes, Gehirn	Speiseröhre mit Darm, Lunge, Brust, Harnblase, Uterushals Brust mit Uterushals, Harnblase Lunge mit Brust, Uterushals, Harnblase Darm mit Leber, Gallenblase, Lunge, Brust, Harnblase, Lymphome Mastdarm mit Uterushals Magen mit Schilddrüse

ren Anstieges der Inzidenz zu befürchten ist, da verschiedentlich von verbesserten Überlebenszeiten und einer sinkenden Letalität dieser Krebsformen berichtet wird. Dies gilt natürlich auch für andere Krebsformen, und daher ist auch wieder an dieser Stelle nachdrücklich die Einführung von Krebsregistern zu fordern, mit deren genauer Erfassung aller Krebsformen in einzelnen Altersgruppen solche Anstiege oder Veränderungen der zeitlichen Trends weitaus besser beschrieben und analysiert

Tabelle 4. Krebssterblichkeit in der Bundesrepublik Deutschland: Trends von 1952 bis 1981

Todesursachen mit absinkendem Trend (altersstandardisierte Rate)	Todesursachen mit ansteigendem Trend (altersstandardisierte Rate)
Magenkarzinom	Darmtumoren (bis 1978)
Ösophaguskarzinom	Pankreaskarzinom
Knochentumoren	Testistumoren
Gallenblasenkarzinom	Uterushalskarzinom (bis 1970)
Uteruskörpertumoren	Prostatakarzinom
	Lymphome
	Hirntumoren (> 45 Jahre)
	Ovarialtumoren (> 55 Jahre)
	Schilddrüsentumoren (> 65 Jahre)
	Leukämien (> 70 Jahre)
	Lungenkarzinom (> 70 Jahre)
	Rektumkarzinom (> 75 Jahre)
	Kehlkopfkarzinom (> 75 Jahre)

werden könnten. Nicht zu vergessen ist ja, daß der Krebsatlas nur die letzte Tumorform abbildet, nämlich als zum Tode führende Erkrankung, selbst wenn zuvor andere Krebsformen bestanden haben und nicht zum Tode führten.

Interpretationen der Befunde des Krebsatlas

Wenn die Pathologen dem Krebsatlas die augenblicklich zu geringe Validität der Mortalitätsstatistik anlasten, dann könnte man auch mit gleichem Recht den Pathologen vorwerfen, daß sie bei jeder Biopsie aus einem pathologischen Gewebe eine Momentaufnahme eines kontinuierlichen Prozesses erfassen, aus der sie sich nichtsdestoweniger eine Aussage zutrauen – und zwar mit der entsprechenden Erfahrung bei der Interpretation eines histologischen Befundes in Verbindung mit dem Wissen über die Verläufe bestimmter Krankheitsformen. Der Epidemiologie kommt die Aufgabe des öffentlichen Diagnostikers in dem Bemühen zu, den vielfachen Beeinträchtigungen der Gesundheit nachzugehen und für deren Beseitigung zu sorgen. Mithin sollte eine Verständigung zwischen Epidemiologen und Pathologen bei der Beurteilung der Todesursachenstatistik möglich sein. Die Frage ist jedoch, welche neuen Erkenntnisse des Krebsatlas die Art des gewählten Vorgehens rechtfertigen und welche Vorsichtsmaßnahmen bei der Interpretation der Ergebnisse zu beachten sind.

Epidemiologie ist die Wissenschaft vom Auftreten von Krankheiten in menschlichen Populationen und erlaubt damit auch eine klare Unterscheidung von Ursachenforschung im epidemiologischen Sinn und Ätiologieforschung im Sinne der Pathologie. Epidemiologie untersucht nicht die Ursachen von Krankheiten bei Individuen, sondern Ursachen und Einflußgrößen für das Auftreten von Krankheiten in ganzen Populationen (mit dem praktischen Ziel der Krankheitsprävention). Die Stärke der epidemiologischen Vorgehensweise ist darin zu sehen, daß sie im Unterschied zu allen anderen Verfahren Aussagen über Existenz und Bedeutung von Risikofaktoren beim Menschen gestattet, dagegen ist ihre Schwäche der hierfür erforderliche hohe Aufwand. Da aber nicht alle im Tierexperiment nachgewiesenen Karzinogene beispielsweise auch beim Menschen krebserregend sind, nicht alle beim Menschen wirksamen Karzinogene am Tier oder in einem In-vitro-Test identifizierbar sind, erklärt sich von daher die wachsende Bedeutung speziell der Krebsepidemiologie (Bekker 1985). Die Epidemiologie ist dabei nicht Teilgebiet oder Anwendungsfall der Biostatistik, sondern epidemiologische Untersuchungen werden gegenstandsbezogen angestellt, d. h. daß die dafür erforderlichen Daten jeweils erhoben werden müssen, wozu die Biostatistik einen Methodenbeitrag liefern kann.

Die deskriptive Epidemiologie beschreibt nur, sie hat nichts mit der Interpretation der beschriebenen Daten und Verteilungen zu tun. Eine möglichst sorgfältige und umfassende Beschreibung der Situation anhand von Inzidenzraten (als solche können Mortalitätsdaten gesehen werden) im Sinne einer Bestandsaufnahme ist für den Wissenschaftler als ein wertvoller Einstieg für weitere Untersuchungen gedacht – und nichts weiter sollte der Krebsatlas sein. Die Ausführlichkeit einer solchen deskriptiven Darstellung läßt sich am Krebsatlas erkennen, der über die geographisch-pathologische Betrachtung der Sterblichkeit in der BRD hinaus auch deren Häufigkeiten hinsichtlich der säkularen Entwicklung, der Altersverteilung und Einzeldatenumfänge liefert.

Streng genommen benötigt die Epidemiologie für eine vollständige Beschreibung des Krankheitsgeschehens die 2 Datenquellen Krankheitsregister und Mortalitätsstatistik. Da in der BRD Krebsregister nicht flächendeckend geführt werden, mußte der Krebsatlas aus diesem Grund notgedrungenermaßen unvollständig bleiben. Die Veröffentlichung der Mortalitätsdaten wurde deshalb jedoch mit der nachdrücklichen Forderung nach der Errichtung flächendeckender Krebsregister verbunden.

Angesichts der eingeschränkten Datenbasis, die für einen Krebsatlas in der BRD zur Verfügung steht, soll an dieser Stelle die bestmögliche Aussage eines solchen Werkes formuliert werden, das lediglich auf der Grundlage von Mortalitätsdaten hergestellt wurde und im Falle einer sich verringernden Letalität bei einer Betrachtung ohne Krebsregister ohnehin nur die halbe Wahrheit wiedergibt: ein Mortalitätsatlas beschreibt die regionale Verteilung der Sterblichkeit an bösartigen Neubildungen. Nur bei Krebslokalisationen, die eine relativ hohe Letalität aufweisen, kann man unterstellen, daß die regionale Verteilung der Mortalität einen guten Anhaltspunkt für die regionale Verteilung der Inzidenz gibt und dadurch Hinweise auf mögliche Risikogebiete zu liefern vermag, nicht jedoch gleich auch noch Nachweise eines erhöhten Risikos.

Voraussetzungen für eine solche Annahme sind die zeitlich und regional unterschiedslos gute Qualität der Erfassung der Krebstodesfälle und das Fehlen von Wanderungsbewegungen in der Bevölkerung, die die Krebslandschaft verzerren. Ob es auch in der BRD – entsprechend den Verhältnissen in Florida für die USA und neuerdings auch in Großbritannien (Becker, 1985, Gardner u. Winter, 1984) – „Altersheime der Nation" gibt, muß für die bisher vorgelegten regionalen Häufigkeiten erst noch im Detail untersucht werden. Es wurde allerdings schon in der 1. Auflage des Krebsatlas darauf hingewiesen, daß in der BRD Wanderungsbewegungen größeren Ausmaßes unter dem Gesichtspunkt der Mortalitätsstatistik eine relativ geringe Rolle spielen. Die Methode der Wahl für die Klärung eines Verdachts dieser Art ist eine Fall-Kontroll-Studie mit Befragung von Angehörigen der Verstorbenen oder der Einwohnermeldeämter, mit deren Hilfe auch die Dauer des Aufenthalts am Sterbeort feststellbar ist. Gerade die Aufklärung der Hintergründe von auf solche Weise möglicherweise entstandenen „Krebsnestern" gehört zu den Aufgaben der Epidemiologie.

Die Überalterung einer Region durch solche Wanderungsbewegungen kann allerdings nicht Ursache einer höheren Krebsmortalität sein, da solche Verschiebungen durch Altersstandardiserung eliminiert werden.

Schlußfolgerungen

Die epidemiologische Forschung wird vom Datenmaterial des Atlas profitieren, indem nunmehr gezielte Einzeluntersuchungen zur Klärung der Frage nach Gründen für nicht zufällige Häufigkeitsmuster durchzuführen sind. Wenn Einzelregionen in der Krebssterblichkeit aus dem Rahmen ihrer Umgebung herausfallen, sind Arbeitshypothesen für weitere Untersuchungen auszuarbeiten, die eine breite Palette der verschiedenen Einflußfaktoren berücksichtigen müssen. Regionale Häufungen können ebenso genetische wie berufliche Belastungen oder Belastungen aus der natürlichen oder sozialen Umgebung als Ursachen haben, wobei auch lebensstilbedingte Faktoren genauer zu berücksichtigen sind. Hierbei muß sich die Forschung auf das – besonders in der internationalen aber auch in der deutschen Literatur – verfügbare Wissen stützen. Zur Untersuchung von auf diesem Wege zustande gekommenen Hypothesen müssen jedoch die Methoden der analytischen Epidemiologie angewandt werden. Bevor das in vollem Umfang geschehen kann, muß noch eine erhebliche Entwicklungsarbeit auf Gebieten der Infrastruktur der epidemiologischen Forschung geleistet werden, wozu auch die Klärung langanstehender Unklarheiten auf Gebieten des Datenzugangs und des Datenschutzes gehören.

Eine Lösung dieser Probleme bietet sich in Form der Fall-Kontroll-Studien an, wie sie beispielsweise in enger Zusammenarbeit mit einigen Kliniken im ostbayrischen und mittelhessischen Raum erfolgt, wo aufgrund der mittels des Krebsatlas identifizierten Unterschiede der Magenkrebssterblichkeit nun ätiologische Fragestellungen zur Genese des Magenkrebses bearbeitet werden. Es ist zu wünschen, daß der Krebsatlas zu vielen weiteren gezielten Untersuchungen Anlaß gibt.

Literatur

Abel U, Becker N (in press) Geographical clusters and common patterns in cancer mortality of the FRG. Arch Environm Health

Becker N (1985) Epidemiologie – die Wissenschaft vom Auftreten von Krankheiten beim Menschen. Med Welt 36:851–857

Becker N, Frentzel-Beyme R, Wagner G (1984) Krebsatlas der Bundesrepublik Deutschland, 2. Aufl. – Atlas of cancer mortality in the Federal Republic of Germany, 2. ed. Springer, Berlin Heidelberg New York Tokyo

Brooke EM (1976) Géographie de la mortalité due au cancer en Suisse 1969–1971. Dept. de l'Interieur et de la Santé Publique, Lausanne

Bundesamt für Statistik (Hrsg, 1984) Geografische Verteilung der Krebssterblichkeit in der Schweiz 1979–1981. Bundesamt für Statistik, Bern (Beiträge zur Schweizerischen Krebsstatistik, Heft 119)

Day NE (1976) A new measure of age-standardized incidence – The cumulative rate. In: Waterhouse J, Muir C, Correa P, Powell J (eds) Cancer incidence in five continents, vol III, pp 443–445. International Agency for Research on Cancer, Lyon

Eidgenössisches Statistisches Amt (1978) Die Krebssterblichkeit in der Schweiz und den Kantonen: 1959/62, 1969/72. Eidgenössisches Statistisches Amt, Beiträge zur Schweizerischen Statistik, Heft 48, Bern

Frentzel-Beyme R (1984) Mortalitätsdaten – Bewertung, Auswertungsmöglichkeiten und Verbesserung der Qualität und des Zuganges zu dieser Datenquelle. Unveröffentlichtes Manuskript

Frentzel-Beyme R, Keil U, Pflanz M, Struba R, Wagner G (1980) Mortalitätsdaten und Mortalitätsstatistik. Bedeutung für Gesundheitswesen und epidemiologische Forschung. MMW 122:901–906

Gardner MJ, Winter PD (1984) Mapping small area cancer mortality: a residential coding story. J Epidemiol Commun Hlth 38:81–84

Höpker WW, Burkhardt H-U (1984) Unsinn – und Sinn? – der Todesursachenstatistik. Dtsch Med Wochenschr 34:1269–1274

Mason TJ, McKay FW, Hoover R, Blot WJ, Fraumeni JF (1975) Atlas of cancer mortality for U.S. counties 1950–1969. DHEW Publication No. 75-780

Muir C, Boyle P, Smans M (1984) The plans for a European cancer atlas. Medical research council: Scientific report No. 3: Maps and cancer. Proceedings of a meeting held on 20th September 1983 at the MRC Environment Epidemiology Unit. Southampton 1984, p 5–9

Stocks P (1936, 1937, 1939) Distribution in England and Wales of cancers of various organs. British Empire Cancer Campaign. Annual Reports 1936, 1937, 1939

Wagner G (1985) Bemerkungen zum Krebsatlas der Bundesrepublik Deutschland. In: Medicinale XV (Graul DH, Barkow DH, Hrsg). Iserlohn

Auswertungsansätze zur Abklärung auffälliger geographischer Muster in Krebsatlanten am Beispiel des saarländischen Krebsatlasses

T. Schäfer

Der Beitrag von Krebsatlanten zur epidemiologischen Forschung

Die Zahl der Länder, für die kartographische Darstellungen der regionalen Verteilung der Mortalität, insbesondere der Krebsmortalität, veröffentlicht wurden, ist im letzten Jahrzehnt sprunghaft angestiegen. Jüngstes und prominentestes Beispiel stellt der Krebsatlas für die Bundesrepublik Deutschland auf der Ebene von Kreisen dar (Becker et al. 1984), der ein unerwartet starkes, tendenziell kritisches publizistisches Echo ausgelöst hat. Der Schwerpunkt der kritischen Diskussion kreiste zumeist um die Frage, welche Möglichkeiten zur Identifizierung von Ursachen oder Risikofaktoren für die Entstehung bösartiger Neubildungen solche Darstellungen bieten. Dabei gerät einerseits weitgehend in den Hintergrund, daß ein Kartenwerk zur Beschreibung der regional differenzierten krankheitsspezifischen Morbidität oder Mortalität der Bevölkerung auch eine wertvolle Informationsbasis für die Lösung planerischer Aufgaben etwa im Zusammenhang mit der Erreichbarkeit medizinischer Versorgungseinrichtungen bzw. einer bedarfsgerechten Krankenversorgung darstellt. Andererseits kann durch Überbetonung der unstrittig bestehenden Validitätsprobleme und des Potentials möglicher Artefakte der Eindruck entstehen, der Krebskartographie käme überhaupt kein Platz bei der Erforschung natürlicher, zivilisationsbedingter und soziokultureller Determinanten der Krebsentstehung zu.

Mit dieser Einschätzung würde man einer traditionsreichen Forschungsrichtung Unrecht tun, deren Wurzeln gleichermaßen in der Geomedizin oder medizinischen Geographie wie in der ökologischen Epidemiologie liegen und die in der Vergangenheit mehrfach entscheidende Hinweise zur Erklärung geographisch beschreibbarer und begrenzter Krankheitsphänomene geliefert hat. Beispielsweise sei hier an die Aufklärung der sog. Kaiserstuhl-Krankheit der 30er Jahre als Arsenvergiftung der Winzer durch den Trestertrunk in Dörfern des Kaiserstuhls erinnert (vgl. Jusatz 1980).

Nur darf ein solcher Forschungsansatz nicht mit dem Anspruch auf den Nachweis kausaler Beziehungen überstrapaziert werden. Eine feinräumige Darstellung der regionalen Verteilungen spezifischer Inzidenz- oder Mortalitätsraten, im Zusammenhang etwa mit Indikatoren zur Umweltbelastung interpretiert, soll vielmehr der empirisch begründeten *Ableitung* plausibler Hypothesen über zeitlich und räumlich begrenzt auftretende Gefährdungen der Gesundheit infolge Umweltverunreinigungen (und ggf. über deren Verursacher) dienen, die ihrerseits dann in speziell hierfür konzipierten analytisch-epidemiologischen Untersuchungen zu überprüfen wären. Insoweit stellen Krebsatlanten, insbesondere morbiditätsbezogene, ein bedeutendes Element einer umweltbezogenen Gesundheitsberichterstattung dar, auch wenn Informationen über potentiell assoziierte Größen nicht integriert, sondern z. B. aus den zunehmend ausdifferenzierten Umweltberichten entnommen werden. Die rein visuelle Synopse (z. B. zweier Karten) wird i. allg. aber zur empirischen Begründung einer Hypothese bzw. einer daraufhin konzipierten Studie nicht ausreichen.

Im nächsten Schritt ist zu fragen, ob eine statistische Assoziation der betrachteten Indikatoren vorliegt. Danach sind sukzessiv konkurrierende Erklärungsansätze zu über-

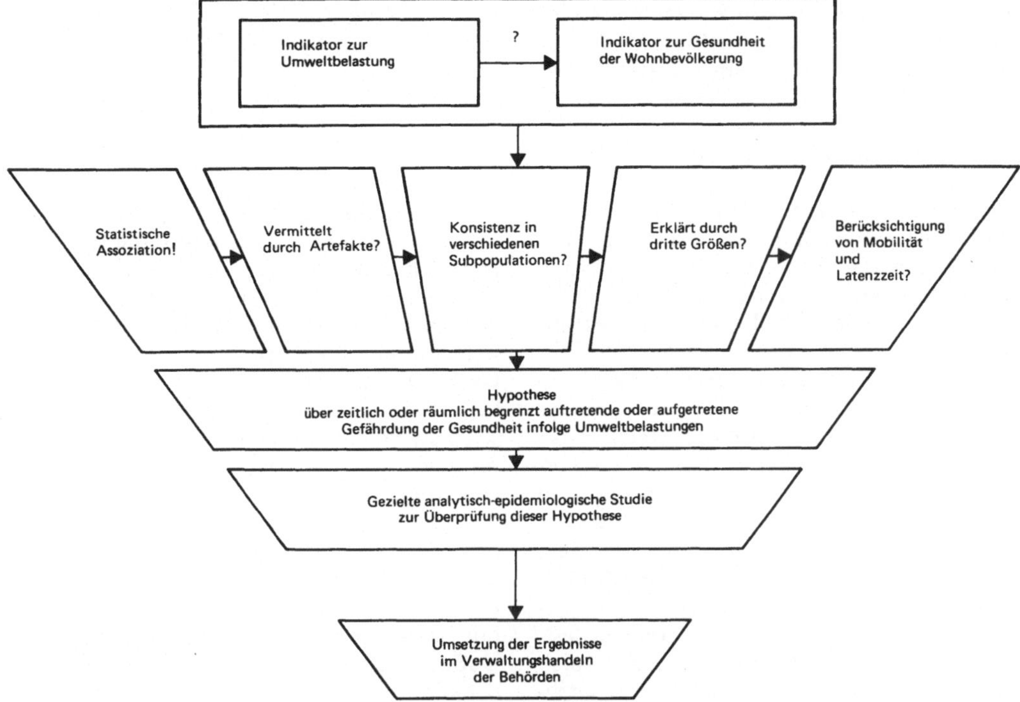

Abb. 1. Logik einer Ursachenforschung auf der Basis von Krebsatlanten

prüfen und ggf. soweit wie möglich auszuschalten, wobei man mit den vielfältigen Möglichkeiten für methodische Artefakte beginnen sollte. Es schließt sich ein teilweise detektivischer Abklärungsprozeß an, der z. B. Fragen nach der Latenzzeit, der Mobilität der Wohnbevölkerung, der Konsistenz der Assoziation über verschiedene Subpopulationen, der Exposition am Arbeitsplatz und dem Wirken dritter Größen (z. B. im Zusammenhang mit dem gesundheitsrelevanten Verhalten der Bevölkerung) nachzugehen hat und der in Abb. 1 schematisch dargestellt ist.

Mortalitätsbezogene Krebsatlanten erfordern dabei noch verzweigtere Argumentationsketten, da sich aus den bekannten Validitätsmängeln der Todesbescheinigungen, der monokausalen Verschlüsselung der Todesursachen sowie ggf. regional unterschiedlichen Überlebensraten zusätzlich Validitätsprobleme bzw. dritte Größen ergeben.

Diese Überlegungen, die zeigen, daß ein Krebsatlas eher den Anfang als das Ende eines Forschungsprozesses markiert, machen auch deutlich, daß Zielgruppe, Begleitumstände und Publikationsorgan für eine Veröffentlichung sehr sorgfältig erwogen werden müssen: Jede Konfrontation der Einwohner einer Gemeinde oder eines Kreises mit statistischen Risiken, für die anders als bei einem korrigierbaren Risikofaktor (wie z. B. das inhalierende Rauchen) neben einem durch Umzug herbeigeführten Wechsel der Wohnbevölkerung keine individuellen Maßnahmen oder Verhaltensänderung erkennbar werden, die geeignet sind, dieses ja nur als Wahrscheinlichkeit interpretierbare Risiko zu senken, führt zu einer verständlichen Beunruhigung der betroffenen Bevölkerung, die bei einer Abwägung gegenüber dem Nutzen einer breiten öffentlichen Präsentation zu berücksichtigen ist.

Die folgenden Erörterungen gelten nur für einen kleinen Teil der in Abb. 1 dargestellten Ablauflogik, die dem Weg von einem Krebsatlas zu empirisch begründeten Hypothesen innewohnt. Sie basieren auf den Erfahrungen eines in Zusammenarbeit mit dem Saarland durchgeführten Vorhabens, in dessen Verlauf ein morbiditätsbezogener Krebsatlas entstand (vgl. Schäfer et al. 1984).

Was sind „auffällige" geographische Muster?

Die Wahrnehmung und Einstufung räumlicher Muster in einer Karte unterliegen, wie alle kognitiven Prozesse, der Steuerung durch eine Vielzahl teils individueller Variabler, teils vom Objekt ausgehender Stimuli.

Zu den individuellen Variablen sind neben dispositiven Merkmalen, etwa Fähigkeiten zur Struktur-, Kontrast- oder Farbdifferenzierung, auch der Stand des Vorwissens über – oder der Voreinstellungen zu – hypothetischen Zusammenhängen der betrachteten Krankheitsinzidenz mit anderen Charakteristiken der Untersuchungseinheiten (meist Kreise, Gemeinden oder andere durch administrative Grenzen festgelegte Gebiete) zu zählen. Ferner spielt auch der Umfang der verfügbaren zusätzlichen Informationen, die zur Interpretation herangezogen werden können, eine Rolle. Hierauf hat der Gestalter eines Atlasses einen gewissen Einfluß durch das Angebot integrierter Zusatzinformationen.

Weniger bewußt, aber in der Regel gravierender, beeinflussen eine Reihe von Vorentscheidungen im Zusammenhang mit der gewählten Verdichtungs- und Darstellungsform, die zu einer Manipulation der vom eigentlichen Betrachtungsobjekt (regionale Verteilung der Krankheitsinzidenz) ausgehenden Stimuli führen, den Betrachter. Dieses Problem ist Geographen, die mit der Konzeption thematischer Karten befaßt sind, wohl vertraut: Mit jeder thematischen Karte wird *vorbewertete* Information angeboten.

Im Kontext von Krebsatlanten sind als wichtige Elemente der Darstellungsform z. B. die
- Maßzahl zur Beschreibung der Inzidenzunterschiede,
- Form der Markierung der Position einer einzelnen Untersuchungseinheit in der Grundgesamtheit,
- Feinheit der räumlichen Auflösung,
- Symbole und Farbgebung zur Abstufung von Klassenzugehörigkeiten

einzeln und in Kombination zu nennen.

Studiert man einige Krebsatlanten im Hinblick auf die genannten Kriterien, so zeigt sich eine verwirrende Vielfalt der Vorgehensweisen. Dabei wäre schon unter Gesichtspunkten der Akzeptanz, v. a. aber im Hinblick auf übergreifende Vergleichbarkeit, eine gewisse Standardisierung wünschenswert. So findet man als Maßzahlen für Inzidenz- oder Mortalitätsunterschiede z. B. rohe, kumulierte, direkt oder indirekt standardisierte Raten, Nettorisiken oder „standard mortality ratios" (SMR) herangezogen, wobei die Begriffe nicht einmal mit der gebotenen terminologischen Sorgfalt verwendet werden (zu den genauen Definitionen siehe z. B. die Übersicht bei Schäfer et al. 1984, Bd. 1). Die Wahl einer Standardbevölkerung für die Berechnung standardisierter Raten oder von SMR liefert eine zusätzliche Quelle der Variation. Zur Kennzeichnung der Position der einzelnen Untersuchungseinheit werden sowohl von Atlas zu Atlas wechselnde Klasseneinteilungen der jeweils verwendeten Maßzahl als auch die Ergebnisse von – meist asymptotischen – Signifikanztests hinsichtlich einer Abweichung vom Durchschnitt eingesetzt. Bei der letztgenannten Vorgehensweise sind dann – infolge kleiner Fallzahlen und mangelhafter Kenntnis der Asymptotik – die tatsächlichen Irrtumswahrscheinlichkeiten der Tests häufig genug unbekannt, selbst wenn man von der zusätzlichen Problematik der multiplen Vergleiche zunächst absieht. Auch variiert die Sensitivität des statistischen Tests gegenüber Abweichungen mit der Zahl der beobachteten Fälle, d. h. – bei vorgegebenem Inzidenzniveau – mit der Größe der Bezugsbevölkerung.

Ein weiteres, leider ziemlich verbreitetes Konzept besteht in der Präsentation sog. Quantilkarten. Hierbei wird die empirisch festgestellte Verteilung der betrachteten Maßzahl über die Untersuchungseinheiten in Quantile (meist Quartile, Quintile oder

Sextile) eingeteilt und jede Untersuchungseinheit nach Maßgabe der Nummer des zugehörigen Quantils durch Farbe oder Schraffur gekennzeichnet. Der entscheidende Nachteil dieser Darstellungsvariante liegt darin begründet, daß offenbar niemand weiß, welches Verteilungsmuster unter der Nullhypothese („keine Inzidenzunterschiede") zu erwarten ist. Jedenfalls werden auch dann, wenn tatsächlich *keine* Unterschiede vorliegen, exakt dieselbe Zahl der Untersuchungseinheiten jeder der Schraffur- oder Farbklassen zugewiesen, und jedes theoretisch ausdenkbare Muster dürfte bei Zugrundelegung eines plausiblen statistischen Modells unter der Nullhypothese dieselbe Wahrscheinlichkeit tragen. Quantilkarten enthalten überdies keine Informationen mehr zur statistischen Variabilität der Inzidenz und erschweren alle Vergleiche, sowohl in der Zeit als auch zwischen verschiedenen Subpopulationen.

Breslow u. Day (1975) haben darauf hingewiesen, daß die Struktur altersspezifischer Inzidenzraten bei den meisten Krebsarten, insbesondere des Epithelgewebes, gut durch ein multiplikatives Modell der Form

$$\text{ID}_{ki} = \Theta_k \varphi_i$$

beschrieben werden kann, wobei Θ_k den Effekt der k-ten Population (hier: Gemeindebevölkerung) und φ_i den Effekt der i-ten Altersgruppe darstellt (sofern Kohorteneffekte, für die ein 3. Faktor vorzusehen wäre, keine besondere Rolle spielen). Im Rahmen solcher Modelle lassen sich die Populationseffekte nun – wie die beiden Autoren nachweisen – unter milden Regularitätsvoraussetzungen in 1. Näherung gerade durch das jeweilige SMR schätzen, sofern als Standard die über alle Untersuchungseinheiten gepoolte Gesamtbevölkerung gewählt wird.

Vor diesem Hintergrund kann nur dringend empfohlen werden, regionale Inzidenz- oder Mortalitätsunterschiede in Krebskarten auf der Basis solchermaßen berechneter SMR darzustellen. Dabei sollten im Hinblick auf größtmögliche Vergleichbarkeit weitgehend feste, standardisierte Klassengrenzen Verwendung finden. Unterschiede in der Zuverlässigkeit bzw. der Varianz der Inzidenzschätzungen zwi-

schen häufigen, weniger häufigen oder seltenen Krebsformen werden dann bereits durch Unterschiede im Kontrast der zugehörigen Karten sichtbar. An wünschenswerten Informationen sollten ferner ergänzend zur Darstellung kommen:

– Angaben zu statistisch signifikanten Abweichungen einer Untersuchungseinheit vom Durchschnitt (zur Auswahl eines geeigneten statistischen Tests vgl. Wargenau 1983); das Niveau der Tests sollte dabei im Hinblick auf die Anzahl der pro Karte simultan durchgeführten Tests interpretiert werden (vgl. die Diskussion bei Thomas et al. 1985).
– Die kumulierte Inzidenzrate je Untersuchungseinheit; diese von Day (1976) vorgeschlagene Maßzahl vereinigt den Vorteil einer direkt standardisierten Rate mit einer approximativen Schätzung des Nettorisikos für ein in die Population geborenes Individuum, bis zum Alter von 75 Jahren an der betrachteten Krankheit zu erkranken bzw. (bei mortalitätsbezogenen Darstellungen) zu sterben. Dabei werden allerdings konkurrierende Risiken vernachlässigt (deswegen *Netto*risiko).

Schränkt man nun die thematische Frage dieses Abschnitts, welche geographischen Muster auffällig werden, auf Krebskarten ein, die in dieser oder ähnlicher Weise konzipiert wurden, so läßt sich folgende grobe, die allgemeine Tendenz charakterisierende Antwort geben:

Geographische Muster in kartographischen Darstellungen von Krebsinzidenz oder -mortalität werden auffällig, wenn sich aus ihnen unter Berücksichtigung der zufallsbedingten Variabilität eine Abweichung von dem unter der Nullhypothese erwarteten Bild ergibt. Dabei geben Inzidenzschwerpunkte in räumlicher Nachbarschaft oder längs linienhafter Strukturen (Flußläufe etc.) Anlaß zu erhöhter Aufmerksamkeit. Im allgemeinen wird eine solche Abweichung bevorzugt registriert, wenn sie in Richtung einer aus dem individuellen Kenntnisstand gespeisten Hypothese über den Einfluß gewisser ökologischer Charakteristika auf die Krankheitsinzidenz tendiert und wenn ergänzende Informationen über die Verteilung dieser Charakteri-

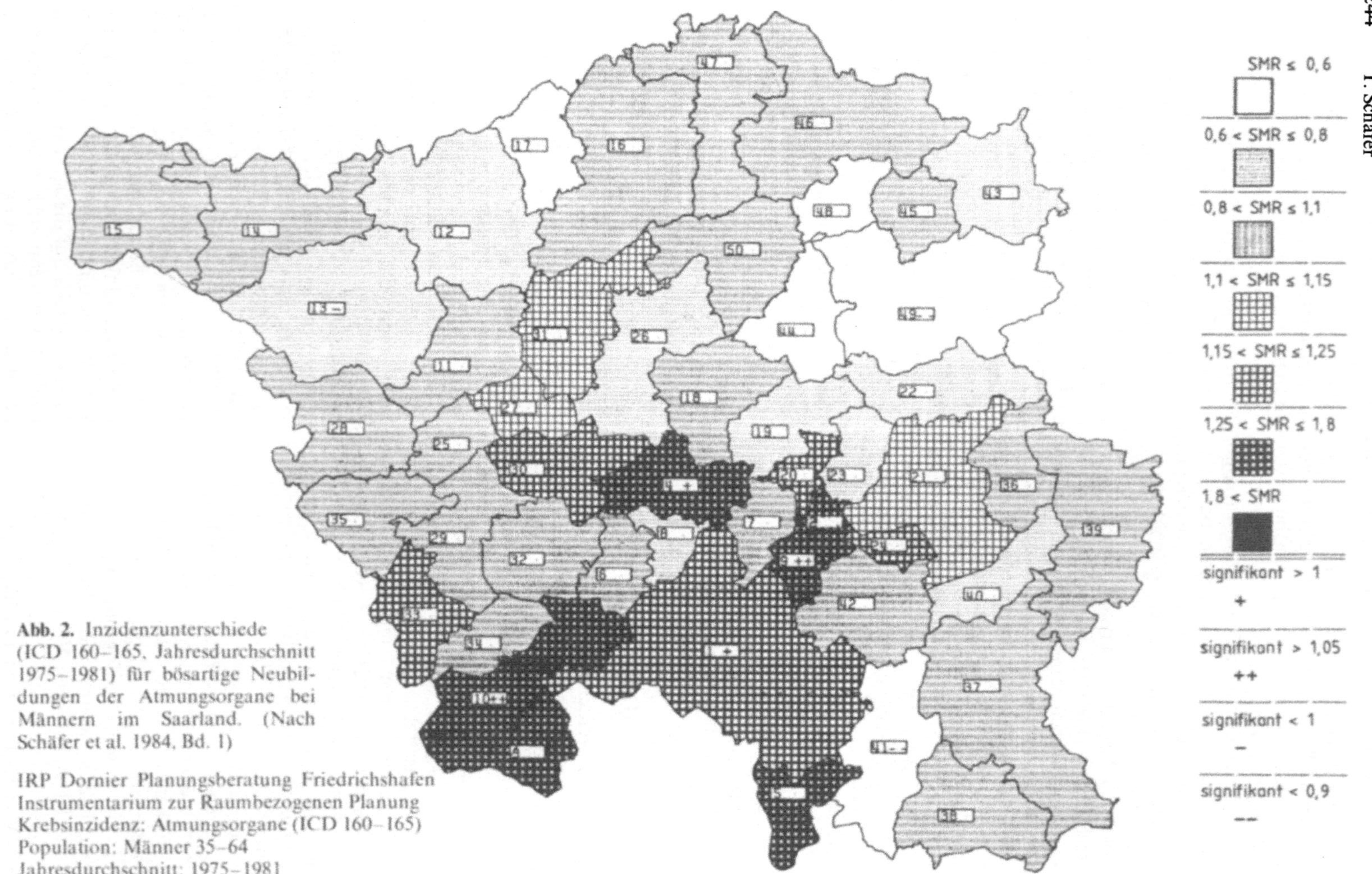

Abb. 2. Inzidenzunterschiede (ICD 160–165, Jahresdurchschnitt 1975–1981) für bösartige Neubildungen der Atmungsorgane bei Männern im Saarland. (Nach Schäfer et al. 1984, Bd. 1)

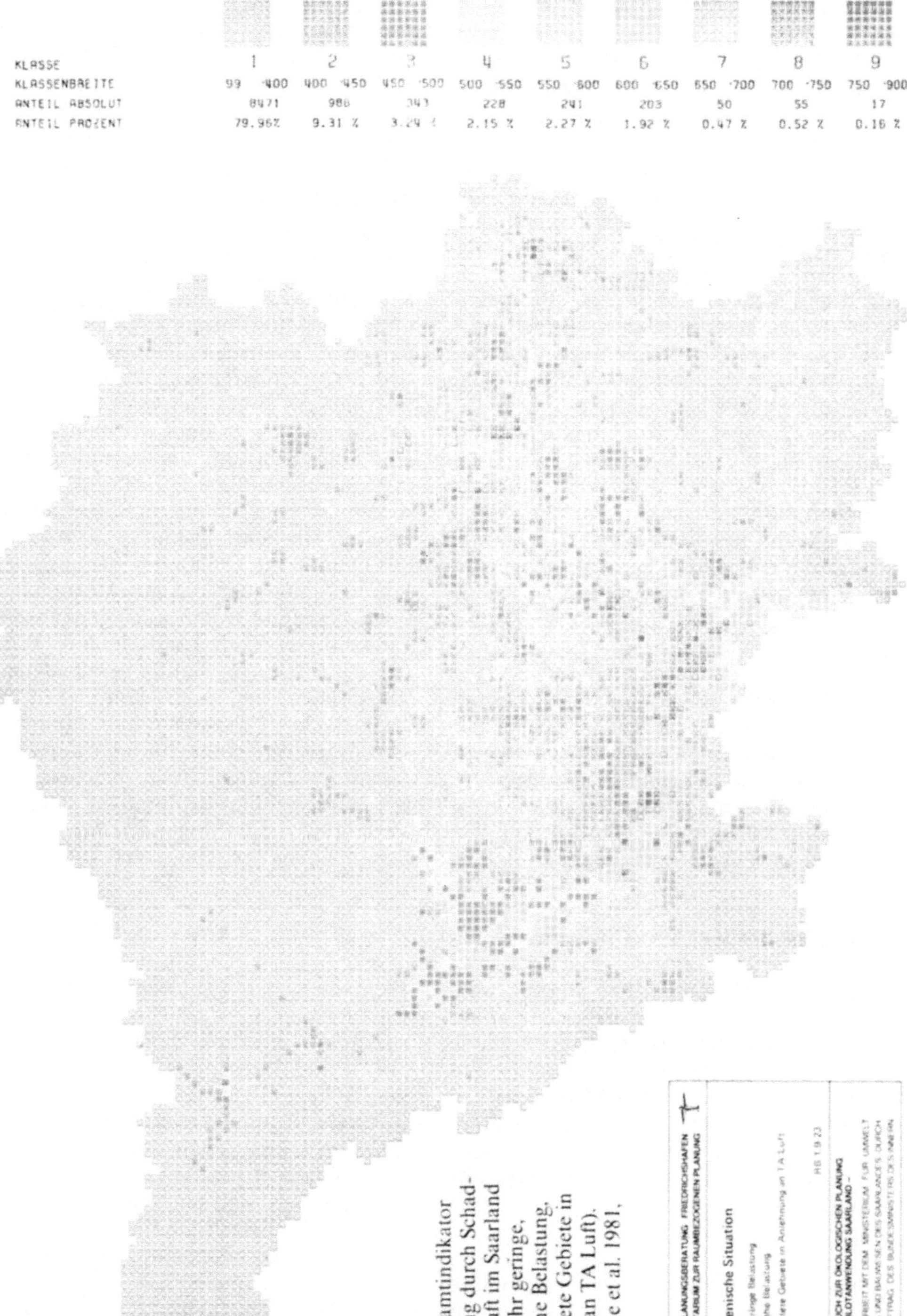

Abb. 3. Gesamtindikator zur Belastung durch Schadstoffe der Luft im Saarland 1976 (*100* sehr geringe, *900* sehr hohe Belastung, *>650* belastete Gebiete in Anlehnung an TA Luft). (Nach Hanke et al. 1981, Bd. 3)

stika im Untersuchungsraum verfügbar sind.

Dies läßt sich gut am Beispiel einer Karte der Inzidenz der bösartigen Neubildungen der Atmungsorgane bei Männern im Saarland (Abb. 2) demonstrieren: Deutlich kann man in der nach Gemeinden gegliederten Karte Inzidenzschwerpunkte im südlichen Teil des Landes erkennen (man beachte allerdings, daß die Signifikanzangaben auf Einzeltests zum 5%-Niveau beruhen und nicht hinsichtlich der Problematik multipler Tests adjustiert worden sind: 2–3 signifikante Abweichungen sind auf diese Weise auch unter der Nullhypothese zu erwarten). Die als ergänzende Information herangezogene Karte eines Gesamtindikators für die lufthygienische Situation auf Rasterbasis (Abb. 3) zeigt eine ähnliche Konzentration im südlichen Landesteil. Die Auswahl gerade dieser zur Bewertung der Inzidenzverteilung herangezogenen Information basiert natürlich auf Vorkenntnissen über allgemein diskutierte Zusammenhänge. Beide Karten zusammengenommen lassen nun eine Hypothese über eine ursächliche Beteiligung der Exposition der Wohnbevölkerung gegenüber Schadstoffen in der Luft an der beobachteten Inzidenz im Saarland nicht unplausibel erscheinen, wenn man unterstellt, daß die relative Differenzierung der lufthygienischen Situation sich in den vergangenen 2 Jahrzehnten im Saarland nicht wesentlich geändert hat (was im einzelnen noch untersucht werden soll).

Vor Ausformulierung und Spezifizierung einer solchen Hypothese von erheblicher Tragweite müssen aber eine Reihe von Detailfragen im Sinne des in Abb. 1 dargestellten Forschungsprozesses beantwortet werden.

Dies gilt um so mehr, als der Einfluß von Schadstoffimmissionen der (Außen)luft auf Krankheiten der Atmungsorgane in seiner Größenordnung bislang kontrovers diskutiert und unterschiedlich bewertet wurde (vgl. z. B. Holland et al. 1979; Shy 1979; Doll u. Peto 1981). Ferner stellt der Süden des Saarlandes, in dem wir gleichermaßen eine hohe Belastung der Luft als auch eine überdurchschnittliche Krebsinzidenz der Atmungsorgane finden, den hochindustrialisierten Verdichtungsraum („Saarschiene") des Landes dar, so daß der visualisierte Zusammenhang auch das aus Mortalitätsanalysen bekannte (wenn auch nicht sehr gut verstandene) Stadt-Land-Gefälle bestätigt. Um die Effekte der häufig verwendeten unspezifischen und sehr komplexen Konstrukte wie „Urbanität" und „Industrialisierungsgrad" einer differenzierten Betrachtung zugänglich zu machen, haben wir ein geeignetes exploratives statistisches Verfahren, die im folgenden kurz beschriebene Pfadanalyse, eingesetzt.

Methodischer Exkurs: Pfadanalyse

Multiple Regressionsansätze weisen, wenn man sie zur modellhaften Erfassung kausaler Strukturen einsetzen will, einen gravierenden Nachteil auf: Die involvierten Prädiktoren werden alle gleichberechtigt behandelt, eine mögliche Vernetzung untereinander oder hierarchische Beziehungen zwischen ihnen, im Sinne einer kausalen Struktur, können damit nicht zur Darstellung gebracht werden.

Hier setzt die in den 60er Jahren von Methodikern im Bereich der Sozialwissenschaften entwickelte Pfadanalyse ein, die allerdings eine Reihe von Querbezügen zu älteren ökonometrischen Modellen enthält. Mit der Einbeziehung latenter, d. h. nicht beobachtbarer Variabler, und damit von Elementen der Faktorenanalyse, hat die Entwicklung in der Theorie der „linear structurad equation models" durch Wiley (1973) und Jöreskog (1973) einen vorläufigen Höhepunkt erreicht. Inzwischen gibt es 3 große Computerprogramme, die eine Durchrechnung auch komplexerer Pfadmodelle auf der Basis größerer Datenmengen erlauben, sich untereinander aber hinsichtlich Benutzerfreundlichkeit, Schätzverfahren und Rechenzeit unterscheiden:

– LISREL (Linear structured relationships; Jöreskog u. Thillo 1973);
– LVPLS (Latent variables path analysis with partial least squares estimation; Lohmöller 1984);

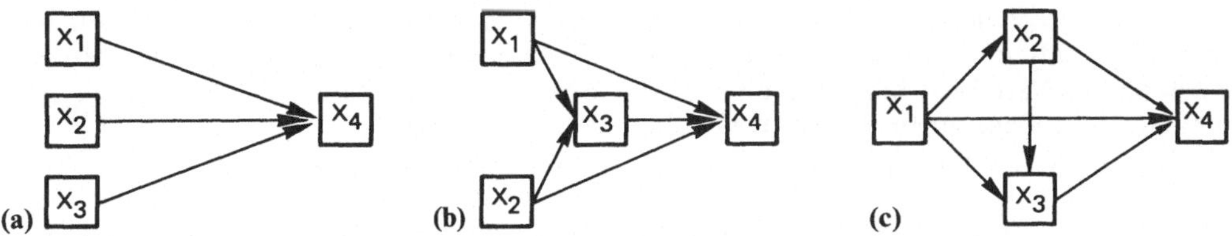

Abb. 4a–c. Die möglichen Typen von Pfadanalysemodellen für 4 Variablen

– EQS (Equation based language; Bentler 1980, 1985; vgl. auch Zentrum für Umfragen ... 1984).

An dieser Stelle muß auf eine auch nur summarische Darstellung der Pfadanalyse (wie sie etwa bei Schäfer et al. 1984 gegeben wird) verzichtet und auf die weiterführende Literatur, z. B. Hartke (1980), Holm (1977) oder Weede (1970, 1972) verwiesen werden. Wir nehmen hier nur Bezug auf wenige Grundzüge eines einfachen Kernmodells, das ohne die faktoranalytischen Teile auskommt, sich also auf direkt beobachtbare Variablen bezieht.

Die entscheidende Idee der soweit reduzierten Pfadanalyse besteht aus einer Verbindung des multiplen Regressionsmodells mit der Theorie der gewichteten Graphen. Dabei werden die Ecken des Graphen als Variablen, die Kanten als Einflußpfade verstanden. In Abb. 4a–c werden die verschiedenen möglichen Pfadmodelle für 4 Variablen dargestellt, von denen das 1. dem normalen Regressionsmodell entspricht.

Variablen, die im Graphen nur als Quellvariablen auftreten, d. h. keine Pfade empfangen, werden als exogen bezeichnet, die anderen (Zielvariablen) als endogen.

Eine geschlossene Theorie ist am einfachsten für voll rekursive Modelle darstellbar, das sind solche, bei denen wie in Abb. 4c jede nachgeordnete Variable Pfeile von allen ihr vorgeordneten Variablen empfängt.

Die direkten Effekte längs eines Verbindungspfades werden in Pfadmodellen durch sog. Pfadkoeffizienten gemessen, die sich als partielle, standardisierte Regressionskoeffizienten aus der multiplen Regression der entsprechenden endogenen Variablen auf alle Variablen, von denen diese Pfeile empfängt, ergeben. Solcherma-

ßen berechnet liegen Pfadkoeffizienten (als dimensionslose Größen) wie Korrelationen zwischen –1 und +1 und sind miteinander vergleichbar. Je größer ihr absoluter Wert ist, desto stärker ist der Effekt. Als Input benötigt eine Pfadanalyse dabei nur noch die gemeinsame Korrelationsmatrix aller beteiligten Variablen. Sie kann daher auch als ein intelligentes Verfahren aufgefaßt werden, die Korrelationsmatrix auf der Basis eines vorgegebenen qualitativen Modells der Kausalstruktur (ursprüngliche Reihung der Variablen) zu interpretieren, wobei die partiellen Korrelationskoeffizienten ohne Erhöhung des Aufwands gleich mitgeliefert werden können. Von entscheidendem interpretativem Wert ist dabei die Möglichkeit, Differenzen zwischen Korrelation und direktem Pfadeffekt in indirekte oder Fremdeffekte (unterschiedlich hoher Ordnungen) zu zerlegen und damit Gemeinsamkeitskorrelationen einer tiefergehenden analytischen Zergliederung zu unterziehen. Ist, absolut genommen, der direkte Effekt größer als die Korrelation, so werden die Drittvariablen auch gelegentlich Suppressoren genannt, im umgekehrten Fall Verstärker.

Nützlich zur Systematisierung dieser Vorschriften ist der Begriff des Verbindungspfades zwischen 2 Variablen. Ein solcher ist durch jeden möglichen Weg im Graphen längs der Kanten zwischen diesen Variablen gegeben, sofern dieser maximal eine Richtungsänderung enthält, die nur bei einer Quellvariablen stattfinden darf. Die Rechtfertigung für die geschilderten Interpretationsmöglichkeiten leitet sich dann aus einem mathematischen Satz ab, der besagt, daß die Summe der Effekte aller möglichen Verbindungspfade gerade die Korrelation dieser beiden Variablen ergibt (gilt für voll rekursive Modelle, vgl. z. B. Heise 1975).

Wie bereits erwähnt, ist es zweckmäßig, jede Pfadanalyse mit einer vorgegebenen Reihung der Variablen im Sinne eines voll rekursiven Modells zu beginnen. Das volle Modell besitzt dann keine informative Struktur, da jede nachgeordnete Variable von allen ihr vorgeordneten Variablen Pfeile empfängt. Dafür kann man durch Summenbildung über Verbindungspfade exakt die empirische Korrelationsmatrix reproduzieren. Wesentlicher Bestandteil der Pfadanalyse ist nun die Reduktion des vollen Pfadmodells durch Weglassen mancher Pfade nach einem Selektionskriterium. Verbreitet sind folgende Kriterien:

1) Alle Pfade mit nichtsignifikant von Null verschiedenen Pfadkoeffizienten werden weggelassen.
2) Alle Pfade mit Koeffizienten unterhalb einer vorab festgelegten Schwelle werden weggelassen.
3) Für jede endogene Variable werden nur die zur „besten Teilmenge" der Prädiktoren gehörenden Pfade zugelassen.

Es zeigt sich dann häufig, daß die ursprüngliche Reihung gar nicht so einen entscheidenden Einfluß auf das entstehende Wirkungsgeflecht ausübt, da moderate Änderungen der Anfangsreihung das Ergebnis nicht verändern.

Für das Restpfadmodell müssen dann bei Selektion gemäß 1) oder 2) die Pfadkoeffizienten neu geschätzt werden, da sich durch den Wegfall einiger Prädiktoren für die betreffenden endogenen Variablen veränderte partielle Regressionskoeffizienten ergeben. Man kann dann erneut die aus den Pfadkoeffizienten berechenbare Korrelationsmatrix bestimmen und im Vergleich mit der tatsächlichen, empirischen Korrelationsmatrix einen χ^2-Anpassungstest durchführen, der zeigt, wie gut das entstandene Modell zu den Daten paßt.

Bei dieser Vorgehensweise ist zu bedenken, daß letzten Endes ein Modell gefunden wird, das sehr stark an die Daten angepaßt ist, insbesondere, wenn man das Selektionskriterium 3) verwendet. Die Pfadanalyse ist somit den explorativen Verfahren der angewandten Statistik zuzurechnen und geeignet, den Prozeß der Hypothesenbildung über kausale Strukturen instrumentell zu unterstützen.

Ein vorläufiges Pfadmodell zur Inzidenz bösartiger Neubildungen der Atmungsorgane bei Männern im Saarland

Verfügbare Indikatoren, Vorauswahl und Ausgangsreihung

Zur Erklärung der regionalen Variation der Krankheitsinzidenz kann potentiell eine Vielzahl von Gemeindecharakteristika herangezogen werden (vgl. Schäfer 1985, Abb. 1), die sich allerdings nur zu einem geringen Teil auf der Basis verfügbarer Statistiken oder dokumentierter Erhebungen quantifizieren lassen. So konnte insbesondere die für die Entstehung von Lungenkrebs wohl wichtigste Einzeldeterminante, das Rauchverhalten der Wohnbevölkerung, in das Pfadmodell nicht einbezogen werden, da hierzu keine ausreichenden Daten im Saarland vorlagen (eine diesbezügliche Erhebung ist im weiteren Verlauf des Vorhabens geplant).

Auch waren die auf Rasterebene berechneten Indikatoren zur lufthygienischen Situation (Abb. 3) noch nicht gemeindebezogen aggregiert (wie später ebenfalls vorgesehen). Insofern ist das vorgestellte Pfadmodell vorläufig und dient zunächst einer exemplarischen Demonstration der Vorgehensweise. Andererseits zeigt es die Verflechtung bekannter, in vielen ökologischen Korrelationsstudien herangezogener Indikatoren auf Gemeindeebene, die sich aus der letzten Volkszählung (1970; s. Statistisches Amt des Saarlandes 1974) und der Flächenerhebung des Jahres 1981 (vgl. Statistisches Amt des Saarlandes 1981) ableiten lassen. Einen Überblick über die Indikatorenbasis des Pfadmodells ermöglichen die Tabellen 1 und 2. Ergänzend wurden noch 2 Variable zur Kennzeichnung der geographischen Lage der Gemeinden innerhalb des Saarlandes (mit den Bezeichnungen LÄNGE und BREITE) aufgenommen, die als Sammelindikatoren für alle regional variierenden Hintergrundvariablen dienen sollten, die nicht im Modell enthal-

Tabelle 1. Verwendete Gemeindecharakteristika aus der Volkszählung 1970 (Stichtag 27. 05. 1970)

Indikator	Bezeichnung	Geschlechts-spezifisch
Ausländeranteil	ANT. AUSL	ja
Wohnbevölkerung	WOHNBEV	nein
Anteil der Erwerbstätigen	ANT. ERWT	ja
Anteil der Arbeiter	ANT. ARB	ja
Anteil der Verheirateten	ANT. VERH	nein
Anteil der Katholiken	ANT. KATH	nein
Anteil der Personen mit einem Zweitwohnsitz in einer anderen Gemeinde	ANT. 2 WHN	nein
Anteil der Personen ohne Schulabschluß	ANT. OSAB	nein
Anteil der Personen mit höchstem Schulabschluß an einer Volksschule	ANT. VSCH	ja
Mittlere Haushaltsgröße	MTL-HHGR	nein
Anteil der Einpersonenhaushalte	ANT. 1PHH	nein
Anteil der Haushalte mit Telefon	ANT. HMTF	nein

Tabelle 2. Aus der Flächenerhebung 1981 abgeleitete Indikatoren als Komponenten der „Bevölkerungsdichte" in inverser Skalierung

Name des Indikators	Kurzbezeichnung	Definition[a] (jeweils bezogen auf 1000 Einwohner)
Wohnflächendichte	W.RAUM	GF-Wohnen
Industrieflächendichte	IND.-FL	BF + GF-Gewerbe und Industrie
Verkehrsflächendichte	VERK.BEL	VF-Straßen, Wege, Plätze
Flächen mit Erholungswert (Freiflächendichte)	Erh.FL	EF + LF + WLDF + WF + AF

[a] Unter Verwendung der folgenden Abkürzungen: *GF* Gebäude- und Freifläche, *BF* Betriebsfläche, *VF* Verkehrsfläche, *EF* Erholungsfläche, *LF* landwirtschaftliche Flächen, *WLDF* Waldfläche, *WF* Wasserfläche, *AF* Flächen anderer Nutzung. Die genauen Definitionen dieser Begriffe sowie die Durchführungsmodalitäten der Erhebung sind dem Bericht über die Flächenerhebung des Statistischen Amtes des Saarlandes (1981) zu entnehmen.

ten sind. Das hypothetische, vollrekursive Basismodell sollte maximal 10 Indikatoren umfassen, was einem Verhältnis von 5 : 1 zwischen der Zahl der Untersuchungseinheiten und der Variablenzahl entspricht. Zur Vorauswahl wurde eine Clusteranalyse der Merkmale durchgeführt (zu Details s. Schäfer et al. 1984). Die Auswahl erfolgte dann im Hinblick auf die sich ergebende Clusterstruktur und unter Zugrundelegung folgender Kriterien:

– Variationskoeffizient > 0,05;
– Mittelwert > 5% (bei Anteilswerten).

Ferner sollten möglichst aus jedem Cluster vom Umfang 2 mindestens ein Indikator, die geographischen Lagekoordinaten sowie alle Indikatoren, die in den Clustern bis zum Umfang 5 nicht enthalten waren, aufgenommen werden. Als Ergebnis des Auswahlprozesses blieben die Indikatoren

LÄNGE, BREITE, IND-FL, W.RAUM, VER.BEL.
ANT.KATH, ANT.VSCH, ANT.ARB, MTL-HHGR

übrig, die in dieser Reihenfolge – unter Ergänzung der mit SMRKA bezeichneten letzten Zielvariablen – auch das erste, vorzugebende, vollrekursive Pfadmodell darstellen. Als letzte Zielvariable diente das den Populationseffekt beschreibende „standard morbidity ratio" (SMR) der einzelnen Gemeinden bezogen auf die Inzidenz der bösartigen Neubildungen der Atmungsorgane (ICD 160–165) bei Männern im Alter zwischen 35 und 64 Jahren. Um die Voraussetzung normalverteilter Fehler besser approximieren zu können, wurde es vorher allerdings logarithmiert, was auf der Wirkungsebene den Wechsel von additiven zu – bei vielen biologischen Prozessen eher als realistisch anzunehmenden – multiplikativen Effekten entspricht. Die Verwendung logarithmierter SMR hat noch weitere Vorteile und wird häufig empfohlen (z. B. Pocock et al. 1981).

Realisierungsprobleme und Ergebnis der Pfadanalyse

Will man die Pfadkoeffizienten als partielle Regressionskoeffizienten der zur jeweiligen endogenen Variablen gehörenden Regressionsgleichung schätzen (Partial-least-squares-Verfahren), so treten einige methodische Detailprobleme auf: Zunächst kann für die meisten der involvierten Regressionsbeziehungen die Varianz der Zielvariablen nicht als konstant angenommen werden, so daß eine Heteroskedastie vorliegt. So verhält sich z. B. die Varianz der logarithmierten SMR annähernd umgekehrt porportional zur Zahl der beobachteten Fälle. Es sind daher gewichtete Regressionen zu berechnen.

Da der optimale Satz von Gewichten von der jeweiligen Regressionsbeziehung abhängt, deren Verbindung im gemeinsamen Pfadmodell andererseits einen für alle gemeinsamen Satz von Gewichten erfordert, ist man zu einem Kompromiß gezwungen. Die betrachtete Krankheitsinzidenz ist als Zielvariable jedoch ausgezeichnet, und es liegt nahe, im gegebenen Fall die Zahl der Neuerkrankten pro Gemeinde als Gewicht zu verwenden. Für die anderen endogenen Variablen des Modells hat man dann in der Regel nicht die optimalen Gewichte. Da die Zahl der Neuerkrankten sich aber in etwa proportional zur Wohnbevölkerung verhält, und alle Anteilswerte in guter Näherung Binomialverteilungen genügen dürften, ist man von dem besten Satz von Gewichten für solche endogenen Variablen im großen und ganzen auch nicht allzuweit entfernt.

Mindestens ebenso unbequem wie diese Gewichtsproblematik ist das bei allen ökologischen Regressionsanalysen erfahrungsgemäß zu beobachtende Auftreten autokorrelierter Fehler, für das es wie bei Zeitreihen wegen des hohen Aggregationsniveaus der Daten auch theoretische Gründe gibt. Pocock et al. (1981) haben unter Berücksichtigung der Autokorrelation ein iteratives Maximum-likelihood-Schätzverfahren vorgeschlagen, das aber nur mit erheblichem Aufwand zu realisieren ist. Für das vorläufige Pfadmodell haben wir die Autokorrelation daher vernachlässigt. Um die Effekte der Autokorrelation und ggf. suboptimaler Gewichte möglichst auf niedrigem Niveau zu begrenzen, wurde das gesamte Pfadmodell jedoch unter Verzicht auf die Stadt Saarbrücken, deren Einwohnerzahl erheblich über dem Durchschnitt aus den restlichen Gemeinden liegt, durchgerechnet. Zur Pfadselektion wurde dabei das in Abschn. 4.1 unter 3) beschriebene Verfahren eingesetzt.

Das Ergebnis der Pfadanalyse ist in Abb. 5 dargestellt. Neben den Pfadkoeffizienten, d. h. den direkten Effekten, sind dabei auch die standardisierten Residuen ausgewiesen (Residualpfadeffekte, z. B. 0,701 bei SMRKA).

Zieht man zur Diskussion noch die Korrelationskoeffizienten mit heran (Tabelle 3), so fällt auf, daß die beiden Lagekoordinaten, v. a. die geographische Breite, erhebliche direkte Effekte auf die Inzidenz haben. Für die geographische Länge schlägt sich dieser Einfluß dabei infolge mäßiger Suppressoreffekte auf die Korrelation nur reduziert nieder. Interessanterweise ist aber das bereits in der Karte (Abb. 2) deutlich sichtbar werdende Süd-Nord-Gefälle nach dem Ergebnis der Pfadanalyse *nicht* durch im Modell enthaltene Drittvariablen vermittelt worden.

Ebenso unvermittelt erweist sich der – im Hinblick auf die Indikatorfunktion für soziale Schichtung zu vermutende – hohe Einfluß von ANT.VSCH auf die Inzidenz. Dagegen ist der überraschend große protektive Einfluß des Katholikenanteils der Gemeinde aus der Korrelation selbst nicht so ohne weiteres erkennbar. Bereinigt man jedoch um die aufgetretene Suppressoreffekte, so erweist sich der direkte negative

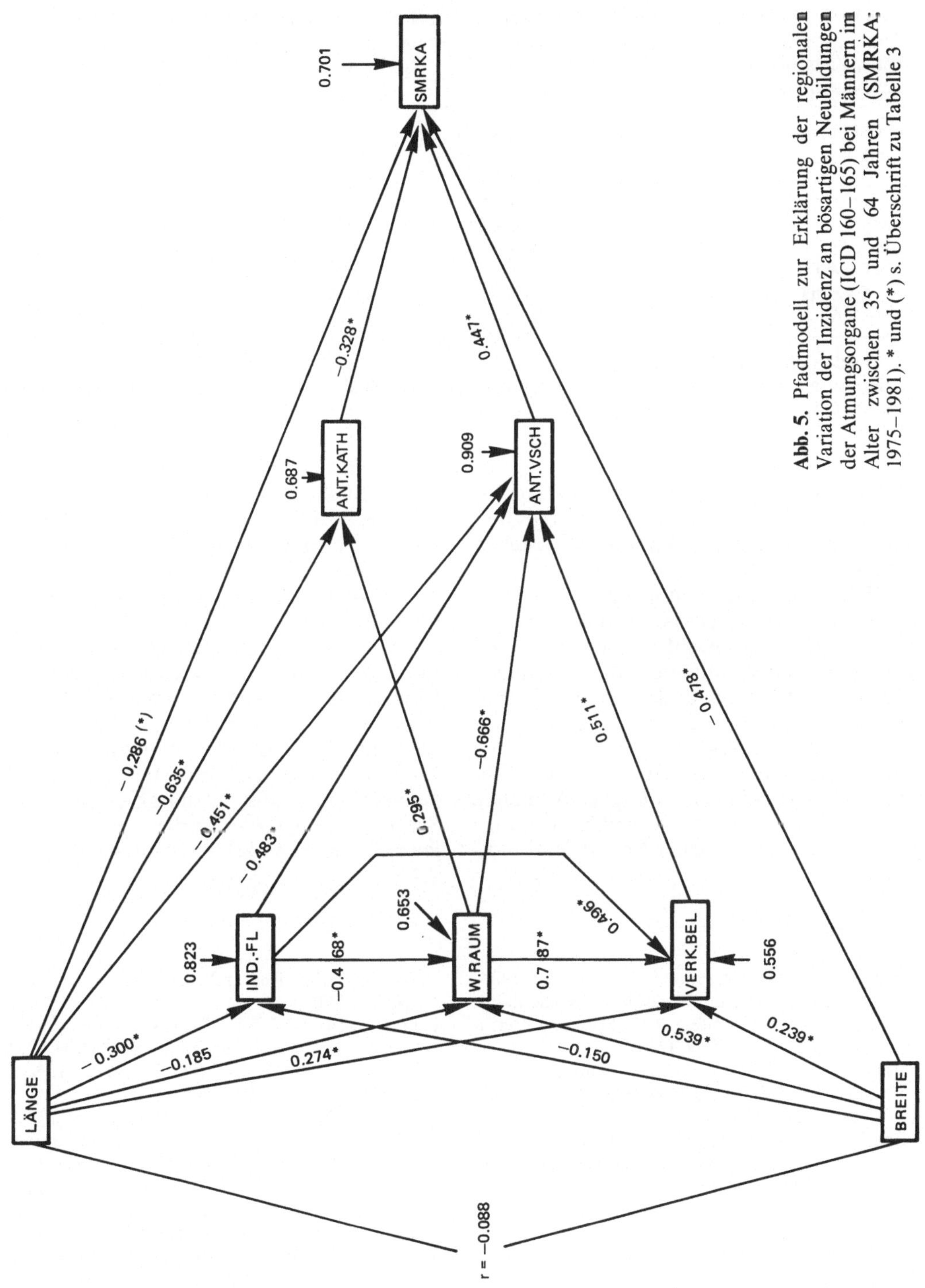

Abb. 5. Pfadmodell zur Erklärung der regionalen Variation der Inzidenz an bösartigen Neubildungen der Atmungsorgane (ICD 160–165) bei Männern im Alter zwischen 35 und 64 Jahren (SMRKA; 1975–1981). * und (*) s. Überschrift zu Tabelle 3

Tabelle 3. Verschiedene Parameter zur Beschreibung des Pfadmodells für die Inzidenz der B.N. der Atmungsorgane (1975–1981), männliche mittlere Population. Berechnung gewichtet mit der Zahl der Fälle, Zielgröße logarithmiert. * signifikant von Null verschieden auf dem 5%-Niveau, (*) signifikant nur bei einseitigen Tests

Parameter Indikator	Korrelations-koeffizient r zur Zielvariablen	Standardisierter Regressions-koeffizient	Indirekte und Fremdeffekte	Standardisierter Regressionseffekt[b] SRE (in %)
Länge	– 0,1281	– 0,286 (*)	0,158	– 7,6
Breite	– 0,4816*	– 0,478*	– 0,004	– 12,4
ANT.KATH	– 0,1865	– 0,328*	0,142	– 8,7
ANT.VSCH	0,4042*	0,447*	– 0,043	13,1
SMRKA	1	0,701[a]	–	–

[a] Residualpfadeffekt.
[b] Dieser gibt an, um wieviel Prozent sich das betrachtete SMR ändert, wenn der zugehörige Prädiktor um eine Standardabweichung wächst.

Effekt von ANT.KATH sogar als signifikant, was sicher damit zu tun hat, daß hier Zusammenhänge zu Variablen bestehen (Rauchgewohnheiten?), die von Anfang an im Pfadmodell nicht enthalten waren.

Bemerkenswert erscheint auch, daß die Flächendichten, obwohl untereinander und mit den Lagekoordinaten dicht vernetzt, nach dem Ergebnis dieser Analyse keinen direkten Einfluß auf die Inzidenz haben.

Angesichts ihres erheblichen, in den Pfadkoeffizienten sichtbar werdenden Einflusses gilt für die beiden Lagekoordinaten, trotz einiger für die geographische Länge vorhandener zusätzlicher Fremd- und indirekter Effekte, sicherlich ähnlich wie im Fall des Katholikenanteils, daß sie Variablen vertreten, die zwar selbst nicht im Modell enthalten sind, die Inzidenz der bösartigen Neubildungen der Atmungsorgane bei Männern jedoch beeinflussen.

Da man zu diesen auch alle spezifischen Indikatoren zur Umweltbelastung rechnen kann, ist die aus den beiden Karten (Abb. 2 und 3) nahegelegte Hypothese über die Beteiligung der Luftverunreinigung bei der Entstehung der Inzidenz bei bösartigen Neubildungen der Atmungsorgane im Saarland nach dieser vorläufigen Analyse jedenfalls nicht entkräftet worden.

Literatur

Becker N, Frentzel-Beyme R, Wagner G (1984) Krebsatlas der Bundesrepublik Deutschland. 2., völlig überarbeitete Aufl. Springer, Berlin Heidelberg New York Tokyo

Bentler PM (1980) Multivariate analysis with latent variables: Causal modelling. Annu Rev Psychol 31:419–456

Bentler PM (1985) Theory and implementation of EQS, a structural equations program. Manual for program version 2.0. BMDP Statistical Software Inc., Los Angeles

Breslow NE, Day NE (1975) Indirect standardization and multiplicative models for rates. J Chronic Dis 29:289–303

Day NE (1976) A new measure of age standardized incidence, the cumulative rate. In: Waterhouse, Muir, Correa, Powell (eds) Cancer Incidence in Five Continents. International Agency for Research on Cancer, Lyon, pp 443–445

Doll R, Peto R (1981) The causes of cancer: Quantitative estimates of avoidable risk of cancer in the United States today. J Natl Cancer Inst 66:1191–1308

Hanke H, Boese P, Schier V, Ophoff W, Rauschelbach B, Robrecht R (1981) Handbuch zur ökologischen Planung. Erarbeitet von Dornier-System GmbH (Hrsg. Umweltbundesamt). Schmitt, Berlin

Hartke S (1980) Kausale Interpretation regionalstatistischer Indikatoren – Eine Anwendung der Pfadanalyse. Karlsruher Manuskripte zur mathematischen und theoretischen Wirtschafts- und Sozialgeographie, Heft 43. Geographisches Institut der Universität Karlsruhe

Heise DH (1975) Causal analysis. Wiley, New York

Holland WW, Bennett AE, Cameron IR et al. (1979) Health effects of particulate pollution: reappraising the evidence. Am J Epidemiol 110:527–659

Holm K (1977) Linear multiple regression and Pfadanalyse. In: Holm K (Hrsg) Die Befragung, Bd. 5. Francke, München

Jöreskog KG (1973) A general method for estimating a linear structural equation system. In: Goldberger AS, Duncan OD (eds) Structural equation models in the social sciences. Seminar Press, New York

Jöreskog KG, Thillo M van (1973) LISREL: a general computer program for estimating linear structural equation systems involving multiple indicators of measurement variables. Dept. of Statistics, University of Uppsala

Jusatz HJ (1980) Gegenwärtiger Stand der medizinischen Geographie und Geomedizin. Internist (Berlin) 21/8:410–416

Lohmöller J (1984a) Latent variables path analysis with partial least squares estimation (LVPLS). Program manual, Version 1.6. Zentralarchiv für empirische Sozialforschung, Köln

Lohmöller J (1984b) Das Programmsystem LVPLS für Pfadmodelle mit latenten Variablen. In: Zentralarchiv für empirische Sozialforschung (Hrsg) ZA-Information 14 und 15, Köln

Pocock SJ, Cook DG, Beresford SAA (1981) Regression of area mortality rates on explanatory variables: what weighting is appropriate? Appl Statist 30/3:286–295

Schäfer T, Schmidt R, Brecht J, Herp B, Hanke H (1984) Modellvorhaben zur Regionalanalyse von Gesundheits- und Umweltdaten im Saarland, Bd. 1–3. Erarbeitet von Dornier-System GmbH. In: Umweltbundesamt (Hrsg) Texte 7/86

Schäfer T (1985) Epidemiologische Überwachung von Umwelt und Gesundheit kleiner Bevölkerungsgruppen mit Hilfe geomedizinischer Methoden. In: Schach E (Hrsg) Von Gesundheitsstatistiken zu Gesundheitsinformation. Springer, Berlin Heidelberg New York Tokyo

Shy K (1979) Epidemiologic evidence and the United States air quality standards. Am J Epidemiol 110(6):661–671

Statistisches Amt des Saarlandes (Hrsg) (1974) Volks- und Berufszählung 1970. (Reihe:) Einzelschriften zur Statistik des Saarlandes 44 (Saarbrücken)

Statistisches Amt des Saarlandes (1981) Flächenerhebung 1981. Statistische Berichte CI 1/S – zweijährig 1981. Saarbrücken

Thomas PC, Siemiatycki J, Dervar R, Robins J, Goldberg M, Armstrong BG (1985) The problem of multiple inference in studies designed to generate Hypotheses. Am J Epidemiol 122:1080–1095

Wargenau M (1983) Zur Anwendbarkeit der Methodik der Personenjahre in der Epidemiologie. In: Berger J, Höhne KH (Hrsg) Methoden der Statistik und Informatik in Epidemiologie und Diagnostik. Springer, Berlin Heidelberg New York Tokyo

Weede E (1970) Zur Methodik der kausalen Abhängigkeitsanalyse (Pfadanalyse) in der nichtexperimentellen Forschung. Kölner Zeitschrift für Soziologie und Sozialpsychologie 22:532–550

Weede E (1972) Zur Pfadanalyse. Neuere Entwicklungen, Verbesserungen, Ergänzungen. Kölner Zeitschrift für Soziologie und Sozialpsychologie 24:101–117

Wiley DE (1973) The identification problem for structural equation models with unmeasured variables. In: Goldberger AS, Duncan OD (Hrsg) Structural equation models in social sciences. Seminar Press, New York

Zentrum für Umfragen, Methoden und Analysen e. V. (Hrsg) (1984) EQS: BMDP's Antwort auf LISREL. ZUMA-Nachrichten 15

Weitere sozialmedizinische Themen

Soziale Gynäkologie und Senkung der Müttersterblichkeit

J. Rothe

Die zwischen dem Gesundheitszustand der werdenden Mutter einerseits und gesellschaftlicher, sozialer Umwelt andererseits bestehenden Wechselbeziehungen gehören zu den gesundheitspolitischen Schwerpunkten in der DDR. Diese die wissenschaftliche und praktische Tätigkeit in der Medizin gleichermaßen tangierende Feststellung ergibt sich aus der Erfahrung, daß medizinisches Wirken unvollkommen bleibt, wenn nicht die gesamte Persönlichkeit unter selbstverständlicher Berücksichtigung physischer und psychischer, aber auch sozialer Aspekte die erforderliche Beachtung findet.

Die Lösung daraus resultierender Fragestellungen liegt zu einem nicht geringen Anteil im Kompetenzbereich des Fachgebietes Sozialhygiene. Demgemäß hat die Sozialhygiene in der DDR neben der Senkung der Säuglingssterblichkeit auch der Senkung der Müttersterblichkeit seit jeher hohe Aufmerksamkeit geschenkt. Die geleisteten Beiträge richten sich besonders auf die Verdeutlichung der gesamtgesellschaftlichen Aufgabe, auf Zuständigkeit und Verantwortung für den Gesundheitsschutz der werdenden Mutter, auf die wissenschaftliche Fundierung systematischer und analytischer Arbeit, auf die Vorbereitung entsprechender Schlußfolgerungen für Leitung, Planung und Organisation des Gesundheitswesens als der speziellen Institution zur Verwirklichung einer bedarfsgerechten, den Erfordernissen wissenschaftlicher Entwicklung gerecht werdenden gesundheitlichen Betreuung, auf die soziale Komponente der gesundheitlichen Betreuung sowie auf die Gestaltung gesundheitsfördernder Verhaltensweisen.

Im Bemühen um theoretische Fundierung praxisbezogener Vorgehensweisen stützten wir uns auf wissenschaftliche Potenzen, die auf dem erreichten Entwicklungsstand der Fachgebiete Sozialhygiene sowie Geburtshilfe und Gynäkologie basieren. Dabei gingen wir von unserem Standpunkt aus, daß für die Sozialhygiene das Zusammenwirken mit klinischen Fachgebieten, so auch mit der Geburtshilfe und Gynäkologie, eine conditio sine qua non ist. Die Skala der Möglichkeiten des Zusammenwirkens reicht von der gegenseitigen Konsultation über Koordination fachspezifischer Maßnahmen bei gemeinsam interessierenden Zielstellungen sowie Kooperation bis zur Integration mit Bildung interdisziplinärer Gebiete, wie z. B. Soziale Gynäkologie.

Die Bildung derartiger Gebiete steht mit den Erfordernissen der Wissenschaftsentwicklung in Übereinstimmung. Allerdings halten wir eine derartige Integration nur im wissenschaftlichen Bereich, in der Forschung für angebracht. Wiederholt vertretene Absichten, ein eigenständiges Gebiet Soziale Gynäkologie mit Aufgaben in der Betreuungspraxis kreieren zu wollen, stehen der unabdingbaren Notwendigkeit, die physische, psychische und soziale Komponente bei der gesundheitlichen Betreuung wohlproportioniert zu berücksichtigen, entgegen. Dadurch würde aus der notwendigen Einheit der gesundheitlichen Betreuung ein integrierter Bestandteil entfernt und gewissermaßen ein Torso zurückgelassen werden. Ein derartiges Vorgehen würde tatsächlich bedeuten, aus dem „Allgemeinen" ein „Besonderes" zu machen und der Erkenntnis, daß jede ärztliche Tätigkeit sozial fundiert ist, entgegenstehen. Aus diesem Grunde lehnen wir Bemühungen dieser Art prinzipiell ab, selbst wenn die Bildung derartiger Gebiete nur als Übergangserscheinung in der an sich begrüßenswerten Absicht gedacht ist, den sozialen Gedanken in der Klinik zu fördern.

Völlig anders liegen die Verhältnisse im Hinblick auf den wissenschaftlichen Bereich, da die fortschreitende Zunahme an Erkenntnissen und die zunehmende Anwendung spezieller Methoden den Prozeß der Spezialisierung – wie in allen Wissenschaften, so auch in der Medizin – im Interesse einer vollständigen Ausschöpfung der durch die Wissenschaft gegebenen Möglichkeiten fordert. Allerdings ist es erforderlich, die physische, psychische und soziale Komponente in vertretbaren Proportionen zueinander zu entwickeln, und nicht, wie z. B. unter dem Einfluß naturwissenschaftlicher Aspekte als selbstverständlich betrachtet, der physischen Komponente eine übermäßige Dominanz zu verleihen. Daraus ist ersichtlich, daß zwischen den wissenschaftlichen Tätigkeiten objektiv begründete Proportionen bestehen müssen, die den Anteil der Forschung an ihnen bestimmen. Nach dieser Gliederung wird es also im Bereich der Wissenschaft (der Forschung) durchaus möglich und zweckmäßig sein, die physische, die psychische und die soziale Komponente in Form speziell zu bearbeitender Aufgabenkomplexe nebeneinander zu stellen, deren Ergebnisse dann jeweils in der einheitlichen gesundheitlichen Betreuung in der Praxis zusammenfließen. In der Forschung ist eine differenzierte, problemorientierte Behandlung bestimmter Problemrichtungen vertretbar, ja im Interesse praxisrelevanten wissenschaftlichen Fortschritts sogar notwendig. Gleiches gilt für die Lehre, sofern in ihr deutlich genug dargelegt wird, daß die gesamten integrierten Komponenten eine Einheit darstellen, ohne deren Gewährleistung die gesundheitliche Betreuung in der Praxis – gleichgültig ob ambulant oder stationär – unvollkommen sein muß.

Unter Beachtung der Gesellschaftsbezogenheit sämtlicher unter dem Begriff „Soziale Gynäkologie" in Vergangenheit und Gegenwart verstandenen Aktivitäten nutzten wir in der Sozialhygiene gebräuchliche Vorgehensweisen zur Bestimmung von Gegenstand, Aufgaben und Zielstellung sozialgynäkologischen Wirkens und zur Entwicklung einer gegenstandsbezogenen sozialgynäkologischen Methodik.

In speziellem Bezug auf Aufgaben der Sozialen Gynäkologie bei der Senkung der Müttersterblichkeit sei unterstrichen, daß das Erfordernis, soziale Aspekte im geburtshilflichen Handeln angemessen zu berücksichtigen, für alle sich auf die Gestation beziehenden Maßnahmen gilt, und zwar bei gezielter Berücksichtigung mütterlicher und kindlicher Belange (lat.: gero, gersi, gestus = tragen; in sich, mit sich tragen). In diesem Zusammenhang sei betont, daß wir die Annahme, durch Entwicklung spezieller Gebiete vom Profil der Sozialen Gynäkologie könne es zur Zersplitterung oder gar Auflösung der Sozialhygiene kommen, für unbegründet halten. Die Sozialhygiene ist notwendigerweise das in der Medizin insgesamt zuständige Fachgebiet zur Untersuchung der Wechselbeziehungen zwischen der sozialen Umwelt und dem Gesundheitszustand des Menschen. Gebiete wie die Soziale Gynäkologie beziehen sich hingegen nur auf bestimmte Anteile, die in Relation zu korrespondierenden Fachgebieten stehen. Als ein Beispiel für sozialgynäkologische Beiträge zur Senkung der Müttersterblichkeit sei die Erarbeitung von Grundlagen für statistische Beurteilungen der Qualität geburtshilflichen Handelns genannt. Dabei handelt es sich um die Überwindung der Problematik, die Unterschiede zwischen Einrichtungs- und Territorialstatistiken von Sterbefällen genügend zu respektieren sowie um Durchsetzung der unerläßlichen Vorbedingungen für statistische Analysen, wie

– Genauigkeit bei der Festlegung der Diagnosen,

– Verwendung eindeutiger, wissenschaftlich begründeter und anerkannter Begriffe und Definitionen,

– Sorgfalt bei der Dokumentierung, einschließlich Chiffrierung (Signierung) der Diagnosen, gestützt auf gültige Krankheits- und Todesursachenklassifikationen und Signierregeln,

– vollständige Erfassung der entsprechenden Erkrankungs- und Sterbefälle sowie

– sachkundige und korrekte Analyse der statistischen Ergebnisse.

Des weiteren sei die Entwicklung einer Konzeption zur Analyse und Bekämpfung der Müttersterblichkeit (peripartale Mortalität) genannt. Dabei wurde davon ausgegangen, daß für die während der Gestation ablaufenden Vorgänge eine differenzierte Bezeichnung mütterlicher und kindlicher Belange unerläßlich ist. Die Entwicklung auf perinatologischem Gebiet ist die prägnanteste Bestätigung für die Notwendigkeit und Zweckmäßigkeit einer solchen Differenzierung der Einheit mütterlicher und kindlicher Belange. Die entsprechenden Begriffsbestimmungen und damit die Konzeption für die Gruppierung in peripartale und perinatale Morbidität sowie Mortalität wurden aus der Tatsache abgeleitet, daß Mutter und Kind in prinzipiell unterschiedlicher Weise an der Geburt beteiligt sind; die Mutter mit dem Gebären und das Kind mit dem Geborenwerden. Für „Gebären" wurde der Begriff „Partus" (lat.) und für „Geborenwerden" der Begriff „Natus" (lat.) gesetzt.

Unter den zusammenfassenden Begriffen „peripartal" und „perinatal" können Gliederungen in die Zeit vor, während und nach dem Partus/Natus vorgenommen und mit „präpartal/pränatal", intrapartal/ intranatal oder postpartal/postnatal bezeichnet werden. Ursächlich angelegte Gliederungen sind jeweils unter direkt, indirekt und nicht gestationsbedingt möglich. Als direkt gestationsbedingt sollten Erkrankungs- und Sterbefälle verstanden werden, die auf Komplikationen der Gestationsvorgänge oder im Zusammenhang damit vorgenommener Eingriffe zurückzuführen sind; als indirekt gestationsbedingt sollten sowohl vor Beginn der Gestation bereits bestehende als auch während der Gestation unabhängig von den Gestationsvorgängen erst entstehende, sich unter dem Einfluß der Gestationsvorgänge aber verschlimmernde Erkrankungen verstanden werden. Bei den nicht gestationsbedingten Erkrankungs- und Sterbefällen liegt nur ein zeitlicher, nicht aber ein ursächlicher Zusammenhang mit den Gestationsvorgängen vor.

Die so gestaltete, mit sprachlich begründeten Begriffen bezeichnete Konzeption entspricht den tatsächlichen Abläufen der Gestation und dient der systematischen Zu-sammenführung aufeinander abzustimmender Aktivitäten. Indem sie zu einer übersichtlichen und lückenlosen Gliederung der Krankheits- und Sterbefälle während der Gestation verwendet wird, trägt sie zu einer übersichtlichen Statistik bei, deren Signalfunktion zu einer zielgerichteten Verbesserung des Gesundheitsschutzes beizutragen vermag. Diese in der DDR seit Anfang der 60er Jahre praktizierte Konzeption findet bekanntlich teilweise auch in der 9. Revision der internationalen Krankheits- und Todesursachenklassifikation der WHO Berücksichtigung. Hohe Aufmerksamkeit wurde schließlich den Fragen der Vergleichbarkeit von Statistiken geschenkt, wobei den WHO-Festlegungen bzw. -Empfehlungen eine außerordentliche Bedeutung zukommt. Trotz der Bemühungen um Qualifizierung der Statistiken und damit um Vergleichbarkeit darf die Vielzahl dabei beginnender Schwierigkeiten medizinisch-diagnostischer sowie statistisch-organisatorischer Art und ihre international äußerst unterschiedliche Bewältigung nicht übersehen werden. Aus diesem Grunde ist gegenüber internationalen Vergleichen, die nur auf globalen Zahlenangaben beruhen, klare Angaben über die Erfüllung der eingangs erwähnten Vorbedingungen für Vergleiche aber vermissen lassen, und besonders gegenüber abgeleiteten Rangfolgen mit Leistungseinschätzungen äußerste Zurückhaltung angebracht.

Als wirksame Maßnahme zur Senkung der peripartalen Mortalität erwies sich die Tätigkeit von Expertenkommissionen, den Fachkommissionen zur Bekämpfung der peripartalen Mortalität in den Bezirken. Ihnen obliegt es, die tatsächliche Todesursache zu klären und unter dem Gesichtspunkt der Vermeidbarkeit festzustellen, ob Prophylaxe, Diagnose und Therapie dem Stand der medizinischen Wissenschaft entsprachen. Ihre Tätigkeit soll dem Gesundheitswesen Schlußfolgerungen ermöglichen, die geeignet sind, künftig derartige Vorkommnisse auszuschließen. Erfahrungsgemäß ist es für die Fachkommission häufig überaus schwierig, zu klaren Festlegungen hinsichtlich der Vermeidbarkeit zu gelangen, trotz eingehender Berücksichtigung sämtlicher Umstände, die zum Tode führten.

Da für eine zielstrebige Verbesserung des Gesundheitsschutzes jedoch weniger eine eindeutige Entscheidung hinsichtlich der Vermeidbarkeit als vielmehr die Aufdeckung möglicher Faktoren, die als Ursachen für mütterliche Sterbefälle von Bedeutung sein können, erforderlich ist, haben sich folgende Formulierungen bewährt:

– Sofern sich bei der Beurteilung der vorliegenden Todesfälle keine eindeutigen Schlußfolgerungen hinsichtlich der Vermeidbarkeit ergeben: „Der Todesfall wäre möglicherweise vermeidbar gewesen, wenn ...".
– Sofern sich bei der Beurteilung des vorliegenden Todesfalles eindeutige Schlußfolgerungen hinsichtlich der Vermeidbarkeit ergeben: „Der Todesfall war unvermeidbar, weil ...".

Die Begründung soll das Ergebnis positiv im Sinne einer Abhilfe auswerten, um Hinweise für Wege zur vorbeugenden Beseitigung evtl. vorhandener Mängel zu geben. Daher wird jeweils auf solche Faktoren eingegangen, die im Zusammenhang stehen

– mit der Organisation und Methodik der präpartalen, intrapartalen und postpartalen Betreuung sowie mit der Ausstattung der entsprechenden Einrichtungen,
– mit der Tätigkeit der behandelnden Ärzte bzw. anderer Mitarbeiter des Gesundheitswesens und
– mit dem Verhalten der Verstorbenen.

Ausdrücklich sei hervorgehoben, daß sich aus den Beurteilungen der Fachkommission keine rechtlichen Konsequenzen ergeben.

In der DDR erfolgt die Dokumentierung jedes peripartalen Sterbefalles durch den Arzt, der die Leichenschau durchführt, sowohl auf dem Totenschein als auch auf der Meldung des Todesfalls einer Schwangeren, Gebärenden bzw. Wöchnerin (bis 6 Wochen nach der Geburt). Diese Angaben werden ergänzt durch das Ergebnis der in jedem Fall durchzuführenden Obduktion sowie durch die Stellungnahme der Bezirksfachkommission zur Bekämpfung der peripartalen Mortalität. Dadurch ist ein hoher Zuverlässigkeitsgrad hinsichtlich Vollständigkeit und Genauigkeit der Statistik gewährleistet. Die peripartale Mortali-

Tabelle 1. Direkt gestationsbedingte peripartale Sterbefälle absolut und auf 10 000 Geburten (DDR) 1952, 1962, 1972, 1975 bis 1983. (Erfassung durch die Staatliche Zentralverwaltung für Statistik; ab 1962 parallel durch das Ministerium für Gesundheitswesen)

Jahr	Sterbefälle	
	[absolut]	[auf 10 000 Geburten]
1952	511	16,5
1962	239	8,0
1972	64	3,2
1973	49	2,7
1974	42	2,4
1975	39	2,2
1976	38	1,9
1977	38	1,7
1978	38	1,6
1979	54	2,3
1980	36	1,5
1981	37	1,6
1982	32	1,3
1983	36	1,5

tät konnte kontinuierlich vermindert werden. Die Senkung der Häufigkeitsziffern der direkt gestationsbedingten peripartalen Mortalität im Verlauf von 3 Dezennien von Jahrzehnt zu Jahrzehnt jeweils um mehr als die Hälfte führte seit 1976 zu Werten, die mit Ausnahme einer vor allem durch Hämorrhagien und Embolien bedingten Erhöhung im Jahr 1979 unterhalb von 2 Sterbefällen je 10 000 Geburten lagen (Tabelle 1). Das Gesetz über die Unterbrechung der Schwangerschaft vom 9. März 1972 erwies sich als die entscheidende Maßnahme zu der wesentlichen Verminderung der Sterblichkeit in den 70er Jahren. Seither sind die Aborte als eine die Müttersterblichkeit besonders belastende Todesursachengruppe entfallen. Die Suche nach Ansatzpunkten zu weiterer Senkung der Sterblichkeit lenkt die Aufmerksamkeit weiterhin v. a. auf Hämorrhagien, Embolien, Infektionen und Toxikosen als seit Jahren größte Todesursachengruppen. Bei Zusammenfassung der direkt gestationsbedingten Sterbefälle der Jahre 1976–1984 (322 Sterbefälle) zeigt sich, daß die Hämorrhagien mit 94 Fällen zu 29,2%, die Embolien mit 75 Fällen zu 23,3%, die Infektionen

Tabelle 2. Peripartale Mortalität nach Todesursachen 1982 und 1983

Todesursache	Sterbefälle			
	[absolut]		[auf 10 000 Geburten]	
	1982	1983	1982	1983
Direkt gestationsbedingt	32	36	1,4	1,6
davon:				
Hämorrhagien	10	10	0,4	0,4
Gestosen	3	1	0,1	0,1
Infektionen	9	5	0,4	0,2
Embolien	4	14	0,2	0,6
andere Ursachen	4	6	0,2	0,3
Ektopische Gravidität	2	–	0,1	–
Indirekt und nicht gestationsbedingt	24	37	1,0	1,6
Gesamt	56	73	2,4	3,2

mit 58 Fällen zu 18% und die Toxikosen mit 53 Fällen zu 16,5% an der direkt gestationsbedingten Sterblichkeit beteiligt waren. Die Häufigkeitsziffern für die einzelnen Jahre weisen jedoch erhebliche Unterschiede auf. Obwohl es sich bei dem insgesamt erreichten günstigen Niveau um relativ geringe Zahlen handelt, sollten derartige Differenzen nicht ignoriert werden, wenngleich ihr Wert für die Feststellung von Tendenzen begrenzt ist. Die Sterbefälle an Toxämien weisen in besonderem Maße auf die Bedeutung der Schwangerenbetreuung hin. Die Sammelgruppe „Embolien" ist seit Jahren erheblich an der Sterblich-

keit beteiligt. Unter den Emboliesterbefällen finden sich zu etwa gleichen Teilen die infolge von Thrombembolien und die infolge von Fruchtwasserembolien. Fettembolien als Todesursache traten singulär auf. Die Sterbefälle infolge von Infektion sind in erster Linie in kausalem Zusammenhang mit der Geburtsleitung zu sehen. Wie in den Vorjahren ereigneten sie sich meist nach abdominaler Schnittentbindung. Häufigste indirekt gestationsbedingte Todesursachen sind die Herz-Kreislauf-Erkrankungen. Die nicht gestationsbedingte Sterblichkeit ist am stärksten durch Unfälle belastet (Tabelle 2).

Schichtspezifische Bedingungen des Gesundheits-/ Krankheitsverhaltens. Ergebnisse der Münchner Blutdruckstudie 1980/81

U. Härtel

Einleitung

Schon seit Beginn der epidemiologischen Forschung ist belegt, daß bestimmte Bevölkerungsgruppen stärker durch Krankheiten belastet sind und ein höheres Mortalitätsrisiko aufweisen als andere.

So schreibt z. B. der Berliner Gerichtsmediziner Johann Ludwig Casper 1843 in seinen Untersuchungen über die „wahrscheinliche Lebensdauer der Menschen in den verschiedenen bürgerlichen und geselligen Verhältnissen":

Ja gewiß also: der Arme stirbt früher als der Reiche, dem die bestmögliche Befriedigung aller Bedürfnisse gestattet ist, der in gesunden Tagen alles tun kann, um einem Erkranken vorzubeugen, dem im Erkrankungsfalle hundert geschäftige Hände, ein guter Arzt, ein vielleicht noch besserer Koch, dem alle Behaglichkeiten bis zum Rollstuhl und Luftkissen zu Gebote stehen, der sich die entferntesten Heilquellen, die seltensten Weine für sein Geld in seine Nähe zaubert…

Heutzutage besteht kaum ein Zweifel darüber, daß mit zunehmendem Wohlstand und entsprechender Verbesserung der Lebensumstände im Vergleich zu früher eine Angleichung der Krankheitsraten zwischen den sozialen Schichten stattgefunden hat. Dennoch kommen viele epidemiologische Studien zu dem Ergebnis, daß untere Sozialschichten noch immer eine höhere Prävalenz, insbesondere ernsthafter chronischer Erkrankungen aufweisen als obere

(Mechanic 1968) und daß damit in der Regel auch ihre höhere Mortalität erklärt werden kann.

In den USA haben diese Erkenntnisse in den 60er Jahren zur Einrichtung von „Medicare" und „Medicaid"-Programmen („Medical care of the poor and the elderly") geführt, mit dem Ziel, allen gleiche Zugangschancen zur medizinischen Versorgung zu verschaffen.

1978 stellten Andersen u. Aday fest, daß untere Schichten, gemessen an ihrem Gesundheitszustand, noch immer „unterversorgt" sind, d. h. sie gehen zwar heute genauso häufig zum Arzt wie höhere Schichten, müßten aber eigentlich häufiger gehen, da sie unter mehr Krankheiten leiden. Yelin et al. widersprachen 1983 dieser Studie. Nach Auswertung der Daten des „National Health Interview Survey" kamen sie zu dem Schluß, daß es keine schichtspezifischen Unterschiede in bezug auf die *Anzahl Arztbesuche* in den USA mehr gäbe.

Unterschiede existieren aber nach wie vor bei der Inanspruchnahme *präventiver* Dienste, bei Zahnärzten und Spezialisten. (Es muß wohl nicht extra betont werden, daß alle diesbezüglichen Studien mit den Problemen der Definition und Messung sozialer Schichten zu kämpfen haben und daß der Schichtbegriff teilweise sehr „sorglos" angewandt wird.)

Zentrale Fragestellungen und Methoden der vorliegenden Analyse

Welchen Einfluß haben die Schichtindikatoren Ausbildung und Beruf auf verschiedene Formen der Inanspruchnahme medizinischer Hilfe, wenn *gleichzeitig* familiäre

und gesundheitliche Merkmale berücksichtigt werden?

Die Untersuchung beruht vorwiegend auf Daten der Münchner Blutdruckstudie I

(1981), basiert somit auf einer Zufallsstichprobe der Münchner Bevölkerung im Alter zwischen 30 und 69 Jahren. 2216 Personen haben an dieser Studie teilgenommen, was einer Beteiligungsrate von ca. 70% entspricht. Nachfolgend sind die abhängigen und unabhängigen Variablen aufgeführt, deren Zusammenhänge untersucht worden sind.

Die *„abhängigen"* Variablen repräsentieren hier die verschiedenen Formen der Inanspruchnahme *medizinischer Hilfe.* Abgesehen von der „Teilnahme an der Münchner Blutdruckstudie" wurden alle „abhängigen" Merkmale im Rahmen eines Interviews erfragt. Die Teilnahme an Krebsfrüherkennungstests und die Anzahl Arztbesuche beziehen sich auf das *Jahr vor der Studie,* die Anzahl eingenommener Medikamente auf alle verschiedenen Arten von Medikamenten, die in *der Woche vor der Befragung* eingenommen wurden.

Die „unabhängigen" Variablen, denen hier das Hauptinteresse galt (also im später noch darzustellenden Modell die sog. Prädiktorvariablen), waren die Schichtindikatoren Ausbildung und Beruf, bei Frauen zusätzlich die Erwerbstätigkeit. Als „Kontrollvariablen", die den Effekt von Ausbildung und Beruf auf die Inanspruchnahme beeinflussen können, wurden einbezogen: Geschlecht, Alter, Familienstand, Anzahl Personen im Haushalt, also zusätzliche soziodemografische Merkmale.

Als Merkmale des *Gesundheitszustands* wurden einbezogen: die selbsteingeschätzte körperliche Verfassung, die Anzahl chronischer Krankheiten, die gemessene Blutdruckhöhe und das gemessene Körpergewicht, definiert als Body Mass Index (BMI = kg/m²).

Es würde jetzt zuviel Raum einnehmen, für jede einzelne Form der Inanspruchnahme darzustellen, wie die Häufigkeitsverteilungen differenziert nach Alter, Geschlecht, Ausbildungsdauer und beruflicher Position aussehen.

Um jedoch – bevor ich auf die Ergebnisse der multivariaten Analysen eingehe – ein Gefühl für die Anzahl Personen zu vermitteln, die dahinterstehen, möchte ich zu Beginn nur die Häufigkeitsverteilungen im Zusammenhang mit der Anzahl Arztbesuche und der Teilnahme an Vorsorgeuntersuchungen darstellen, und zwar lediglich differenziert nach Geschlecht, Alter und Schulabschluß.

Wie bereits diese wenigen Deskriptionen zeigen werden, stößt man sehr schnell an die Grenzen der Darstellbarkeit, wenn mehr als 2 Variablen gleichzeitig berücksichtigt werden.

Häufigkeit von Arztbesuchen

In Abb. 1 ist zu sehen, daß Männer mit Abitur in den jüngeren Altersklassen seltener zum Arzt gehen als diejenigen mit Mittlerer Reife oder Volksschulabschluß. Dies gilt jedoch nicht für die 60- bis 69jährigen. Insgesamt sind die Unterschiede jedoch sehr gering.

Bei den Frauen existiert ebenfalls ein uneinheitliches Bild. Allerdings gehen jüngere

Unabhängige Variablen:

Ausbildungsdauer
Berufliche Position
Erwerbstätigkeit

Abhängige Variablen:

→ Teilnahme an MBS I und MBS II
→ Anzahl Arztbesuche pro Jahr
→ Teilnahme an Krebsfrüherkennungstests
→ Anzahl eingenommener Medikamente pro Woche

Kontrollvariablen:
Alter, Geschlecht
Familienstand, Anzahl Personen
   im Haushalt
Subjektiver Gesundheitszustand
Anzahl chronischer Krankheiten
Blutdruckhöhe
Body Mass Index

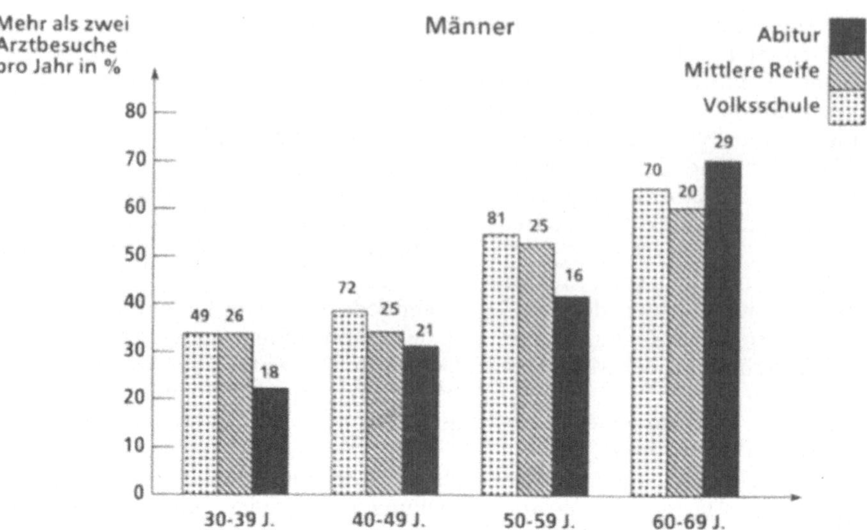

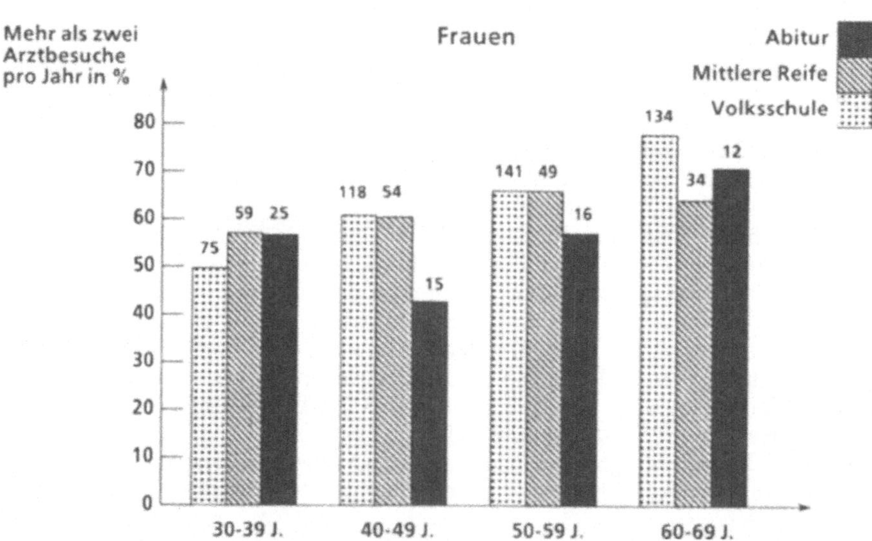

Abb. 1. Häufigkeit des Arztbesuches (mehr als 2mal pro Jahr) nach Geschlecht, Alter und Schulabschluß

Frauen mit niedriger Schulbildung etwas seltener, ältere Frauen mit niedriger Schulbildung häufiger zum Arzt als besser ausgebildete.

Teilnahme an Krebsfrüherkennungstests
(Abb. 2)

Bei Männern gibt es keine bedeutsamen Unterschiede nach Schulabschluß. Wegen der niedrigen Fallzahlen sind in dieser Abbildung mehrere Altersklassen zusammen-

gefaßt. Männer mit Mittlerer Reife nehmen allerdings in der Altersklasse 50–69 etwas häufiger an Krebsfrüherkennungstests teil als diejenigen mit Volksschulabschluß oder Abitur.

Bei Frauen bestand im Prinzip die Tendenz, daß Volksschülerinnen seltener an Vorsorgeuntersuchungen teilgenommen hatten als Frauen mit höherem Schulabschluß. Bei der Differenzierung nach Ausbildungsjahren zeigte sich diese Tendenz allerdings deutlicher als in der vorliegen-

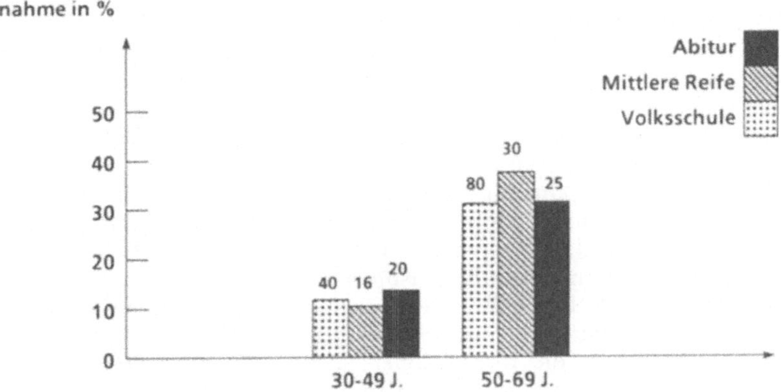

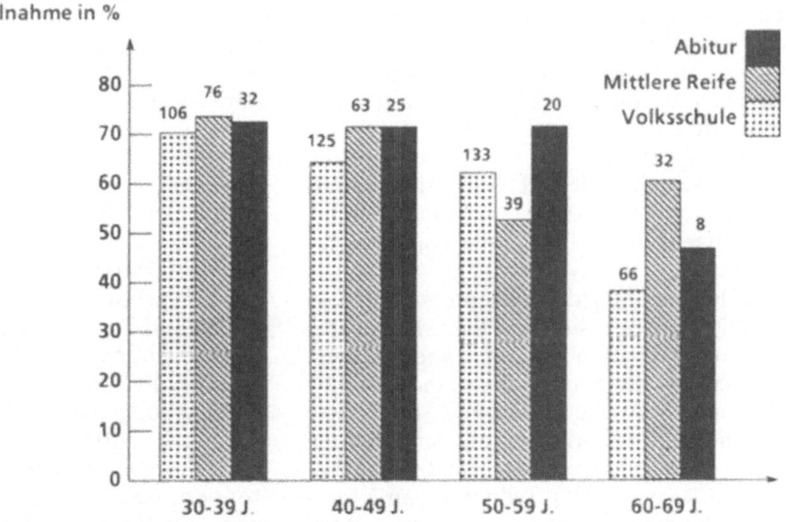

Abb. 2. Teilnahme an Krebsfrüherkennungstests in % nach Geschlecht, Alter und Schulabschluß

den Abb. 1. Dabei fiel auf, daß Frauen mit 7 bis 8 Jahren Schulausbildung relativ selten an Krebsfrüherkennungstests teilgenommen hatten – im Vergleich zu den übrigen Ausbildungsklassen.

Schon diese wenigen Darstellungen zeigen, wie unbefriedigend es ist, lediglich den Schulabschluß zu berücksichtigen, ohne nach anderen Faktoren wie Familienstand oder Kinderzahl im Zusammenhang mit der Vorsorgeuntersuchung bei Frauen zu fragen.

Ergebnisse der multivariaten Analysen

Im folgenden werden die Ergebnisse verschiedener multivariater Regressionsanalysen dargestellt. In diese Analysen wurden alle oben aufgeführten sozialen und körperlichen Variablen einbezogen, um festzustellen, wie stark der Einfluß bzw. die Prädiktionskraft der Schichtindikatoren Ausbildung und Beruf ist, wenn gleichzeitig noch andere soziale Faktoren, wie der Familienstand oder die Anzahl Personen im Haushalt und Merkmale des Gesundheitszustandes berücksichtigt werden. Außerdem interessierten die Interaktionen, also die Wechselwirkungen zwischen den verschiedenen sozialen Faktoren in ihrem Einfluß auf das untersuchte Verhalten.

Ich kann die angewandten statistischen Verfahren hier nicht im Detail erläutern, sondern nur einige Bemerkungen zum Vorgehen machen.

Die Analysen wurden jeweils getrennt für Männer und Frauen durchgeführt und getrennt für die verschiedenen Arten der Inanspruchnahme; für die „Teilnahme an der Blutdruckstudie", „Häufigkeit des Arztbesuches", „Teilnahme an Vorsorgeuntersuchungen" und „Einnahme von Medikamenten".

Dabei wurde jedesmal eine stufenweise logistische Regression im sog. „Backwardstepping-Verfahren" angewandt. Beim „backward stepping" geht man vom Gesamtmodell aus und eliminiert stufenweise alle diejenigen Merkmale, die den kleinsten Beitrag zur Erklärung der abhängigen Variablen, also z. B. der Teilnahme an Krebsvorsorgeuntersuchungen, liefern. Man könnte auch sagen, diejenigen Variablen werden zuerst extrahiert, die am „wenigsten signifikant" sind.

Tabelle 1 läßt sich horizontal und vertikal betrachten.

Bei der horizontalen Betrachtungsweise können wir sehen, daß bei Männern die Ausbildungsjahre bei gleichzeitiger Berücksichtigung aller übrigen unabhängigen Variablen *keinen signifikanten* Einfluß auf die Teilnahme an der MBS, auf die Teilnahme an Vorsorgeuntersuchungen und auf die Anzahl Arztbesuche hatten, dafür aber auf die Anzahl eingenommener Medikamente und auf die Einnahme von Antihypertensi-

va. Die beiden letzteren Zusammenhänge sind positiv: Je mehr Ausbildungsjahre, je mehr Medikamente, desto eher auch Antihypertensiva-Einnahme.

Die *berufliche Position* hatte dagegen *einen signifikanten Einfluß* auf die Teilnahme an MBS II und die Teilnahme an Vorsorgeuntersuchungen, nicht aber auf die Anzahl Arztbesuche und die Medikamenteneinnahme.

Die Teilnahme an der MBS und die Teilnahme an Krebsfrüherkennungstests galten in dieser Untersuchung als Gesundheitsverhalten. In beiden Fällen konnte – nach Einbeziehung der übrigen Prädiktoren – *kein* signifikanter Zusammenhang zwischen Ausbildungsjahren und Verhalten festgestellt werden. Bei *Männern* war insbesondere die berufliche Position von Bedeutung. Wie schon erwähnt, hatten Beamte aller Altersklassen in MBS II eine relativ hohe Responserate. Sie nahmen auch häufiger an Vorsorgeuntersuchungen teil als Arbeiter und einfache Angestellte. Dies Ergebnis entspricht anderen Studien zur Teilnahme an Vorsorgeuntersuchungen, die nach dem beruflichen Status differenziert haben (Infratest 1981; Häußler 1981).

Die Ergebnisse zeigen, daß nicht der Bildungsstand als solcher, sondern eher die damit verbundenen objektiven Arbeitsbedingungen für die Teilnahme an Vorsorgeuntersuchungen relevant sind:

Einfache Arbeiter z. B. werden in der Regel mit mehr konkreten Problemen konfrontiert, wenn sie an präventiven Maßnahmen teilnehmen wollen, als Beamte: Das Entfernen vom Arbeitsplatz ist schwieriger, bedeutet möglicherweise Verdienstausfall, bei „schmutziger Arbeit" ist Kleidungswechsel nötig, was wiederum Zeit kostet. Außerdem fanden Neubauer u. Birkner (zit. nach Hauß et al. 1981) heraus, daß z. B. AOK-Versicherte beim Arzt eine durchschnittliche Wartezeit von 45,2 min haben, Versicherte der Privatkassen nur 23,9 min. Die Behandlungszeit verhält sich umgekehrt. Je „höher" die Krankenkasse, desto länger die Behandlungsdauer.

Für *Frauen* scheint die Situation etwas anders zu sein. Auch in ihrem Fall gingen zwar *Beamtinnen* häufiger zu Vorsorgeun-

Tabelle 1. Prädiktoren der Inanspruchnahme medizinischer Hilfe. Zusammengefaßte Ergebnisse der multivariaten Analysen (* p < 0,05; – kein signifikanter Zusammenhang)

Unabhängige Variablen	Abhängige Variablen	Response MBS II	Teilnahme an Vorsorge	Anzahl Arztbesuche	Anzahl Medikamente	Einnahme Antihypertensiva
Ausbildungsjahre	Männer	–	–	–	*	*
	Frauen	–	–	–	–	–
Berufliche Position	Männer	*	*	–	–	–
	Frauen	–	–	–	–	–
Erwerbstätigkeit	Männer	–	–	*	*	–
	Frauen	–	–	–	–	–
Geschlecht		–	*	*	*	*
Alter	Männer	–	*	–	*	*
	Frauen	–	*	–	*	*
Familienstand	Männer	*	–	–	–	–
	Frauen	–	*	–	–	–
Anzahl Personen im Haushalt	Männer	–	–	–	–	*
	Frauen	–	–	*	*	–
Körperliche Verfassung	Männer	–	–	*	*	*
	Frauen	–	–	*	*	–
Anzahl chronischer Krankheiten	Männer	*	*	*	*	*
	Frauen	–	–	*	*	*
Blutdruckhöhe	Männer	–	–	–	–	–
	Frauen	*	*	–	–	–
Körpergewicht (BMI)	Männer	–	–	–	–	–
	Frauen	–	*	–	–	–

tersuchungen als andere Berufsgruppen, aber die Anzahl in MBS war so klein, daß sie hier vernachlässigt werden müssen (n = 27). Wie schon gesagt, fiel in den bivariaten Analysen allerdings auf, daß Frauen mit 7- bis 8jähriger Ausbildungsdauer signifikant seltener an Krebsfrüherkennungsuntersuchungen teilgenommen hatten als die besser ausgebildeten (zwischen den übrigen Ausbildungsgruppen gab es keine Unterschiede). Dieser Bildungseffekt verschwand in den multivariaten Analysen und wurde interessanterweise weitgehend durch das Körpergewicht (BMI) ersetzt. *Übergewichtige Frauen* hatten *seltener* an Vorsorgeuntersuchungen teilgenommen als normalgewichtige Frauen. Dieses Ergebnis mag etwas verwundern. Man könnte interpretieren, daß „dicke" Frauen wahrscheinlich mehr Scheu haben, sich körperlichen Untersuchungen zu unterziehen als „schlanke", insbesondere, wenn die Unter-

suchung „nur" der Vorsorge dient. Die weibliche Eitelkeit hat möglicherweise in diesem Fall den Faktor Bildung besiegt. Bei der Suche nach theoretischen Interpretationen sollten daher lebensnahere, praktische Erklärungen nicht übersehen werden. Natürlich mögen auch hier die Ausbildungsjahre indirekt, z. B. über bestimmte Ernährungsgewohnheiten, Einfluß genommen haben, die dazu führen, daß besser ausgebildete Frauen schlanker sind als weniger gut ausgebildete Frauen. Aber auch Ernährungsgewohnheiten sind nur teilweise eine Frage der Bildung. Sie werden mitbestimmt durch das spezifische soziale Umfeld, die familiären Gewohnheiten und die finanziellen Bedingungen.

Im Gegensatz zu Ergebnissen der Studie von Wagner et al. (1984) existierte bei Münchner Frauen *mit hohem Blutdruck* kein Zusammenhang zwischen Ausbildungsstand und Einnahme von Antihypertensiva. Bei hypertonen Münchner Männern allerdings stieg mit der Zahl der Ausbildungsjahre die Wahrscheinlichkeit der Einnahme von blutdrucksenkenden Medikamenten (Härtel et al. 1982). Das letztere Ergebnis entspricht den Feststellungen von Wagner et al. (1984). Daß bei Münchner Frauen die Ausbildung, ebenso wie die übrigen sozialen Variablen, fast keinen Einfluß auf die Hypertoniebehandlung hatten, weist ebenfalls darauf hin, daß der relativ gute Hypertoniebehandlungsstatus der Frauen eine Folge ihrer häufigen Arztbesuche ist, für die sie mehr physische Gründe haben als Männer.

Zusammenfassung

Mit Hilfe der multivariaten Verfahren konnte quantifiziert werden, daß der Einfluß sozialer Faktoren auf die Inanspruchnahme medizinischer Hilfe stark variiert, je nachdem, welche Form des Verhaltens man untersucht.

Globalerklärungen zum Zusammenhang zwischen sozialer Schicht und Gesundheits- oder Krankheitsverhalten wird man wohl kaum finden können.

In einer derartig differenzierten Großstadtbevölkerung (wie z. B. München) mit einer Vielzahl von Subsystemen, beruflicher, sportlicher, religiöser, kultureller, politischer Art ist zu erwarten, daß gruppenspezifische Normen auch *unabhängig* von der sozialen Schicht existieren und insbesondere präventives Verhalten beeinflussen.

Literatur

Andersen R, Aday LA (1978) Access to medical care in the U.S.: realized and potential. Med Care XVI/7:533–546

Härtel U, Keil U, Cairns V (1982) Arztbesuche und physisches Befinden von Hypertonikern. Fortschr Med 22:609–614

Hauß F, Naschold F, Rosenbrock R (1981) Schichtenspezifische Versorgungsprobleme und leistungssteuernde Strukturpolitik im Gesundheitswesen. In: Forschungsbericht des Bundesministers für Arbeit und Sozialordnung (Hrsg) Schichtspezifische Versorgungsprobleme im Gesundheitswesen. Bonn (Gesundheitsforschung, Bd 55, S 176–244)

Häußler S (1981) Das Problem aus der Sicht der Ärzteschaft. In: Forschungsbericht des Bundesministers für Arbeit und Sozialordnung (Hrsg) Schichtspezifische Versorgungsprobleme im Gesundheitswesen. Bonn (Gesundheitsforschung, Bd 55, S 25–35)

Infratest (1981) Der Einfluß von Sozialfaktoren auf das Gesundheitsverhalten der Bevölkerung, München

Mechanic D (1968) Medical sociology. The Free Press, New York

Wagner EH, James SA, Beresford SA et al. (1984) The Edgecombe County High Blood Pressure Control Program. Am J Public Health 74:237–242

Yelin EH, Kramer JS, Epstein WV (1983) Is health care use equivalent across social groups? A diagnosed-based study. Am J Publ Health 73:563–571

Gesundheitsberatung durch den niedergelassenen Arzt

C. Ballstaedt, U. Koch

In den vergangenen Jahren läßt sich eine Entwicklung im westdeutschen und internationalen Gesundheitswesen verfolgen, welche immer stärker den Gesichtspunkt der Prävention – v. a. bezogen auf Herz-Kreislauf-Erkrankungen – beinhaltet. Die Ansätze gehen von breit angelegten Multicenterstudien über verschiedenste regionale Modellvorhaben bis hin zu Präventionsangeboten auf Gemeindeebene.

In der Bundesrepublik Deutschland wurden in den vergangenen Jahren 2 wesentliche Modellversuche im Bereich der Prävention durch niedergelassene Ärzte durchgeführt.

Neben dem Modellversuch der AOK Mettmann war dies der Modellversuch „Gesundheitsberatung durch Ärzte" der Ersatzkassen.

Allgemeiner Überblick über den Modellversuch

Der Modellversuch wurde im Zeitraum von Januar 1982 bis Mai 1984 durchgeführt; in der folgenden Übersicht sind die wichtigsten Aspekte zusammengefaßt. Träger des Modellversuchs waren die Kassenärztliche Bundesvereinigung und die aufge-

Modellversuch „Gesundheitsberatung durch Ärzte"

Träger:	Kassenärztliche Bundesvereinigung/Ersatzkassen.
Koordination:	Zentralinstitut für die Kassenärztliche Versorgung, Köln.
Regionen:	KV Hamburg/KV Pfalz.
Zielgruppe:	30 bis 50jährige Versicherte der: Barmer Ersatzkasse, Deutschen Angestellten-Krankenkasse, Kaufmännische Krankenkasse Halle, Braunschweiger Kasse, Schwäbisch Gmünder Ersatzkasse, Hamburgischen Zimmerer-Krankenkasse.
Grundgesamtheit:	168 000 (152 500 HH, 15 500 Pfalz).
Angebot:	3 Gesundheitsberatungen zu den Risikofaktoren: – leichter Bluthochdruck, – Rauchen, – Übergewicht, – Bewegungsmangel,
Motto:	„Hilfe zur Selbsthilfe".
Inanspruchnahme:	18,1% (19% HH. 14,7% Pfalz).
Teilnehmende Ärzte:	166 (115 HH, 51 Pfalz) Ärzte für Allgemeinmedizin, Praktische Ärzte, Internisten.

führten Ersatzkassen. Die Koordination besorgte das Zentralinstitut für die Kassenärztliche Versorgung in Köln.

Als Regionen für den Modellversuch wurden die Bereiche der Kassenärztlichen Vereinigung Hamburg und der Kassenärztlichen Vereinigung Pfalz gewählt. Dies bot die Möglichkeit, ein mehr ländlich besiedeltes Gebiet mit einer Population aus einer Großstadt vergleichen zu können. Der Versuch zielte auf die Altersgruppe der 30- bis 50jährigen Versicherten ab. Dies unter dem Aspekt, daß Risikofaktoren und Risikoverhalten bei dieser Altersgruppe die größte Auftretenshäufigkeit haben. Bei Berücksichtigung dieser Zielgruppe ergab sich bei den teilnehmenden Ersatzkassen eine Grundgesamtheit von anspruchsberechtigten Versicherten von 167 900. Davon entfielen 152 000 auf Hamburg und 15 500 auf die Pfalz. Von diesen in Frage kommenden Versicherten wurden per Zufallsauswahl 71 700 eingeladen.

Das Angebot der Gesundheitsberatung erstreckte sich auf maximal 3 Gesundheitsberatungen zu den Koronarrisikofaktoren Rauchen, Übergewicht, Bewegungsmangel, gesundheitsgefährdender Streß und leichter Bluthochdruck.

Die Gesundheitsberatungen konnten nur durch Ärzte durchgeführt werden, die sich zu einer Pflichtfortbildung bereit erklärt hatten. Die Pflichtfortbildung umfaßte 3 Termine, in welchen die niedergelassenen Ärzte in Grundlagen verhaltensmedizinischer Explorationstechniken und Anwendungsverfahren eingewiesen wurden. Es nahmen in den beiden Regionen 166 Ärzte für Allgemeinmedizin, Ärzte für innere Medizin und praktische Ärzte an der Fortbildung teil.

Ablauf des Modellversuchs

Der Ablauf der Gesundheitsberatung sah eine Erstberatung von ca. 30–45 min vor. In dieser Zeit sollte neben einer körperlichen Untersuchung eine Risikoanamnese erhoben werden und mit dem Patienten, sofern dabei ein Risikofaktor aufgefunden wurde, Pläne zur Veränderung desselben gemacht werden. Zweit- und Drittberatungen sollten nur vereinbart werden, wenn es galt, den Erfolg der besprochenen Maßnahmen zu bewerten oder die Maßnahmen evtl. zu verändern, aber auch dann, wenn bei den Versicherten mehrere Risikofaktoren gleichzeitig bestanden. Die Maximalzahl der Beratungen, die mit den Kassen abgerechnet werden konnten, war auf 3 begrenzt. Die Beratung wurde unabhängig davon, ob sie in die Begleitforschung miteinbezogen wurde, in einem Dokumentationsheft durch den Arzt dokumentiert. Dieses Dokumentationsheft bekam der Versicherte nach erfolgter Beratung mit nach Hause, einen Durchschlag behielt der Arzt, und ein anonymisierter Durchschlag wurde an das Zentralinstitut der Kassenärztlichen Bundesvereinigung gesandt. In ihm waren Art und Umfang der Risikobelastung festgehalten und die vereinbarten Maßnahmen kurz notiert worden. Darüber hinaus füllte jeder Teilnehmer vor der Beratung einen Eingangsfragebogen aus.

Evaluation des Modellversuchs

Die Evaluation wurde größtenteils extern durch die Abteilung Rehabilitationspsychologie der Universität Freiburg durchgeführt. Die folgende Zusammenstellung gibt einen Überblick über die durchgeführten Einzelstudien. Die Fortbilderstudie und die Ärztestudie zum Fortbildungsprogramm dienten dem Ziel, die Ausbildung möglichst praxisgerecht zu gestalten und Mängel im Fortbildungsprogramm frühestmöglich modifizieren zu können. Der Schwerpunkt der externen Evaluation lag auf der Versichertenstudie.

Im Rahmen dieser Studie wurden Teilnehmern an der Beratung eine Stichprobe von eingeladenen Versicherten, welche nicht an der Beratung teilgenommen hatten, sowie einer Kontrollgruppe von Teil-

Evaluation im Modellversuch

Studie	Zielgruppe	Fragestellung
Fortbilderstudie	Kursleiter der 3tägigen Fortbildung für Ärzte	Wirksamkeit und Angemessenheit der Fortbildung aus der Sicht der Kursleiter
Ärztestudie zum Fortbildungsprogramm	Ärzte	Wirksamkeit und Angemessenheit der Fortbildung aus der Sicht der teilnehmenden Ärzte während und kurz nach der Fortbildung
Ärztestudie zur Übertragbarkeit	Ärzte	Einschätzung des Angebots Gesundheitsberatung und Nutzen für die Praxis nach 2jähriger Tätigkeit als Gesundheitsberater
Versichertenstudie	– Teilnehmer, die sich mindestens einmal beraten ließen – Nichtteilnehmer, die eingeladen worden waren, aber das Angebot nicht wahrgenommen hatten – Nichtteilnehmer ohne Einladung als Kontrollgruppe	Gründe für Inanspruchnahme und Nichtinanspruchnahme, Effekte und Nutzen der Beratung
Basisdokumentation	Teilnehmer	Ausgangsbedingungen der Teilnehmer (Sozialdaten, medizinischer Status), Effekte der Beratung

nehmern, die keine Einladung bekommen hatten, gegenübergestellt. Da es aus Platzgründen nicht möglich ist, das komplizierte Design der Versichertenstudie vollständig darzustellen, erfolgt hier nur überblicksartig eine Zusammenfassung der verschiedenen Zugangsmöglichkeiten.

– 669 Teilnehmer und 445 Nichtteilnehmer wurden mittels standardisierter Fragebögen befragt;
– davon wurden 169 Teilnehmer und 80 Nichtteilnehmer zusätzlich mittels semistandardisierter Interviews befragt

und einem Einjahres-Follow-up mit Fragebogen unterzogen;
– von 2200 Teilnehmern wurden anonym die von den Ärzten ausgefüllten Dokumentationshefte ausgewertet;
– 224 Arzt-Patienten-Paare wurden zum selben Beratungsgespräch mittels Fragebogen befragt.

Daraus ergab sich die Möglichkeit, Einstellungen zur Gesundheit und Veränderungen von Risikofaktoren direkt nach der Beratung, im Abstand von 3–6 Monaten nach der Beratung und in einem Einjahresabstand zu vergleichen.

Ergebnisse der Evaluation

Inanspruchnahme

Die Inanspruchnahme der Gesundheitsberatung ist mit ca. 18,1% (HH 19%, Pfalz 14,7%) erheblich höher als beim vergleichbaren Modellversuch der AOK Mettmann (dort 3,6%). Von diesen Versicherten kommt ein Viertel zur Zweitberatung, und

davon nehmen noch 50% eine Drittberatung in Anspruch. In Hamburg liegt mit 19% eine leicht höhere Inanspruchnahme als in der Pfalz (14,7%) vor.

Gründe für die Wahrnehmung des Angebots sind laut Versichertenangaben in Interview und Fragebogen vorwiegend der Wunsch nach einer gesundheitlichen Überprüfung (Check-up), gefolgt von Neugierde und Interesse aufgrund des Einladungsschreibens. Bei Nichtteilnehmern werden als vorrangige Gründe für eine Nichtteilnahme organisatorische Gründe (Zeitmangel) oder der Hinweis, sich z. Z. in ärztlicher Behandlung zu befinden, und Zufriedenheit mit der ärztlichen Versorgung genannt.

Risikofaktorenprofil

Die Risikofaktorenbelastung, ausgedrückt als Zahl der Risikofaktoren pro Versicherten, ist in Tabelle 1 – aufgeteilt auf die Modellregionen Hamburg und Pfalz – dargestellt. Bei rund 30% der Versicherten liegt kein Risikofaktor vor. Ein Drittel ist mit einem Risikofaktor belastet, ein weiteres Drittel mit zwei oder mehr Risikofaktoren.

Unterschiede zwischen den Modellregionen in der Zahl der Risikofaktoren bestehen nicht. Daß in einem Drittel der Fälle ohne Vorliegen eines Risikofaktors beraten wurde, ist nicht im Sinne einer falschen Inanspruchnahme des Angebots zu interpretieren, sondern liegt im Sinne der Konzeption, die sich sowohl als primär- wie auch als sekundärpräventiv versteht.

Die Auftretenshäufigkeit der einzelnen Risikofaktoren ist Tabelle 2 zu entnehmen. Als häufigster Risikofaktor in der beratenen Population tritt mit 36% Bewegungsmangel auf. Es folgen Streß und Übergewicht mit gleichhoher Frequenz von 27%. Der Risikofaktor Rauchen tritt bei 23% auf. Dabei ist zu erwähnen, daß weitere 16% angeben, ehemalige Raucher zu sein. Hypertonie ist mit 9% der seltenste Risikofaktor und nimmt insofern eine Sonderstellung ein, als er einerseits ein Risiko für einen Herzinfarkt darstellt, andererseits eine selbständige Krankheitseinheit ist.

An regionalen Unterschieden konnte gefunden werden, daß in der Pfalz Übergewichtige, Bewegungsarme und Hypertoniker signifikant häufiger auftraten. Beim Risikofaktor Rauchen fand sich ein umgekehrter Effekt.

Tabelle 1. Anzahl der Risikofaktoren – Erstberatung

Risikofaktorenzahl	Gesamt [%]	Hamburg [%]	Pfalz [%]
0	30	30	28
1	35	34	35
2	22	22	23
3	11	11	10
4	3	2	3
5	1	1	1
	n = 2271	n = 1855	n = 416

Tabelle 2. Häufigkeit der Risikofaktoren

Risikofaktor	Gesamt [%]	Hamburg [%]	Pfalz [%]
Rauchen	23	24	15
Übergewicht	27	26	31
Bewegungsmangel	36	35	38
Streß	27	27	31
Blutdruck	10	9	13
	n = 2271	n = 1855	n = 416

Faktoren der Durchführung

Der beratende Arzt war in 74% der Fälle ein unbekannter Art und nur in 26% der Hausarzt. Dies liegt sicher daran, daß eine große Zahl an Hausärzten nicht an der Fortbildung teilnehmen konnte, da die Teilnehmerzahl beschränkt war. So konnten die Versicherten ihre Hausärzte auch nicht auf den von der Kasse verschickten Arztlisten vorfinden.

Der Zeitpunkt der Beratung lag zu 60% außerhalb der Sprechstunde, wie es auch

Durchführung der Gesundheitsberatung

Beratender Arzt:	Unbekannter Arzt:	74%
	Hausarzt:	26%
Zeitpunkt der Beratung:	Innerhalb der Sprechstunde	40%
	Außerhalb der Sprechstunde	60%
Dauer der Beratung (im Mittel):	1. Beratung 38 min	
	2. Beratung 29 min	
	3. Beratung 25 min	

konzeptionell intendiert war. Sicher ergibt sich daraus auch das häufig genannte Feedback der Versicherten, daß die Beratung ohne Zeitdruck und Hektik verlief.

Die Dauer der 1. Beratung betrug durchschnittlich 38 min, die der 2. Beratung 29 min. Die Drittberatung dauerte noch 25 min. Die Zeitschätzungen für die Beratungsdauer durch Patienten und Ärzte stimmen dabei überein.

Veränderung von Risikofaktoren

Wir müssen uns aus Platzgründen auf die Darstellung der Veränderung der Risikofaktoren Rauchen und Übergewicht beschränken.

Rauchen

Die Ergebnisse der Beratung für den Risikofaktor Rauchen sind in Tabelle 3 dargestellt. Der Anteil der *Raucher,* die zur 1. Beratung kommen, liegt bei 23%. Die Zahl der Zigaretten pro Tag schwankt zwischen 1 und 60, bei einem mittleren Konsum von 12 Zigaretten pro Tag. Diese Werte liegen im Modellversuch „Gesundheitsberatung" deutlich niedriger als in einer repräsentativen Bevölkerungsbefragung, die 1978 im Kreis Mettmann durchgeführt wurde.

Der Effekt der Gesundheitsberatung auf die Rauchgewohnheiten ist offensichtlich stark davon abhängig, wieviel Beratungstermine von dem Versicherten wahrgenommen wurden. Insgesamt 29% der Raucher nehmen eine Zweit- oder Drittberatung wahr. Bei Teilnehmern mit 2 Beratungen reduziert sich der tägliche Zigarettenkonsum zwischen der 1. und 2. Beratung um durchschnittlich 2,3 Zigaretten, bei Teilnehmern mit 3 Beratungen ergibt sich am Ende der Beratung eine Gesamtverringerung von 8 Zigaretten pro Tag. Teilnehmer mit 3 Beratungen erreichen eine 2mal so hohe Reduktion der Zigarettenzahl wie Teilnehmer mit nur 2 Beratungen, wobei starke Raucher mit mehr als 20 Zigaretten pro Tag von den Beratungen mehr profitieren.

Der Anteil der Nichtraucher wurde im Anschluß an die Gesundheitsberatung auf 10% geschätzt.

Der Anteil der Raucher, die ihren Zigarettenkonsum verringern konnten, betrug 37%. Im Rahmen eines Einjahres-Follow-up mußte jedoch festgestellt werden, daß sich die hier aufgezeigten Effekte etwa halbieren (Nichtraucher nach 1 Jahr: 20%).

Der Anteil der Raucher liegt bei den Nichtteilnehmern signifikant ($p < 0,05$) über dem Anteil der Teilnehmer. Im Ver-

Tabelle 3. Risikofaktor Rauchen

Anteil der Raucher	Teilnehmer:	23%
	Nichtteilnehmer:	28%
Ausmaß des Risikofaktors		
Mittlerer täglicher Zigarettenkonsum	Teilnehmer	12,4 Zigaretten
bei 1. Beratung bzw. Einladung	Nichtteilnehmer	19,1 Zigaretten
Teilnahme an 2. und 3. Beratungen		29%
Vereinbarung von Maßnahmen		74%
Veränderungen des Risikofaktors		
Veränderung nach der 1. Beratung		– 2,3 Zigaretten
Veränderung nach der 2. Beratung		– 3,1 Zigaretten
Veränderung nach der 3. Beratung		– 7,9 Zigaretten
Anteil erfolgreicher Teilnehmer		37%
Anteil erfolgreicher Teilnehmer nach 1 Jahr		20%
Anteil erfolgreicher Nichtteilnehmer		8%

gleich zu der Gruppe der Teilnehmer läßt sich feststellen, daß maximal 8% der Nichtteilnehmer im Beobachtungszeitraum als erfolgreich zu bewertende Versuche der Reduktion ihrer Rauchgewohnheiten unternommen haben.

Übergewicht

Der Risikofaktor *Übergewicht* findet sich bei 27% der beratenen Versicherten (s. Tabelle 4). Das mittlere Körpergewicht, erhoben bei der 1. Beratung, ist 74 kg. Die Gewichtsabnahme zwischen 1. und 2. Beratung beträgt ca. 1 kg, verdoppelt sich nach 2 Beratungen und beträgt nach der 3. Beratung 3,6 kg.

Interessant sind die Teilnehmer, die ein Übergewicht von mehr als 10% nach Broca in der Erstberatung haben. Bei ihnen findet sich eine hohe Gewichtsabnahme von 6,2 kg bei Wahrnehmung aller 3 Beratungen. Die Tabelle zeigt auch hier, daß offensichtlich eine höhere Beratungszahl, also mehr zeitlicher Aufwand und größere Kontrolle, einen positiven Effekt in Richtung Gewichtsabnahme erzielt. Die Teilnahme an 2. und 3. Beratungen ist deutlich höher als beim Risikofaktor Rauchen. Außerdem hat im Gegensatz zum Risikofaktor Rauchen der zeitliche Abstand im Einjahres-

Follow-up keinen wesentlichen Einfluß auf die Höhe der Gewichtsveränderung.

Zu überlegen ist weiterhin, daß im gleichen Untersuchungszeitraum 26% der Nichtteilnehmer erfolgreiche Versuche unternahmen, ihr Gewicht zu reduzieren. Dies bedeutet, auch im Vergleich zu den anderen Risikofaktoren, daß sich bei Übergewicht die Betroffenen in hohem Maße selbst zu helfen versuchen.

Weitere Risikofaktoren

Für verbleibende Risikofaktoren kann überblicksartig folgendes ausgesagt werden:

– 26% der Teilnehmer mit Bewegungsmangel hatten im Anschluß an die Beratung eine positive Veränderung ihres Risikoverhaltens zu verzeichnen.
– Beim Risikofaktor *Streß* wurde von 14% der unter Streß stehenden eine subjektive Verbesserung angegeben. Die Erfolge wurden vorwiegend bei Fällen von extremem Streß erzielt. Von ihnen konnte jeder 4. seine Streßbelastung reduzieren.
– Beim Risikofaktor *Bluthochdruck* wurde in 5% der Fälle ein Bluthochdruck erstmalig erkannt. Die Versicherten mit einer Hypertonie von durchschnittlich 148 mm Hg systolisch und 100 mm Hg

Tabelle 4. Risikofaktor Übergewicht

Anteil Übergewichtiger	Teilnehmer	27%
	Nichtteilnehmer	21%
Ausmaß des Risikofaktors		
Mittleres Körpergewicht vor 1. Beratung bzw. Einladung		
	Teilnehmer	74 kg
	Nichtteilnehmer	73 kg
Teilnahme an 2. und 3. Beratung		42%
Vereinbarung von Maßnahmen		87%
Veränderung des Risikofaktors		
Veränderung nach 1. Beratung		– 0,9 kg
Veränderung nach 2. Beratung		– 1,8 kg
Veränderung nach 3. Beratung		– 3,6 kg
Veränderung nach 3. Beratung (10% Übergewicht)		– 6,2 kg
Anteil erfolgreicher Teilnehmer		53%
Anteil erfolgreicher Nichtteilnehmer		26%

diastolisch erzielten nach der 1. Beratung diastolisch und systolisch eine Reduktion von 7 mm Hg und bei 2 und mehr Beratungen eine Gesamtreduktion systolisch von 19 mm Hg, diastolisch von 11 mm Hg. Unabhängig von meßtechnischen Problemen muß diese Reduktion als kumulierter Effekt von Beratungsmaßnahmen und medikamentöser Behandlung interpretiert werden.

Risikofaktorenunabhängige Effekte

Es konnte eine Reihe von Auswirkungen der Gesundheitsberatung in anderen Bereichen festgestellt werden. In Tabelle 5 sind einige nichtrisikobezogene Effekte dargestellt.

Bedürfnisse der Teilnehmer

Das Beratungsangebot entsprach in hohem Maße den Bedürfnissen der Versicherten. Es wurden v. a. Sorgen um die Gesundheit genannt und der Wunsch geäußert, bei der Veränderung bekannter Risikofaktoren Hilfe zu erfahren. Ein Viertel der Versicherten gab an, einmal ein längeres Gespräch mit einem Arzt führen zu wollen. Nach der Beratung gaben 50% der Interviewten an, daß in dieser Hinsicht ihre Bedürfnisse voll erfüllt wurden. Etwas mehr als ein Viertel der Teilnehmer äußerte Bedenken oder sprach enttäuschte Erwartungen an. So vermißte ein Teil der Versicherten eine gründlichere Untersuchung – die aber dem eigentlichen Sinn des Modellversuchs als

präventive Maßnahme widersprochen hatte. Ein Teil hatte ein zu geringes Eingehen auf die Erlebens- und Verhaltensebene zu bemängeln, und andere kritisierten die eigentlich im Motto „Hilfe zur Selbsthilfe" deutlich ausgesprochene Grundintention des Modellversuchs.

Arzt-Patient-Verhältnis

Von fast allen beratenen Versicherten wurde die angenehme Atmosphäre des Beratungsgesprächs betont. Im Rahmen der Interviews konnten dafür folgende Kommunikationsparameter (bei denen sich der beratende Arzt vom sonstigen Arzt unterscheidet) als Ursache ausgemacht werden:

– Arzt begründet Vorschläge und Maßnahmen,
– Gespräche frei von Zeitdruck und Hektik,
– Patient konnte Themen und Verlauf des Gesprächs mitbestimmen.

Es handelt sich hierbei um einen Kommunikationsanteil, der im Rahmen der ärztlichen Fortbildung im Rollenspiel geübt worden war. Dies mag einer der Gründe dafür sein, warum 25% der Teilnehmer einen Arztwechsel im Anschluß an die Beratung erwogen.

Weiterhin geben die Versicherten positive Auswirkungen auf die Bereiche Gesundheitswissen und Gesundheitserleben (Gesundheitsbewußtsein), auf Befindlichkeit und Beschwerden, auf Freizeit und Familie und auf den Beruf an.

Tabelle 5. Risikofaktorenunabhängige Effekte der Gesundheitsberatung (Angaben in %)

Bedürfnisse der Versicherten	Erwartungen erfüllt	50
	Erwartungen nicht erfüllt	29
	– Screeningwunsch	
	– Zu geringes Eingehen auf Verhalten und Erleben	
	– Zu starke Betonung von Eigenverantwortung	
Arzt-Patient-Verhältnis	Angenehme Atmosphäre mit Betonung des guten Kommunikationsstils	97
	Arztwechsel als Folge erwogen	25
	Arztwechsel als Folge der Beratung	8
Positive Auswirkungen	Auf Gesundheitsverhalten und Erleben	40
	Auf Befindlichkeit/Beschwerden	25
	Auf Freizeitbereich	33
	Auf Familie	21
	Auf beruflichen Bereich	19

Zusammenfassung

Abschließend einige Bemerkungen zu Ablauf, Ergebnissen und offenen Fragen in Zusammenhang mit dem Modellversuch. Es zeigte sich:

1) Die Inanspruchnahme des Gesundheitsberatungsangebots erscheint uns auf dem Hintergrund geringer Werbemaßnahmen zur Teilnahme als relativ hoch. Dies korrespondiert mit den sehr ausgeprägten Wünschen der Versicherten nach einem solchen Gesundheitsberatungsangebot. Ein Teil der Versicherten geht mit Fehlerwartungen im Sinne eines ausgiebigen medizinischen Screenings in die Beratung.

2) Entsprechend seiner primär- und sekundärpräventiven Zielsetzung erreicht das Angebot sowohl Versicherte ohne als auch Versicherte mit Risikofaktoren. Auffällig ist eine leichte Tendenz in Richtung auf Inanspruchnahme der Beratung durch solche Versicherte, bei denen die Risikofaktoren geringer ausgeprägt sind.

3) Die Fortbildung und die praktische Durchführung der Gesundheitsberatung erwiesen sich bei den teilnehmenden Ärzten, die sicher besonders motiviert waren, als gut praktikabel. Als schwierig erwies sich die Tatsache, daß von den beratenden Ärzten, die nur in einem Viertel der Fälle identisch mit dem betreuenden Arzt des Versicherten waren, nur präventive Maßnahmen, nicht aber kurative Maßnahmen durchgeführt werden konnten. Dies birgt die Gefahr von kollegialen Schwierigkeiten durch Arztwechsel der Versicherten.

4) Zumindest bei den methodisch leichter zugänglichen Risikofaktoren Rauchen und Übergewicht sind Effekte der Intervention nachweisbar. Sie hängen im hohen Maße von der Beratungsfrequenz ab. Diese Aussage gilt auch, wenn man berücksichtigt, daß z. T. die Effekte nicht zeitstabil sind (Rauchen) und spontane Veränderungen bei der Gruppe der Nichtteilnehmer in Rechnung gestellt werden müssen. Vergleicht man die beim Rauchen und Übergewicht erzielten Effekte mit denen spezifischer Interventionsprogramme (z. B. Gruppenbehandlung), sind die Effekte erwartungsgemäß aufgrund der unterschiedlichen Behandlungsintensität deutlich geringer ausgeprägt. Die Effizienz des Beratungskonzepts könnte an diesem Punkt erheblich gesteigert werden, wenn bei besonders ausgeprägter Risikofaktorenbelastung der Arzt hier gezielt auf solche intensiven Beratungsangebote verweisen könnte. Allerdings ist das diesbezügliche Angebot der Kommunen bisher noch nicht ausreichend und dem Arzt häufig auch nicht bekannt.

5) Auf der subjektiven Ebene werden von dem Versicherten eine Reihe von nicht-risikofaktorenbezogenen Veränderungen angegeben. Diese sind zwar in ihren Auswirkungen auf die Gesundheit schwer beurteilbar, signalisieren aber, daß im Rahmen der Gesundheitsberatung ein Patientenkontakt gelingt – v. a. durch die gegebenen Aussprachemöglichkeiten und die Dauer der Beratung –, der im hohen Maße den Bedürfnissen der Versicherten entspricht.

Artifizielle Erkrankungen und Krankheitsverlängerungen

R. Großpietzsch, S. M. Großpietzsch

Unter artifiziellen Erkrankungen versteht die forensische Medizin alle Gesundheitsstörungen, die durch Manipulation eines Patienten an sich selbst entstehen oder unterhalten werden. Unter artifiziellen Krankheitsverlängerungen – einem speziellen Problem des vertrauensärztlichen Dienstes – soll folgender Sachverhalt verstanden werden: Zunächst liegt bei einem Patienten unzweifelbar eine Erkrankung im Sinne der Rechtsprechung vor. Diese wird auch zunächst lege artis diagnostiziert und behandelt. Erst im Heilungsverlauf setzt dann eine zielgerichtete Störung des Wiederherstellungsprozesses ein – entweder durch Unterlassung therapeutischer Maßnahmen oder gar durch heilungsbehindernde Manipulationen des Patienten an sich selbst.

Bis zu dieser Definition wird es wenig kontroverse Meinungen geben. Auch im angelsächsischen Sprachraum ist „factitious disease" ein klar umrissener Begriff der ärztlichen Fachsprache. So wird in der 3. Auflage des „Diagnostischen und statistischen Handbuches der psychiatrischen Störungen" der amerikanischen Psychiatrischen Vereinigung eine Kategorie seelischer Störungen als „neu" eingeführt: Patienten, die „vorsätzlich/willkürlich" chronifizierte körperliche Erkrankungen produzieren mit dem Ziel, einen Patientenstatus zu erlangen bzw. weiter beizubehalten.

An diesem Punkt nun, bei der Frage nach den Ursachen von Artefakten, Selbstbeschädigungen oder gar Selbstverstümmelungen, beginnt eine sehr kontroverse Diskussion. Am anschaulichsten lassen sich die sehr gegensätzlichen Positionen der verschiedenen medizinischen Fachgebiete an einem Fallbeispiel demonstrieren, das in einer populärmedizinischen Zeitschrift unter der Rubrik „Offenes Forum" über mehrere Ausgaben leidenschaftlich diskutiert wurde. Im Verlauf dieser Diskussion zwischen Psychosomatikern, Nervenärzten, Chirurgen und anderen gutachterlich tätigen Spezialisten äußerte sich der Lymphangiologe Földi (1985) so anschaulich und unmißverständlich, daß er wörtlich zitiert werden soll: Zum Foto eines artifiziellen Lymphödems bei einem Briefträger, der nach einem Hundebiß durch Abschnürung das traumatische Ödem konservieren wollte, kommentierte er: „Wir sind in der Lymphangiologie gelegentlich mit dem artifiziellen Lymphödem konfrontiert. Zur Entlarvung des Patienten muß er freilich mit abgeschnürtem Gliedmaß ertappt werden. Ein Teil dieser Patienten ist tatsächlich psychisch krank. Der hier abgebildete junge Mann war aber kein ehemals mißhandeltes Kind, das sein Geprügeltwerden als Kleinkind durch selbst zugeführte Hautblutungen wiederholte (wie ein zuvor kommentierender Nervenarzt meinte), sondern ein Briefträger, der nach einem Hundebiß das traumatische Ödem konservieren wollte, um sich vom Sozialstaat eine lebenslange Rente zahlen zu lassen. Dies gab er zu." Als Krankheitsgewinn wird also die gesamte Spannweite von der Erlangung eines materiellen Vorteils, i. allg. eines Sozialversicherungsgewinns, bis hin zu einem „ideellen" Wertzuwachs gesehen, wie Enthebung von Verantwortung, Schuld oder Scham oder zur Erlangung von Zuwendung und Fürsorge (s. dazu Scharfetter 1985).

Die Ursache von Selbstbeschädigungen wird differentialdiagnostisch sowohl von Korting u. Heidbüchel (1984) als auch von Großpietzsch et al. (1985) wie auch von Scharfetter (1985) so gesehen, daß Selbstbeschädigungen, bei denen es nicht um Vorteile der Krankenrolle geht, meist mit einer erheblichen psychopathologischen Problematik in Zusammenhang stehen. Scharfetter präzisiert: „Selbstverletzungen kommen im Rahmen von Selbstbewältigungsversuchen schwerer Depersonalisation vor, bei Verlust des leiblichen Spürens, aber auch bei rasendem Selbsthaß, in Zusammenhang mit Suizidhandlungen, bei Schuldgefühlen und Melancholien. Andere Selbstbeschädigungen wie Enukleation und Autokastration werden am ehesten bei schizophrenen Erkrankungen beobachtet. Rechenberger (1985) spricht von „psychogenen Ulzera und anderen artifiziellen Notsignalen".

Unsere eigenen Untersuchungen an einem Jahrgang von Fällen mit Verdacht auf artifizielle Krankheitsverlängerungen aus dem Bereich der Traumatologie der Extremitäten ist im Ergebnis in Tabelle 1 zusammengefaßt. Danach ist der Problempatient aus diesem Bereich überwiegend männlich, 40–50 Jahre alt, arbeitslos oder in einer Tätigkeit ohne Qualifikation, mit auffälliger Sozialanamnese, gehäufter Arbeitsunfähigkeit (AU-Zeiten) und mit anamnestisch angegebenen psychosomatischen Störungen. Dieses letztgenannte Patientenkollektiv ist u. E. eine Herausforderung an die Sozialmedizin, und zwar sowohl differentialdiagnostisch als auch „therapeutisch" im Sinne einer Rehabilitation, während das erstgenannte Patientengut ohne Zweifel psychiatrischer Behandlung zugeführt werden muß. Dies soll hier etwas näher erklärt werden:

In der vertrauensärztlichen Begutachtung wird es darum gehen, herauszufinden, ob „sozialmedizinische Noxen", also Störquellen etwa aus den Bereichen: Arbeitsplatzsituation – familiäres oder privates Umfeld – spezifische, allgemein gesellschaftlich bedingte Umstände zu finden sind. Gelingt es, einen auslösenden Störfaktor (nach Ausschluß einer Organerkrankung) im beruflichen oder privaten Umfeld zu objektivieren, so kann anschließend durch gemeinsame Erörterung und Planung einer künftigen Ausschaltung ohne weitere medizinisch-therapeutische Maßnahmen in klassischem Sinne ein wirksames Behandlungskonzept gegeben sein. In einem solchen Idealfall würde das Ergebnis der sozialmedizinischen Exploration also

Tabelle 1. Zusammenstellung aller Fälle artifizieller Krankheitsverlängerungen aus der operativen Traumatologie der Extremitäten des Jahrgangs 1984

Art der Erkrankung und Therapieform	Geschlecht		Lebensalter				Berufssituation			Anamnestische psychosomatische Störungen	Soziale Anamnese auffällig/ unauffällig		Gehäufte AU-Zeit in den letzten Jahren ja/nein	
	m.	w.	20–30	30–40	40–50	> 50	arbeits-los	unge-lernt	quali-fiziert					
Epikondylitis, op. (Denervation nach Wilhelm)	4	2	1	–	3	2	4	2	–	4	4	2	4	2
Karpaltunnelsyndrom, op., mikrochirurgisch	2	5		1	5	1	5	2	–	4	5	2	5	2
Degenerative Meniskus-erkrankung	8	3		2	9	–	7	4	–	7	7	4	7	4
Sprunggelenksfraktur (Weber C), Operation	9	3		4	5	3	8	4	–	7	8	4	8	4
Gesamt	23	13	1	7	22	6	24	12	0	22	24	12	24	12

gleichzeitig zum tragfähigen therapeutischen Konzept werden können. Die mit dem Patienten gemeinsam festgelegte Strategie zur Rehabilitation und Prävention würde gleichzeitig auch die Behandlung der artifiziellen Erkrankung oder Krankheitsverlängerung darstellen, und zwar im besten Falle ohne zusätzliche therapeutische Maßnahmen und nur durch diese ausführliche und sorgfältige Informationsmedizin, wie sie auch von Arnold u. Lang (1984) gefordert wird.

Eine Kollision mit der kurativen Medizin ist bei solchem Vorgehen schon deshalb nicht anzunehmen, weil sich der Sozialmediziner strikt innerhalb seiner Zuständigkeit als medizinischer Sachverständiger der Sozialversicherungsträger bewegt.

Wie auch immer, es kann nicht hingenommen werden, daß durch rapide sich verschlechternde soziale Bedingungen für einen bestimmten Arbeitnehmerkreis die Flucht in die artifizielle Erkrankung oder Krankheitsverlängerung zunimmt. Sicherlich wäre es eine Niederlage für den modernen Sozialstaat, wenn ein minderbegünstigter Anteil in der Bevölkerung, wie er oben demographisch und pathographisch umrissen wurde, keine andere Möglichkeit der sozialen Sicherheit mehr sehen würde als die der Erhaltung des Patientenstatus.

Schließlich soll noch auf eine Untersuchung von Bock u. Overkamp (1985) hingewiesen werden, eine besonders von der Methodik her richtungweisende Arbeit über vorgetäuschte Erkrankungen im Bereich der klinischen inneren Medizin.

Die Autoren resümieren ihre Untersuchung von 44 Fällen der medizinischen Klinik der Universität Essen aus den Jahren 1971–1985 in der Weise, daß die von ihnen analysierten Fälle von vorgetäuschter, selbstinduzierter somatischer Krankheit offenbar eine für die 2. Hälfte des 20. Jahrhunderts charakteristische Form psychogener Körperstörungen sind. Aus sozialmedizinischer Sicht bemerkenswert erscheint uns die Beobachtung der Autoren, die auch wir beim Studium der Literatur zu diesem Thema machen konnten:

Daß nämlich trotz reichlicher angloamerikanischer Literatur diese Krankheitsbilder in den deutschsprachigen Lehrbüchern der Psychiatrie oder Psychosomatik fast überhaupt nicht erwähnt werden. Wir haben in einer früheren Veröffentlichung zu diesem Thema von einer „gewissen Tabuisierung" gesprochen. Unsere Interpretation dieses Sachverhalts ging dahin, daß infolge unseres Sozialversicherungssystems ein Krankheitsgewinn, zumindest im ambulanten Bereich, durchaus auch für die behandelnden Ärzte – und nicht nur für den Patienten – resultieren kann.

Die von den Autoren angeregte Mitwirkung der Krankenversicherungsträger zur frühzeitigen Erkennung vorgetäuschter Krankheiten kann von vertrauensärztlicher Seite nur unterstrichen werden.

Literatur

Arnold K, Lang E (1985) Informationsmedizin – Aufgabe für den Arzt. Herz + Gefäße 4:511–512

Bock KD, Overkamp F (1985) Vortäuschung von Krankheit – eine Analyse von 28 Fällen und Vorschlag einer Klassifikation. Klin Wochenschr [Suppl] 4:30

Bock KD, Overkamp F (im Druck) Vorgetäuschte Krankheit – Beobachtungen bei 44 Fällen aus einer Medizinischen Klinik und Vorschlag einer Klassifikation. Klin Wochenschr

Großpietzsch R, Großpietzsch SM, Müller G (1985) Die gutachterliche Beurteilung von artefiziellen Erkrankungen und Krankheitsverlängerungen. Med Sachv 81:32–35

Korting GW, Heidbüchel V (1984) Das sog. chronisch-traumatische Handoedem. Med Welt 35:750–753

Rechenberger I (1985) Psychogene Ulcera und andere artefizielle kutane „Notsignale". Therapiewoche 35:872–874

Scharfetter C (1985) Selbstmanipulierte Krankheit. Dtsch Med Wochenschr 110:685–687

Memorandum zur Verbesserung des Zugangs zu Sterbeunterlagen und Mortalitätsdaten in der Bundesrepublik Deutschland*

U. Laaser, H.-E. Wichmann (für die Arbeitsgruppe Epidemiologie der DGS und GMDS)

Die in den amtlichen Sterbeunterlagen enthaltene Information auch für Zwecke der Gesundheitsforschung zu nutzen, ist seit langer Zeit international üblich. Die Analyse von Mortalitätsdaten hat zu zahlreichen wichtigen Erkenntnissen geführt, die sich in gesundheitserhaltende Maßnahmen umsetzen ließen. Um auch in der Bundesrepublik Deutschland gute Voraussetzungen für fundierte Mortalitätsstudien zu schaffen, ist ein verbesserter Zugang zu den Daten der Sterbeunterlagen dringend erforderlich.

Die vorliegende Resolution soll

– den epidemiologischen Forschungsansatz umreißen,
– Mortalitätsdaten als wichtige Datenquelle aufzeigen,
– Hindernisse für eine optimale Nutzung der Mortalitätsdaten benennen sowie
– praktikable Veränderungsvorschläge unterbreiten.

Die Empfehlungen zur Verbesserung des Zugangs betreffen

– die zeitlich unbeschränkte Speicherung der individuellen Sterbeunterlagen,
– die Einrichtung eines zentralen Fundstellennachweises für Sterbeunterlagen,
– eine angemessene Regelung über Zugang zu und Nutzung von individuellen Sterbedaten für die epidemiologische Forschung sowie
– die multikausale Aufbereitung und Auswertung der Daten von Sterbeunterlagen.

Der Beitrag von Sozialmedizin und Epidemiologie zur Krankheitsbekämpfung und Gesunderhaltung

Neben der traditionellen, eher auf die Behandlung bereits eingetretener Leiden gerichteten Zielsetzung werden von der Medizin – aus humanitären wie auch aus ökonomischen Gründen – in zunehmendem Maße auch präventiv umsetzbare Erkenntnisse gefordert. Zur Aufdeckung krankheitsverursachender Einflüsse tragen die Methoden der Epidemiologie Wichtiges bei, denen sie ermöglichen eine Auswertung der „natürlichen Experimente", die durch die Auseinandersetzung der Bevölkerung mit den Lebens- und Umweltbedingungen ständig stattfinden und deren Folgen als Krankheit sichtbar werden können.

Die Aufgaben der epidemiologischen Forschung wurden bisher zumeist mit Verhütung und Bekämpfung der Infektionskrankheiten in Verbindung gebracht. In dieser Hinsicht hat die Epidemiologie im deutschen Sprachraum eine anerkannte Tradition. Durch das Zusammenwirken von sozialmedizinischen mit hygienischen und behandlungsorientierten Ansätzen wurden wichtige Erfolge erzielt, so daß viele übertragbare Krankheiten als besiegt anzusehen sind und ein Wandel im Krankheitspanorama eintrat.

Im Mittelpunkt des Interesses stehen nunmehr die chronischen Erkrankungen insbesondere des Herz-Kreislauf-Systems sowie die bösartigen Neubildungen mit ihren langen Latenzzeiten. Hier ließen sich eindeutige Ursache-Wirkung-Verhältnisse

---

* Nachdruck aus ASP 20/6 (1985), 125–127, mit freundlicher Genehmigung des Gentner-Verlages, Stuttgart

bisher nur selten feststellen, so daß die Forschung sich zumeist auf die Identifizierung von „Risikofaktoren" beschränken mußte. Dieser Denkansatz hat inzwischen eine weite Verbreitung auch in der klinischen Medizin gefunden.

Moderne epidemiologische Forschung beruht auf der systematischen Beobachtung und dem Vergleich von Krankheitsraten zwischen Kollektiven mit bzw. ohne Exposition gegenüber einem vermuteten gesundheitsgefährdenden Faktor. Hierbei kann es sowohl um Aspekte des persönlichen Verhaltens wie um Umweltnoxen oder berufsbezogene Risiken gehen.

Ein geeignetes Instrument zur Durchführung solcher Untersuchungen bilden Krankheitsregister, mit deren Hilfe sich Neuerkrankungen in der Studienpopulation zuverlässig erfassen lassen. Da solche Krankheitsregister aus verschiedenen Gründen nur in wenigen Regionen und für ausgewählte Krankheiten geführt werden können, ist die Epidemiologie in vielen Fällen darauf angewiesen, ersatzweise Mortalitätsdaten zu verwenden.

Mortalitätsdaten als epidemiologische Datenquelle

Mortalitätsdaten sind weltweit die wichtigste Datenquelle der Epidemiologie. Auch in den Industriestaaten stellen sie zumeist die einzige praktisch vollständige Routineerhebung zur Beschreibung der Krankheitslandschaft dar. Der gesetzliche Auftrag der bundeseinheitlichen, detaillierten Erfassung der Todesursachen schließt die epidemiologisch-wissenschaftliche Auswertung von Anfang an mit ein.

Bereits die einfachen alters- und geschlechtsspezifischen Sterbeziffern ermöglichen die Überwachung des Krankheitsgeschehens als sog. Monitoring in einer Region. Untersuchungen regionaler Unterschiede vor dem Hintergrund der variierenden Umweltbedingungen eröffnen weitere Anwendungsbereiche. Allerdings taugen solche Studien, die Korrelationen nur auf der Ebene von Populationen zu untersuchen erlauben, in der Regel nur zur Bildung von Hypothesen über ursächliche Zusammenhänge in der Krankheitsentstehung (deskriptive Epidemiologie).

Wesentlich weitergehende Möglichkeiten entstehen durch eine Zusammenführung der Mortalitätsdaten mit anderen Unterlagen bzw. Angaben, die sich auf dieselben Personen beziehen („record linkage"); hier ist z. B. an Angaben über die berufliche Tätigkeit bis hin zur Exposition gegenüber bestimmten Noxen zu denken. Solche Studienformen der analytischen Epidemiologie erlauben auch die Überprüfung bestehender Hypothesen.

Selbstverständlich lassen sich Mortalitätsdaten außer für die Ursachenforschung auch zur Erfolgsmessung gesundheitsbezogener Interventionen sowie als Hilfe zur Bedarfsermittlung im präventiven, therapeutischen und nachsorgenden Bereich verwenden.

Bekanntlich wird die Aussagekraft von Mortalitätsstudien oftmals skeptisch beurteilt. Spezialstudien zeigen jedoch, daß die Gültigkeit (Validität) diagnostischer Angaben auf den Todesbescheinigungen besser ist als ihr Ruf. Dennoch ist die Validität diagnostischer Angaben für jede Fragestellung im einzelnen zu untersuchen. Auch tritt durch die Aufbereitung für die monokausale Mortalitätsstatistik ein weitreichender Informationsverlust ein, denn die Todesbescheinigungen enthalten oft wesentlich mehr Information, als im sog. „Grundleiden" zum Ausdruck kommt.

Zahlreiche Studien haben die Brauchbarkeit und Aussagekraft von Mortalitätsdaten, aber auch die Probleme bei ihrer Erfassung, Verarbeitung und Bewertung demonstriert, so z. B.:

- „Katamnestische Untersuchungen zur Genese des Mesothelioms" (Hain et al. 1974),
- „Soziale Faktoren und Mortalität in Hannover" (Keil et al. 1975),
- „Bethesda Conference on the Decline of Coronary Heart Disease" (1979),
- „Hypertension Detection and Follow-up Program" (1979),
- „Epidemiologische Studie in der deutschen Gummiindustrie" (Keil et al. 1982),

- „Black Report" (Townsend et al. 1982),
- „Krebsatlas der Bundesrepublik
  Deutschland" (Becker et al. 1984).

Hier wurden mit epidemiologischen Methoden für z. T. lebensbedrohliche Erkrankungen, von denen große Teile der Bevölkerung betroffen sind, relevante Erkenntnisse gewonnen, die auch eine Perspektive für präventives Handeln eröffnen.

Hindernisse für die epidemiologische Mortalitätsforschung

Die Auswertbarkeit von Mortalitätsdaten unterliegt – z. B. im Vergleich zu den Daten eines Krankheitsregisters – einigen prinzipiellen Einschränkungen. So werden nur die tödlich verlaufenden Krankheiten erfaßt; therapiebedingte Effekte können die Aussagen von Mortalitätsstudien verzerren; wichtige Angaben zur Erkrankung und zur Person fehlen oder weisen nicht die gewünschte Verläßlichkeit und Gültigkeit auf.

Neben diesen Problemen, die den Wert der Mortalitätsdaten jedoch nicht grundsätzlich in Frage stellen, existieren für die epidemiologische Forschung Hindernisse im Zugang zu den Mortalitätsdaten, die den Nutzen dieser einzigartigen Datenquelle gegenwärtig noch stark schmälern.

Die Statistischen Landesämter liefern Basisinformationen. Sie veröffentlichen Mortalitätsstatistiken nach Atlersgruppen und Geschlecht für einzelne häufige Sterbeursachen, ansonsten nur für ganze Ursachengruppen der 3stelligen ICD-Systematik der WHO. Als Todesursache für diese Statistiken wird von der Todesbescheinigung die als „Grundleiden" angegebene Krankheit in der Kette der zum Tode führenden Krankheiten verschlüsselt. Weitere auf der Todesbescheinigung vorhandene Informationen (z. B. Zeitdauer zwischen Erkrankung und Tod, wesentliche Begleiterkrankungen) bleiben in der amtlichen Statistik unberücksichtigt. In manchen Fällen kann es bereits hilfreich sein, wenn die Statistischen Landesämter dem forschenden Epidemiologen tiefer gegliederte Informationen zugänglich machen, die nicht veröffentlicht werden, weil sie mit entsprechendem Zusatzwissen u. U. deanonymisierbar sind. In vielen Fällen ist aber der Zugang zur kompletten Information der individuellen Todesbescheinigungen unerläßlich, denn aufgrund der erwähnten Schwierigkeiten, die mit der Aufbereitung der von den Sterbeunterlagen stammenden Angaben verbunden sind, sollte nach Möglichkeit bei jeder epidemiologischen Studie eine eigene Validierung der Angaben erfolgen. Hierzu ist in der Regel die Anschrift des den Todesfall bescheinigenden Arztes erforderlich. In vielen weiterführenden Studien wird es erforderlich, die Todesbescheinigungen mit Angaben aus anderen Quellen zusammenzuführen („record linkage"), z. B. um die Sterbeunterlagen der Angehörigen eines potentiell gefährdeten Betriebes zu identifizieren.

Da sich im Laufe der Zeit stets neue relevante Fragestellungen ergeben, kann in vielen Fällen nicht bereits zu Lebzeiten das Einverständnis zur späteren Einsichtnahme in die Sterbeunterlagen eingeholt werden.

Die Aufbewahrung der Todesbescheinigungen ist nicht bundeseinheitlich geregelt. Sie werden bei den Gesundheitsämtern zwischen 5 und 10 Jahren aufbewahrt. Selbst innerhalb dieser für epidemiologische Zwecke relativ kurzen Frist wird der wissenschaftlichen Forschung der Zugang zumeist verwehrt, da die Rechtssituation vielfach ungeklärt und in den Ländern uneinheitlich ist. Eine Planung landesübergreifender Studien wird dadurch erheblich erschwert. Da es keine explizite positive Zugangsregelung gibt und teilweise Zugangsbeschränkungen bestehen, sind die Daten nicht als generell verfügbar zu betrachten.

Vorschläge zur Verbesserung der Nutzbarkeit von Mortalitätsdaten für die epidemiologische Forschung

Die folgenden Vorschläge dienen insgesamt dem Ziel, auch in der Bundesrepublik Deutschland die Möglichkeit für fundierte Mortalitätsstudien zu verbessern: Wenn nachweislich ein begründetes epidemiologisches Forschungsinteresse vorliegt, soll die gesamte routinemäßige gesammelte Information der Sterbeunterlagen zugänglich sein.

1. Als grundlegende Voraussetzung für umfassende Mortalitätsanalysen ist es erforderlich, in den landesrechtlichen Vorschriften die *zeitlich unbeschränkte Speicherung der individuellen Sterbeunterlagen* zu regeln. Als Alternative zur Archivierung der Originalunterlagen kommt auch Mikroverfilmung oder eine andere Form kompletter Informationsspeicherung in Frage.

2. Für alle Sterbefälle der Bundesrepublik Deutschland ist ein *Zentraler Fundstellennachweis* einzurichten, der das Auffinden der Sterbeunterlagen einer Person anhand eines Standarddatensatzes ermöglicht. Eine solche zentrale Nachweisstelle wurde in den USA im Jahre 1981 im Auftrag des US-Gesundheitsministeriums als „National Death-Index" eingerichtet; hier läßt sich z. B. über das Schicksal der Probanden aus prospektiven Studien verläßliche Auskunft erhalten.

3. Der *Zugang zu personenbezogenen Mortalitätsdaten* bzw. *zur individuellen Todesbescheinigung* muß für Zwecke der epidemiologischen Gesundheitsforschung grundsätzlich möglich sein[1]. Im einzelnen ist die Zugangsberechtigung zu gering aggregierten Daten, anonymisierten Einzeldaten sowie personenbezogenen Einzeldaten detailliert zu regeln. Um den Belangen des Datenschutzes Rechnung zu tragen, wird eine *wissenschaftliche Koordinationsstelle „Mortalitätsstudien"* eingerichtet, die entsprechende Forschungsvorhaben prüft, die Datenübermittlung protokolliert, auf die Wahrung der gesetzlichen Bestimmungen achtet und die mit der Bearbeitung betrauten Mitarbeiter auf Einhaltung der Schweigepflicht verpflichtet. Für die Erteilung der Zugangsberechtigung zu personenbezogenen Daten ist – neben dem Allgemeininteresse und der Relevanz der Fragestellung – der Nachweis wesentlich, daß das Forschungsziel nicht mit anonymisierten Daten oder auf eine andere, die Persönlichkeitsrechte weniger berührende Weise zu verwirklichen ist.

Über diese genehmigten epidemiologischen Studien wird ein zentrales Register geführt, aus dem die wesentlichen Charakteristika der Studie (Zielsetzung, statistischer Ansatz, Begründung für das Erfordernis personenbezogener Daten, erfaßte Merkmale, Laufzeit, Studienverantwortlicher) zu entnehmen sind. Die Bundes- und Landesbeauftragten für den Datenschutz erhalten auf Wunsch jederzeit Einsicht in das Register und sind befugt, die Einhaltung der sachgerechten Auflagen und Kontrollen zu überprüfen.

4. Ergänzend sollte der Informationsgehalt der Sterbeunterlagen durch *multikausale Aufbereitung und Auswertung* in höherem Maße als bisher ausgeschöpft werden, wozu auch EDV-gestützte Systeme beitragen können. Ferner ist zu prüfen, ob der Datensatz der Sterbeunterlagen um Angaben zur sozioökonomischen Stellung des Verstorbenen (z. B. Schulbildung, berufliche Tätigkeit) ergänzt werden kann.

---

[1] Anmerkung von Prof. Dr. med. H.-J. Lange, München: Dies ist möglicherweise nur durch ein Gesetz zu erreichen, das ein Weitergaberecht zum Zwecke der epidemiologischen Forschung zum Inhalt hat (in Analogie zu den Krebsregistergesetzen und zum § 75 des Sozialgesetzbuch X bzgl. Offenbarung für die Forschung oder Planung), da auch die Gesundheitsämter und die Statistischen Landesämter dem § 203, Abs. 2 StGB (Wahrung der Schweigepflicht) unterliegen.

Literatur

Becker N, Frentzel-Beyme R, Wagner G (1984) Krebsatlas der Bundesrepublik Deutschland, 2. Aufl. Springer, Berlin Heidelberg New York

Bethesda Conference on the Decline of Coronary Heart Disease Mortality (1979) Proceedings. Washington (USDHEW, NIH-Publication 79-1610)

Hain E, Dalquen P, Bahlig H, Dabbert A, Hinz I (1974) Katamnestische Untersuchungen zur Genese des Mesothelioms. Bericht über 150 Fälle aus dem Hamburger Raum. Int Arch Arbeitsmed 33:15

Hypertension Detection and Follow-up Program Cooperative Group (1979) Five-year findings of the hypertension detection and follow-up program I. JAMA 242:2562

Keil U, Backsmann E (1975) Soziale Faktoren und Mortalität in einer Großstadt der BRD. Arbeitsmed Sozialmed Präventivmed 1:4

Townsend P, Davidson N (1982) Inequalities in health: The black report. Penguin, Harmondsworth